術者 MITSUDO の
押さない PCI

光藤和明 元・倉敷中央病院副院長/心臓病センターセンター長

執筆協力
倉敷中央病院循環器内科

医学書院

術者 MITSUDO の押さない PCI

発　行　2016 年 7 月 1 日　第 1 版第 1 刷 ⓒ
　　　　2020 年 4 月 15 日　第 1 版第 3 刷

著　者　光藤和明
　　　　みつどうかずあき

発行者　株式会社　医学書院
　　　　代表取締役　金原　俊
　　　　〒113-8719　東京都文京区本郷 1-28-23
　　　　電話　03-3817-5600（社内案内）

印刷・製本　横山印刷

本書の複製権・翻訳権・上映権・譲渡権・貸与権・公衆送信権（送信可能化権を含む）は株式会社医学書院が保有します．

ISBN978-4-260-02527-0

本書を無断で複製する行為（複写，スキャン，デジタルデータ化など）は，「私的使用のための複製」など著作権法上の限られた例外を除き禁じられています．大学，病院，診療所，企業などにおいて，業務上使用する目的（診療，研究活動を含む）で上記の行為を行うことは，その使用範囲が内部的であっても，私的使用には該当せず，違法です．また私的使用に該当する場合であっても，代行業者等の第三者に依頼して上記の行為を行うことは違法となります．

JCOPY 〈出版者著作権管理機構　委託出版物〉
本書の無断複製は著作権法上での例外を除き禁じられています．複製される場合は，そのつど事前に，出版者著作権管理機構（電話 03-5244-5088，FAX 03-5244-5089，info@jcopy.or.jp）の許諾を得てください．

刊行に際して

　光藤和明先生が2015年10月18日，病で急逝されました．PCIの更なる成績向上のための取り組みを含め，これからなさりたいと思われていたことも多く，とても無念であったと思われます．また，ご家族の悲しさも，いかばかりかと察せられます．

　今回，光藤先生が生前に企画され書き溜められておられましたPCIの書が，『術者MITSUDOの押さないPCI』として上梓されました．先生はPCIの領域で，数多くのデバイスの開発に関わり，さまざまな手技を考案され，さらにライブデモンストレーションや手技指導などを通じてPCIの発展に大きく貢献されてこられました．本書では，PCIの多岐にわたる領域のなかでも，先生が"PCI の Final Frontier"と考えられ，先生のライフワークともいうべき，「慢性完全閉塞病変」と左主幹部を含む「分岐部病変」のテクニックを主体として，最後に，長きにわたりPCIを行われてこられた中で，その本質と考えられた「押さないPCI」について独立した章として加えています．

　光藤先生は1995年に『PTCAテクニック』（医学書院刊）を上梓されています．その序に「テクニックは経験に基づく部分が非常に多い．そして確かに文字や写真を通して人に伝えることの困難な微妙なテクニックも多くある．しかし，論理で裏打ちできる部分は伝えうる」と書かれておられます．先生のPCIは，卓越したテクニックに加え，その手技自体が豊富な経験とデータに基づくとともに常に論理に裏打ちされたものであったと思います．われわれは，その光藤先生から直接，多くのことをご指導いただきましたが，本書によって先生がなされていたPCIの1つひとつの手技の意義や意味，さらにはその実際について，改めて論理的に学ぶことができるように思います．インターベンションに携わるすべての方々へも，光藤先生のPCIの本質が伝わるものと思われます．

　今回，倉敷中央病院の循環器内科スタッフとともに，光藤先生が遺された原稿を日々のPCIでご指導いただいた先生の言葉を思い返しながらまとめさせていただきました．できるだけ先生の考えをそのまま反映するよう心がけたつもりですが，われわれの力不足のために先生の考えを充分に著すことができていない部分があるものと思われます．その点につきましては，ご容赦いただければと存じます．

　最後に，本書は光藤和明先生の遺された原稿を出版につなげたいというご家族の強い思いによって実現したものです．今回，この上梓に関わらせていただくことができたましたことを故光藤和明先生ならびにご家族の皆様に感謝させていただくとともに，心よりご冥福をお祈り申し上げます．

2016年7月

倉敷中央病院循環器内科主任部長
門田一繁

謝辞

　このたび，皆様のお陰で亡夫の生前の思いを書籍にすることができました．
　夫のPCIに対する思い入れは非常に強く，特に技術の伝達に関してはいつも頭から離れず，何とか文章化して皆様にお伝えしたいと言い続けておりました．そしてわずかな時間があれば，一行でもと書き続け，もう少しで完成というところで突然の病魔に襲われ逝ってしまいました．どんなにか無念であったろうと思われます．残された私共にできることは，そんな夫の思いを書籍化し，皆様に少しでもお伝えすることであると考えております．思えば，医者になったばかりの研修医時代から全力疾走の日々で，そのまま駆け抜けていった人生でした．病魔に襲われる前夜も遅くまで執筆し，いわば命を削ってでも完成させたかったものですので，未完のまま言いたいことが充分に伝わらないもどかしさがあるかもしれませんが，皆様にお読みいただくことで，今後のPCIの発展のために少しでもお役に立つことができれば幸いです．
　刊行にあたり，これまで夫を支えてくださいました全国の皆様，倉敷中央病院循環器内科の皆様，とりわけ多忙な日常診療の中で症例や図表をそろえ，加筆していただきました，田中裕之先生，羽原誠二先生，秘書の金池牧子さんに深く感謝を申し上げます．

2016年7月

光藤和代

目次

第1章　術者MITSUDOのCTOに対するPCI　　1

I．アプローチ（穿刺部）　　1
A．術者MITSUDOのアプローチ選択　　1

II．シース　　3

III．ガイディングカテーテル　　5
A．術者MITSUDOのガイディングカテーテル選択　　5
B．アンカーテクニック　　14
- Column① ガイドワイヤー先行法，buddy wire法　16
- Column② Anomalous origin coronary artery　17

IV．抗凝固戦略　　18
A．ヘパリン投与　　18
B．ACT測定のための採血と採血部位　　19

V．透視・撮影戦略　　19
A．シネ撮影装置と透視角度　　19
- Column③ 透視（撮影）角度とデテクター面　25

B．左右冠動脈同時造影（bilateral angiography），側副血行路造影（対側造影など）　　28
- Column④ Rotation angiography　29

VI．Antegrade approach　　30
A．想定されるCTO形成のメカニズムと閉塞後の経時的変化　　30
B．閉塞前後の組織変化　　33
C．想定されるCTO形成メカニズムと閉塞後の経時的変化に応じたガイドワイヤー通過の実際　　33
- Column⑤ 組織の硬さとガイドワイヤーの進み方　37

D．ガイドワイヤー戦略　　39
- Column⑥ ガイドワイヤーの通過のメカニズム　45
- Column⑦ 術者MITSUDOの選択とその理由—その1　54

E．マイクロカテーテル　　79
F．デバイス通過戦略　　79
G．バルーン拡張からステント留置まで　　82

Ⅶ. Retrograde approach ― 83
- A. Retrograde approach の適応 ― 84
- B. Collateral channel の種類 ― 86
- C. Collateral channel の選択 ― 88
- D. ガイディングカテーテル ― 92
- E. マイクロカテーテル ― 94
- F. 透視・造影角度 ― 94
- G. 先端造影 ― 94
- H. Channel 用ガイドワイヤーの選択と操作テクニック ― 98
  - ● Column ⑧ Sion ガイドワイヤー 100
- I. Channel 通過の確認 ― 101
- J. マイクロカテーテルの末梢真腔への進行 ― 101
- K. CTO 用ガイドワイヤーの選択と通過戦略,操作法 ― 104
- L. Direct cross ― 104
- M. Kissing wire ― 105
  - ● Column ⑨ RCA #2～#Ⅲの部分の特殊性 106
- N. Reverse CART ― 106
- O. Retrograde ガイドワイヤー通過後,antegrade ガイディングカテーテル内への誘導 ― 116
  - ● Column ⑩ 術者 MITSUDO の選択とその理由―その2 117
- P. Retrograde マイクロカテーテルの antegrade ガイディングカテーテル内への誘導 ― 119
- Q. Antegrade approach への変更 ― 119

Ⅷ. 再び antegrade approach ― 123
- A. バルーン拡張 ― 123
- B. IVUS ― 123
- C. 真腔とり直し ― 127
- D. 前拡張からステンティング,後拡張まで ― 127
  - ● Column ⑪ Distal protection の仕方 128

Ⅸ. トラブルシューティング ― 129
- A. ガイドワイヤーエントラップメント ― 129
- B. ガイドワイヤー穿孔 ― 132
- C. Retrograde collateral channel の穿孔,laceration ― 134
- D. Uncontrollable bleeding―冠動脈穿孔に対する対応 ― 136

第2章 分岐部ステンティング 139

● Column ⑫ ステントデザインとステント留置法,ステント留置技法の組み合わせ 140

Ⅰ. 分岐部専用ステント ― 142

Ⅱ. 分岐部に最適化した汎用ステントデザイン ― 146
● Column ⑬ よい fracture と悪い fracture 148
- A. Temporary link stent ― 149

Ⅲ．分岐部ステンティングを理想に近づけるための留置技法 ─── 152
　　A．前拡張でのKBTの必要性とその実際 ─── 152
　　B．ステント留置後のKBT ─── 153
　　　● Column ⑭　バルーンの選択と拡張圧　154
　　C．Stent＋KBTにおける基本的手技 ─── 155
　　　● Column ⑮　巻絡の予防と対策　158
　　　● Column ⑯　バルーンの形成（リラッピング）　167
　　　● Column ⑰　観察角度の重要性　168
　　　● Column ⑱　POTとKBTの必要性　173

Ⅳ．分岐部 two stent 法の理想型 ─── 175
　　A．さまざまな two stent 法に関する短評 ─── 175
　　B．Culotte（Y）ステンティング ─── 176

第3章　右冠動脈入口部ステンティング　179

Ⅰ．Radial force ─── 179

Ⅱ．Preparation ─── 180

Ⅲ．ステント ─── 181
　　A．RCA入口部に適したステントデザイン ─── 181
　　B．ステントが fracture したときに冠動脈部分にかかる力 ─── 183
　　C．Nobori 3.5 mm JV ステントの特徴 ─── 184

Ⅳ．ステントの位置決め ─── 185
　　A．ステントエッジの位置について ─── 185
　　B．ステント近位端の位置 ─── 186
　　C．RCA入口部へのステント留置 ─── 186

Ⅴ．IVUSの必要性 ─── 188

Ⅵ．Case studies ─── 189

第4章　左主幹部（LMT）ステンティング　191

Ⅰ．病変部位・病変形態とステント留置法 ─── 191

Ⅱ．ステントデザイン ─── 193
　　A．Conformability ─── 194
　　B．最大拡張径 ─── 195
　　C．入口部付近（近位部端）のデザイン ─── 195
　　　● Column ⑲　Promus PREMIER について　196

Ⅲ．Preparation ─── 197
　　A．LMT入口部および体部の preparation ─── 197

　　　　B．LMT 末梢分岐部の preparation ……………………………………………… 197
　　　　　　● Column ⑳　Carina シフト　198
　　　　　　● Column ㉑　Lacrosse NSE か AngioSculpt か ScoreFlex か　200
　　　　C．LAD，LCX 入口部〜近位部の preparation …………………………………… 201
　　　　D．Lesion preparation の実際 ……………………………………………………… 201

　Ⅳ．ステンティングとステント留置手順 ─────────────────── 205
　　　　A．比較的長い LMT で，入口部あるいは体部の一部にしか
　　　　　　プラークがない場合 ……………………………………………………………… 205
　　　　B．分岐部にステントを留置しなければならない場合 ………………………… 205
　　　　C．入口部までステントを留置しなければならない場合 ……………………… 208
　　　　D．体部にエッジが位置してもよい場合 ………………………………………… 209
　　　　E．Culotte ステンティング ………………………………………………………… 209
　　　　F．T ステンティング ……………………………………………………………… 211

　Ⅴ．三分枝における LMT ステンティング ────────────────── 212
　　　　A．Stent＋KBT（triple KBT） …………………………………………………… 212
　　　　B．Culotte ステンティング，三分枝ステンティング ………………………… 213

　Ⅵ．LMT ステントの実例 ────────────────────────── 214

第5章　術者 MITSUDO の押さない PCI　　　　　　　　　　　　　217

　Ⅰ．押してもよい場合 ──────────────────────────── 217
　　　　A．マイクロカテーテル …………………………………………………………… 217
　　　　B．小径バルーン …………………………………………………………………… 218
　　　　C．Tornus …………………………………………………………………………… 219
　　　　D．ガイディングカテーテルのバックアップ …………………………………… 220

　Ⅱ．ガイドワイヤー ───────────────────────────── 221
　　　　A．ガイドワイヤーを押す力の基本 ……………………………………………… 221
　　　　B．ガイドワイヤーの操作法 ……………………………………………………… 221
　　　　C．ガイドワイヤーの回転法と押す力 …………………………………………… 221
　　　　D．探索（exploration）法 ………………………………………………………… 222
　　　　E．ガイドワイヤーの選択と通過のための補助手段 …………………………… 222

　Ⅲ．バルーン（POBA） ──────────────────────────── 224
　　　　A．分岐部病変 ……………………………………………………………………… 224
　　　　B．バルーンサイズと拡張圧と拡張スピード …………………………………… 225
　　　　C．さまざまな解離のメカニズムとそれに対する対策 ………………………… 226
　　　　D．Lacrosse NSE, ScoreFlex, AngioSculpt, Cutting balloon ……………… 227

　Ⅳ．Rotablator ───────────────────────────── 227
　　　　A．Tornus と Rotawire …………………………………………………………… 228
　　　　B．狭窄が屈曲部にあるとき ……………………………………………………… 228
　　　　C．ガイドワイヤーバイアス，burr バイアスの軽減 ………………………… 228
　　　　D．Burr の進め方 ………………………………………………………………… 229

Ⅴ．ELCA ———————————————————————————————— 229

Ⅵ．ステント ———————————————————————————————— 230
  A．ステント留置の一般的注意 ———————————————————— 230
  B．Conformable ステントの留置 ———————————————————— 232
  C．子カテの使用 ———————————————————————————— 238

Ⅶ．IVUS ———————————————————————————————— 240

Ⅷ．いわゆるアンカーテクニック ———————————————————————— 241
  A．アンカーテクニック ———————————————————————— 241
  B．同軸アンカー ———————————————————————————— 242
  C．トラッピング ———————————————————————————— 243

Ⅸ．Guidewire loop（tag of wire） ———————————————————————— 243

Ⅹ．IVUS 引き抜き ———————————————————————————— 243
  A．IVUS 引き抜き時の引っ掛かり ———————————————————— 244
  B．Stuck されない IVUS の引っ掛かりは問題ないか？ ———————————— 245

索引 ———————————————————————————————————— 247

第1章
術者MITSUDOのCTOに対するPCI

I. アプローチ（穿刺部）

　橈骨動脈アプローチ（TRI：trans-radial intervention）か，大腿動脈アプローチ（TFI：trans-femoral intervention）かについては，好みやその根拠についての議論はあるであろうが，筆者は基本的にあまり本質的な問題ではないと考えている．どのようなPCIであっても，できれば侵襲の低いTRIで行うことにしている．しかし，CTO（chronic total occlusion）に関しては，antegrade approachと女性で分岐部ステントを要するPCIにおいてTFIで行っている．

　TRIで問題のない症例も多いと思われるが，あまねく「良好な結果」を得るためには大径のガイディングカテーテルを必要とするからである．何が良好な結果であるかについての概念の違いも，どちらを選択するかに大いに関わってくると思われる．筆者は下記のごとき根拠でアプローチとガイディングカテーテルサイズとを決定している．

A. 術者MITSUDOのアプローチ選択

1 ガイディングカテーテルのサイズ

　ガイディングカテーテルのサイズに関してはできるだけ小径のものがよいが，その病変で必要になる可能性のある手技が可能となる最小径のカテーテルを使用するようにしている（表1・I・1）．現在では7Frサイズのガイディングカテーテルであれば，2.15 mm以上のburrによるRotablatorを除けば，ほぼあらゆる手技に対応できる．小径カテーテルを使用している手技において，大径のカテーテルが必要になった場合，シースごと大径に変えて大径カテーテルを使用したりその手技をあきらめたりすることはあるが，その逆に大径ガイディングカテーテルを使用していて小径ガイディングカテーテルに変更しなければ手技が完遂できないことはないといえる．

　ガイディングカテーテル径が大きいほどバックアップが強いとは限らない．入口部にプラークがある場合，8Frサイズでは容易に傷つけてしまいそうでも，7Frサイズでは容易に通り過ぎ先端を少し進めた部分で固定できるので，はるかに強いバックアップを得ることができる場合がある．こうした場合，8Frガイディングカテーテルを使用する際は側孔付きのものを使うが，側孔は虚血を予防するのには有効であるものの，入口部損傷を防ぐためにはまったく役に立たないし，カテーテル先端が危険なwedgeポジションにあることを認識できないので，むしろリスクを増やすかもしれない．強いバックアップを得るために8Frのガイディングカテーテルの側孔付きを使用するとの考え方には，筆者は疑問を感じるのである．

　ガイディングカテーテル径が大きくないほうが，むしろできるだけ小さいほうが入口部の障害は少ない．小径ガイディングカテーテルをdeep

表 1・I・1　ガイディングカテーテルのサイズ

閉塞部位	Antegrade approach						Retrograde approach					
	男性			女性			男性			女性		
	大腿動脈	橈骨動脈	上腕動脈	大腿動脈	橈骨動脈	上腕動脈	大腿動脈	橈骨動脈	上腕動脈	大腿動脈	橈骨動脈	上腕動脈
LMT	7	7	—	7	—	7	7(6)	7	—	7	(6)	7
LAD	7	7	—	7	—	7	7(6)	7	—	7	(6)	7
LCX	7	—	—	7	—	7	7(6)	—	—	7	—	—
RCA	7	7	—	7	7	7	7(6)	7	—	7	(6)	7

(6)：6Fr サイズもありうる．　—：できるだけ使用しない．

seating させたほうがデバイスの血管との同軸性が確保されるために，部分的なバックアップは大きくとれることも多い．

しかし CTO においては行うべき手技の多彩さゆえに，それらがあまねく奏功するためのバランスのとれたガイディングカテーテル径を考えなければならない．Antegrade approach においては IVUS ガイドの手技を行うことがあるのと，IVUS の guidewire exit port がステントに引っ掛かった場合にバルーンを使用してステントの変形を起こさずに IVUS カテーテルを引き抜くために〔参照➡ 243 頁〕7 Fr 以上のサイズのガイディングカテーテルが必要となることがある．そのために必ず，あらかじめ 7 Fr のガイディングカテーテルを使用している．

7 Fr ガイディングカテーテルは，女性の場合は橈骨動脈からは太すぎて使用しづらいことが多いので大腿動脈からのアプローチとしている．大腿動脈が使用できないときは上腕動脈からのアプローチを使用する．Retrograde approach の場合は，6 Fr ガイディングカテーテルでもよいので女性の場合でも橈骨動脈からのアプローチでかまわない．

LCX の閉塞で上肢からのアプローチを避ける理由は，orthogonal な方向の一方が深い LAO〜LL に及ぶことがあるからである．その場合しばしば上肢が心陰影と重なり，画像条件が悪化し血管の詳細が見えにくくなることが多い．

ただし橈骨動脈アプローチにおいては，左側を使用するようにしている．左側上腕動脈アプローチは術者からシースまでが遠くなるので，上腕動脈アプローチの場合は右側から行っている．

2　二方向シネの観察角度とアプローチ部位

筆者は後述するように閉塞部分の血管軸を最も長く描出する直交する二方向からの観察が必須と考えているので，特に側面側の透視に腕などが映り込んで観察の邪魔になることは避けるようにしている．

LCX（特に中間部から末梢）の観察は両手を頭上に挙げて（万歳の格好をして）初めてよい条件で観察されることがあるので腕からのアプローチは避けたい．

男性であれば biradial approach もありうるし，女性なら left radial-right brachial approach もありうる．しかし両手ともに頭上に挙げることができないし，左手は体の前方に持ち上げる必要があるために，透視の観察方向はかなり制限される．そのため筆者は特別の場合以外は行っていない．

3　高度の蛇行，狭窄の存在

無名動脈の高度屈曲があると腕からのアプローチは困難であることがあるので，診断カテーテル時の情報で屈曲が激しいようなら腕からのアプローチは避けるべきである．頻度は低いが大腿からのアプローチのほうが全体の屈曲が強く，ガイディングカテーテルのコントロールが困難なときがある．そのようなときは腕からのアプローチで行う．

II. シース

大腿動脈用シースは，antegrade approach，retrograde approach いずれの場合も 40 cm または 45 cm のロングシースで肉厚の耐キンク性のものを使用している．シース自体が柔軟性をもって血管の曲がりによく追従するタイプの耐キンク性ロングシースもあるが，こちらは使用していない（図1・II・1）．

柔軟性の高いシースを使用した場合，血管に沿って曲がってしまったシースの中にガイディングカテーテルを進めても，血管内を通ったのとあまり違わない屈曲を，ガイディングカテーテル自体がシースを伸ばしながら進まなくてはならない．そのため，シースとガイディングカテーテルとの間の摩擦は大きいままである．また先端の安定を得るためにガイディングカテーテルを押し込むと，曲がった部分はさらに曲がり，バックアップ（直進力）がとれないし，ガイディングカテーテルの操作性もそれほど改善しない（図1・II・1b）．

一方，血管の内々を通り血管を伸ばしながら進むシース（耐キンク性の肉厚シース）は，自体は比較的直線性を保ったままで留置される．その中にガイディングカテーテルが進んでもすでに直線化しているシースとガイディングカテーテルとの間の摩擦抵抗は小さくなり，操作性も良好に保たれるし，バックアップも強くなる（図1・II・1c）．

アコーディオン現象を起こし血管へのストレスが増すとの危惧もあるが，シースを進めるときに抵抗のある場合は，ただ押して進めるのではなく引き抜いたり押し込んだりを繰り返すとよい．特にシース全体が進んだ後に軽く（2～3 cm）引き抜いたり押し込んだりを2～3回繰り返しておくと，シースの収まりが大変よくなる．

なお，屈曲が強くシースが進みにくいときは無理に押したりしないで，ガイドワイヤーを extra stiff なもの（図1・II・2）に替えたり，シースの先を軽く折り曲げて（図1・II・3）回転させながら進めていくと容易に進むことが多い．

余談になるが，大腿動脈アプローチにおける

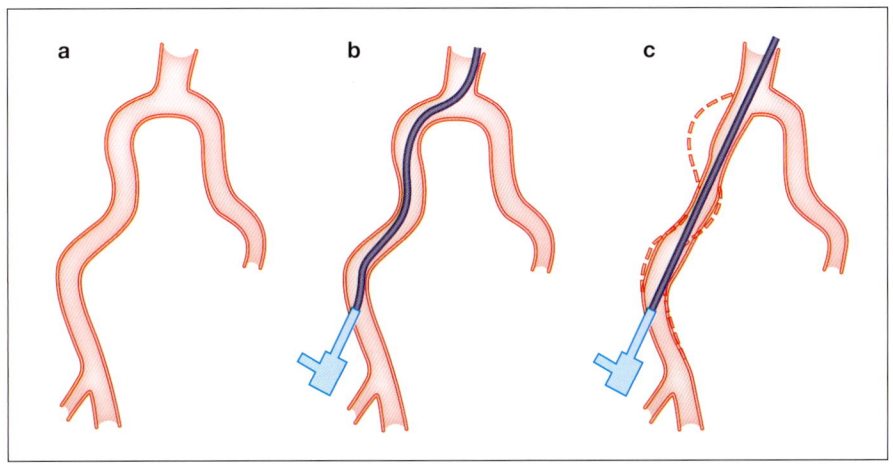

図 1・II・1　耐キンク性ロングシース
a：比較的屈曲した右腸骨-大腿動脈を示す．
b：よく血管に追従するタイプの軟らかい耐キンク性ロングシースを用いると，シースは血管の曲がりによく追従し，血管の屈曲に沿った形で血管内に収まる．この中にガイディングカテーテルを進めるとガイディングカテーテルはシースを伸ばす形になる．曲がったシースを伸ばすことによってシースとガイディングカテーテルとの間に摩擦が生じる．
c：肉厚の硬いシースは曲がった血管を変形させながらも，自らは比較的直線性を保って血管内に収まる．中を通るガイディングカテーテルとの摩擦は当然小さいし，ガイディングカテーテル先端を進めるときもバックアップが必要なときも b に比してはるかに有用である．

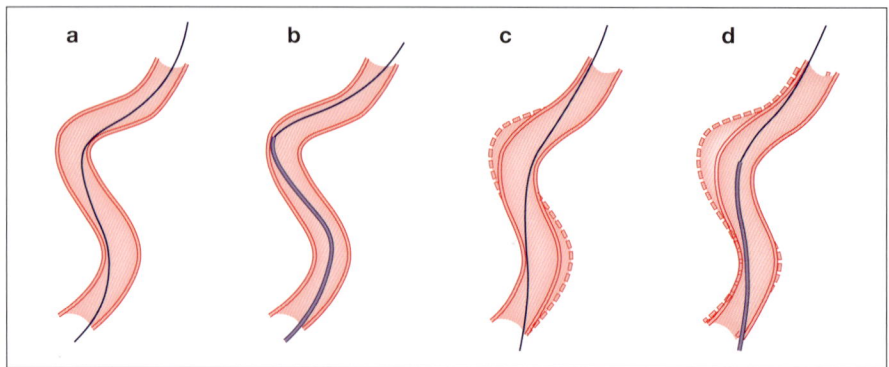

図 1・II・2　屈曲の強い腸骨動脈～腹部大動脈にシースを進める方法
a：シースキットに付属のガイドワイヤーは通過させるとカーブの内々を通過するルートをたどる．
b：硬いシースを押し進めると先端ではカーブの外を向くバイアスが掛かってしまい，壁に当たって抵抗が増すために進みにくくなる．
c：シャフトの硬いガイドワイヤーを使用すると，ガイドワイヤーは血管を伸展させ，より直線的に走行する．
d：これに沿わせてシースを進めると，カーブの外側へのバイアスは軽減され壁へ当たる力は軽減され，抵抗なくシースが進んでいくことが多くなる．

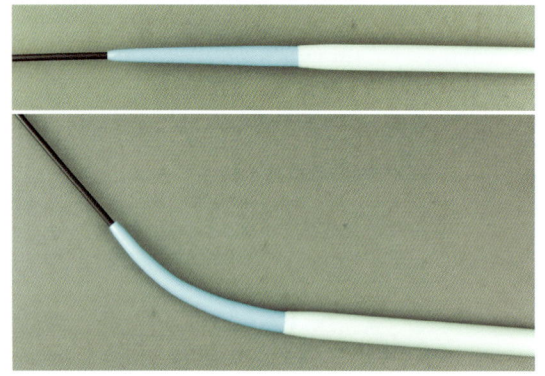

図 1・II・3　シース先端を曲げたときの写真
シース先端を曲げることで血管蛇行に追従でき，通過後血管は直線化する．

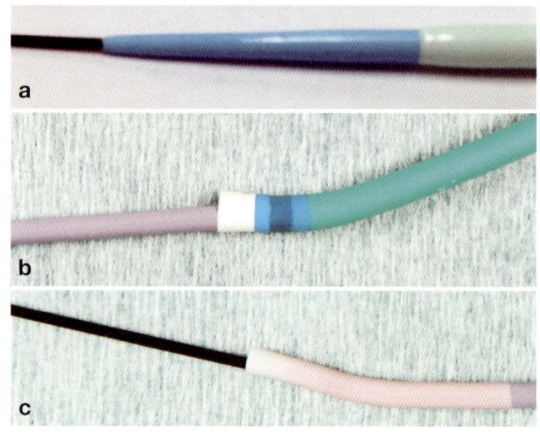

図 1・II・4　シースとダイレーター，ガイドワイヤーの段差
b，c はそれぞれ 7 Fr ガイディングカテーテルと 5 Fr のインナーシースとの段差，5 Fr 診断カテーテルとガイドワイヤーとの段差を示す．a における段差の少なさは一目瞭然である．

　シースは，CTO に限らず 40 cm または 45 cm のロングシースを使用している．ロングシースにはいくつかの利点がある一方，使用して不都合なことは何もないからである．利点としてはシースを進めるときのガイドワイヤー，ダイレーター，シースの段差は非常に小さいことが挙げられる（図 1・II・4）．筆者らはインナーシースを用いてインナーシースとガイディングカテーテルとの間のギャップを小さくしているが，それに比較しても段差はかなり小さい．
　それゆえシースを進めることで，血管を傷つけたり，プラークを引っ掻いて剝離・塞栓をきたしたりする可能性はかなり低いと考えられる．ガイディングカテーテルを交換するときも，シースが入っている腹部大動脈までは何のストレスもなく通過させることができる．胸部大動脈に入ってからは，インナーシースが血管壁を守ってくれることになる．

コレステロール塞栓（blue toe syndrome）は，頻度は低いが起こると生命予後に関わる嫌なものである．しかし，インナーシースを使用し始めてからはその頻度は減少した．さらにロングシースを使用し始めてからは，さらに減少している．

III. ガイディングカテーテル

A. 術者 MITSUDO のガイディングカテーテル選択

筆者の使用するガイディングカテーテルは極めて単純である．第一選択は，左冠動脈にはLauncher SL または EBU，右冠動脈には BriteTip AL または Launcher SAL である．

メーカーが分かる形で型番まで示したのは，実際に第一選択として使用しているのがほぼ100％上記のものであるという事実と，それらを限定使用する理由があるからである．すなわち同じ型番でもメーカーが異なればその performance がまったく異なり，筆者の強調する効力をまったく発揮できないか，逆効果のものも多いからである．

1 右冠動脈に対しては Amplatz 型

まずは右冠動脈に Judkins 型ではなく，Amplatz 型のガイディングカテーテルを使用する理由から説明する．

Judkins 型は冠動脈入口部までに1つしか屈曲がなく，2つの屈曲がある Amplatz 型に比べるとガイドワイヤーをより直線的に操作することができるという利点を有していることは確かである．

しかし，これは決定的な差ではない．ガイドワイヤーが通過した後にバルーンなどのデバイスを進める段になると，そのバックアップの弱さは際立ってしまう．右冠動脈入口部が下向きであって入口部近辺に病変がなければ，deep seating をし

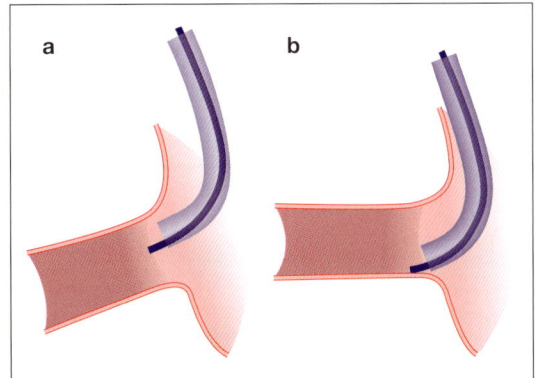

図 1・III・1 Judkins 型ガイディングカテーテルの動き
RCA 入口部病変のようにガイディングカテーテルの先端位置が entry point に近接している場合，ガイドワイヤーの穿通点と方向はカテーテル先端の位置と方向に依存してしまう．a のようにガイディングカテーテル先端と血管とが完全に同軸でカテーテル先端が穿通点に向いていれば好都合だが，多くの場合 b のように同軸性も穿通点への向きもわずかながらずれている．

てバックアップをとることができる．そうでなければ，時計回転をさせながらガイディングカテーテルを押し込んで，あたかも Amplatz 型に似た形にして右冠動脈口の対側の Valsalva 洞にシャフトを押し付ける形でバックアップをとるか，アンカーをかけるかどちらかを選ぶ必要が生じる．

しかしながらこのような場合，最初から Amplatz 型を使用して右冠動脈に engage したときに，シャフトが Valsalva 洞対側に位置するようにしておけばよいのである．Amplatz 型ガイディングカテーテルの最大の利点は，対側 Valsalva 洞と大動脈弁を含めた Valsalva 洞全体でバックアップがとれることにある．

Judkins 型を使用していてもアンカーをかける枝がある場合はまだよいが，枝がない場合，特に入口部閉塞（病変）ではいくつかの問題を生じる．図 1・III・1 のようにガイディングカテーテル先端は閉塞部に当たってしまい，造影さえ困難になることもある．LAO で見ると入口部とガイディングカテーテル先端とは同軸のように見えるが，本当に同軸にするのは困難である．入口部の少し末梢まで大径の血管があるときは，先端が進むことによって同軸性が確保されうるが，普通の

図1・III・2 Judkins型ガイディングカテーテルの動き
RCA入口部閉塞では右Judkins型ガイディングカテーテルを使用すると，aのように運よく同軸が得られたとしても，ガイドワイヤーを少し押し込むと(b)，バックアップの弱さのためcのようにしばしばジャンプするようにdisengageしてしまう．

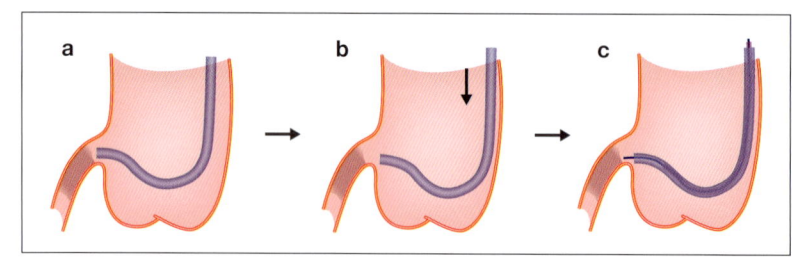

図1・III・3 RCA入口部閉塞に対して左Amplatz型のガイディングカテーテル(AL)を使用した場合
Engageしてしまうと圧波形はダンプしてしまうし，造影剤注入は入口部を傷つけるリスクがあるだけで十分な情報さえ得られない．さらにガイドワイヤーの操作も造影のできない状態となりむしろ危険である(a)．しかし，ある特定の形をしたAL型ガイディングカテーテルは少し押し込むとbのように容易にdisengageする．cのようにカテーテル先端を右冠動脈口直下に位置させておき，entry pointから少し離れた部位からガイドワイヤーを操作すると，自由度がかなり高くなる．圧波形は正常化するし安全で良質の造影もできる．

入口部病変では困難である．RAOないしはAPで確認すると同軸性のズレがよく分かる．多くの場合，ガイディングカテーテル先端の向きは冠動脈口の方向よりも右側にずれている．その状態でガイドワイヤーをentry pointに閉塞部内と同軸に進めようとしても，ガイディングカテーテルで方向を規定されたガイドワイヤーの操作性は極めて悪く，バックアップの悪さのために押し進めようとするとガイディングカテーテル口の位置が押し戻されたり，しばしばjump outしたりする(図1・III・2)．Tapered occlusionなどの幸運がなければantegrade approachでの成功はおぼつかない．

適正なサイズのAmplatz型ガイディングカテーテルを使用すると，その先端をdisengageさせて右冠動脈直下に位置させることができる(図1・III・3)．すなわちガイディングカテーテル先端と冠動脈口を平行に保って，ある距離をおいて安定的に位置させることができるのである．そうしたうえでガイドワイヤー先端を進めると操作はかなり自由となり，真腔のpenetrationも得やすくなる．

2 右冠動脈に対する左Amplatz型ガイディングカテーテル使用に際してのtips & tricks

a. 先端カーブの形
AL 1という同じ表示のガイディングカテーテルであっても，その先端カーブの実際の形状とperformanceはカテーテルメーカーごとに大きく

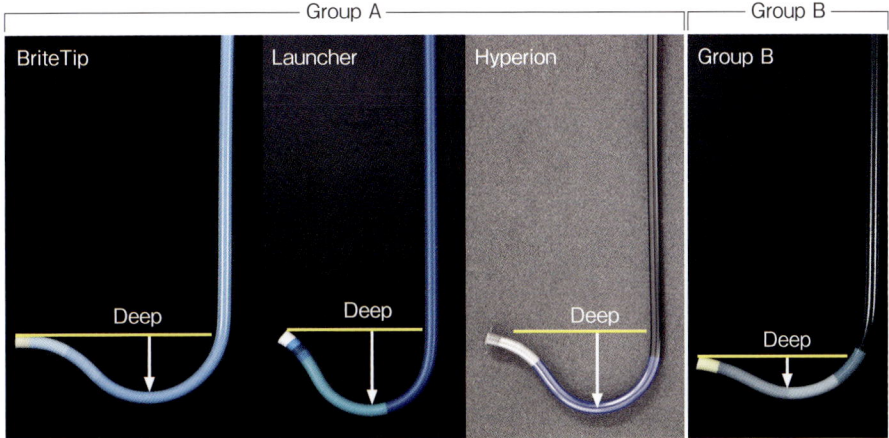

図1・III・4　2015年までの各社のAmplatz Left Short Tip（AL 1 ST）ガイディングカテーテル先端カーブ
Group A：BriteTip AL 1 ST, Launcher SAL 1, Hyperion AL 1 ST.
Group B：他の多くの会社のAL 1 ST（図はMach1 AL 1 ST）．Group Aの形状はガイディングカテーテル先端と第2カーブの底との距離が大きい（第2カーブが深い）．それに対しGroup Bの形状は第2カーブが浅いのが特徴である．

異なっている．例えばAL 1のshort tipタイプを図1・III・4に示す．3つのメーカーのものを示すが，お互いかなり異なった形状をしている．Group Bとして示すメーカーのものに比べると，筆者が使用しているBriteTip, Launcher, Hyperionなど（Group A）には共通の特徴がある．いずれも第2カーブが深いという点である．

第2カーブが深いと何がよいのかを図1・III・5（a〜c）に示した．第2カーブが深いとガイディングカテーテルを押し込んだときに先端はほぼ冠動脈口と同軸を保ちながら，冠動脈口から抜けてくるし，ガイディングカテーテルを引き抜いたときには先端は冠動脈口深くに入っていこうとする．押し込んでガイディングカテーテルが抜けてくれば最先端は冠動脈口を損傷しにくくなるし，シャフトは対側のValsalva洞壁によるバックアップが得られる形となる．一方，第2カーブが浅いと図1・III・5（d〜f）のように押し込めば冠動脈口奥深くに進み，引き抜けばガイディングカテーテルは抜けてくる．ただしこの場合，当然シャフトはValsalva洞内に浮いた形となるので，バックアップを得るというよりは悪くすればValsalva洞内を泳ぐような不安定な状態になる．押し込まなければ使用に耐えないので側孔付きを

使用することになるが，これは造影剤を増やすことになるし，入口部近くのストレスを増加させ，損傷を増やすこととなる．

筆者はかつてより右冠動脈にはshort tip AL 1を推奨してきたが，上記の理由で，Group Aに属するタイプのものだけを使用してきたし，現在でもそうである．図1・III・6〜9にGroup AとGroup Bとを比較した実例を示しておく．

b. 先端カーブの大きさ

先端カーブの大きさは，図1・III・10のようにガイディングカテーテル最先端部からシャフトまでの距離が冠動脈口と対側Valsalva洞壁との距離よりわずかに短い程度が適切である．造影CTが撮ってあれば距離を測ることができるので，造影CTをルーチンに撮る施設ではValsalva洞のサイズを計測してカテーテルサイズを決めるとよい．これは左冠動脈用のガイディングカテーテルについても同じことがいえる．筆者は基本的にPCI術前の冠動脈CTは撮らないことが多いので，平均的な大きさのカテーテルを使用してengageを試みて，もし大きさに問題があれば修正したものに変更するようにしている．サイズはわずかに押し込んでdisengageする程度の少し小さ

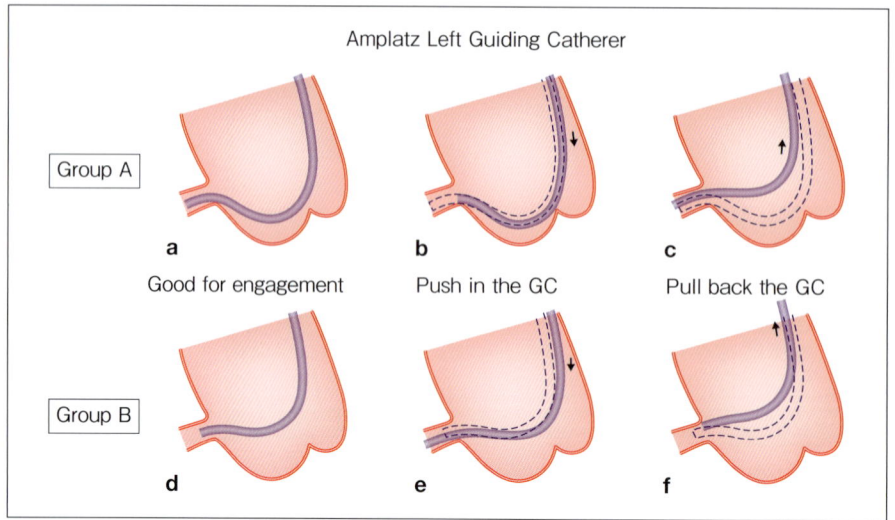

図1・III・5　第2カーブの深さによるガイディングカテーテル(GC)先端の挙動の違い

上段はGroup Aのガイディングカテーテル．aは適切にengageしたときの様子．engageを浅くするときはガイディングカテーテル全体を押し込む(b)．ガイディングカテーテルを引き抜くとガイディングカテーテル先端はRCA入口部にdeep engageする(c)．
下段はGroup Bのガイディングカテーテル．ガイディングカテーテル全体を押し込むと先端は進んでいく傾向にある(e)．引き抜くと抜けてくる(f)．

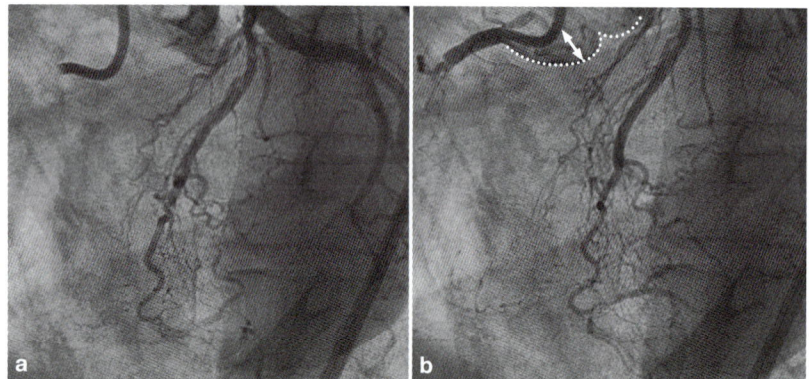

図1・III・6　Group BとGroup A双方のガイディングカテーテルを使用した一例：Group Bのガイディングカテーテルを使用

本症例はRCAのCTO病変のPCIに対し，まず最初はGroup BのAL 1 STガイディングカテーテルが使用された．
a：第1カーブ，第2カーブとも短いためにValsalva洞内での動きの自由度は高く操作は容易でengageは簡単であった．このカーブの最も大きな特徴はengageが簡単であるということである．
b：先端は右冠動脈入口部と同軸になり，いかにも良好なengage状態に見える．しかしよく見るとカテーテル第2カーブの後側はValsalva洞(点線)浅くに浮いていることが分かる(矢印)．点線はcuspを示す．

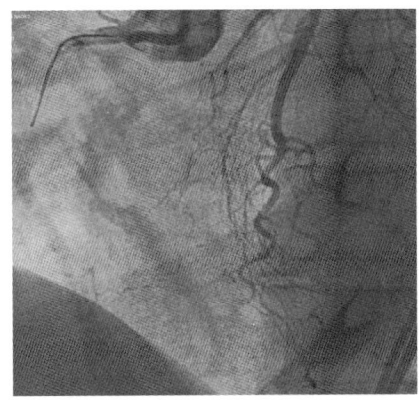

図 1・III・7　Group B のガイディングカテーテルを使用した例
CTO 病変に対してガイドワイヤーを押し当てると cusp 造影で分かるようにガイディングカテーテルシャフトの後ろ側が Valsalva 洞対側壁から遠いため，支えがなく，ガイディングカテーテルは容易に押し返され，disengage してしまう．

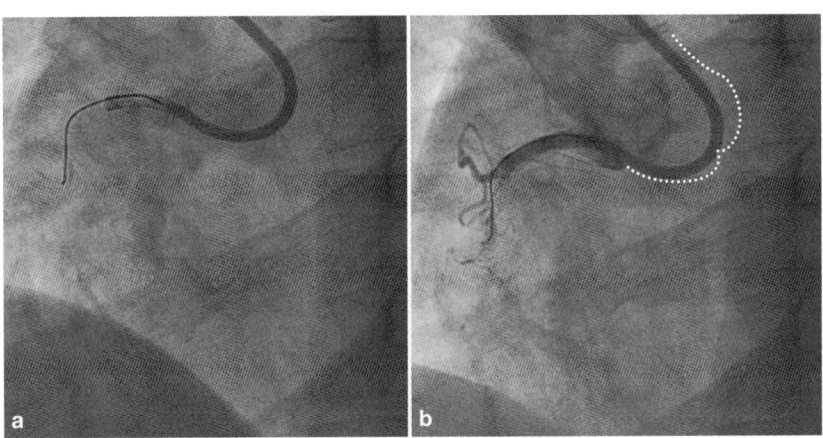

図 1・III・8　Group A のガイディングカテーテルに変更して操作を行った例
a：ガイディングカテーテル先端は比較的深く engage しているし，ガイドワイヤー操作によっても押し返されることはない．
b：造影によってカテーテルの同軸性が確認されるしシャフトは Valsalva 洞対側に達しているように見える．点線は cusp と大動脈壁を示す．

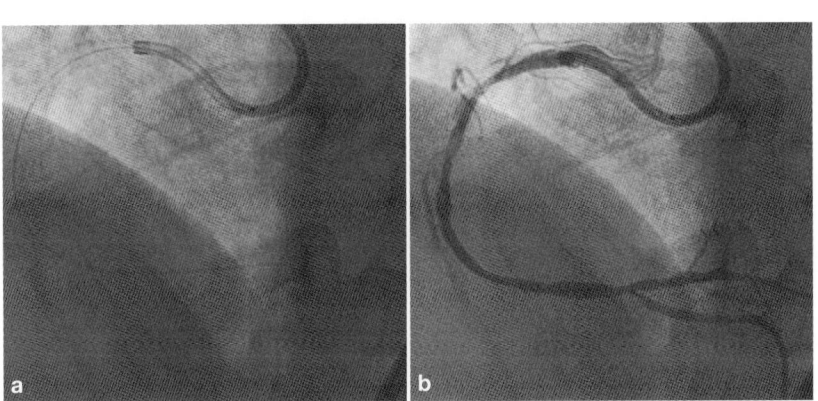

図 1・III・9　前図の deep engage した Group A のガイディングカテーテルを押し込んで適正 engage に戻したところ
a：造影前，ガイディングカテーテル先端の位置が適切であるかどうかは，圧波形とカテーテル先端の位置で分かる．
b：造影中．

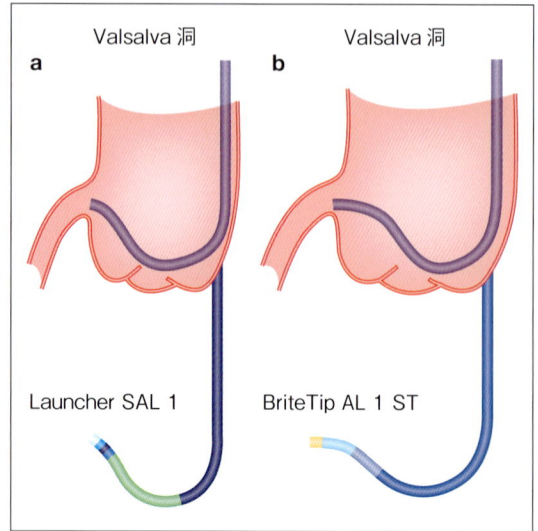

図1・III・10　Valsalva洞の大きさに対するガイディングカテーテルカーブの適正な大きさ

ガイディングカテーテル先端からシャフトまでの距離が冠動脈口から対側Valsalva洞までの距離より少し短いくらいが適切である．比較的小柄の女性の場合，aのようにValsalva洞が小さいことが多くLauncher SAL 1くらいがちょうどよいことが多い．一方，中背の男性では中くらいのValsalva洞の大きさ(b)で，BriteTip AL 1 STが適切であることが多い．

めのものを選択するのが原則である．

　男性にはBriteTip AL 1 ST，女性にはLauncherのSAL 1を第一選択としている．しかしValsalva洞の大きさにはvariationがあり，時として極めて大きなValsalva洞を有する患者がある．当院ではBriteTip®はAL 3まで用意している．

c. 側孔の有無，Wedge波形となったとき

　左右冠動脈いずれも側孔付きガイディングカテーテルは基本的に使用しない．ガイディングカテーテルがwedgeして損傷の可能性が高くなっても，圧波形はダンプすることがないため，リスクを認識できないからである．左Amplatz型ガイディングカテーテルを使用していて，engage当初はwedge波形でなかったものが，途中でwedge波形となったときは，透視画像を見ることなく，圧モニター波形のみを見ながら2〜3cmガイディングカテーテルを押し込んでやれば，先端はわずかにdisengageしてwedge波形から正常波形に戻るのが普通である．もしそれで正常波形にならなければ，大きくガイディングカテーテルを押し込むのではなく，透視を見ながら反時計方向に軽くトルクをかけてゆっくりと押し進めるとdisengageする（圧波形が改善する）．

　最初にengageする段階でガイディングカテーテルのカーブがValsalva洞に比して大きいときは，どうしてもwedge波形になってしまうことがある．1つサイズの小さいカーブに変更すると改善することが多いが，小さいサイズのものがない場合はやむをえないので側孔付きに変更する．

　筆者は側孔をあけて使用している．18Gの注射針を使用してガイディングカテーテルの第2カーブの内側に2個の側孔をあける．孔は針をできるだけ押さないで，to-and-froに多くの回転をかけながらゆっくりとあける．多くの回転をかけることによって押してできた孔ではなく，針の刃で小さなparticleをつくりつつ削りながらできた孔をあける．このことで血管内で長時間閉塞することのない孔を形成することができる．2つ目の孔は2本目の針を使用して同様の操作であける．2つの孔をあけた後は先端を指先で押さえて盲端としたうえで，生食で勢いよくフラッシュし，debrisを残さないようにしておくことが肝心である．

d. 先端を進めたいときは引き抜き，戻したいときは押し進める

　ガイディングカテーテルを冠動脈奥深くに進めたいときは，カテーテルをわずかに引き抜く．自然にengageした状態からdisengageしたいときは，カテーテルを押し込むとよいことは前述した．しかし深くengageしてしまった状態からカテーテル先端を入口部に戻したいときは，カテーテルを押し込んでも効果がないことがある．

　そのようなときは，まずガイディングカテーテルに軽く反時計方向のトルクをかけながら軽く押し込んでみる．若干不安定となるが冠動脈口から滑り落ちることなく，カテーテル先端がdisengageすればよしとすることもある．押し込むと

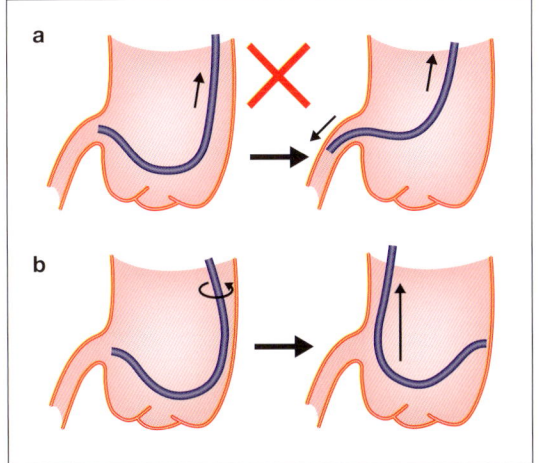

図1・III・11 手技が終わってカテーテルを引き抜く際の注意点

aのように，ただ単純に引き抜くと冠動脈入口部を損傷してしまう可能性が大である．決して単純に引き抜いてはならない．bのように反時計方向にトルクをかけながら押し込んでdisengageさせ，先端の方向を右冠動脈口から外したうえでカテーテル全体をゆっくり引き抜いて先端をaortic tubeまで引き上げる．押し込んでdisengageできなければ，やはり反時計方向にトルクをかけながら，カテーテルをゆっくりと引き抜いてdisengageさせる．この場合，先端は直接aortic tubeまで抜けてくるので，そこで留め置く．

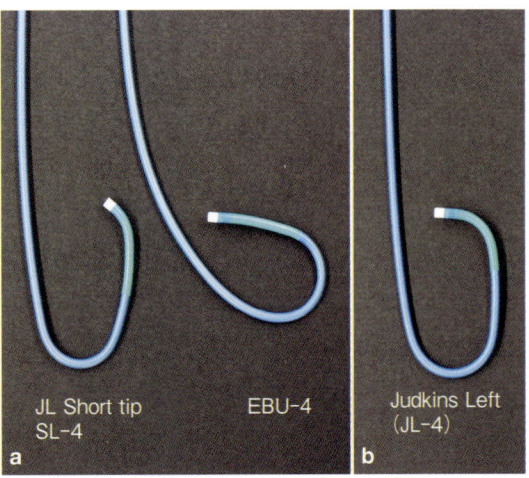

図1・III・12 筆者が使用しているLCA用ガイディングカテーテル

aはJudkins Left(JL)型のregularタイプは特別の場合以外は使用していないが，第1カーブ部分が長すぎる．そのためガイディングカテーテル先端はしばしば左主幹部の天井を向き，該部の障害を起こしやすく，バックアップもとりにくい．一方，第1カーブを短くしたタイプSL型(b)は左主幹部の天井に当たりにくく左主幹部に同軸となりやすい．Extra back-up型も同様左主幹部と同軸になりやすく，バックアップもとりやすい．

さらにガイディングカテーテル先端が奥に進行してしまうようなら，やはりガイディングカテーテルに，軽く反時計方向のトルクをかけながら，カテーテル先端がわずかにdisengageするまで引き抜いてきて使用することもありうる．そのまま再び軽く押し込むと元のように先端カーブがValsalva洞に収まるようになり，自然なengagementを得ることができる場合も多い．ガイドワイヤーが冠動脈内に進んでいるときは，それをわずかに押しておいてカテーテルを押していくと容易にValsalva洞に収まる．

e. 手技の最後に冠動脈口から引き抜くとき

手技が終わってカテーテルを引き抜くとき，ただ単純に引き抜くと冠動脈入口部を損傷してしまう可能性が大である．決して単純に引き抜いてはならない．図1・III・11のように反時計方向にトルクをかけながら押し込んでdisengageさせ，先端の方向を右冠動脈口から外したうえで，カテーテル全体をゆっくり引き抜いて，先端をaortic tubeまで引き上げる．押し込んでdisengageできなければやはり反時計方向にトルクをかけながら，カテーテルをゆっくりと引き抜いてdisengageさせる．この場合，先端は直接aortic tubeまで抜けてくるのでそこで留め置く．

f. 大動脈から抜去するとき

先端をaortic tubeに留め置いたカテーテルを体外に抜去するときも，inner sheathとガイドワイヤーを使って大動脈壁へのストレスを最小限にして引き抜く．

3 左冠動脈に対してはJudkins short tip型かExtra back-up型

左冠動脈に対してはJudkins型ならshort tipのものがよい．ただし第1カーブの角度は緩やかなものがよい(図1・III・12)．Hartzler GOは1985

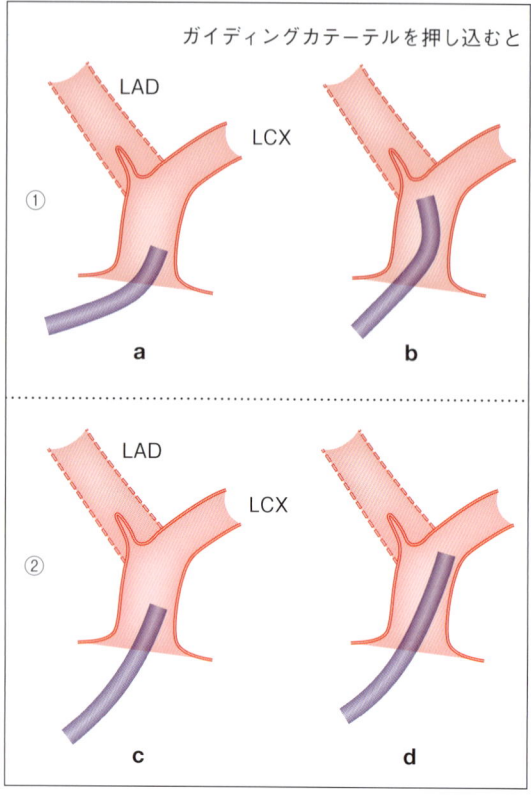

図1・III・13　LAD（特に入口部）に対する左Judkins short tip型とExtra back-up型のガイディングカテーテル

① 左Judkins ST型：aのようにtipの位置が浅く，LADの選択が困難である場合でもbのようにガイディングカテーテルを押し込むとガイディングカテーテル先端の曲がりがtipをLAD方向に導いてくれるためにLADの選択がしやすくなる．その後のガイドワイヤー操作も細かい操作がやりやすい．
② Extra back-up型：cのようにLADの選択が難しい場合，押し込んでもガイディングカテーテル先端はLCXに進んでしまうことがある(d)．

年にすでにJudkins型ガイディングカテーテルはshort tipのものがよいと薦めていた．

　Judkins short tip型はExtra back-up型に似ていて強いバックアップを発生するが，先端がわずかに内側を向いており，図1・III・13のように押し込むと先端がLADの方向を向きやすい．さらにLMT入口部にプラークがある場合，LMTとほぼ同軸を保ったままでdisengageさせやすいタイプということがいえる．そこで筆者はLMT，ないしはLAD病変に対してはJudkins short tip型

のガイディングカテーテルを選択している（図1・III・14）．

　一方LCXに病変がある場合，Judkins short tip型の先端はわずかではあるがLAD側，すなわちLCXとは反対側に向く．いったん反対側を向いたガイドワイヤーをLCXに向け直さなければならないので操作は難しくなるし，バックアップも悪くなる．Extra back-up型ガイディングカテーテルは，そのカーブの大きさを適正に選べばengageさせたときにその先端はLCX方向を向くし，少し引けばさらにLCX方向を向くこととなる．こうした理由でLCX病変にはExtra back-up型が適していると考えている（図1・III・14）．

　かつてはLCAに対してAL型のガイディングカテーテルを用いたこともあったが，最近ではほぼ使用することはない．最も大きな理由は**図1・III・14**に示すように，AL型ガイディングカテーテルは冠動脈からの抜去時にRCAに比較してもはるかにLMTの損傷のリスクが高いからであるが，Judkins系やEBU系を使用して無理なengagementを避けつつ，手技を行うことが多くなったためである．例えば，ガイディングカテーテル先端の熱形成により，同軸のengagementを確保したり，engageする前にガイドワイヤーを冠動脈内に誘導したうえで，それに沿わせるようにガイディングカテーテルをengageさせた後に，そのガイドワイヤーをデバイス導入に使用するガイドワイヤー先行法，あるいはガイドワイヤーをbuddy wireとして残す方法の使用などである．

4　先端カーブのサイズ

　欧米でも男性にはExtra back-up型の3.5 cmを使用することが多いが，筆者は日本人男性にもこれは小さすぎると考えて4.0 cmを使用している．3.5 cmを使用するとengageしやすい（しにくい例が少ない）ことは確かであるが，本来の目的である強いバックアップがとりにくい．例えばLauncherであれば3.5 cmのExtra back-up型を使用するなら，筆者らが通常使用するサイズである4.0 cmのSLを使用したほうが大きなバック

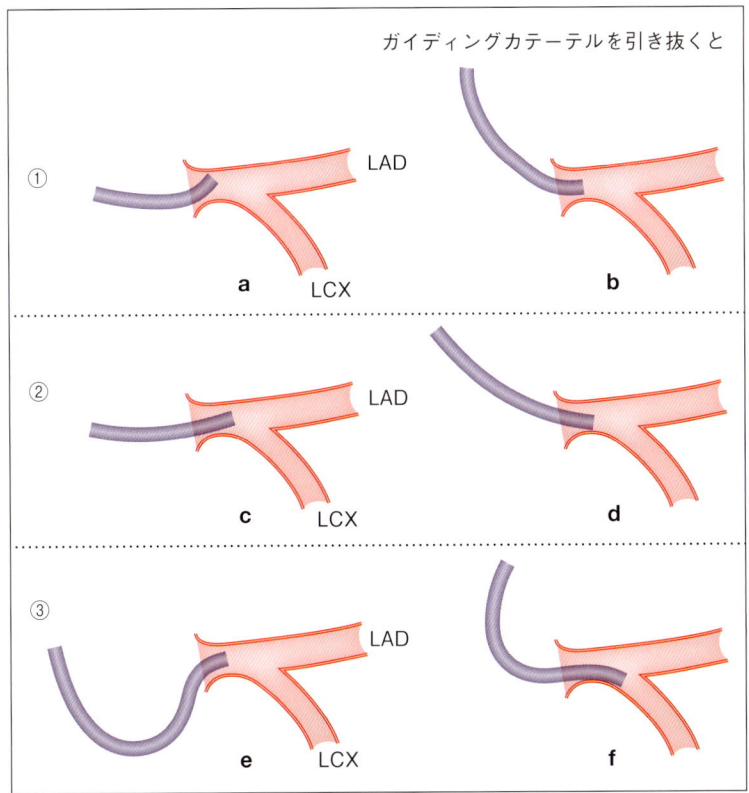

図1・III・14 LCX に対する各種ガイディングカテーテル
①**左 Judkins ST 型**：時として，かなり引き抜かなければ LCX の方向を向かない．向いたとしても第2カーブは Ao 長軸と平行に近くなり，同軸にしたままでのバックアップは強くとれない．
②**Extra back-up 型**：基本的に引き抜くことにより LCX 方向を向く．先端からシャフトまでは Ao 長軸に直角に近くなり同軸のバックアップも比較的とりやすい．
③**左 Amplatz 型**：先端は LCX に対して同軸になりやすいが e のままでは同軸のバックアップはとれない．同軸にしようとすると引き抜かなければならないが，そうすると下を向いた先端が LMT 下部にえぐるようにストレスを与えたり，deep engage したり，あるいは逆に disengage したりと困難を感じることが少なくない．

アップがとれる．SL 同様，頻度は低いが，Extra back-up 型 4.0 cm が大きすぎるようなら 3.5 cm に変更する．女性であれば1サイズ小さいカーブのものを使用するのが原則であるが，aorta-Valsalva 洞の大きさによっては男性と同サイズが至適であることも少なくない．

表1・III・1 のガイディングカテーテルで99％はうまくいくが，まれに engage できないことがある．そのような場合は銅線をガイディングカテーテル先端 10 cm くらいまで挿入して作り替えたい形状より少しオーバー目に変形させてヘアードライヤーなどの熱風で熱した後，直ちに冷水に浸すことで形状維持を図る（図1・III・15）．銅線を抜いて熱ダレによる変形を起こす前に，できるだけ速やかに冠動脈口に engage させる．

表1・Ⅲ・1　病変部位とガイディングカテーテルの選択

			男性	女性
RCA	first choice		BriteTip AL 1 ST	Launcher SAL 1
	variation		BriteTip AL 1〜AL 3 Launcher SAL 1	BriteTip AL 1〜AL 3
	rare		JR(shepherd crook), AR(downward orientation)	
LCA	LM, LAD	First choice	Launcher SL 4	Launcher SL 3.5
		Variation	Launcher SL 3.5, 4.5, 5.0	Launcher ST 4.0〜5.0
	LCX	First choice	Launcher EBU 4.0	Launcher EBU 3.5
		Variation	Launcher EBU 4.5 Launcher EBU 3.5	Launcher EBU 4.0, 4.5
	rare		AL	

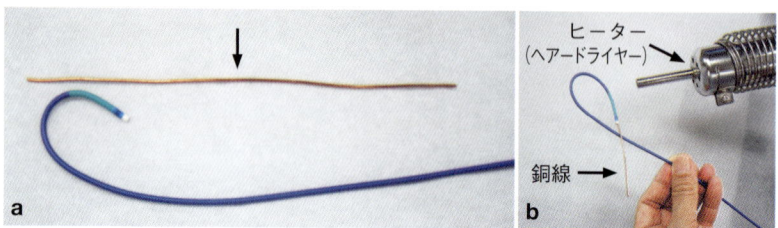

図1・Ⅲ・15　ガイディングカテーテル(Judkins ST)の熱による形成
a：太めの銅線(0.8〜1.0 mmくらいのものがよい)を15 cmくらいに切って，滅菌しておく．
b：ガイディングカテーテル先端から10 cmくらいまで銅線を挿入し，作りたいカーブの形に合わせて先端を変形させる．ヒーター(ヘアードライヤーでもよい)で満遍なく熱を加えて熱変形を起こさせ，その後直ちに水につけて冷却することで形状を保つようにする．冷却した後は銅線を抜いて，速やかに冠動脈にengageさせる．

B. アンカーテクニック

　右冠動脈に関してはAL型の適切な大きさのガイディングカテーテルを使用することによって適切なバックアップがとれるが，しばしばValsalva洞より小さすぎるカーブのガイディングカテーテルを選択してそのまま手技を行っていることがある．その場合ガイディングカテーテルのバックアップが十分にとれなかったり，ガイドワイヤー操作の安定性も確保できなくなったりすることがある(図1・Ⅲ・16a)．そのような場合は，アンカーをかける分枝さえあれば速やかにアンカーをかける(図1・Ⅲ・16b)．

1 アンカーバルーンサイズと拡張圧

　アンカーに使用するバルーンは血管径に比して1サイズくらいオーバーサイズで，長さ10〜15 mmの短めのものを4 atm程度の低圧で拡張するのがよい．分枝が先細っている場合は長いバルーンは押し返されるし，至適サイズのバルーンを比較的高圧で拡張するとアンカー効果は得られにくいし，血管の先細りのために押し返されることも多い．

　特にアンカーをかける側枝に石灰化プラークがある場合には，内径に対して至適サイズバルーンを選択すると高圧をかけてもまったくアンカー効果を発揮しないことがある．

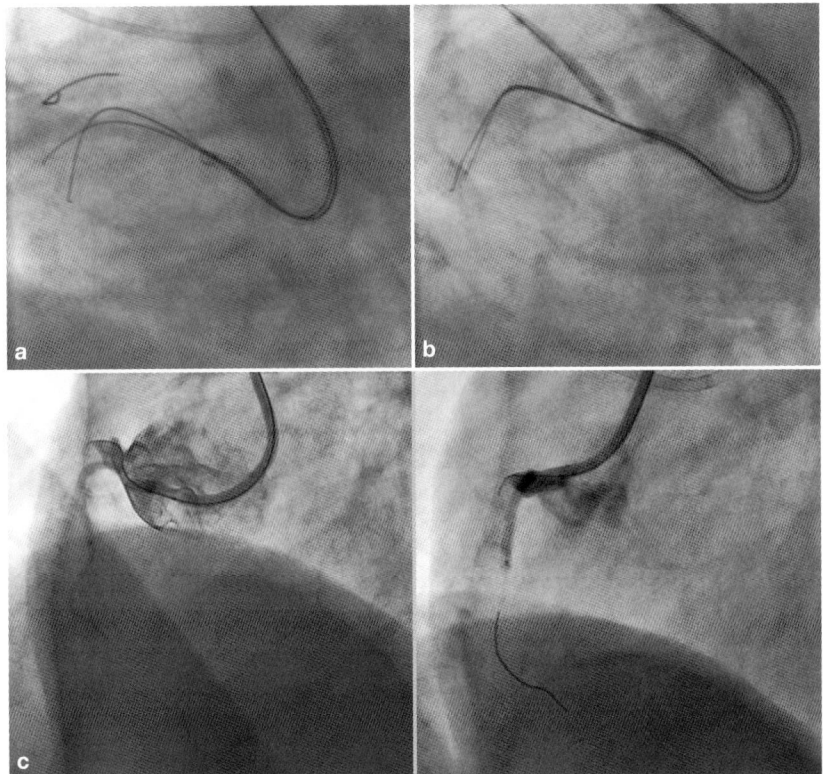

図 1・III・16　アンカーテクニック
a：RCA の CTO に対する PCI を始めたところ，ガイドワイヤーをわずかに押し込むだけでガイディングカテーテルと入口部との同軸性が失われるようになった．
b：Conus branch にアンカーをかけることによってガイディングカテーテルの同軸性は保たれ，操作性は著明に改善された．
c：入口部近くにある枝にアンカーをかけることによってガイディングカテーテルの同軸性は失われている．ガイディングカテーテルを変えたことで同軸性は得られているが，バックアップはかえって失われている．

2　アンカーをかける側枝がないとき

　アンカーをかける枝がない場合は，サイズの大きい AL 型ガイディングカテーテルに変更して，確実に Valsalva 洞の対側からのバックアップを得るようにしたうえで手技を仕切り直す．
　冠動脈入口部に著しく近い側枝はバックアップをとるためのアンカー枝としては役立たないし，逆効果の場合もある．アンカーバルーンのシャフトが冠動脈部分と同軸にならないからである（図 1・III・16c）．アンカーの役割としてガイディングカテーテルが冠動脈口からジャンプアウトしてしまうのを防ぐことも挙げられるが，この目的のためには入口部に近い側枝もアンカー枝として使用可能ではある．
　閉塞部が入口部からある程度の距離があり，deep engage ができるときは，GuideLiner®などの子カテを用いてバックアップを得ることも可能である．

Column①
●ガイドワイヤー先行法,buddy wire 法●

　ガイディングカテーテルの engage はできないけれど冠動脈の層流造影が辛うじてできるといった場合(**図 a~d**)，そのままでは十分な造影はできない．そのままでガイドワイヤーを挿入して，そのガイドワイヤーに沿わせるようにガイディングカテーテルを engage させて，十分な造影と十分なバックアップ(安定)を得るようにすることがある．このときガイディングカテーテルに無理な回転をかけたり，強く押し付けたりはしないようにする．適正な方向に軽く回転をかけながら抜き差しをするように心がける．それでも engage できなければもう 1 本のガイドワイヤー(＋マイクロカテーテル)を buddy wire として使用して，ガイディングカテーテルと冠動脈入口部の同軸性を確保しつつ軽くガイディングカテーテルを進めて無理のない engage を図る．

　ちなみにこれらの方法は入口部狭窄に側孔なしのガイディングカテーテルを使用しているとき，わずかに wedge を外して手技を行うときにも有効な方法である．

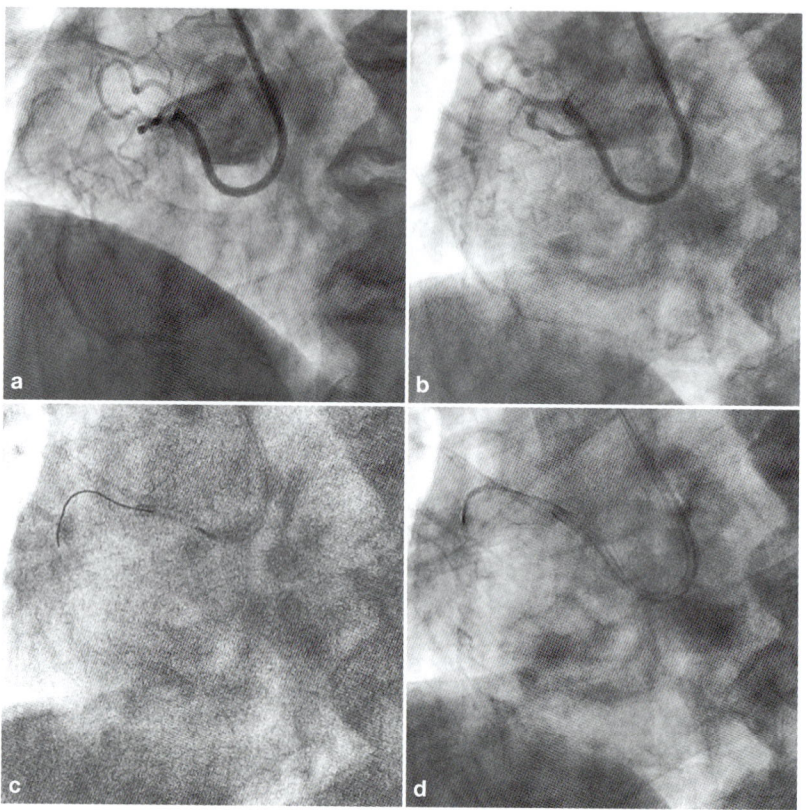

図 a, b：ガイディングカテーテルの十分な engage ができないため層流になる．
図 c, d：ガイドワイヤーを進めてガイディングカテーテルを engage させた(c)．この症例の場合，バックアップを得ると層流造影になる位置になるためマイクロカテーテルを進めて tip injection でルートの確認を行った(d)．

Column ②

● Anomalous origin coronary artery ●

冠動脈の起始異常があると，ガイディングカテーテルの選択や engage の仕方にも工夫が必要となることが多い．

[High take-off RCA]

RCA が大動脈管部(aorta tube)から起始する場合，通常より左前方から起始し，下方に向かって走行することが多い．第 2 カーブの大きめの AL 型ガイディングカテーテルを使用し，先端を下向きに engage させる．先端を下向けるためには，最初からガイディングカテーテル先端を左前方下向きに向けたままで冠動脈口を探す方法(**図 1a**)と，いったん先端を上向きに折り返した形で引き上げ，先端が dimple にわずかに引っかかったところをとらえ，先端が動かないようにゆっくりとカテーテルを引き上げ先端方向が下向きになって冠動脈口と同軸になり，かつ engage が外れないところで引くのを止めてわずかに押し戻しておく方法(**図 1b**)とがある．

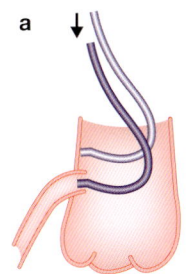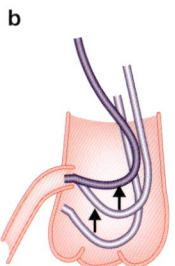

図 1　High take-off RCA

[RCA の左 Valsalva 洞起始]

RCA の左 Valsavla 洞起始はもっと複雑である．そもそも RCA 近位部は Ao(Valsalva 洞)右前方に位置する入口部から，少しの間右前方に向かい足方に降りてくる．CT で見ても先端が入口部近くに同軸となったガイディングカテーテルのシャフトは，対側の Ao 壁面にほぼ直角に当たることができる(**図 2a**)．しかし RCA の左 Valsalva 洞起始では RCA 入口部は Ao(Valsalva 洞)左方から起始しているため，分枝後直ちに Ao の周りに沿うように前方に向かってこなければならない．そのため入口部より少し進んだ部分に同軸に通常のガイディングカテーテルを engage することは困難である．また入口部そのものに同軸に engage することはできるが，engage の深さはわずかで造影能力に乏しいし，バックアップを得るのは極めて困難である(**図 2b**)．

左 Amplatz 型の先端カーブを変形させたり，3D ガイディングカテーテルを用いて engage させたりすると比較的深い engage を得られるし，通常の PCI は可能なバックアップは得られるが，やはり CTO 通過に必要な強いバックアップを得ることは困難なことが多い(**図 2c**)．

可能な枝があるときはアンカーテクニックが最も有効であるし，枝がないときは GuideLiner などの子カテがある程度有効である(**図 2d**)．

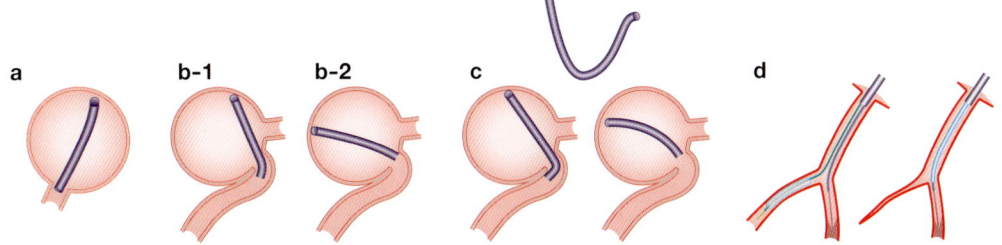

図 2　RCA の左 Valsalva 洞起始
a：RCA 通常起始．ガイディングカテーテルのシャフトは対側の Ao 壁面に直角に当たるためバックアップが得られる．
b：左 Valsalva 洞起始①．入口部に engage させると十分なバックアップが得られず(b-1)，対側の Ao 壁面に直角に当たると engage が浅くなってしまう(b-2)．
c：左 Valsalva 洞起始②．ガイディングカテーテルを変えることでバックアップは増すかもしれないが，治療を行うには十分とはいえない．
d：アンカーテクニックや子カテの使用は，ある程度有効な手段となる．

(つづく)

● Column ❷（つづき）

バックアップが得られない入口部近辺の閉塞では retrograde approach で通過させ，RG-3 でループをつくってバックアップを確実なものとすることも考える．

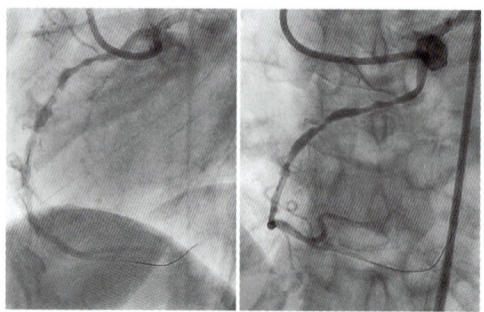

図3　RCA の左 Valsalva 洞起始異常
SL4 で造影．
AP-CR でみると RCA は入口部直後から方向を変えている．このため近位部に同軸になるようにガイディングカテーテルを engage することは困難なためバックアップは弱い．

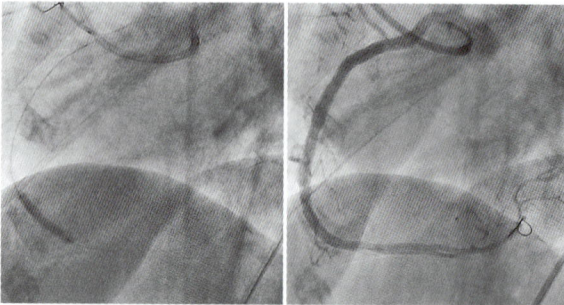

図4　アンカーテクニックを用いたバルーン拡張，ステント留置と GuideLiner での造影

IV. 抗凝固戦略

A. ヘパリン投与

　CTO に対する PCI 中はガイドワイヤー操作やデバイスの操作が長くなり，血栓形成が起こりやすい状況にあると考えられる．特に retrograde 側の血栓症は極めて危険で決して起こしてはならない．手技を通してヘパリンが確実に効いていることが要求される．最初のヘパリン投与量は大まかに表 1・IV・1 のごとくであるが，まずは投与 5 分後に活性凝固時間（activated coagulation time：ACT）を測定する．効果が不十分な場合には，表 1・IV・2 のような大まかな基準でヘパリンを追加投与する．その後は 30 分ごとに ACT を測定し，測定値によっては表の投与量を修正しながら 300 秒以上を維持するようにヘパリンを追加する．

　ACT 測定のための採血はしばしばガイディングカテーテルから行われるが，この採血にあたってはごくわずかな造影剤の contamination にも特に注意をしなければならない．もし通常量のヘパリン投与で ACT が 400 秒以上になるようなら，まず間違いなく採血の際の造影剤の contamination が原因である．認識されない contamination のために ACT が 300 秒程度になっているとすると真の ACT は危険なレベルであることになる．Contamination を完全に排除するには，採血に際しての三方活栓の向きや，デッドスペースの大きさなどに十分な配慮を要する．

表 1・IV・1　PCI 施行時のヘパリン投与量（初期）

患者状況	ヘパリン量
下記のいずれもなし	100%＝10,000 U
年齢＞75 歳	約 80%
体重＜45 kg 女＜50 kg 男	約 80%
ワルファリンコントロール中	約 80%

表 1・IV・2　PCI 施行時のヘパリン投与量（追加時）

ACT 値（秒）	追加ヘパリン量（単位）		
	100%	80%	80%×2（64%）
120〜170	5,000	4,000	3,000
171〜220	4,000	3,000	2,000
221〜270	3,000	2,000	2,000
271〜290	2,000	1,000	1,000
290〜300	1,000	1,000	500
300〜	0		

最初のヘパリン投与5分後にACTが延びていなければ，ヘパリンを追加したうえでもう一度5分後にACTを測定し，やはりACTが延びていなければ，ヘパリン起因性血小板減少症（HITT）を疑ってアルガトロバンに変更する．このようにしてヘパリン投与を調整する抗凝固戦略を用いることによって，当院では血栓症を起こしたことは一度もない．

B. ACT測定のための採血と採血部位

ACT測定のためにシースによる静脈ルートをとってあればその静脈ルートから採血するのが最も正確に測定できる．ガイディングカテーテルと同サイズのシースを使用しているとシースのサイドアームからの採血は困難である．1サイズ大きいシースを使用してあれば，シースからの採血は容易で正確な測定が可能である．他にルートがない場合ガイディングカテーテルから採血することになるが，これにはちょっとした注意が必要である．

・ガイディングカテーテルからの採血での注意点

三連コックの造影剤注入部位からの採血はデッドスペースが大きく，多くの血液を逆流させなければならない．逆流量によっては造影剤を排除できないことがある．筆者らはYコネクターの近くに三方活栓を付けてそこからの採血を行っている．三方活栓から血液を引くときに注射筒を垂直にすると，いくら多くの血液を引いても比重の高い造影剤は必ず三方活栓の底に残る．血液は水平ないしは，下向きに引かなければならない．正確なACT測定には造影剤の確実な排除が欠かせないことに十分注意しておかなければならない．

ACTが400秒を超えるようなとき，あるいはヘパリンの追加投与をしていないのに，それまでの値を超えているときなどは，そのACT値は造影剤の混入によって間違った値になっていると考えて，さらに慎重に造影剤を排除しての再検を行わなければならない．

造影剤の混入があったうえでACTが適正値となっていると，実際はACTが低下した状態でPCIを行っていることになり，血栓形成の危険がある．ガイディングカテーテルからの採血の場合は，常に完全な造影剤の排除を行う必要があることを銘記すべきである．

V. 透視・撮影戦略

A. シネ撮影装置と透視角度

シネ撮影装置と透視角度はCTOに対するPCIを行ううえで最も重要な要素の1つである．

1 Biplane cine equipment（バイプレーンシネ装置）は必須か？

筆者はバイプレーンシネ装置はCTOのPCIにとって必要欠くべからざるものであると考えている．撮影時もバイプレーンが必要であるが，バイプレーン同時透視はガイドワイヤーを進めるうえで必須と考えている．

シングルプレーンではガイドワイヤー通過の確認も，多方向に振る必要があり，その都度造影をしなくてはならない．心臓をデテクターアームの回転中心に置いて（isocenter），デテクターを回転しながら撮影をして造影回数を減少させるなどの工夫が行われているが，どの方法でもガイドワイヤーをある程度進めたうえでなければ確認できない．わずかに進めただけで確認しようとすると撮影（透視）回数が増える．

バイプレーン同時透視，ないし撮影はガイドワイヤー先端の位置と方向の正しさをほんのわずかに進めただけで認識することができる（図1・V・1）．透視を見ながら実際の手技は行われるので同時透視が重要である．ほとんどのメーカーのバイプレーン装置は同時透視の設定が可能であるので，ぜひ，同時透視モードを設定されることをお薦めする．

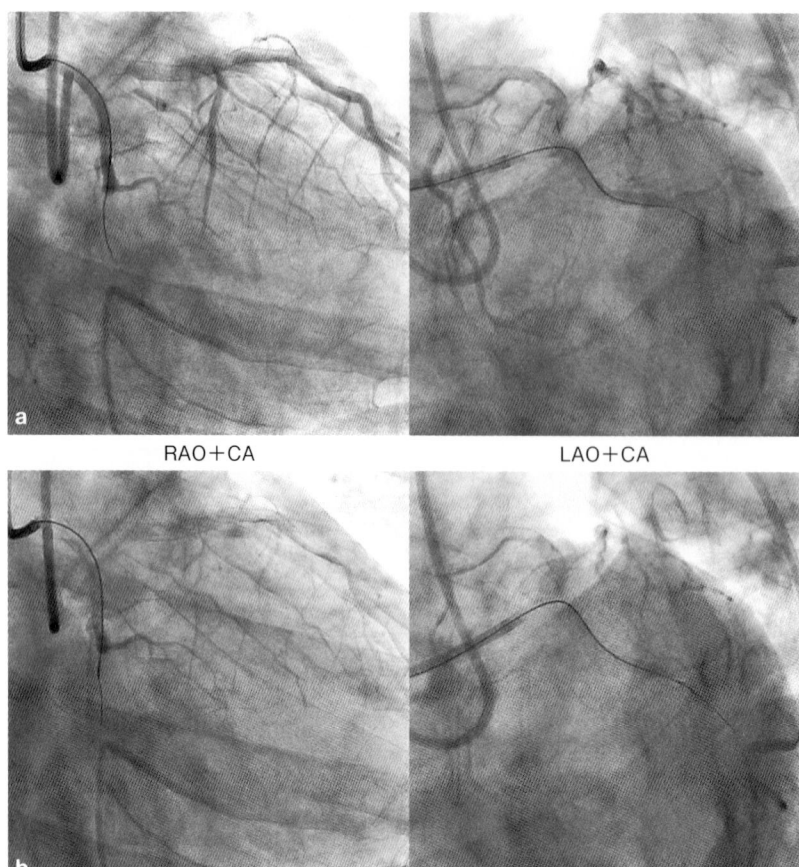

図1・V・1 バイプレーン同時透視によるガイドワイヤー先端方向の修正
a：回旋枝中間部閉塞の症例で，直交する同時透視で視覚的に方向性の正しさが確認できる．ガイドワイヤーはexit pointの方向へ向かっているが，同時造影で確認するとRAO+CA，LAO+CAとも先端は右側へ向かっている．
b：このためガイドワイヤー先端の方向をRAO+CA，LAO+CAとも左側方向へ修正を加えることで真腔通過に成功した．

2 ガイドワイヤー進行のための関心領域（ROI：region of interest）における血管の長軸方向

ここでのROIはガイドワイヤー先端が存在する部分を中心として末梢のランドマーク，あるいは想定屈曲点までの冠動脈閉塞部と定義する（図1・V・2）．同じCTO病変でも図1・V・3のように長く屈曲した病変ではガイドワイヤー先端の進捗状況に応じてROIは移動しそれぞれのROI中での血管長軸の方向は変化している．二方向から見て真腔をとらえていることを確認するのが原則であるが，双方のデテクター面がROIの血管長軸に平行な平面にあり，互いが直角になっている（orthogonal）ことが望ましい．その理由は図1・V・4に示すようにorthogonalな二方向ではblind areaが最も小さく，視覚的に真腔をとらえたかどうかを正確に確認しやすい（図1・V・5）からである．

3 Orthogonal二方向の設定方法

経験的至適撮影角度の論理的背景と実際の長軸に平行な角度およびそのorthogonal二方向の設定方法について考えてみたい．まずは一般的に

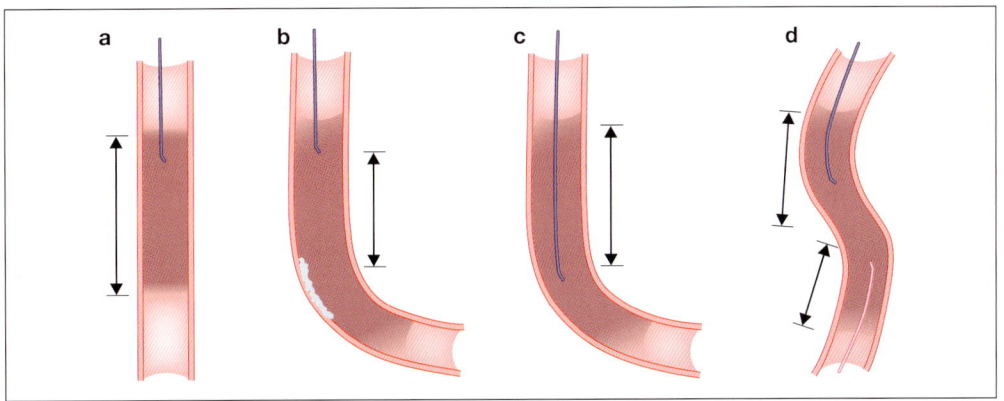

図 1・V・2　閉塞部の関心領域（ROI）（矢印の範囲）
a：造影を行ったときの entry point から exit point までが比較的直線的であれば，さしあたり entry point から exit point までが関心領域となる．
b：途中にランドマークがあればさしあたり近位部のガイドワイヤー先端からランドマークまでを ROI とする．
c：CTO 途中で大きく曲がる部分があればその曲がる部分までを ROI とする．
d：ガイドワイヤー先端がその曲がりまで進んでくれば，そこから次のランドマークまでが次の ROI となる．この場合，ランドマークは exit point であるが，場合によっては次の曲がりの部分であるかもしれない．

ROI の長軸に直角と思われる，すなわちその部分が最も長く見えるであろう一方向を選択する（図 1・V・6）．もしこの角度が ROI 血管長軸に直角な平面にあれば（すなわち本当に血管長軸を最も長く見る角度であるとすると），ROI 血管はデテクター平面に平行であるはずである．そう仮定すると ROI 血管長軸に直交する二方向目の角度は，デテクター平面で ROI 血管がどの方向を向いているかによって自ずと決まってくる．

もし ROI 血管が撮影画像上で上下（垂直）に向いていれば，もう一方のデテクターの角度はその方向から体軸に直角方向すなわち RAO ないしは LAO 方向に 90°回転させればよい（図 1・V・7）．ROI 血管が画面上真横（水平）を向いていれば，その方向から cranial(CR) または caudal(CA) に回転させればよい（図 1・V・8）し，45°右上がりであれば LAO と CA とが同じ角度になるように，あるいは RAO と CR とが同じ角度になるように全体として 90°回転させればよいのである．

長軸と平行なデテクター面角度の実際的な求め方を図を使って説明したい．実際には ROI 血管長軸は，一方向目のデテクター平面とは平行となっていないことが多い（図 1・V・9a）．しかし上記の二方向目の角度ではデテクター面は必ず ROI 血管長軸と平行になっているのである（図 1・V・9b）．そこで二方向目のデテクター面の ROI 血管長軸の周りに一方向目のデテクターを 90°回転させると，今度は双方のデテクター面とも ROI 血管長軸に平行になる（図 1・V・9c）．

もう一例，具体例を挙げる．図 1・V・10a は LCX を最も長く描出している RAO＋CA 像である．この症例の場合，LAD 入口部の軸は画面上，上下を向いているので LAO＋CA 方向が至適角度ということになる（図 1・V・10b）．

最初に ROI 血管長軸を最も長く描出するであろう方向を選定できれば，第 2，第 3 の透視角度の探索が容易となる．各部分の ROI 血管長軸が最も長く描出されるのは，平均的にどの方向かを知っておくことが重要となる（表 1・V・1）．表はあくまでも大まかな傾向である．診断 CAG を見て，あたりをつけておくことが最も重要である．しかし大きい血管の分岐部に関しては例外で，直交する二方向でなく，より分岐を明瞭に分離できるかを第一に考慮しなければならないことが多い．特に LMT 末梢分岐部（LAD と LCX），右冠動脈分岐部（4-PD と 4-AV）に関しては次のような角度を選択している（表 1・V・1）．

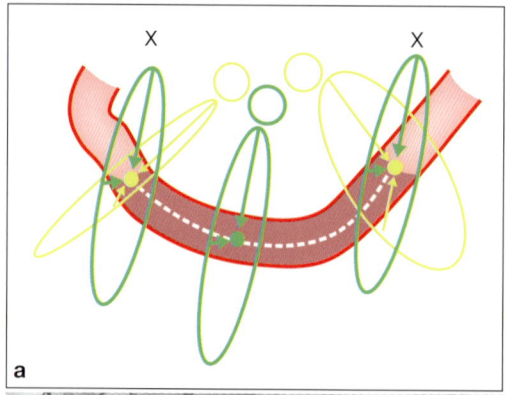

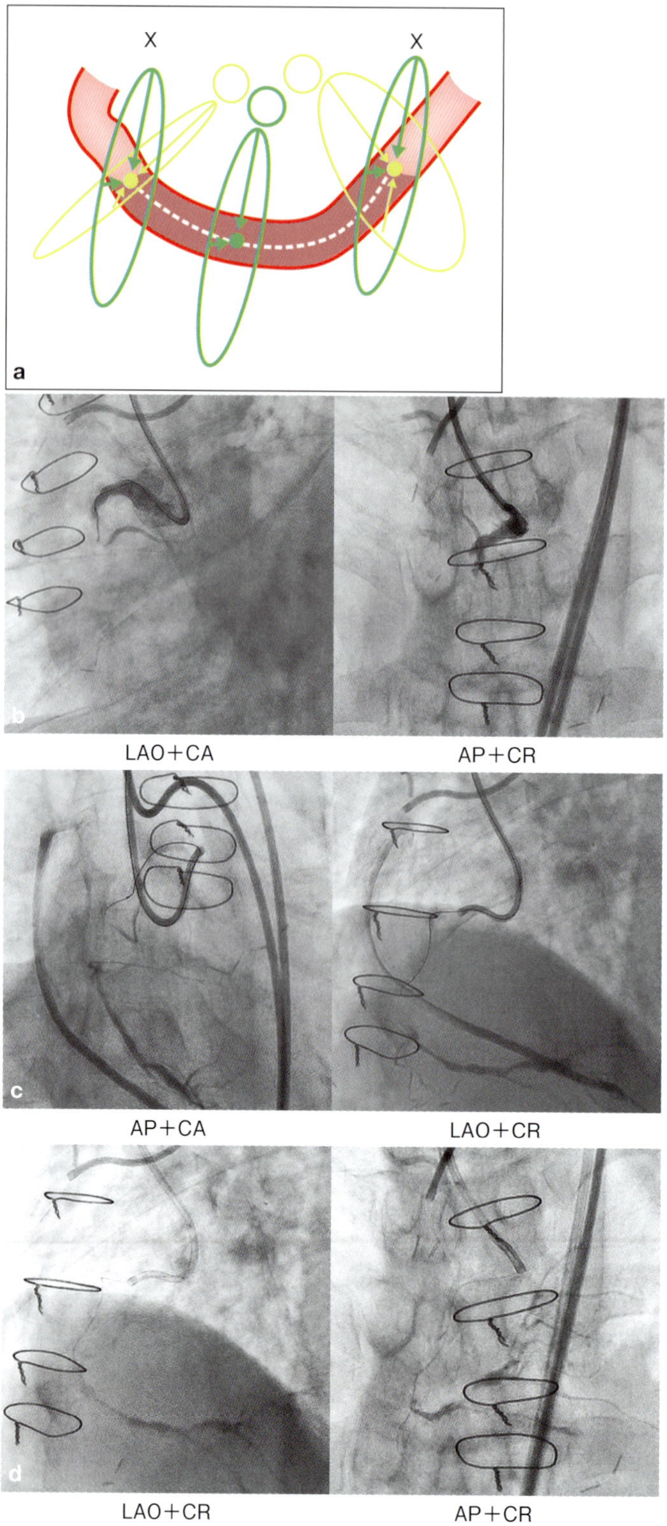

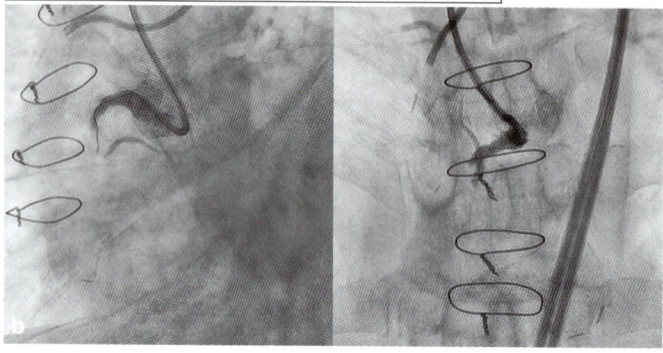

LAO+CA　　　　　AP+CR

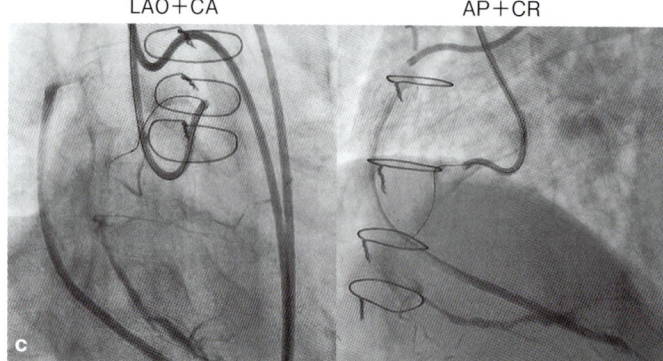

AP+CA　　　　　LAO+CR

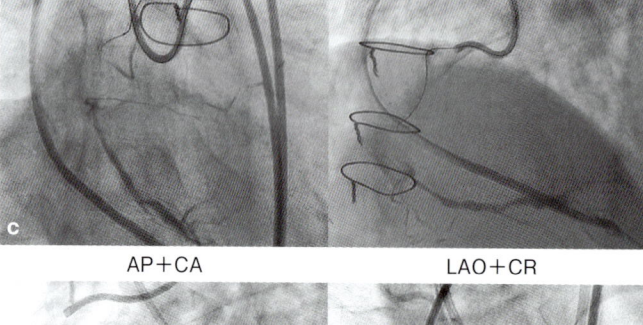

LAO+CR　　　　　AP+CR

図1・V・3　ガイドワイヤーの進捗に応じた関心領域（ROI）

a：長く屈曲した血管の閉塞においては，ガイドワイヤー進捗に応じてROIは変化してROIの血管長軸に平行でかつ互いが直交する（orthogonal）平面にあるデテクター面を設定しなければならない．

RCA#1～#3末梢までの長い閉塞を例にとれば，ガイドワイヤーが末梢に到達するまでには，図のように4つくらいのROIを設定することになる．それぞれのROIに対する適切なprojectionは，ROI 1（RCAs入口部～#1屈曲部を過ぎるまで）＝AP+CR，LAO+CA，ROI 2（#1途中～acute margin手前）＝RAO，LAO，ROI 3（acute margin～#3途中）＝RAO（AP）+CA，最後のROI 3＝（#3～RCA末梢分岐部）は分岐部ゆえの特殊部分として，AP+CR，LAO+CRがルーチンである．

b：症例はバイパス術後の右冠動脈閉塞へのPCI症例．近位部はLAO+CAで血管長軸を長く描出しているため，これに直交する方向として対側はAP+CRとする．

c：（中間部から）遠位部にかけてはAP+CAで血管長軸を長く描出しているため，これに直交する方向として対側はLAO+CRとなる．

d：遠位部分岐部は枝の分離を評価する必要がある．一部デテクターが重なるが一方をLAO+CRとし，もう一方はAP+CRとする．

V. 透視・撮影戦略　23

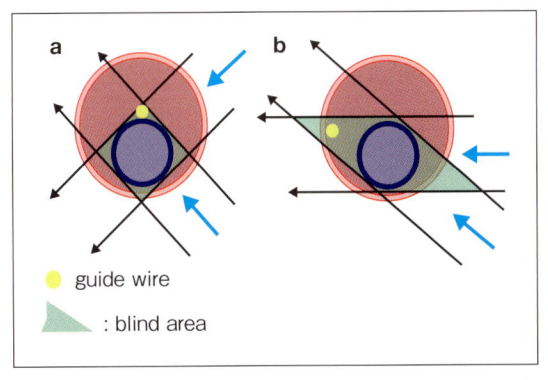

図1・V・4　長軸に平行な面でかつ長軸の周りから直交する2つの面（orthogonal projections）からの観察
a：Orthogonal projectionsによる観察で，ガイドワイヤーが真腔血流内にない場合に，真腔血流内にあると誤認するのは緑色で示されたblind areaであり，その面積は極めて小さい．
b：Orthogonal projection以外の二方向から観察された場合は，そのblind areaは大きく，実際には真腔血流をとらえていないのに正しいルートであると誤認する確率が高い．

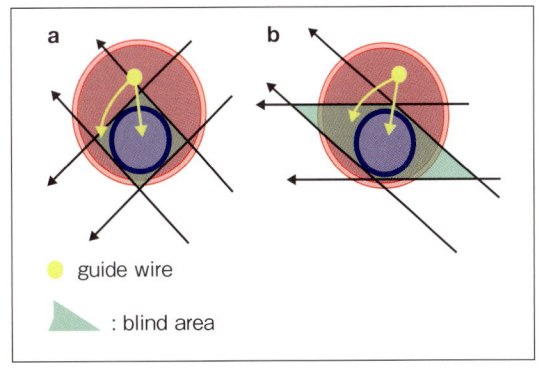

図1・V・5　真腔血流からずれているガイドワイヤー先端を真腔血流内に誘導するとき
a：Orthogonal projectionで観察していると，誤ってblind areaに誘導する確率は低い．
b：斜めから観察していると，誤った方向に誘導されても認識されず，真腔血流内への誘導ができない確率が高くなる．

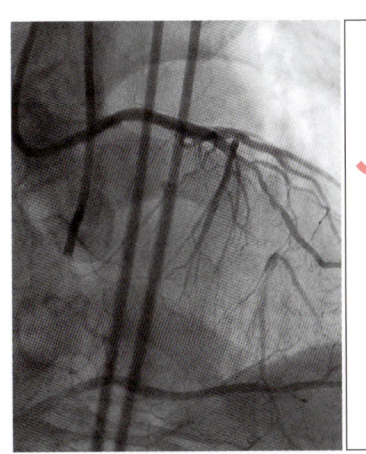

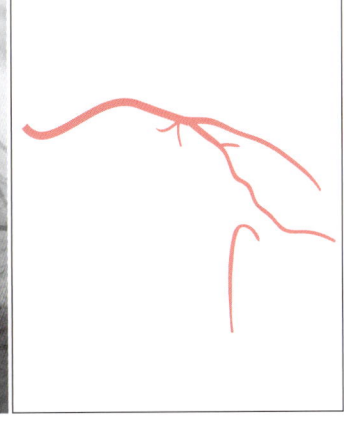

図1・V・6　LAD中間部の直交する二方向①
AP+CRでLAD閉塞部はデテクター面のまっすぐ上から下に向かっている．LADがデテクター面と平行に走っていると仮定すれば，このデテクターを体軸に直角方向に90°回転すると閉塞部をorthogonalに眺めることとなるしその軸は新たな角度のデテクター面の上下を向くことになるはずである．

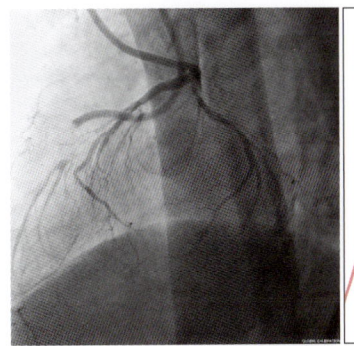

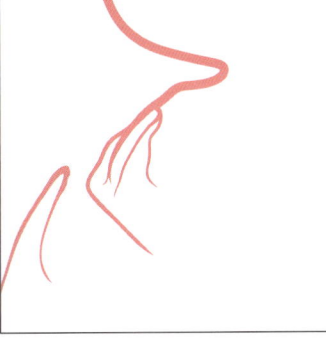

図1・V・7　LAD中間部の直交する二方向②
90°回転してLL（90°）+CRに回したが実際には閉塞部はこのデテクター面で上下を向いてはいない．頭側が右を向き，腹側が左を向いている．実際の長軸はAPのさらに深いCRから眺めなければならなかったことになる．

24 ■ 第1章 術者 MITSUDO の CTO に対する PCI

RAO+CR　　　　　　　　　　　RAO+CA

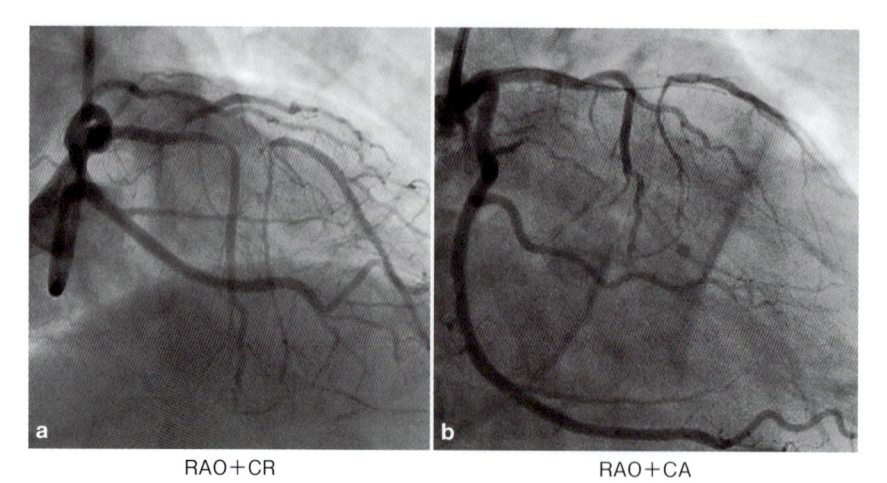

図 1・V・8　Orthogonal 二方向の設定（RAO＋CR/RAO＋CA）
RAO＋CR では閉塞部はほぼ水平である．RAO はそのままに CA に 90°近く回転してもやはり閉塞部は画面で水平である．長軸に orthogonal な二方向から観察できているものと考えられる．そしてこの Pt. の LAD のこの部分は LM 分岐部から体軸に直角な方向でかつ左前方向に向かって走行しているものと考えられる．

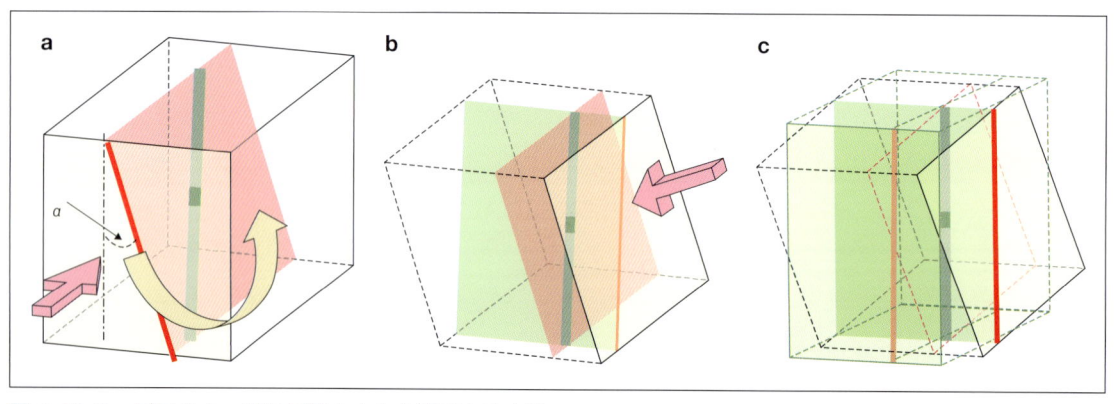

図 1・V・9　デテクター面に長軸な方向を描出する方法
a：緑の直線が関心領域（濃い緑の部分）の軸を示している．正面側デテクターから見える軸は赤太線のごとくであるとする．デテクター面は血管関心領域の軸と平行になっているとは限らない．長軸をデテクター面に平行にするには，デテクターを見えている長軸の周りに 90°回転すればよい．すなわち，デテクター面の上下軸と血管関心領域の軸との傾き角度が図のように約 a 度であるとすると，RAO に回転するなら CR 方向に 30°程度の方向をつけながら回転するし，RAO 方向に回転するなら CA 方向に 60°程度の角度をつけて回転する．
b：a のデテクター位置から RAO，CR 30°方向に 90°回転したデテクターの位置と方向を示す．デテクターは長軸を含む面に直角な方向から関心領域を眺めることとなり（長軸とデテクター面が平行となり），長軸が最も長く描出されることとなる．二方向シネではもう一方向は a の方向（普通は正面管球）となる．二方向シネ装置では正面デテクターを残したままで側面デテクターの方向を探すので，正側のデテクターがお互い 90°の関係にあるのかを目視することができるのでとても調整がしやすい．
c：もう一方向のデテクターを長軸に平行にするにはもう一度デテクター面の長軸と直角の方向に 90°回転するとよい．こうするとデテクターは長軸を含む面に直角な方向から関心領域を眺めることとなり，長軸が最も長く描出されることとなる．二方向シネを用いた場合，a の（正面側の）デテクターの微調整による方向と組む透視方向が適正な直交透視となる．

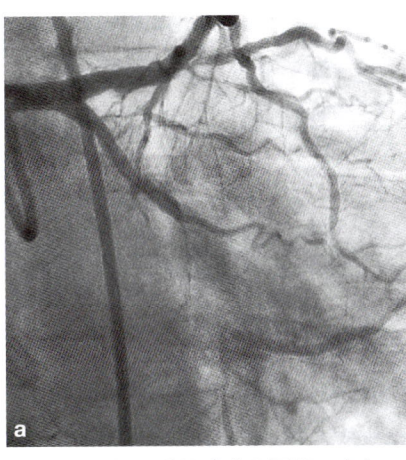

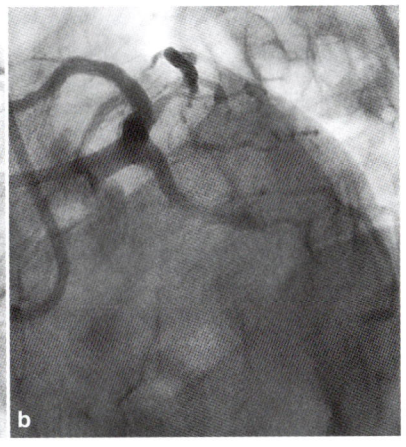

図 1・V・10　LCX 病変の至適二方向
a：この症例は，RAO＋CA で LCX の病変を長く描出し，LAD は左右を向いている．
b：90°回転すると LAD が上下を向いた LAO＋CA になり，このとき LCX 病変も 90°回転した ROI 血管を見ることになる．至適二方向を設定することでガイドワイヤーのずれをより正確に判断することができる．

表 1・V・1　ROI 血管長軸が最も長く描出される角度

右冠動脈			左冠動脈		
ROI	透視角度		ROI	透視角度	
	正面	側面		正面	側面
RCA 入口部	AP＋CR	LAO＋CA	LMT 入口部	AP＋CR	(LAO)＋CA
RCA#1〜#2	RAO	LAO	LMT〜分岐部	RAO＋CR	LAO＋CA
RCA#2〜#3	AP＋CA(RAO＋CA)	LAO＋CR	LAD#6〜#7	AP(RAO)＋CA	LAO＋CA
RCA#3〜#4	AP＋CR	LAO＋CR	LAD#7〜#8	AP＋CR RAO＋CA	LL＋CR AP＋CR
			LCX#11〜#13	AP(RAO)＋CA	LAO＋CA

Column ③

●透視（撮影）角度とデテクター面●

　本書では透視角度とデテクター面と，2 つの表記を使っている．透視角度で表記される方向は透視の軸であり，RAO, LAO, CR, CA, (AP, LL) およびその組み合わせで表記され，それぞれの角度を併記することで正確な透視軸を表現することができる．血管の長軸に直角な方向から見れば血管は最も長く見え，短縮されていない本来の長さでデテクター面に表示されることになる．血管軸の周りに 90°回転した方向との組み合わせにより，血管軸を取り巻く orthogonal projections となる．
　一方そのときのデテクター面は，透視軸とは直角方向を向いており，血管の長軸に平行である．透視角度で表記される数値と血管軸の方向から，血管軸の周りに 90°回転した方向を暗算し，再び透視角度で表現するのは至難の業である．PC に計算させれば簡単ではあるが，透視上の ROI の血管の方向を入力しなければならない．本文に詳述するように，デテクター面に写る血管の ROI 部分の血管軸方向の周りにもう 1 つのデテクターを回転させるのはそれほど難しいことではない．90°回転したかどうかは，視覚的に 2 つのデテクター面が直交しているかどうかを観察するだけでよい．完全に正確とはいえないが，おおよその orthogonal projections を得るためには十分な方法ではないかと考えている．

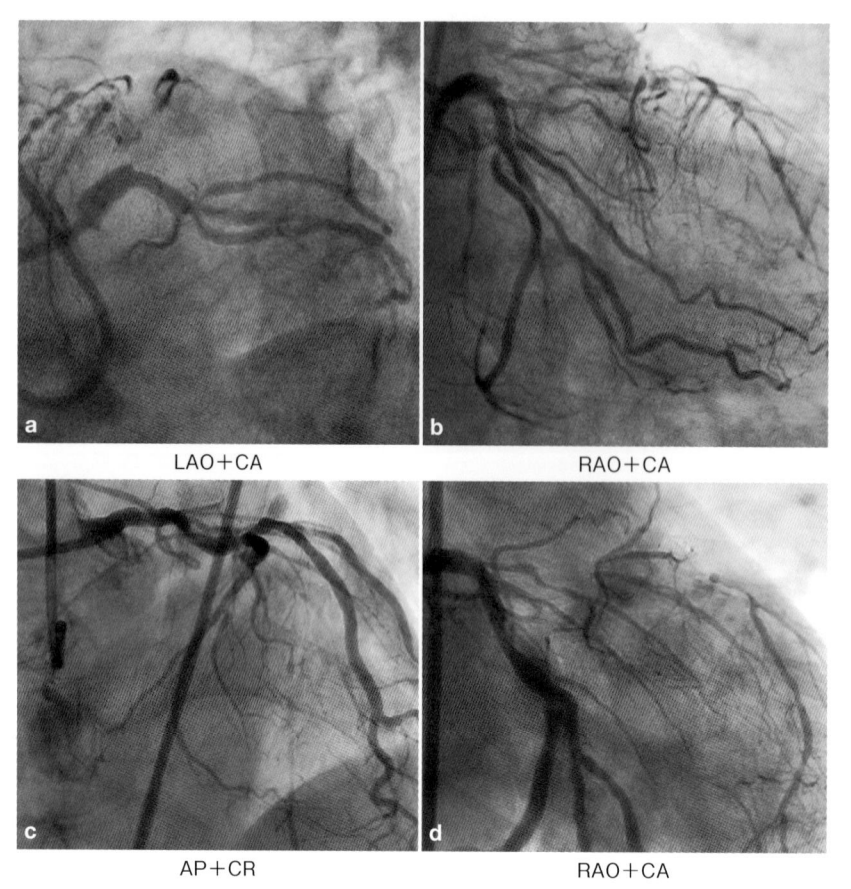

a LAO+CA	b RAO+CA
c AP+CR	d RAO+CA

図1・V・11　LAD入口部の透視角度

a, b：LAD入口部から#6にかけてはデテクター面で垂直に近く上を向いている．そこでデテクターをRAO方向に90°回転したのがbである．これではROIは水平方向に走っているのでもう一度RAOはそのままにCRに90°振れば双方ともROI冠動脈の長軸に直角な方向となるが，RAO+CR方向はLADとLCXの分岐部の分離がすこぶる悪い．そこでLAD入口部はこの方向でガイドワイヤーを進める．ただしLAD #6を少し進んだ部分ではLAO+CA像はかなり血管を短縮して眺めていることになる．そこでガイドワイヤーがLADをとらえたら，正面側のデテクターはRAO+CRに変更したいところである．しかしどの装置もRAO角度は同じでCAとCRの二方向に向けることはできない．

c, d：そこで正面側デテクターは近似のAP+CRに向ける．しかし装置によってはこうしたタイトなII方向をとれないものがある（多い）．使用している装置ごとに工夫をしなければならない．

　図1・V・11aに示すように，LAD入口部はLAO+CAで上方を向いている．そこでRAO方向に90°回転すると，今度は図1・V・11bに示すように，LAD入口部は水平方向を向いている．そうなるとこれからCR方向に90°回す，すなわちRAO+CRが長軸に平行なデテクター面ということになる．しかしRAO+CRはLADとLCXの分離がすこぶる悪い．そこで筆者はLMT末梢分岐部のPCIには，図1・V・11c, dに示す2つの角度を用いている．

　さらに右冠動脈#3中間部から分岐部にかけては，図1・V・12に示すようにAP+CRとLAO+CRとを用いることが多い．本来#3においては表1・V・1に示すようにAP+CA（RAO+CA）とLLやLAO+CRが長軸を直角に眺める方向であるが，分岐部の描出が良好ではない．ガイドワイヤーが分岐部に近づいたら透視方向を変えるようにしている．

　透視角度の基本は上述の通りであるが，理論的な適正直交透視角度も，装置の一部が患者の体や

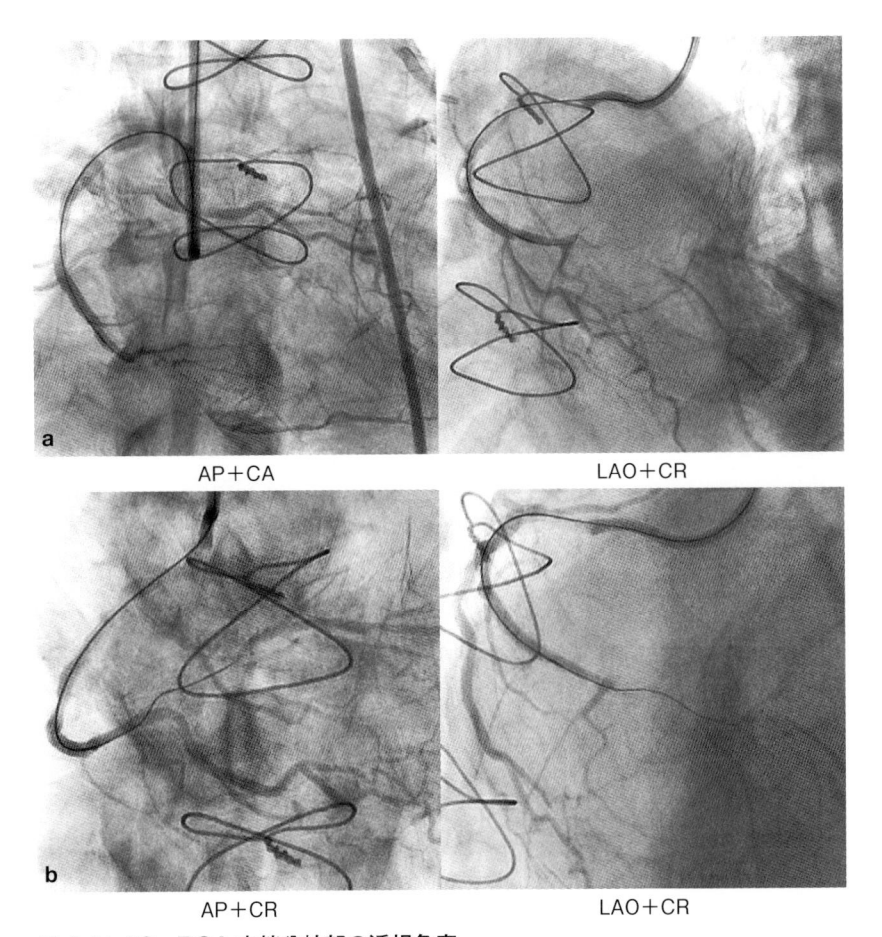

図 1・V・12　RCA 末梢分岐部の透視角度
a：RCA #3 末梢は長軸に直角の方向となると AP(RAO)＋CA と LAO＋CR の組み合わせが至適であることが多い．しかし AP(RAO)＋CA では #4 PD と #4 AV の分離がすこぶる悪い．
b：RCA 末梢分岐部の透視角度は，一部デテクターが重なるが分離のよい AP＋CR と LAO＋CR の組み合わせを使用している．

装置の別の部分に当たったりするために，実際には設定できないことがある．また ROI 血管軸にとっての適正透視角度も，透視条件が厳しく使用に耐えないこともある．そうした場合は直交は近似で手技を行わざるをえないこともあるし，透視条件が許容範囲の非適正角度で行わなければならないこともある．

側面透視が必要なとき，標的が LAD の場合は上肢を体の横に付けておいても透視条件が悪くなることはほとんどないが，LCX の場合は両手を万歳した形にしなければならない．LCX が標的病変で側面透視が有用と考えられる場合は上肢からのアプローチは避ける．

4 Isocenter

CTO に限らず PCI はシネ装置を isocenter にして使用したい．ここでの isocenter とは，患者の心臓が常に装置のアームの回転中心に存在するようにすることをいう（図 1・V・13）．最近の X 線装置はすべて管球焦点とデテクター面中心とを，回転中心を通る直線上に配置するようになっており，被検物（この場合は心臓）を回転中心に置けば isocenter 撮影ができる．

心臓を回転中心に置くには，アームを側面まで振って透視を見て心臓がデテクターの中心に位置するように，検診台の高さを調節すればよい．そ

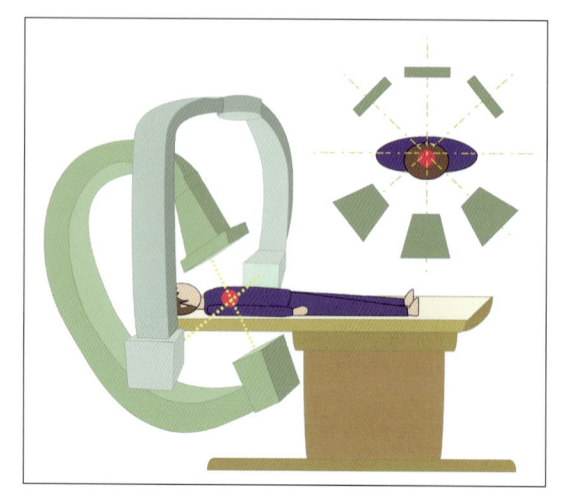

図1・V・13 Isocenterの設定
シネ装置のアームの回転中心に心臓が位置するよう台の高さを調節すると，シネ方向を変えるたびに検診台を動かす必要がなくなる．

側面ともアームの回転中心は同一点であって双方がisocenterとなっているが，時に側面アーム自体の高さを変更できるものがある．すなわちisocenterを解除できるという一見便利な機能であるが，一度isocenterを外してしまうと方向を変えるとき，正側双方の心臓をデテクター中心にもってくるのが面倒になり，時間もかかり被曝も増える．できるだけisocenterを外さずに使用したほうがよい．

B. 左右冠動脈同時造影（bilateral angiography），側副血行路造影（対側造影など）

れ以後は検診台の高さを変えることなくアームを回転すれば，常に心臓はデテクターの中心に位置することになる．基本的に方向を変えて撮影をするときもテストの透視は不要であるし，検診台を動かして心臓の位置を調節する必要もない．調節のための時間も節約できるし，患者の被曝も少なくなる．

二方向シネ装置を使用するときはさらにisocenterは有用である．多くの心臓専用機は正面，

現在もときに対側造影のないPCI-CTOを見かけるが，筆者は基本的に対側造影は必須であると考えている．対側造影が不要なのはnative coronary arteryのCTOでは，標的冠動脈造影だけで末梢真腔が見えている状態の場合，すなわちipsilateral collateralが存在するときのみである（図1・V・14）．

手の感触のみで末梢真腔をとらえたと判断されるとき，ガイドワイヤー先端は下記の4点にあることを否定できない．①末梢真腔，②非常に柔らかい末梢内膜下，③小さな側枝，④血管外心嚢

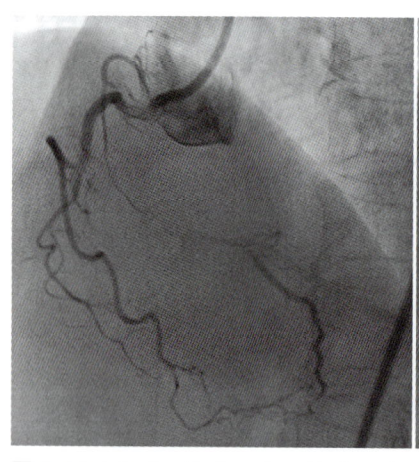

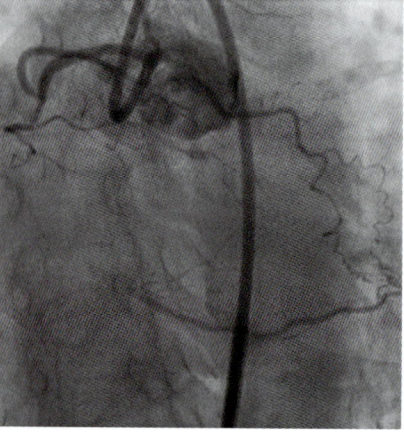

図1・V・14 Ipsilateral collateral
これが十分に存在すると，標的冠動脈造影で末梢血管の状態が確認できるため対側造影は不要になる．

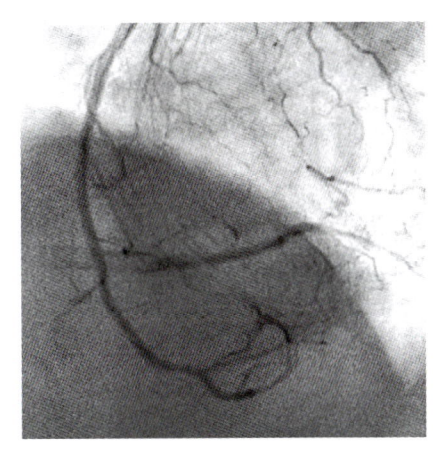

図 1・V・15　右冠動脈遠位部のステント内閉塞
対側からの造影でステント末梢端には造影剤が流入している．この場合，ガイドワイヤーはステント末端から末梢をスムーズに進められ，またステント末端付近での tip injection で末梢を確認することもできる．

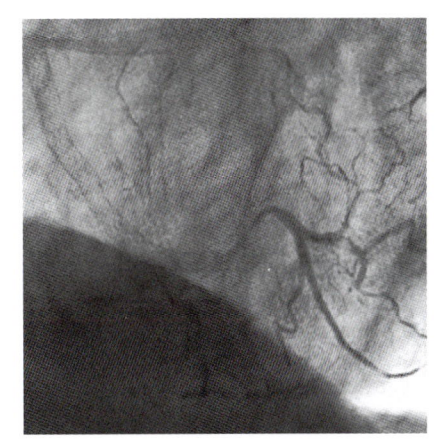

図 1・V・16　右冠動脈のステント内閉塞
対側からの造影でステント末梢端に造影剤は届いていないため，ステント末端を通過した後も病変を探っていかなければならず，対側造影が必要になる．

内．視覚的にも確実にガイドワイヤー先端の位置を確認するために，もし真腔からずれているようならランドマークを設定しつつ真腔を狙うためにも対側造影は必須であると考えられる．

ステント内閉塞の場合，診断カテーテル時の対側造影で末梢側がステント内から造影される場合(図1・V・15)は手技時の対側造影は不要であるが，ステント末梢端にまで閉塞が及んでいる場合(図1・V・16)は必要である．ステント通過直後に内膜下に潜ってしまうことがあるからである．

Column ④
Rotation angiography

最近 rotation angiography なる手法が，CTO-PCI の観察手法として有用とされている．もともと立体視同等の観察ができる手法として，脳血管撮影など動かない血管で多く用いられていたものであるが，CTO に対する PCI ではシングルプレーン装置しかない施設において，多方向からの観察手法として脚光をあびるようになったものと考えられる．確かに部分的には有益なこともある手法ではあるが，筆者は次のような理由で使用していない．

バイプレーン装置での rotation angiography はできないが，筆者はバイプレーン装置を用いており，原理的に rotation angiography が正側面同時透視に勝ることはないからである．

本文で述べたように，ガイドワイヤールートが内膜下にあるのか真腔プラーク内にあるのかを判定するのに最も適した方向は，閉塞部血管の走行軸(血管長軸)に平行な面を血管軸の周りに，ぐるりと少なくとも 90°回せばよいのである．したがってそのような回転をしながら造影をすれば，そのときのガイドワイヤーのずれはよく分かるはずである．

しかしアンギオ装置の rotation は，血管軸ではなく体軸の周りにしか回転できないのである．垂直心においては体軸に平行な冠動脈成分は多くなるが，水平心においては体軸とはかなりの角度をもつことになる．体軸に平行な血管軸をもつ場合は rotation angiography も有効であるが，体軸に直交する血管軸をもった部分においては rotation angiography はほぼ何の役にも立たない．拍動による動きが何らかの役割を果たしてくれるかもしれない程度である．多くの他の斜めの部分はその中間的な有用性しかもたない．

ガイドワイヤーが真腔をとらえているときは，体軸と平行な血管ではその判定のために極めて有用である．しかし，少しずれていてガイドワイヤー進路の補正をしなければならないときは，rotation angiography の最もずれの激しい一コマとその直角方向で止めて，必ずしも血管軸に平行な面ではない面でのシングルプレーンの二方向でルートを探さなければならない．Rotation angiography でなければ，長軸に平行でお互いに直交する二方向から多方向透視を行いながらガイドワイヤー操作ができる．Rotation angiography を行いながらガイドワイヤー操作はできない．もちろんバイプレーン装置では常に血管長軸に平行でお互いに直角な二方向からずれを見ながらガイドワイヤー操作ができるのである．

VI. Antegrade approach

　筆者は retrograde approach が導入されてから後も，一貫してPCIの基本は antegrade approach であると考えてきた．Retrograde approach は antegrade approach が不可能な病変においても再開通をなしうる方法として画期的である．一方で antegrade approach は可能であるが，retrograde approach が不可能な症例は少なくない．PCI術者はまずは antegrade approach に精通して，戦略的・技術的側面を研ぎすまさなければならない．

A. 想定されるCTO形成のメカニズムと閉塞後の経時的変化

　閉塞性病変が形成されるためのメカニズムは単一ではないと考えられる．そして単一ではないメカニズムによって起こった閉塞病変が，時間を経ることによってCTO病変へと変化していく．そのメカニズムの差異によって，CTO病変のガイドワイヤー通過の様態は異なっているものと考えられる．実際には閉塞のメカニズムに加えて，閉塞からの時間，閉塞部の既存のプラーク性状などが影響を与えるものと考えられる．

　ここでは，まずポテンシャルな閉塞メカニズムを考える．さらに閉塞からの時間経過が閉塞部に及ぼす影響について考察したい．最後に閉塞に至るまでに周辺プラークに存在していた変化についても考え，ガイドワイヤー通過の様態，ひいてはガイドワイヤーの選択・操作のヒントを引き出したい．

1 高度狭窄からの閉塞（図1・VI・1）

　ドキュメントされた心筋梗塞がないCTOの場合，まず考えられるのは図1・VI・1bのように次第に進行してできた高度狭窄が，最終的に閉塞し

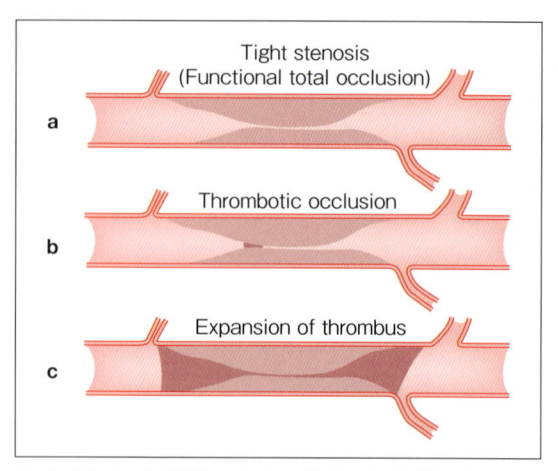

図1・VI・1　可能性のある冠動脈の閉塞機転①
aのように高度狭窄が存在しており，bのようにその中に血栓性閉塞をきたすことが考えられる．この場合もし狭窄部から分枝までの距離が長く，閉塞端までに血流がない状態であると血栓が側枝分岐部まで成長する可能性がある(c)．機能的慢性完全閉塞を経て血栓が形成されることも考えられる．

てしまうことであろう．最後に閉塞するのは血栓かもしれないし増殖プラークかもしれない．

　機能的慢性完全閉塞（functional CTO）は，徐々に進行した高度狭窄がある程度の長さをもっている．その狭窄内において狭窄の進行とともに圧が低下して，ある部分で発達した側副血行路内の圧と平衡に達し，閉塞はないにもかかわらず antegrade からも retrograde からも血流のない状態となったものがこの範疇に入るであろう．閉塞に至る前に側副血行路が発達しており，閉塞に至っても症状はないか軽く，閉塞に気がつかないことが多いため，閉塞時期が明らかでない場合が多いものと考えられる．閉塞後，閉塞部およびその周辺は時間とともにいくつかの変化をきたすこととなる．①血栓の拡がり，②血栓/プラークの硬化，③血栓/プラークの石灰化，④血栓内/プラーク内の再疎通/angiogenesis，⑤側副血行路の発達/arteriogenesis などである．

❶血栓に関しては，閉塞部分前後に側枝がまったくなければ側枝の部分まで血栓がのびるものと考えられる．このとき，比較的プラークの少ない部分まで側枝がないと図1・VI・1c，図1・VI・2のように急峻な閉塞パターンになってしま

VI. Antegrade approach 31

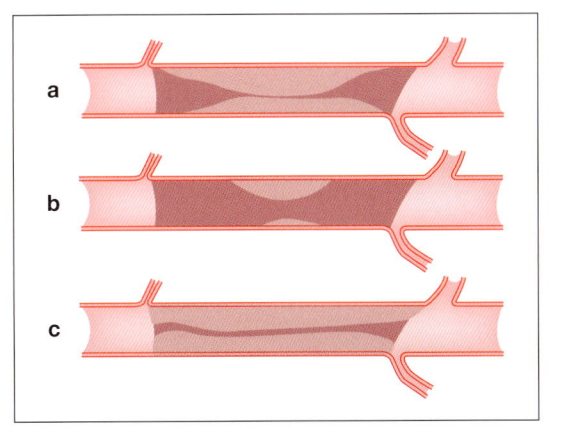

図1・VI・2 Abrupt type の閉塞パターン
結果として abrupt タイプの閉塞のパターンは a あるいは b のように血栓がのびてきて分枝の分岐部で急に詰まるタイプか，c のようにプラーク自体が局所的に急な狭窄をきたすようになっていて最終的にそれが詰まった形になっているかのどちらかであろう．

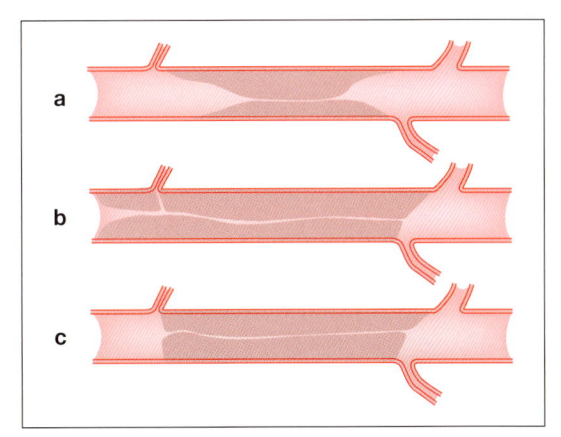

図1・VI・4 機能的完全閉塞
実際には閉塞していないけれども，狭窄が強いために側副血行路の発育が高度で閉塞前後の圧較差が僅少になることによって血流が競合し，診断的冠動脈造影上閉塞のように見えることがある．Recanalization や microchannel は形成されたが造影上見えるほど十分ではないというものも含まれるかもしれない．左右冠動脈同時造影時に channel が見える場合は CTO ではないとする考えに賛成であるが，PCI 時に左右冠動脈同時造影をしない術者も多くあるので実態は不明である．

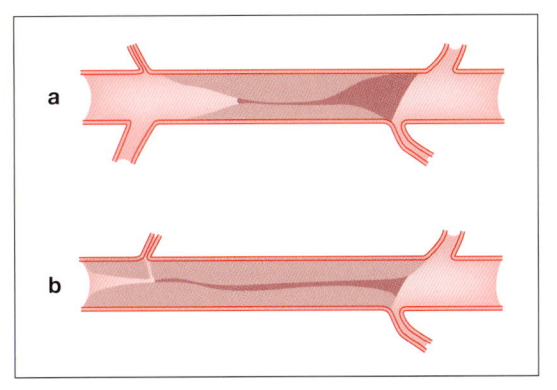

図1・VI・3 Tapered タイプの閉塞パターン
プラークによる狭窄形態が先細り状で完全閉塞後も近位部盲端に渦流にせよ，ある程度血流の進入がある場合は近位部の血栓形成がなく先細り状態を維持するものと思われる（a）．元々プラークが先細っており，側枝直後で閉塞している場合には閉塞形態も tapered タイプとなる（b）．

う．また，**図1・VI・3**のように先細りした狭窄の閉塞近位端付近に小さいながらも側枝があるようなら，先細り型閉塞パターンとなることが考えられる．

❷ 時間とともに血栓は硬化してくるが，ある程度の時間が経過するまでは血栓性閉塞部位はプラークより柔らかい．特に石灰化を伴うほどにプラークが硬い場合は，その硬さの差は大きいものと考えられる．しかし血栓が正常に近い血管壁の部分までのびてきている場合は，血管壁より血栓のほうが柔らかいとはいえない場合がある．

❸ さらに時間が経過して血栓の線維化，器質化が進み，硬化が強くなり，特に石灰化をきたすほどになれば，その硬さはプラークに近いか凌いでしまう可能性がある．特に閉塞部近位端（entry point）では，血管内の流体力学的ストレスが大きいため，血栓は線維化をきたし硬化しやすい．

❹ いったん形成された血栓の中に血栓の融解による再疎通，あるいは新生毛細血管の channel が生じることがある．これを CAG 上肉眼で見ることができ，TIMI 血流分類で grade 1 以上の血流をみるならば，この病変は CTO とは呼ばれないが，次第に発達してくる側副血行と競合して順行性血流が途絶して CAG 上は見えなくなり，TIMI-0 血流となっているものもありうる（functional CTO）（**図1・VI・4**）．Functional CTO の発生機序としては一度も閉塞することなく，高度狭窄病変に進行する場合もあるであろう．

冠動脈が閉塞した状態が3か月以上続けば定義上はCTOではあるが，左右冠動脈同時造影(bilateral angiography)では細小channelを観察できることがある．左右冠動脈同時造影を行わなければchannelの存在の有無が分からないことが多い．筆者らは対側冠動脈から側副血行がある場合は左右冠動脈同時造影を行っており，channelの存在を確認した場合はCTOに含めていない．

さらにchannel径が細小であると，左右冠動脈同時造影を行ってもCAG上は認識できない場合もあるであろう．

❺高度狭窄を経て閉塞に至ったCTO病変は，側副血行が豊富でexit pointが明瞭に見えることが多い．

2 急性血栓性閉塞 (図1・VI・5)

ST上昇型心筋梗塞の閉塞機転は，比較的軽度な狭窄を呈するプラークの破綻によって血栓性閉塞をきたすものである(図1・VI・5b)．急性心筋梗塞の既往あるいはQ波梗塞のある患者のCTO病変は，こうした閉塞の経時的変化を受けたものと考えられる．

❶血栓は結局側枝のある部分，すなわちある程度の血流の存在する部分まで拡がるのは他の閉塞機転と同様である(図1・VI・5c)が，閉塞部を通じて血栓の占める割合が多いと考えられる．閉塞後数か月の短時間では中心部の比較的柔らかい部分が多く，反面その柔らかい部分は閉塞部長全体に柔らかい血管壁と相接することとなる．

❷時間とともに血栓の線維化・硬化が進むと，比較的均質な閉塞組織が冠動脈の多くの部分を占めることになる(図1・VI・6)．冠動脈壁も並行して硬化すれば中心側の血栓は相対的に柔らかい部分として残る〔参照➡Column⑤図a(38頁)〕が，血栓部分が優先的に硬化する場合は中心側に冠動脈壁より硬い部分が形成されることになる〔参照➡Column⑤図b(38頁)〕．

❸血栓・プラークの石灰化も比較的均質な形となる可能性がある．

❹血栓の融解による再疎通ルートは早期に起こる

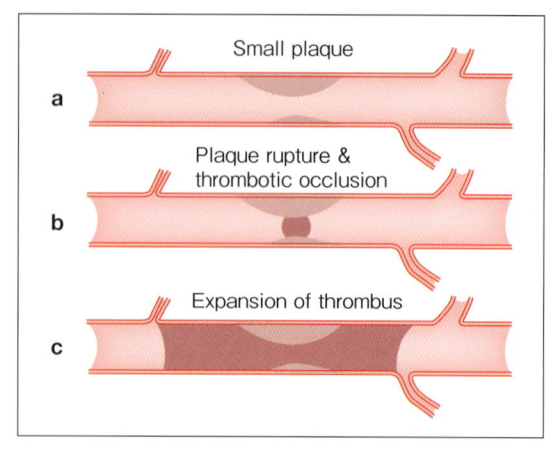

図1・VI・5 可能性のある冠動脈の閉塞機転②
もう1つの閉塞機転としては心筋梗塞の場合にみられるように，比較的小さなプラーク(a)が破綻して血栓性閉塞をきたすものである(b)．この場合も側枝の分岐部まで血栓が拡張する(c)ことは多いと考えられる．

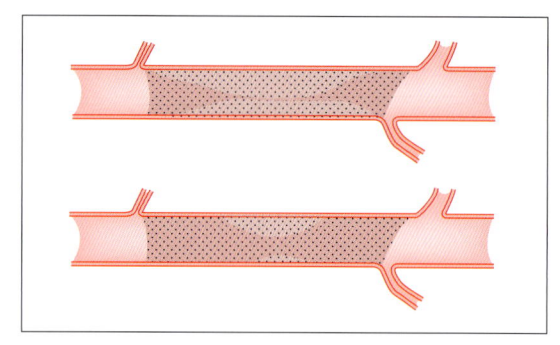

図1・VI・6 経時的組織変化
図1・VI・1に示した血管内に比較的細い異質なルートが存在する閉塞パターンと異なり，血管全体が比較的均質な変化を遂げることが予想される．

可能性が大きいし，径の大きいことが予想される．時間が経過すると，血栓内に新生毛細血管が生じることがある．

❺閉塞直後は側副血行路の発達は十分でないことが多い．時間とともに側副血行は増加してくるが，閉塞部末梢端の辺縁形成が十分ではないことが多く，側副血行も十分に閉塞部末端には届いていないことが多い．

3 複合型閉塞機転

可能性としては高度狭窄病変とプラーク破綻病

変がタンデムに存在し，プラークが破綻して血栓性閉塞をきたすと同時に高度狭窄病変も閉塞したり，時間を経て双方が閉塞したりすることもありえる．

B. 閉塞前後の組織変化

閉塞前の冠動脈壁組織にはさまざまな状態が考えられ，それぞれがガイドワイヤー通過に異なった影響を与えると考えられる．①Entry pointとなるべき部分の，屈曲，プラークの量，冠動脈壁やプラークの硬さ，プラーク内の性状(例えばlipidの有無，石灰化の有無など)，②閉塞部となるべき狭窄部分の屈曲，プラークの量，プラークの硬さ，lipid coreの有無，石灰化の有無と分布などである．

閉塞後の変化は，①閉塞部の血栓融解や新生毛細血管による再疎通，②entry pointの線維化，硬化，石灰化，③閉塞部内の線維化，硬化，石灰化，④exit pointの線維化，硬化，石灰化などであろう．

特に石灰化に関しては，その分布によってはPCIの成績を左右する．透析患者の石灰化は極めて厳しいことが多いのは常識であるが，石灰化の進行には個人差，部位による差が大きい．

C. 想定されるCTO形成メカニズムと閉塞後の経時変化に応じたガイドワイヤー通過の実際

CTOに至るまでのプラークの性状，閉塞メカニズム，その後の経時変化について事前に知ることができれば，CTOに対するPCIの成績は劇的に向上するに違いない．しかし実際には，われわれは事前では可能性を想定するしかないし，むしろ結果や途中経過から推測するのが普通である．**術中のガイドワイヤーの進行具合や変曲点の形成，抵抗のポイントなどは閉塞部中のガイドワイヤールートや先端の位置を想定するのに有用であ**

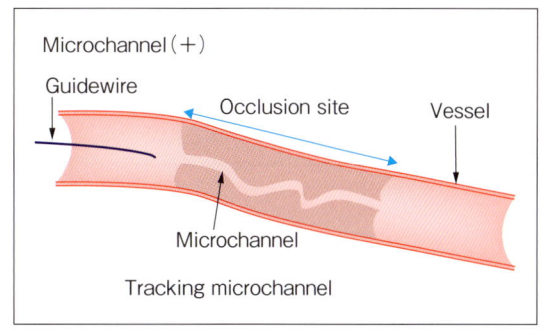

図1・VI・7 Exploring strategy
Channelがあるのならその中を滑らせて通過させる比較的大きな閉塞血管から小さなchannelの入り口を探さなければならない．探し当てれば後はルートをtrackingすればよいことになる．このときに選択したガイドワイヤーでは，穿通を試みようとしてはいけない．穿通を試みようとして強く押すと，たとえ先端の軟らかいガイドワイヤーでも内膜下に進んでしまうことが多い．

り，推定を微調整しながら戦術をも調整していく必要がある．

細かい点については後述するとして，CTO閉塞部の多様な状態に対するantegrade approachの基本的ガイドワイヤー通過戦略は，以下の通りである．

❶ Channelがあればガイドワイヤーをchannelの中を滑るように進める〔channelを探しながらガイドワイヤーを進める(exploring strategy)(図1・VI・7)〕．

　Bilateral angiography(左右冠動脈同時造影)，また先端造影でも，CAG上channelが視認できなくても，channelが存在することはありうる．装置の分解能は100μmであるので，channelの径が100μmに満たなければ透視上は見えない可能性がある．

❷ Channelがなければ必然的にpenetrationが必要となる．しかしこの場合も，最後に閉塞した比較的柔らかい部分を探しながら進める〔exploring with penetrating strategy(図1・VI・8)〕．

❸ ST上昇型心筋梗塞のごとく閉塞機転が小さなプラークの破綻により，大きな血栓を生じ閉塞に至り，そのまま前後の比較的大きな枝まで血栓が拡大して閉塞部を形成し，時間の経過とともに血栓が器質化し，線維化をきたしている場

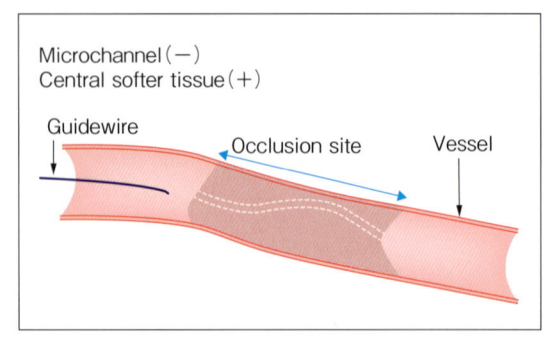

図1・VI・8 Exploring with penetrating strategy
最後に閉塞した比較的柔らかい部分を探索しながら進む. Loose tissue tracking(Dr. Sumitsuji)と呼ばれているものと同義と考えられる. Entry pointはできるだけ軽いtouchで穿通できる部分を探索する. ガイドワイヤー先端が軽くたわむほどの力で押しながら探索してもentry pointを見つけられない場合は, 先端荷重の高いガイドワイヤーに替えて探索を繰り返す. 穿通を開始したら, 後はやはり軽い力で進む方向を探りながら進めることになる.

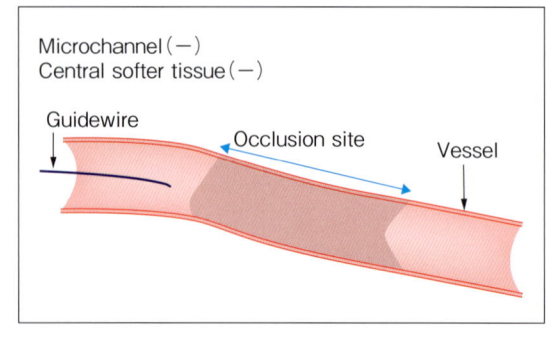

図1・VI・9 Penetrating with exploration strategy
均質な閉塞部組織のプラーク部分を穿通しながら進んでいく. プラークの硬さや内膜下の硬さや分布の違いによってガイドワイヤーのルートは影響を受ける. この場合も強く押すとガイドワイヤーは内膜下に落ち込むので軽い力でゆっくりと適切と思われる方向を探って進める.

合が多くあると考えられる(図1・VI・6). この場合, 本来の血管壁の硬さとともに, 血栓の器質化・線維化の程度によって, ガイドワイヤーの真腔内の相対的な通過しやすさが異なってくることが考えられる. 例えば若年者の陳旧性心筋梗塞では血管壁は柔らかいが, 閉塞血栓が器質化しているとガイドワイヤーは閉塞部内において, ともすれば内膜下に進む傾向にあると考えられる. 一方, 比較的高齢者で動脈硬化が進んだうえでの陳旧性心筋梗塞の場合は, ある程度器質化の進んだ閉塞であっても, なお動脈壁(硬化内膜)よりは柔らかいこともあり, ガイドワイヤーは比較的真腔を進みやすいと考えられる.

このように閉塞が一気に起こり, 血栓が閉塞部組織内で時間とともに均一に硬化してしまった場合, 相対的に柔らかい部分がないことが考えられる. こうした場合は, 周囲に比して柔らかい部分を探し出すことができない. ガイドワイヤー先端がentry pointで血管の中心をとらえれば間違いなく真腔をとらえているが, 必ずしも分離が十分でないこともあるし, 血管の中心にdimpleがなく, 真腔をとらえることが難

しいこともある. 距離の長い閉塞では, 最初は真腔をとらえていたとしても, 継続的に真腔内をたどるには, さまざまなランドマークを利用して想定した真腔ルートをたどれるかどうかを探索しながら進めなければ, ガイドワイヤーは容易に内膜下に進んでしまう. 探索の幅が広いためガイドワイヤーはかえって真腔辺縁に進んでしまう機会も多いということになるが, penetrationの重みが探索より大きいという意味で, penetration with exploration strategyと呼ぶことにする(図1・VI・9).

❹ ガイドワイヤーが硬い部分に当たって内膜下にスルッと滑り込むような場合, ガイドワイヤーを先端荷重の高いもの(穿通力の大なるもの)に変更して先端を当てて進まないポイントを見つけて, スルッと滑り込むことなく, ゆっくりと進む方向を探索する〔penetration with exploration(図1・VI・10);参照➡③ガイドワイヤーの定点の回転(44頁)〕.

❺ ガイドワイヤーが比較的容易に内膜下に進入してしまう場合がある. ガイドワイヤーをできるだけentry point近くまで引き抜いたうえで, 方向を変えて真腔をとらえるべくトライをする. それでもやはり内膜下に潜ってしまうときは, あえて内膜下に向かう方向とは逆にガイド

VI. Antegrade approach

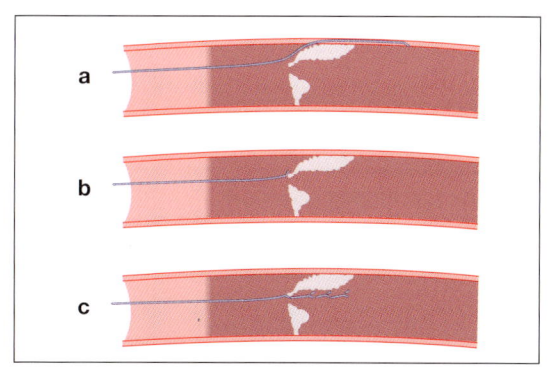

図1・VI・10 Penetration with exploration, 定点的回転の利用

a：ガイドワイヤーが心腔内の硬い部分に当たって，いったんは進行が止まったが押し込むと急にスルッと滑る感じで末梢に進んだ場合，ほとんどの場合ガイドワイヤー先端は内膜下に侵入している．
b：ガイドワイヤーを少し進めると二方向の透視のうちどちらかでガイドワイヤーは変曲点をもって進んでいることが分かることが多い．その場合，変曲点あたりまでガイドワイヤーを引き抜き，最初に進行が止まった部分を探す．
c：進行の止まった部分で，内膜下に滑り込まないように先端を動かさないで，滑り込んだ方向とは反対の方向に先端を向けつつ，ガイドワイヤー先端を±90°以内で回転させながら通過する方向を探す．

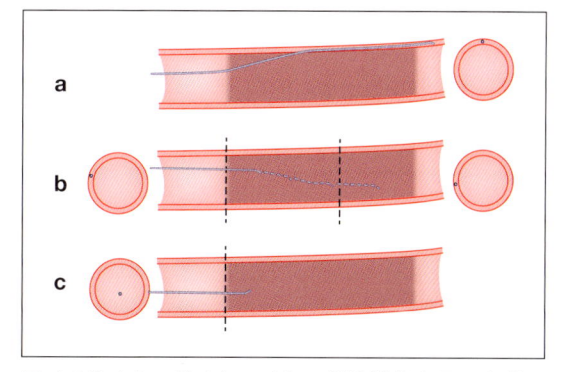

図1・VI・11 ガイドワイヤーが比較的容易に内膜下へ進んだ場合

a：ガイドワイヤーは硬い部分に当たらず内膜下に潜っている．どの時点で内膜下に進んでいるのかが分かりにくい．
b：Entry point の真腔通過が期待される場合は，閉塞部の中でできるだけ近位部までガイドワイヤーを引きぬいて，先に内膜下に進んだルートとは逆の方向に向けて進む道を探す．
c：それでも真腔をとらえられなければ，entry point より近位部に引き抜いて穿通することができる別のポイントを探す．

ワイヤー先端を向けて，硬い部分に当たるポイントがないかどうかを探る（図1・VI・11）．なければ entry point まで戻って再度 dimple を探すか，parallel wire 法とする．当たるポイントがあれば，ガイドワイヤー先端をそのポイントから離さないようにそっと想定された方向へ向けて，軽く押し付けながらゆっくりとわずかに回転〔±90°；参照➡③ガイドワイヤーの定点的回転（44頁）〕をかける．ガイドワイヤー先端がスルッと滑って進むようなら，先端は90％は内膜下である．ガイドワイヤー先端が滑り込むことなくじわじわと進んでいくようなら，真腔である可能性が高い．

❻探索の努力にもかかわらずガイドワイヤーが閉塞部内の硬い部分に当たって進まない場合は，先端荷重の高い（穿通力が大きい）ガイドワイヤーに変更して進むルートを検索する（exploring strategy with penetration）．

❼ランドマークを設定し，ランドマークに従ったルートでガイドワイヤーの進む道を検索する（exploring strategy with landmark）．

以上の❶～❼に集約できると考えている．ただし以下に述べるようにさまざまな variation も考慮する必要がある．

❽上記❷と❸とが組み合わさった閉塞形態も考えられる．すなわち，閉塞部は高度狭窄から閉塞したにもかかわらず，近位部に枝がない状態で閉塞したために，近位部側枝まで閉塞が進展したような場合である（図1・VI・5c）．Entry point でガイドワイヤーが真腔中心をとらえていれば，途中からはスムーズに進むようになることが期待される．

❾閉塞部組織の経時的変化についてはさまざまな variation が考えられるが，entry point の fibrous cap では，まずは他に比して進行した線維化，石灰化が考えられる．entry point の puncture は先端荷重の高いガイドワイヤーを用い，真腔をとらえていれば，その後は比較的低硬度のガイドワイヤーに step down することも理にかなっている．

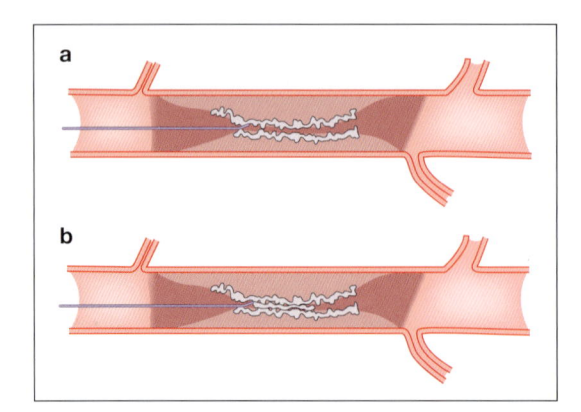

図1・VI・12 閉塞部石灰化プラークの形態
a：ガイドワイヤー先端が古いプラーク内を進み，プラーク内の石灰化に当たる．
b：あるいは最後に閉塞した中心部分の石灰化に当たる．

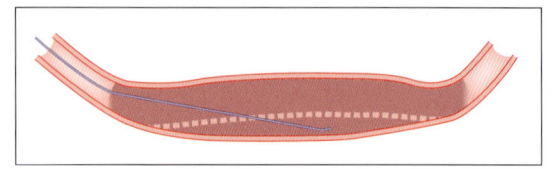

図1・VI・13 閉塞部 positive remodeling の形態
極端な positive remodeling があるとガイドワイヤールートが真腔を通過していていないように感じることがある．

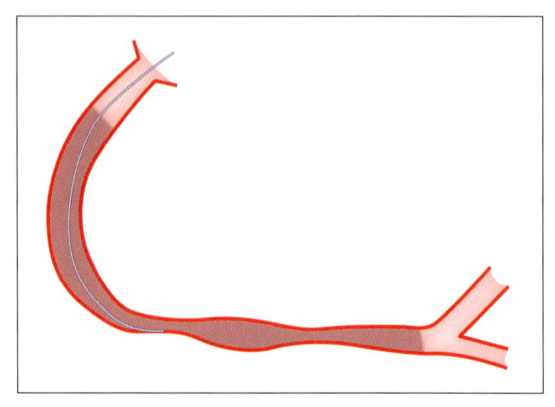

図1・VI・14 閉塞部 negative remodeling の形態
極端な negative remodeling を起こしている冠動脈．プラーク内を進んできたガイドワイヤーが容易に内膜下に入り込もうとする．

❿ 閉塞部途中の石灰化は，閉塞前からあるプラーク内石灰化にガイドワイヤーが当たってしまう場合と，最終閉塞組織内の石灰化に当たる場合とが考えられる（図1・VI・12）．いずれにせよ探索的に定点的回転を加えながらルートを探索しなければならない〔参照➡D-7-d（53頁）〕．

⓫ もう1つ閉塞前からある変化として，soft plaque の存在がある．しばしば positive remodeling を伴い，その部ではプラークが柔らかいこともあって，その血管内ではガイドワイヤー先端が大きく動くため，あたかもガイドワイヤーが血管外に出たかのように感じられることもある（図1・VI・13）．さらには血管内のガイドワイヤー先端といえどもランドマークとの距離の差がありすぎて，ガイドワイヤールートの予測を困難にさせることがある．内膜下通過を予測しながらも，通過を果たした後に初めてIVUSで真腔通過を確認できることが多い．

⓬ 極端な negative remodeling が起こっている場合があり（図1・VI・14），ガイドワイヤー先端がその部分で内膜下に進入することもありうる．結局は通過後にIVUSで確認されることとなるが，手技中は他の部分と同じ通過原則でガイドワイヤーを進めるしかない．

　Positive remodeling と negative remodeling が混在する場合も少なからずある．

　Exploring strategy を行ううえで，常に心掛けておかなければならないことがある．ガイドワイヤーの操作は常に feather touch で始め，ガイドワイヤー先端がたわむほどには決して押さないということである〔参照➡第5章 押さないPCI〕．すなわち，

⓭ ガイドワイヤーによるルートの探索は，常に feather touch で始める．

⓮ Dimple をとらえることができ，押し進めなければならなくなってもガイドワイヤーが進みうる最小限の力で押す．

⓯ ガイドワイヤー先端がたわむほどの力では決して押さない．

⓰ 探索してもガイドワイヤー先端がたわまない力で押して進むルートが見つからなければ，先端荷重の高いガイドワイヤーに変更する．

⓱ そのうえで feather touch から始めて，ガイドワイヤー先端がたわまない力で押しつつ，ガイドワイヤーが進むルートを探索する．

Column ⑤

●組織の硬さとガイドワイヤーの進み方●

　ここで閉塞部組織の硬さの違いによるガイドワイヤーの進み方の違いを考えてみたい．これは単に可能性の問題であり，実際にそれぞれの病変でどのようになっているかを正確に知ることはできないが，手技中に想像を巡らせながら戦略を構築していくと，納得して成功に至ることが多いので記載しておく．ここに挙げたモデルは中心部に比較的柔らかい組織が存在するものとしたが，実際には均質であったりモザイク状であったりの複雑な閉塞組織であるものも多いはずである．そのような例は組織の硬さの差がないもの，あるいは石灰化症例と置き換えて考えてもらいたい．

　もしガイドワイヤー先端の硬さあるいは穿通力が中心部の比較的柔らかい組織よりも硬く，周辺のプラークよりも軟らかければガイドワイヤーはいとも簡単に真腔を通過する．先細りのない中間的硬さのガイドワイヤー（Intermediate，Miracle系ガイドワイヤー）をドリリングで使用して成功するのはこのような状態にあると考えられる(**図1**)．

　しかしガイドワイヤーの硬さがそのようによい状況であるとは限らない．ここで確かなのは，ガイドワイヤーが病変部より柔らかければ閉塞部を通過できないことである．また内膜下（外膜側）は意外に柔らかく，ガイドワイヤーは容易に侵入するのが普通である．ガイドワイヤーの相対的な硬さを事前に知ることはできないのが普通であるので，一般的に少し硬めのガイドワイヤーを用いたほうが軟らかいガイドワイヤーから段階的に硬くしていくよりは経済的である．しかし，硬いガイドワイヤーを適切に使うにはいくつかの概念が必要となる．もしガイドワイヤーの硬さがプラークより硬い場合，プラークを穿通するよりも強い力で押し進むとガイドワイヤーは容易にプラーク内を通り過ぎ，より柔らかい外膜側に到達してしまう(**図2**)．

　では，どのようなガイドワイヤー使用概念が必要なのであろうか．一言で言うとexplorationということになるが，この戦略には1つの仮説が存在する．前図で見たように『ガイドワイヤーは閉塞部分を穿通するだけの硬さを有しているし，場合によっては硬いと考えられるプラーク部分を穿通する以上の硬さを有しているかもしれない』．そこでそのような硬いガイドワイヤーを比較的硬いプラークではなく，比較的柔らかい組織に沿わせて穿通進行するためにはできるだけ軽い前進力（押す力）で穿通する部分を探すことから始めなくてはならない．これがどのくらいの力なのか，できるだけ軽い力のほうがよいが，筆者がConquest Proを用いて計測したところでは"0.6g程度"であり，大きくても"1.0g以下"であった．Conquest Proを用いた場合，その程度の力であれば比較的硬いプラークは穿通せず，中心部の比較的柔らかい組織は穿通することが多いと考えられる．軽い力で押して，穿通する部分や方向が見つからなければ，中心の柔らかい組織も硬いことを意味しており，少しずつ力を加えてそれをとらえざるをえない．しかしガイドワイヤー先端がたわむほどの力はかけないことが必須である．

　もしそれでも穿通する場所と方向が見つからなければ，硬いガイドワイヤーに変更して再び軽い力から始めて，穿通しなければ次第に力を加えるがどのように硬いガイドワイヤーでも先がたわむ以上の力は加えない．

　このガイドワイヤー使用概念はConquest ProでもGaiaでもあるいは他の穿通を目的とするガイドワイヤーではまったく同様である(**図3**)．

　閉塞部内にlipid rich plaqueがあると，ガイドワイヤーはその方向に誘導されて内膜下に出てしまうこともありうる．そのような場合は，いったんガイドワイヤーを閉塞部近位部まで引き抜いて再度トライし直す必要がある．再開通をしてIVUSを見るまでは，このような状態であることは分からない．CTでlipid coreの存在は診断可能な場合もあるが，ガイドワイヤーをどこまで引き抜いたらよいかの正確な指標にはなりにくい．可能性があれば少し余分にガイドワイヤーを引き抜いて再トライする(**図4**)．

　しかし，もしガイドワイヤーの硬さがプラークよりも硬く，閉塞部内の硬い石灰化ないしは線維化に負けるようなとき，ガイドワイヤーは容易にプラーク内あるいは内膜下に進んでしまう(**図5**)．

　硬い部分に阻まれてガイドワイヤーが進まない場合も，決してガイドワイヤーがたわむほどに押してはいけない．石灰化プラークがあると考えられるなら，その石灰化プラークを迂回するような柔らかい部分を探すが，石灰化プラークの間隙も硬いことがある．硬くてガイドワイヤーが進みにくいときは，硬いガイドワイヤーに変更することが基本的に安全である．しかし，硬いガイドワイヤーに変更しても石灰化プラークの中心を通過することはできない．実際には石灰化プラークの間隙を狙ったり，石灰化プラークの端を探したりしているものと考えられる(**図6**)．

　軽い力でexploringを行っていても，誤ってガイドワイヤーを外膜に沿って進めてしまうことがある．わずかな力でガイドワイヤーが末梢まで進んだにもかかわらず外膜側に進んでいるような場合は，ガイドワイヤーはentry pointから（最初から）外膜側に出ている可能性が強い．ガイドワイヤーを残したまま，2ndガイドワイヤーでentry pointから別のルートが探せるかどうかを探ってみる．IVUSが挿入できる側枝がある場合は，IVUSでentry pointをとらえたかどうかを確認しながらガイドワイヤーを進めたい(**図7**)．

(つづく)

Column ⑤ (つづき)

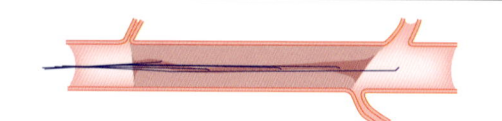

図1 組織の硬さとガイドワイヤーの進み方 $S_{CST}<S_{GW}<S_P$ S_{CST}=中心の柔らかい組織の硬さ. S_{GW}=GW の硬さ. S_P=周辺のプラークの硬さ. S_{Ad}=外膜下の硬さ. S_{Lip}=Lipid core の硬さ.	**図5 閉塞内に硬い部分がある場合** $S_P<S_{CST}<S_{GW}$. 石灰化プラーク部分は $S_P<S_{GW}<S_{CST}$. 硬い部分に阻まれて内膜下に進む.
図2 ガイドワイヤーの硬さがプラークより硬い場合 $S_{CST}<S_P<S_{GW}$	**図6 閉塞内に硬い部分がある場合** $S_P<S_{CST}<S_{GW}$. 石灰化プラーク部分は $S_P<S_{GW}<S_{CST}$ 硬い部分を迂回するようなルートを探す.
図3 ガイドワイヤーの硬さがプラークより硬い場合 $S_{CST}<S_P<S_{GW}$	**図7 ガイドワイヤーが entry point から外膜下を進んでいる場合** $S_{Ad}<S_{CST}<S_{GW}<S_P$ 末梢で外膜下に進んでいる場合は,閉塞部をわずかな力で進めても entry point から外膜下に入っている可能性が高い.
図4 閉塞部分に lipidrich plaque がある場合 $S_{Lip}<<S_{CST}<S_P<S_{GW}$ Lipidrich plaque があると,その方向に誘導されて内膜下に出てしまうこともある.	**図8 ガイドワイヤーが entry point から外膜下を進んでいる場合** ルートを通じて軽い力でガイドワイヤーが進んだにもかかわらず内膜下を進んでいた.いったん内膜下に出ると後は極めて軽い力で解離しながらガイドワイヤーは進む.もし途中で真腔から内膜下に出たとすると,わずかでも何らかの抵抗がある可能性が高い.Entry point から内膜下に進んでいると考えるのが妥当であろう.

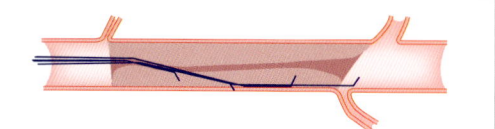

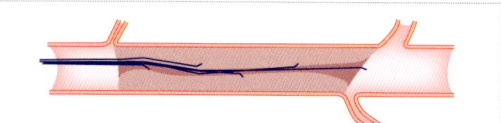

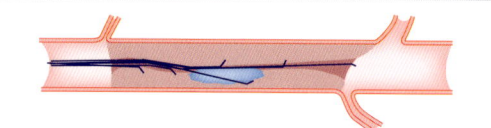

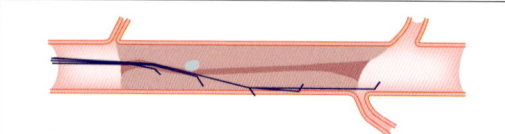

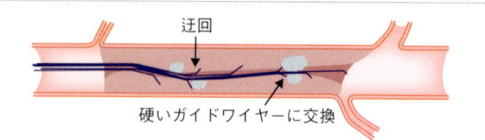

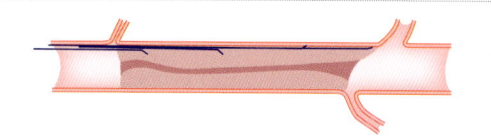

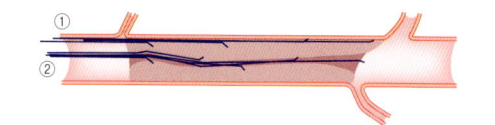

 考えられる CTO 形成メカニズムと閉塞組織の経時的変化は,個々の病変において前もって知ることができない場合が多い.しかし病歴や年齢,併発症,血管造影上の特徴などからある程度の予想を立てることは可能であり,その後のガイドワイヤー進捗状況によっても想定することができる場合がある.具体的な定点的回転のための実際は,次項「D-7-d」(53頁)で述べる.

D. ガイドワイヤー戦略

1 ガイドワイヤーの先端荷重と穿通力——Antegrade approach にはなぜ穿通用ガイドワイヤーなのか

　先端先細りでなく先端荷重中等度のCTOガイドワイヤーのほうが容易に硬いプラークを穿通し，内膜下や血管外に出てしまう可能性が低く安全であると考える向きもあるかもしれない．確かに一部の例では慎重なガイドワイヤー操作をせずとも非先細りワイヤーが容易に閉塞部を通過してしまうことはある．

　しかし先端が先細っていると，先端荷重が同じでも単位面積あたりの最大穿通力は強く，同じ硬さの閉塞病変を穿通するためにガイドワイヤーにかける押す力は少なくてよい．

　最大穿通力を次のように定義する．

　　$FP = G/TA$

　　$FP = penetration\ force$

　　（G＝先端荷重，TA＝先端面積）

　すなわちガイドワイヤー先端部単位面積あたりの先端荷重である．先端荷重が同じで0.014 inchの先端のガイドワイヤーと0.009 inch（inch→以下「″」で示す）の先端の穿通用ガイドワイヤーとで最大穿通力の比を求めると，

　　$FP_{14} = G/(\pi 0.0014^2/4)$

　　$FP_9 = G/(\pi 0.0009^2/4)$

　　$FP_9/FP_{14} = G/(\pi 0.014^2/4)$

　　$FP9/FP14 = G/(\pi 0.009^2/4)/G/(\pi 0.014^2/4)$

　　　　　　 $= 0.014^2/0.009^2$

　　　　　　 $= 2.42$

　先端0.009″径のガイドワイヤーは0.014″のガイドワイヤーに比較して，約2倍半の最大穿通力を持つのである．裏返せば同じ最大穿通力を得るためには，0.014″のガイドワイヤーは0.009″のガイドワイヤーに比較して約2倍半の先端荷重を必要とすることになる．すなわち先端先細りの穿通ガイドワイヤーはより弱い力を掛けるだけでCTO内を進むことができるのである．つまり，「あまり押さなくてもガイドワイヤーを進めることができる」のである．これは大きなアドバンテージである．これがantegrade approachに先細り型の穿通ガイドワイヤーを使用する最も大きな理由である．

　しかし，誤解してはならないのは，手技中の穿通力はそのガイドワイヤーに掛ける「押す力」によって異なるということである．例えば先端0.009″径のConquest Pro 9 gを使用しようと，12 gを使用しようと，もしガイドワイヤーをXg（X＜9g）の力で押し込んだとするとそのときの穿通力は

　　$FP = X/(\pi 0.009^2/4)$

　　　 $= X/0.00006362\ g/in^2$

とまったく同じである．手技中の穿通力は最大穿通力とは関係のない「押す力」の関数であり，「押す力」が変われば変化する．ただし，先端荷重9gのガイドワイヤーは9g以上の力で押してはならない（理由は後述）．12gのガイドワイヤーには12gの力まで掛けて押すことができるので最大穿通力が大きくなる．

　穿通用ガイドワイヤーは先端のtip-ballを除いて，親水性コーティングが施してあるのが普通である．いったん閉塞部内に潜ったガイドワイヤーが進んでいく際，周囲組織とシャフトとの間に摩擦が生じるとガイドワイヤーを進めるために大きな力を必要とすることになる．「押さないPCI」のためには親水性コーティングは必須である．

　親水性コーティングを施すと，ガイドワイヤーが真腔をとらえているか，内膜下を進んでいるのか区別がつかなくなると考えられる．確かに現在のCTO用穿通ワイヤーでは，ザラザラした摩擦を感じて偽腔であることを認識できない．そもそもザラザラ感は主観的なもので，正確に人に伝えることはできない．これからのPCIはできるだけ目で見て行うこととし，視覚という客観的な指標を通じて人に技術を伝えていけることを目指すべきであろう．

　ただしentry pointの小さなdimpleをとらえたり（図1・VI・15），閉塞部内で自らの進めたい方向にガイドワイヤー先端を進めようとしたりする

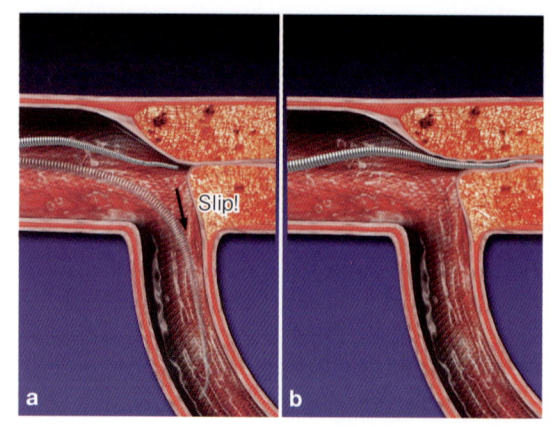

図1・VI・15 ガイドワイヤーの滑りの違い
aのように小さな浅いdimpleをとらえようとするとき，先端が滑りのよいガイドワイヤーであるとガイドワイヤー先端は容易に側枝などに滑り落ちてdimpleを穿通できないことがある．滑りが悪ければbのようにdimpleをとらえて穿通しやすい．

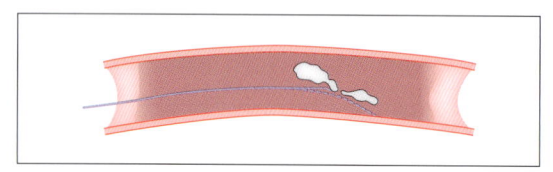

図1・VI・16 親水性コーティングの注意点
石灰化プラークに当たり，方向を変えたいときに先端の親水性コーティングがあるとガイドワイヤーが滑って望まない方向に流れてしまうことがある（点線）．

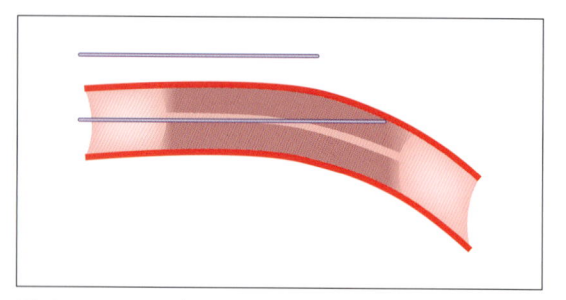

図1・VI・17 ガイドワイヤー先端
直線が最も穿通力は強くなるが，進む方向はコントロールできない．

とき（図1・VI・16）にはガイドワイヤー先端の親水性コーティングは不要である．コーティングがあるとガイドワイヤー先端が滑ってしまいdimpleをとらえて穿通することが難しいし，閉塞部内で方向を変えようとするときも先が滑って組織に食い込まないことが考えられる．そのため，少なくともtip-ballには，親水性コーティングを施すべきではない．

　先端荷重の高低にかかわらずガイドワイヤーの挙動が同じなら，先端荷重の高いガイドワイヤーの押す力をコントロールするだけで先端荷重の低いガイドワイヤーの代用をさせることができるはずである．したがって，ガイドワイヤーのステップアップ戦略は不要となりガイドワイヤーは1本で済むことになる．しかし実際にはそうではない．どのような構造的因子や戦略的因子がガイドワイヤー操作に影響を与えているのかを，筆者がたどった経験論的背景，論理的背景を基に考えてみたい．

2 ガイドワイヤーの先端カーブ

　ガイドワイヤー先端は，直線的であるほうが穿通力が強くなる．実際，ベンチテストにおける先端荷重は，先端が直線の状態で計測されている．しかしCTO内では直線的先端であるとガイドワイヤーの進む方向をコントロールできない（図1・VI・17）．どの程度の大きさや角度のカーブが至適なのであろうか．開存している血管を例にとると，血管はすべて多かれ少なかれ曲がっておりガイドワイヤーを血管内に沿って進ませるとき，ガイドワイヤーの最先端とシャフトとの距離は血管内径より少し大きめが至適である（図1・VI・18）．血管の曲がり具合などに影響されるが，1～1.5 mm（30～40％）長めが適当である．小さすぎると側枝に向かって方向を変えることができないし，大きすぎると角度の強い分岐部などでコントロールしにくい．

　CTO内のルートは，閉塞部が閉塞している限り血管径0 mmの血管と同等である．しかし実際には，ガイドワイヤーが進むことによってできた新たなchannelの径（0.014″＝0.35 mm程度）が新たな血管径となると考えられるので，前述の法則を適用するとガイドワイヤー先端カーブは0.35 mmより少し大きい程度≒0.5 mm程度がよいということになる．先端0.009″＝0.225 mmの場合は，0.225 mmより少し大きめのカーブということこ

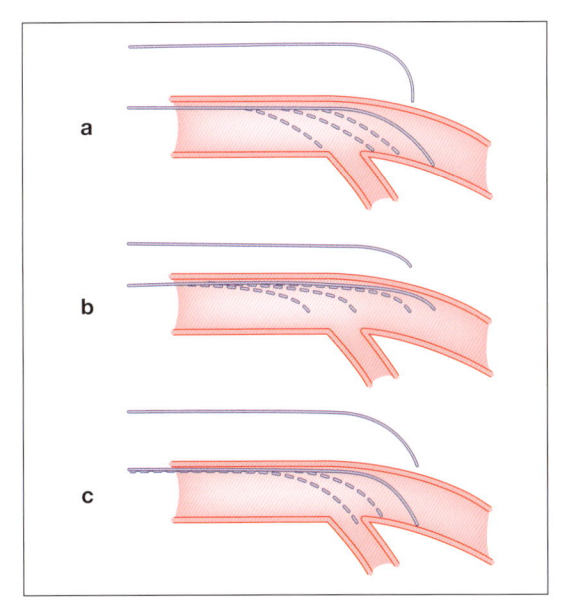

VI. Antegrade approach 41

図1・VI・18 非閉塞冠動脈におけるガイドワイヤー先端カーブの大きさ
各部で血管径は異なるが肝心な部分での血管径と先端カーブとの関係を見てみる.
a：血管径に比して先端カーブが大きすぎると，小枝の選択（特に大彎側）が困難である.
b：逆に小さすぎると小彎側の側枝に届かなかったり，大彎側の側枝に進み過ぎたりする.
c：血管径より少し大きめのカーブが適切である.

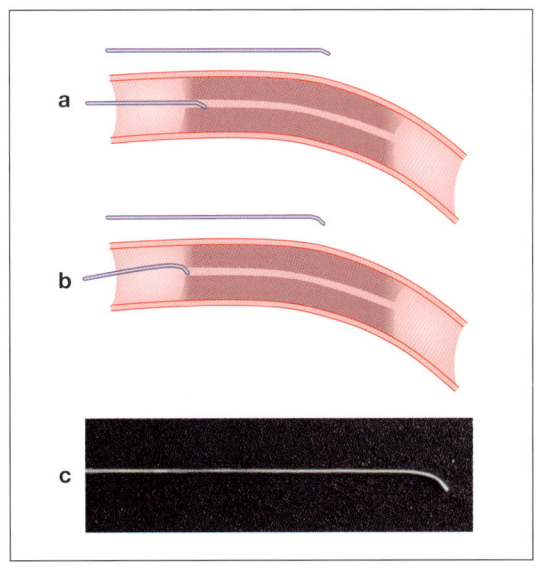

図1・VI・19 CTOにおけるガイドワイヤー先端カーブ
a：プラークの硬さが固い場合，ガイドワイヤー通過で，新たにできるであろう内腔(0.009〜0.014″＝0.22〜0.35 mm)より少し大きめがよい.
b：大きすぎるとコントロールしにくい.
c：Conquest Pro の先端カーブをインサーターでしごいて曲線のカーブを形成したもの.

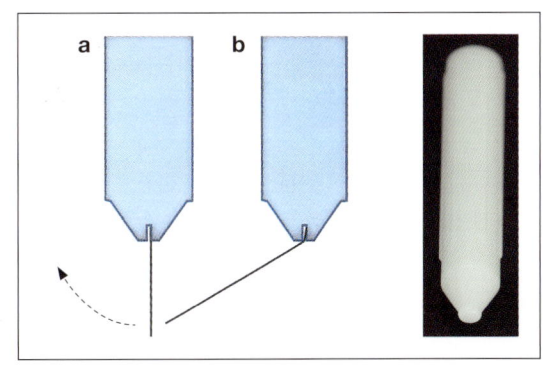

図1・VI・20 Shaping device
デバイス先端の窪みにガイドワイヤー先端を差し込んで(a)，折り曲げる(b)．簡単な道具であるが，確実に小さな折り曲げカーブを作製することができる．Conquest Pro も Gaia も同様にカーブを作製することができる．0.5〜0.6 mm がせいぜいであるが，どのような方法でもそれ以上小さなカーブはつくれないし，この程度の小ささで，まずは十分である.

とになる．

1998〜2000年頃，Conquest Pro の開発に携わっていた頃，筆者は先端カーブをできるだけ小さくすることを試みた．インサーターでしごいて曲線のカーブを作製しようとすると，図1・VI・19のように1〜2 mm の大きさのカーブしかできなかったし，操作途中で容易にカーブがなくなって直線化してしまう結果となった．先端カーブの大きさを25 G の針や，インサーター先端から突出させて指先で折り曲げて付けることとしたが，カーブは一定の大きさにならないし，指先がひどく痛いので筆者専用の shaping device をつくってもらうことにした．こうしてできたのが図1・VI・20のようなものであった.

このデバイスで作製した先端カーブが図1・VI・21・22に示すものであり，カーブの長さは写真のように第2カーブはまったくないものであった．筆者は，最初はこのカーブでCTOをトライしていた．先端荷重が高く，先端の尖ったガイドワイヤーは真っすぐにしか進まないのではないかとの批判はあったが，筆者はある程度硬い（Conquest Pro を使用しなければならないほど硬い）病変で

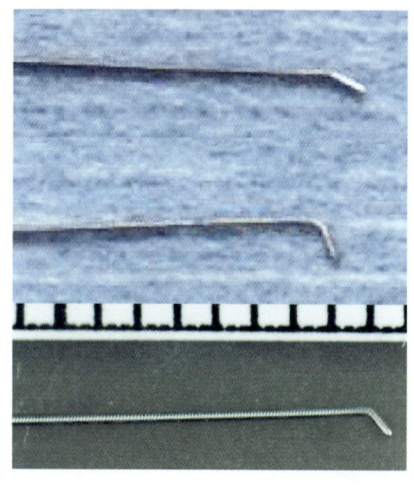

図 1・Ⅵ・21　穿通用ガイドワイヤー
これは開発当初からしばらくの間の Conquest Pro の推奨先端カーブである．世間ではガイドワイヤーが直進するとの非難が多かったが，筆者らは病変が硬ければガイドワイヤー先端が曲がることによって閉塞血管の中で内側に向かって進むことを知っていた．実際にその頃第一選択であった intermediate ガイドワイヤーが通過しない病変はそれなりに直進せず引っ掛かっていまでいうところの deflection を起すことを知っていた．先端 1 mm のみ親水性コーティングをつけなかったことは entry point の dimple をとらえやすくしたし，deflection を起こしやすくして，屈曲病変への対応を容易にしたのである．しかしその曲がりを得るためには，そして意図した方向にガイドワイヤーを進ませるにはガイドワイヤー先端を時計回転，反時計回転それぞれ 90°以上回転しないようにすることが重要と考えていた．それゆえの推奨カーブであった．しかしこのカーブでは比較的太い血管のカーブしたところで閉塞している場合，entry point に届かないことがあった．

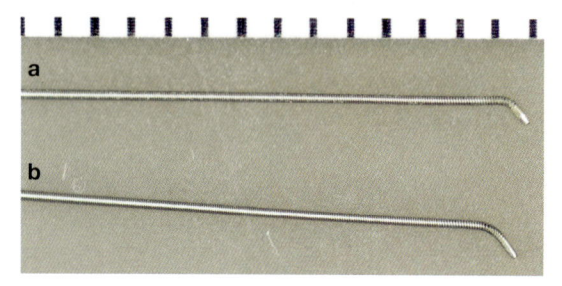

図 1・Ⅵ・22　Gaia の先端カーブ
a：特製 shaping device を用いたカスタムメイドカーブ．カーブの長さはおよそ 0.6～0.7 mm 程度．
b：Preshaped curve．カーブの長さは 1 mm を少し超えている．

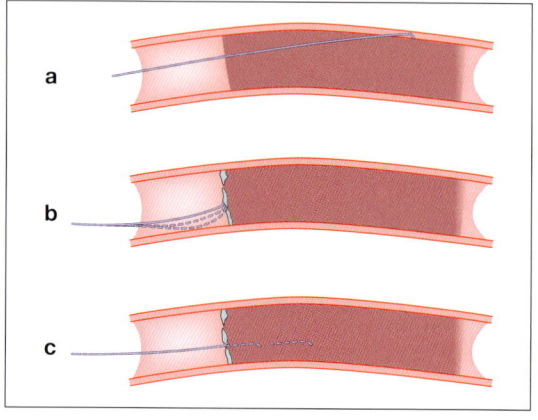

図 1・Ⅵ・23　先端カーブを小さくした先端荷重の高いガイドワイヤーの進み方
a：先端カーブを小さくした先端荷重の高いガイドワイヤーは病変が柔らかいと直進する．
b：病変の硬い部分では同様の先端カーブであっても押せば押すほどガイドワイヤーは内側に向く．
c：硬い部分に定点的回転を加えると隙間をこじ開ける感じでガイドワイヤーが進む．

は硬い部分に当たったガイドワイヤー先端部分は軽く押せば曲がると考えていた．先端荷重を測定するときは，先端は直線のままであるから 9 g 以上の力でないと曲がらない．しかし図 1・Ⅵ・21 のようなカーブにしておけば軽く押しただけでガイドワイヤーが曲がるのは容易に分かる．これを deflection と呼んで普及したのは加藤修先生の功績である．

　もし柔らかい閉塞の中で先端荷重の高いガイドワイヤー先端カーブを著しく小さなものにすると，ガイドワイヤーは直進して血管カーブの外側にのみ進んでしまう．しかし，もしガイドワイヤーが穿通しにくいほど硬い部分に当たっていれば，押せば押すほどカーブは大きくなりガイドワイヤー先端は進むべき方向より内側に向いてしまう（図 1・Ⅵ・23）．ガイドワイヤー先端が deflection を起こすが適当な場所を見つけることができれば，ガイドワイヤーはよい方向に穿通しうる．すなわち先端荷重の高さと，先端カーブの大きさを血管の硬さに応じて，適切な物にしておけば，Conquest Pro のような硬く先細ったガイドワイヤー先端の方向のコントロールは十分に可能であることが分かった．

　しばらくは小さな先端カーブ単独で Conquest Pro を操作しており，多くの症例で deflection を生じることができた．しかし血管が曲がっている

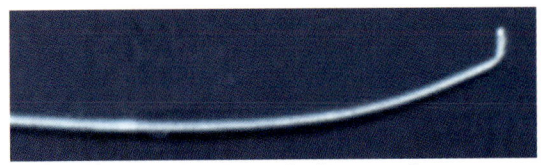

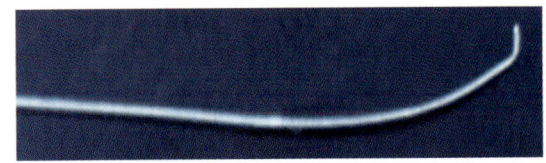

VI. Antegrade approach 43

図1・VI・24 第2カーブをつけたガイドワイヤー
屈曲部にentry pointがある場合，第2カーブをまったくつけなければガイドワイヤー先端がdimpleに届かないことがあった．一時は緩やかな第2カーブをつけることにしたが，ConquestPro®に限っていえばこのカーブは血管内で比較的短時間で，伸びて直線化してしまうことが分かった．

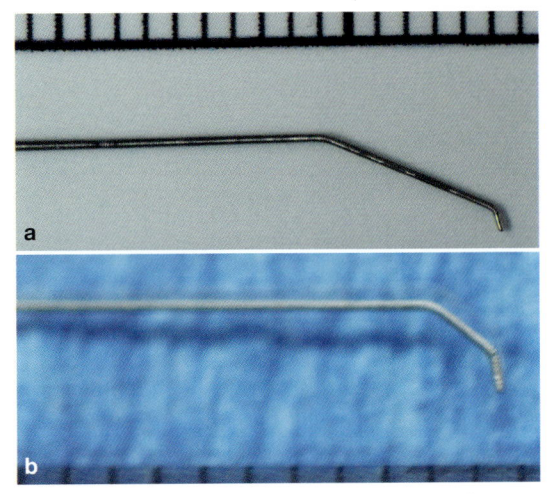

図1・VI・25 Conquest Proの第2カーブのつけ方
Whippingはガイドワイヤーを折って，キンクさせると起こりやすく前図のcurve-linearなほうが起こりにくいことは分かっていたが，安定した第2カーブを確保するための苦肉の策であった．しかしaのように第2カーブの長さを長くすればするほどwhippingは起こりやすいので，bのように第2カーブの長さをせいぜい2.5mm程度に短くし，現在の推奨カーブとなったのである．直線的な閉塞部に関しては方向がとりにくかったり，pushabilityが確保できないのではないかとの懸念をもつ向きもあろうが，平均的にこの程度のカーブのほうが比較的軽い屈曲の病変でも方向がとりやすいのである．ただ第2カーブの大きさは病変の屈曲度に応じて調整すればよいことではあるが，実際には図のものよりも鈍角であることが多い．

場合にはどうしても第2カーブをつけないと，先端をentry pointに向けることさえできない場合があることが分かった．
　そこで曲線的な第2カーブをつけることとした（図1・VI・24）．これでうまくいくこともあったが，操作に少し手間がかかるとすぐに第2カーブが消失して先端が直線化して第1カーブだけの形に戻ってしまうことが分かった．直線化を防ぐにはやはりガイドワイヤーを折り曲げて第2カーブを付けなければならない．第2カーブを第1カーブから5〜8mmの箇所を折り曲げる（図1・VI・25a）と，曲線的なカーブに近い状態になると考えた．ところが実際にはこれではwhippingが激しく，コントロールは極めて不良であったため，第2カーブの折り曲げ位置を第1カーブに近づけていくと次第にwhippingは少なくなることが分かり，結局第1カーブの折り曲げ部位から第2カーブの折り曲げ部位までの距離が2mm前後とする（図1・VI・25b）と第2カーブの機能を保ちつつ，whippingを最少にできることが分かったのである．
　現在先端先細りCTO用ガイドワイヤーの先端カーブは，どれも同じ距離で折り曲げている．しかし，折り曲げ角度は病変の閉塞直前の血管径，

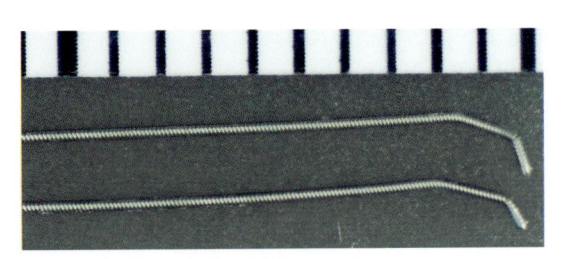

図1・VI・26 Gaiaの先端カーブ
Gaiaも基本的にはConquest Proと同様と考えられるので，病変に応じた第2カーブをつけている．時として第3カーブ（第4カーブ）をつけることもある．

スタンプの性状（abrupt or tapered），屈曲度，硬さによって微妙に異なっている（図1・VI・26）．
　ただ後述するように分岐部閉塞や大径の屈曲部閉塞では，ガイドワイヤー先端をentry pointの方向に向かせるにはガイドワイヤー先端のカーブ

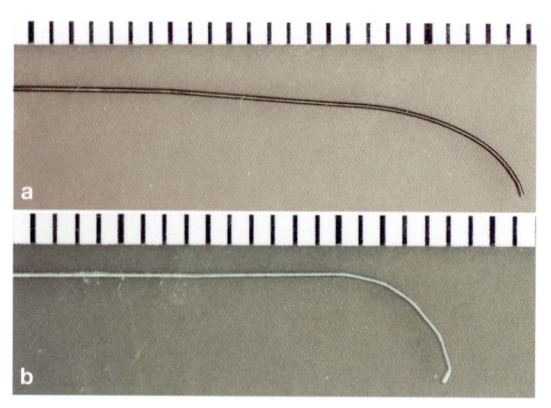

図 1・Ⅵ・27　ガイドワイヤーの大きな先端カーブ
a：25 G の針でしごいてつくった曲線カーブ．Gaia よりも先端荷重の高い，先端先細りの CTO ワイヤーの場合，硬い血管の中で操作をすると容易にカーブは伸びて直線化するために，先端が entry point に届かなくなることが多い．
b：短い（1～2 mm）折り曲げ点をいくつもつくってカーブをつくると比較的カーブを維持しやすい．

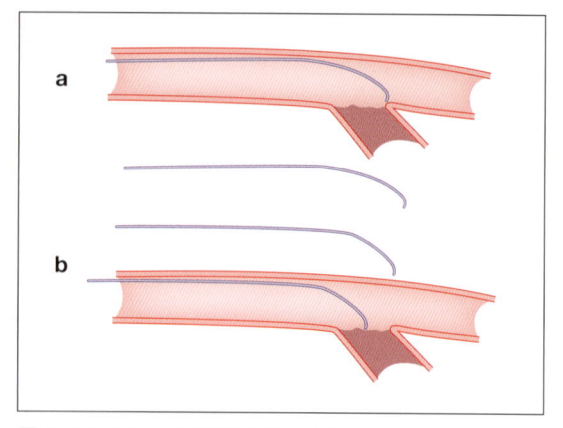

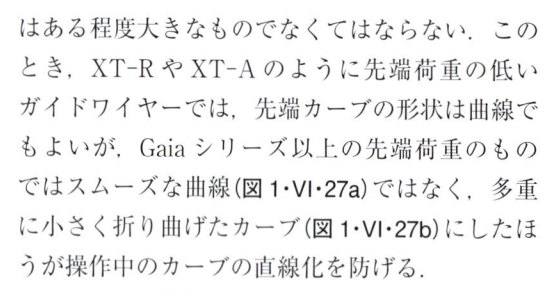

図 1・Ⅵ・28　分岐部閉塞におけるガイドワイヤー先端カーブ
IVUS ガイドで entry point を探索するとき（a），もしこのカーブでは末梢側の内膜下ないしは真腔と内膜下の境界にしか進まないときは，b のように少し小さめのカーブで角度を若干でも急にすると近位部の dimple をとらえやすくなる．

はある程度大きなものでなくてはならない．このとき，XT-R や XT-A のように先端荷重の低いガイドワイヤーでは，先端カーブの形状は曲線でもよいが，Gaia シリーズ以上の先端荷重のものではスムーズな曲線（図 1・Ⅵ・27a）ではなく，多重に小さく折り曲げたカーブ（図 1・Ⅵ・27b）にしたほうが操作中のカーブの直線化を防げる．

このときの先端カーブの適切な大きさ，適切な急峻さが病変ごとに異なることは IVUS ガイド下での手技で明らかとなることが多い．図 1・Ⅵ・28a のような先端形状のガイドワイヤー先端がどうしても entry point 末梢側の内膜下に進んでしまう場合，ガイドワイヤー先端カーブを若干小さく急峻にして（図 1・Ⅵ・28b）再トライすると通過することはよくある．

3　ガイドワイヤーの定点的回転

ガイドワイヤーが entry point では真腔をとらえているにもかかわらず閉塞部内途中で内膜下に進むと，しばしば変曲点を生じる〔参照➡ 4 ガイドワイヤーのトラッピング，変曲点の形成（46 頁）〕．そのような場合，変曲点より少し近位部までガイ

ドワイヤー先端を引き抜いて，再度変曲点をもたず，真っすぐ進む方向を探索する．同じ方向にしか進まなければ parallel wire 法（seesaw wiring）により，1st ガイドワイヤーをランドマークとして 1 ランク高い先端荷重のガイドワイヤーを用いて変曲点をもたない方向を探っていく．多くの場合，プラークの硬い部分にはねられる形で，ガイドワイヤーが柔らかい外膜側に流れていく．この場合，変曲点でのガイドワイヤーの屈曲方向と逆の方向で，抵抗のある部分に硬いガイドワイヤー先端を当てがい，定点的回転を加えることになる．定点的回転は極めてゆっくりと回転角度を限定して行わないと，ガイドワイヤー先端は容易に 1st ガイドワイヤーと同じルートに落ち込んでしまう．ただこの場合も先端カーブの大きさが小さいほうが，ガイドワイヤー先端は定点で安定した回転を行うことができる．先端カーブが大きいとガイドワイヤー先端は定点的回転ができない可能性がある（図 1・Ⅵ・29）．

冠動脈が屈曲していて方向の変わる部分がある程度硬いとき，ガイドワイヤー先端カーブが小さすぎると，先端をその方向にもっていけないことがある．ガイドワイヤー先端の deflection を使用

してもなおである（図1・VI・30a）．こうした場合，先端第1カーブを大きくすることはガイドワイヤーの操作性を著しく悪化させるので，第2カーブを若干大きくすることで硬い部分に向かうことができることがしばしばある（図1・VI・30b）．こうして entry point の dimple をとらえて定点的回転を行って穿通を図る．

Dimple をとらえても定点的回転を行おうとするとガイドワイヤー先端が dimple から滑り落ちる場合は，さらに硬い先端のガイドワイヤーに変更すると dimple をとらえたままで定点的回転を行うことが可能となる．

●Column⑥
●ガイドワイヤーの通過のメカニズム●

　ガイドワイヤーの通過のメカニズムを，さまざまな閉塞状況のもとでのガイドワイヤーの挙動を考えることによって解き明かしてみたい．

　正常に近い冠動脈内のガイドワイヤー通過に関しては，ガイドワイヤー先端のカーブは血管径より少し大きめのカーブが適している．小さすぎるとカーブの内側の枝が選択できないし，大きすぎると角度をもった分岐をしている側枝などの微妙な選択ができない．プラークにより血管内径が小さくなった部分ではやはり血管内径より少し大きめのカーブが適している〔参照➡図1・VI・18（41頁）〕．

　Main stream を通過させるには，ガイドワイヤーを to-and-fro にクルクル回しながら進めるとガイドワイヤー先端が血管壁に当たってたわむことなく進んでいく．開存している血管では，先端の柔らかいガイドワイヤーの動きに対してまったく free な血管内腔と血管壁とが明確に分離しているのでこのようなことがいえるが CTO ではどうであろうか．

　CTO においては閉塞機転の違いによって事情は異なるが，まずは緩徐な狭窄が先行していて最終的に中心流部分が閉塞した場合を考えてみる〔参照➡図1・VI・3（31頁）〕．この場合，中心部の比較的柔らかい閉塞組織と慢性的な狭窄によるプラークとはその硬さについてある程度明確な違いがあるであろう．そして中心部のほうが柔らかいということは，閉塞状況が開存血管に近い閉塞形態であることが示唆されるのである．すなわちその比較的柔らかい中心部の閉塞部分の中で，自由に先端が面積的回転をする程度の先端の硬さを持ったガイドワイヤーではあるが，硬いプラーク壁は簡単には穿通しないようなガイドワイヤーを使用し，径より小さな先端カーブを形成してクルクルと面積的回転を繰り返せば極めて簡単に閉塞部を通過できるはずである．このとき中心の閉塞部の比較的柔らかい部分の径は小さいことが予想されるが，径を予測するのは不可能である．その径の中でガイドワイヤーの先端が比較的自由に動くためには，先端カーブはその予測不能な径よりも少し小さめがよい．その意味でも先端カーブは小さいに越したことはないのである．

　次に entry point から均一な閉塞の場合〔参照➡図1・VI・6（32頁）〕はどうであろうか．1年以上も経つと，器質化血栓は血管壁に比べて著しく柔らかいということはありえない．ほぼ同じかむしろ硬くなっていることが予想される．それでも器質化血栓よりも硬いガイドワイヤーで通過させなければならないのである．この場合，閉塞形態が先細りになっていることは考えにくく，造影上の血管の中心部を狙って穿通させなければならない．閉塞長が長くなければ，そして末梢の受け皿が過小にすぎるということがなければ比較的容易に通過できることが多いが，長い閉塞や末梢真腔が萎縮していれば，器質化血栓の中心部をたどるのはやさしいことではないと容易に想像がつく．このような場合，ガイドワイヤー先端が真腔内にあるのか内膜下にあるのかの判断を視覚的に行うのは不可能である．そこで実際にはできるだけ中心部をわずかな力でガイドワイヤーを押し進めることのできる方向で，予測される血管の方向に向かってガイドワイヤーを回転しながら進めることになる．このときの回転も面積的回転ではあるが，ガイドワイヤーが器質化血栓より柔らかい内膜下に潜ることはありうる．このとき，先端カーブが小さいほど回転による掘削面積は小さく内膜下の損傷は小さくて済むのである．一方，ガイドワイヤー先端カーブが小さく，閉塞プラークが柔らかいと方向を変えるのが難しい．Gaia の先端カーブの大きさが1.20 mm 程度と比較的大きいのは，この程度の大きさのカーブが比較的柔らかい E-TOS モデルのなかでの方向転換にちょうどよかったからである．しかし閉塞プラークが硬ければ先端カーブの大きさはもっと小さいほうがよいのである．筆者らは独特の shaping device を使用し，ロー付け部分を折り曲げるようにして，先端カーブを0.6 mm 程度には小さくつくるようにしている〔参照➡図1・VI・20, 21（41, 42頁）〕．比較的硬い病変にはこれでよいのであるが，比較的柔らかい病変ではやはり直進しやすい．わずかながら第2カーブ〔参照➡図1・VI・27b（44頁）〕をつければそのような柔らかい病変内でも方向転換がしやすくなるので，筆者が第2カーブをつけるもう1つの理由となっている．ある条件下では，比較的大きい先端カーブ（0.7 mm）とごく小さい先端カーブ＋わずかな第2カーブは同じ効果を発揮するものと思われる．

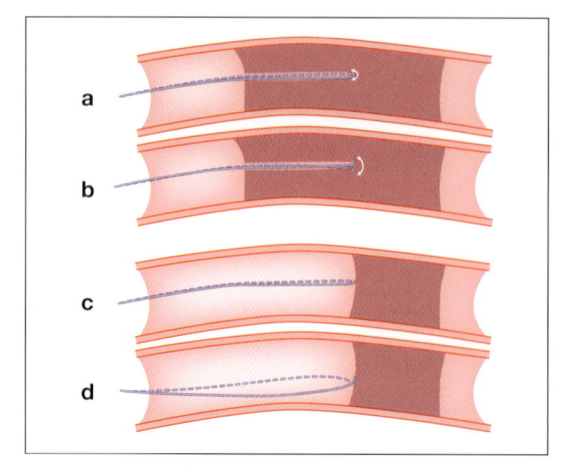

図1・VI・29　ガイドワイヤーの定点的回転
a：小さな先端カーブによる面積的回転．
b：先端カーブが大きいと大きなトルクを必要とするし結果としてできたルートも径が大きくなる．万が一内膜下に潜っていたとすると解離を大きくすることになる．
c：ガイドワイヤー先端が硬い部分に当たってその部分を外さないで（わずかな方向転換と穿通の補助のため）ガイドワイヤーを回転しなければならないとき，先端カーブが小さいと実線から点線方向に先端を方向転換するのは比較的容易である．
d：しかし，先端カーブが比較的大きいと方向転換は deflection を使用してもなお困難であることがある．硬い部分の dimple を持続的にとらえきれないからである．

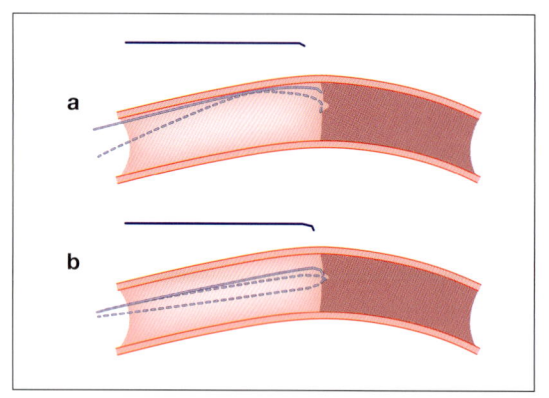

図1・VI・30　ガイドワイヤーの先端カーブが小さすぎた場合
a：ガイドワイヤー先端カーブが小さすぎると，entry point の dimple に先端を誘導するのが困難なことがある．Deflection を使用してもなおである．
b：小さな第2カーブをつけると容易に dimple をとらえることができる．とらえた後は定点的回転を加えつつ進めるべき方向にガイドワイヤー先端の方向を維持しつつ進めていく．

4 ガイドワイヤーのトラッピング，変曲点の形成

　比較的長いCTOの通過を図るとき，穿通用ガイドワイヤーはしばしば閉塞部内でトラップされる．石灰化が高度でその部位にトラップされる場合や，すでに形が壊れて小さな折れ曲がりができたようなガイドワイヤーがトラップされることもあるが多くの場合，石灰化の強さとは関係なくトラップされる．そのメカニズムは明らかではないが，乏しいIVUS所見などから筆者は次のように考えている．
　最初の entry point で真腔をとらえているとすると，途中でガイドワイヤーが中膜を越えた内膜下に進むためには中膜筋層を貫かなければならない．このときガイドワイヤー先端は，筋層にトラップされると考えている．筋層をある角度をもって貫くような場合，トラップはされず（図1・VI・31a），おそらく筋層内を血管壁に平行に，ある程度の距離進んでしまうとトラップされる（図1・VI・31b）ものと考えられる．
　CTOガイドワイヤーを進めるとき，もし進展がなくなったら先端がトラップされている可能性がある．進展がなくなったらトラップされていないかどうか，ガイドワイヤーを少し引き抜いてみる必要がある．膠着状態を長く続けるとガイドワイヤー先端が引き抜きにくくなるが，そのまま直線的に引き抜いてはならない．ガイドワイヤーコアが断裂し，spling coil が解けて伸びてしまうことがあるからである．時計方向，反時計方向それぞれ数回の to-and-fro 回転をかけながら軽い力で引き抜かなければならない．このときマイクロカテーテルがトラップ部分まで進んでしまうかもしれないが，それは仕方がないし，多くの場合むしろ好都合である．
　ガイドワイヤーがトラップされていた点が筋層であるとすると，その1〜2mm近位部ではガイドワイヤー先端は真腔にあった可能性が高い．その点までガイドワイヤー先端を引いて，再度新しい方向にガイドワイヤーを進める（図1・VI・32）．
もし entry point で真腔をとらえていたとする

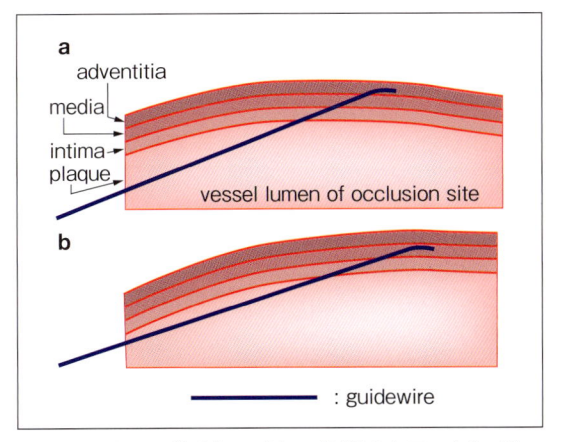

図 1・VI・31　ガイドワイヤー先端のトラッピング
a：ガイドワイヤーがある角度を持って中膜を穿通するときはそれほど大きな抵抗はないものと思われる．一度内膜下に出てしまうと容易に解離が起こりガイドワイヤーは軽い力で進んでしまう．
b：中膜への進入角度が小さいとガイドワイヤー先端は中膜筋層内を一定距離進んでしまうと考えられる．その距離がある程度長ければ筋層にトラップされるのもと考えられる．

と，一度もトラップされることなくガイドワイヤーを進めて末梢に至ったとき，閉塞部は真腔をとらえている可能性が高い．

しかしガイドワイヤーがトラップされたからといって，必ずしもその直前が真腔にあるとは限らない．内膜下を通ってきたガイドワイヤー先端が内側の筋層に入り込んだ場合である（図1・VI・33）．この場合，術者には前出の真腔から筋層への移行部位との区別はつかない．前述のごとくガイドワイヤーをトラップ点より少し引いたところから進め直すことが結果的に内膜下を進むこととなる．Entry point で真腔をとらえていることが重要なゆえんである．

ガイドワイヤー先端のトラッピングは手技中，視覚的認識以外に真腔から筋層への移行の可能性を示す数少ない情報であるし，視覚的認識に従って真腔から真腔への修正を加えるチャンスである．しかしあまり強くトラップされてしまうとガイドワイヤーの破綻，冠動脈内残留をきたす可能性がある．閉塞部内をCTO用ガイドワイヤーで探索しているとき，先端が少しでも進みにくくなったときはガイドワイヤーを少し引き抜いてト

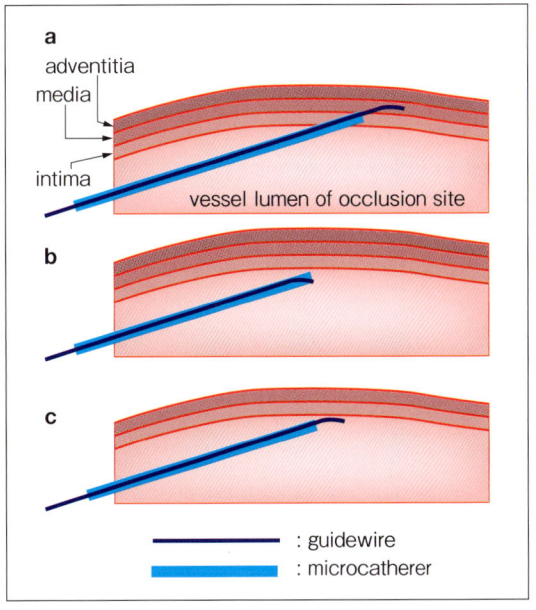

図 1・VI・32　トラップされたガイドワイヤーの対処法
わずかに引き抜いて再度トラップされない方向に進める．
a：トラップされたガイドワイヤー先端はしばしば引き抜きにくく，引き抜こうとするとマイクロカテーテルが先端近くまで進んでいく．しかし先端2〜3mmを残してそれ以上は進まない．そこでガイドワイヤーをto-and-fro に回転しつつゆっくりと引き抜く．きつくトラップされた場合は引き抜きに数分かかることもあるが，決して思い切って引き抜かないし，同じ方向に回転させ続けないことである．コアシャフトが断裂し，spring coil が伸びてくる．
b：ガイドワイヤーがマイクロカテーテル内に引き込めたらマイクロカテーテルごと2〜3mm引く．マイクロカテーテル先端は真腔にある可能性が高い．
c：その点からガイドワイヤー先端をゆっくりと突出させ，トラップされないで末梢真腔の方向に向かうルートを探り直す．

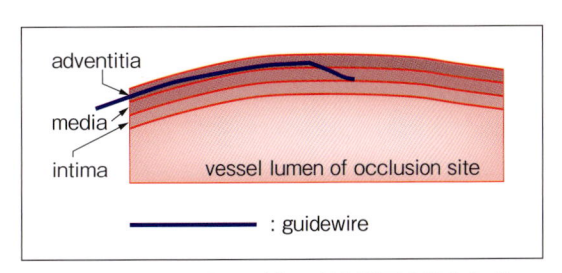

図 1・VI・33　CTO ワイヤーが内膜下を進むとき
解離を形成しながら容易に進展する．しかしもし血管内腔に向かい，筋層内を進むことがあれば先端はトラップされうる．

ラップされていないかどうかを確認しながら操作を行うようにしなければならない．このとき，ガイドワイヤーを不用意に引くとガイドワイヤー先端がトラップされた状態から急にfreeの状態になるので，ガイドワイヤーはジャンプするように大きく抜けてきてしまう．トラップされていないかどうかの確認のためのガイドワイヤーを引き抜くときにわずかにでも抵抗があれば，マイクロカテーテル先端をentry point近くまで進め，ゆっくりとガイドワイヤーを回転させながら引き抜いてくる．強くトラップされている場合は，マイクロカテーテルを押しながらガイドワイヤーを引き抜こうとすると，しばしばマイクロカテーテルが閉塞部内を進み先端がトラップ部位まで到達し，動かなくなる（図1・Ⅵ・32a）．このときガイドワイヤーを強く引き抜くとガイドワイヤーコア先端の切断をきたす．ガイドワイヤーを回しながらゆっくりと引き抜かなければならないが，同じ方向に何度も回転させるとやはりコアは切れてしまう．時計回転に数回回転した後，反時計回転に同じだけ回転させ，再度時計回転に同じだけ回転（to-and-fro回転）させることを繰り返しながらガイドワイヤーが引き抜けてくるのを待たなければならない．

一方，トラップされないでガイドワイヤーが内膜下に出てしまった場合は，CTOガイドワイヤーの動きはかなりスムーズであることが多い．角度をもって中膜を貫き急に柔らかい内膜下に出たガイドワイヤーは，外膜に沿って血管カーブの大彎側に向かおうとするため，血管の曲がりを横から眺める方向で見ると，その点で変曲点をもつことが多いと考えられる．また，外膜側にあるガイドワイヤーをある方向から見て血管の正しい方向に向けようとしても，ガイドワイヤーは外膜に沿って，すなわち血管の外壁に沿ってスパイラルにしか動かない．そうすると影絵であるCAGでは，スパイラルに動き始める部分で変曲点を生じるのである．一方向で変曲点が感知できなくても，その直角方向では感知できることが多い．

5 硬いガイドワイヤーは大彎側にしか進まないという神話

硬いガイドワイヤーは，血管カーブの外に向かってしか進まないので使いにくいという声をよく聞く．有名な術者にそれを言われると，それが実しやかに宣伝され，神話にさえなっている．神話というからには現在の真実ではない．

確かに閉塞部内，血管壁自体がガイドワイヤー先端荷重に比して著しく柔らかいとき，すなわち先端を少し曲げただけのガイドワイヤーをどんなに軽く押し当ててもガイドワイヤーが先端カーブの形状を維持したまま柔らかい血管成分の中に進んで行くようであれば（図1・Ⅵ・34a），どんなに頑張ってもガイドワイヤーは直進しようとし，結果として大彎側の比較的強い外膜に当たって，それに沿うように血管大彎側を進む．しかし，少し押すとガイドワイヤー先端は病変に当たって曲がるがそのままでは進んでいかないという程度の硬さの違いであれば，ガイドワイヤーは十分に大彎側より内側に曲がりながら進むことができるのである（図1・Ⅵ・34b）．それでもなおガイドワイヤー先端荷重は，閉塞部を穿通するだけの強さをもっていなければならない．閉塞部を穿通できるだけの先端荷重がなければ，ガイドワイヤーを丁寧に押し込んだとしても先端は柔らかい外膜側へ流れてしまうのである．ガイドワイヤー先端荷重は，病変の硬さに打ち勝ち，先端カーブの形を維持したままでは進まないだけのものでなければならない．すなわち，deflectionは起こすが相手の硬さに打ち勝つ，という微妙なバランスを要求されているともいえる．この微妙さは血管の硬さによって大きく左右されるように思われる．血管が柔らかいほどガイドワイヤー先端荷重の変化に敏感であり，血管がある程度硬くなると少しの先端荷重の変化はあまり問題にならなくなるように思われる．そのかわりガイドワイヤーの操作に関しては，deflectionと定点的回転を利用した慎重な操作が必要になる．

いずれにしてもガイドワイヤーが直進しやすいかどうかは，ガイドワイヤー先端荷重のみによっ

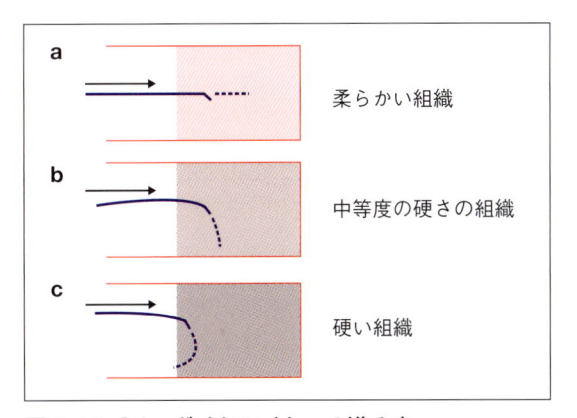

図1・VI・34　ガイドワイヤーの進み方
先端に短く浅いカーブをつけたガイドワイヤーを柔らかさの異なる組織の中に回転することなく直線的に押し込んでいく．組織がガイドワイヤーに比較して極端に柔らかければガイドワイヤーはaのようにまっすぐ進むであろうし，穿通はするけれどほとんど前方に進まない程度の非常に硬い組織ではcのように曲がっていく．中間の硬さの組織ではbのように中間的な挙動を示す．

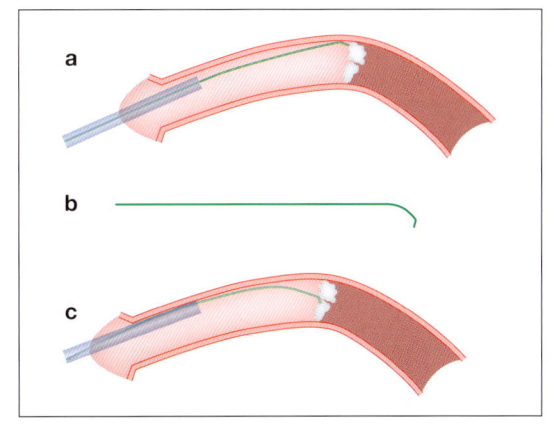

図1・VI・35　ガイドワイヤーのカーブの違いによる進み方
aのように屈曲した部分での閉塞の場合，ガイドワイヤー先端カーブが1つしかなかったらガイドワイヤー先端は決してentry pointのdimpleには届かない．そのまま穿通を図ればガイドワイヤー先端が内膜下に進んでいくことは必然である．Dimpleをとらえるためにはガイドワイヤー先端に第2，第3カーブを付けてbのようにしてシャフトが大彎側にあるときに先端がdimpleに届く（c）ようなカーブとする．

て決まるのではないということは認識しておかなければならない．そうであるからもし閉塞部内の血管の部分によって硬さの著しい違いが予想されるなら，その部位に適した先端荷重のガイドワイヤーへの変更を考えることも重要である．例えばentry pointは著しく硬く先端荷重の高いガイドワイヤー（例：Conquest Pro 12）を必要とするが，そこを通過した後の血管は柔らかいといった場合は，比較的先端荷重の低いガイドワイヤーに変更使用する方が安全・確実である．Exit pointが硬い場合は，再び高い先端荷重のものに変更する戦略も考えられる．

　基本的には上記のごとくであるが，CTO用穿通ガイドワイヤーが大彎側外側を通りやすいとされる，右冠動脈起始部近くの屈曲部閉塞を考えてみると，ガイドワイヤーの先端荷重と血管の硬さのバランスだけでは大彎側への偏位と解離の起こりやすさは説明がつかない．図1・VI・35のような硬い閉塞の場合ガイドワイヤー先端に小さなカーブをつけただけのCTO用穿通ワイヤーでは，どんなに頑張ってdeflectionをつくろうとしてもガイドワイヤー先端は内膜下に進むであろう．いったんガイドワイヤー先端が内膜下に進む

と先端荷重の高いガイドワイヤーほど内膜下に大きな解離を形成する（図1・VI・36）．先端荷重が高いほど先端近傍のシャフトは硬いとの仮定に基づくが，ともあれシャフトの硬いガイドワイヤーはますます外側しか通過しないということになる．このような閉塞のentry pointの穿通には，ガイドワイヤー先端カーブを大きくしてentry pointの至適ポイントを穿通させるようにする必要がある．そのカーブの大きさと形の調整がガイドワイヤー穿通の鍵となる．カーブの形状は先端の極く小さなカーブを浅めの角度でつけて近位部を2mm程度ずつ折り曲げて〔参照➡図1・VI・26（43頁）〕，先端がentry pointのdimpleに触れたときに，シャフトが冠動脈大彎側壁に触れるほどの大きさとする（図1・VI・35b, c）．そのときのガイドワイヤー先端部と閉塞面とのなす角度が90°より少し小さめがよいと考えられる．二方向シネで先端が正しい方向を向くように，定点的回転を加えながら穿通を図るのはこれまで述べたとおりである．

　このようなテクニックとガイドワイヤー形状の

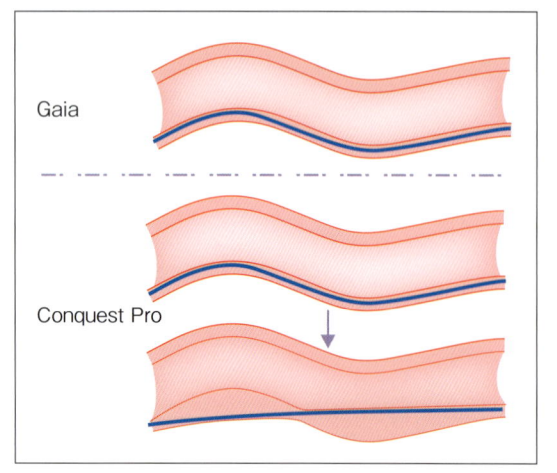

図1・VI・36 比較的柔らかい内膜下をガイドワイヤーが通過した場合の解離のできやすさ

Gaiaでは先端付近のシャフトが柔らかく，血管の曲がりに比較的よく追随するためか解離形成が軽度のように思われるのに対し，Conquest Proでは先端部分からシャフトが硬いのでガイドワイヤーが進むにつれて組織を直線化して大きな解離形成をきたすと思われる．そのため，Conquest Proは特に比較的柔らかい血管に関しては1回内膜下に潜ってしまうと同じワイヤーを引き抜いて何度もトライすることがはばかられる．二度三度と解離腔を拡げることになるとparallelワイヤーも容易に内膜下に潜ることになるし，末梢真腔が圧迫されて造影されなくなることがあるからである．それに引き換えGaiaでは解離腔が大きくならないので比較的安心して同じワイヤーでの探索ができる．

調整を行うことによって硬いCTOワイヤーを血管のカーブに沿った方向へと誘導することができる．

6 ガイドワイヤー先端カーブの直線化

ある程度の長さをもった比較的硬いCTO内に，ガイドワイヤーを進めていくとき，次第にコントロールを失ってくることがある．その際には多くの場合，ガイドワイヤーの先端カーブが伸びて直線化してしまっている〔図1・VI・37：最初のカーブ(a)と伸びたときのカーブ(b)〕．こうなるとガイドワイヤーはまったくコントロールできなくなるのは当然である．マイクロカテーテルを適切な位置まで進めたうえで，ガイドワイヤーをいったん引き抜いてきて直線化を確認しなければなら

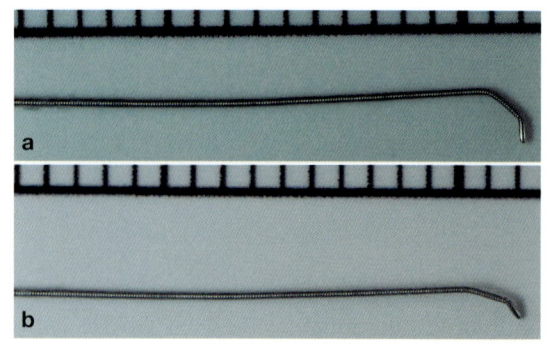

図1・VI・37 ガイドワイヤー先端カーブの直線化
aのように先端カーブを作製しても比較的硬い病変内を進めていくと，bのように先端カーブが伸びて直線化してしまう．ガイドワイヤーのコントロールができなくなればガイドワイヤーを引き抜き先端カーブを確認する必要がある．

ない．直線化していればもう一度カーブをつけ直して再トライするか，新しいガイドワイヤーに変更する必要がある．直線化しているかどうかは透視でも判断はできる．二方向透視あるいは多方向透視で先端カーブが確認できない場合，単方向透視でガイドワイヤーを回転しても先端が回転しない場合は先端の直線化を考える．

かつて筆者らはConquest Proで先端カーブを小さな曲線にすることが難しく，先端が直線化しやすいのでshaping deviceで先端を折り曲げて使用していると記載した．しかし折り曲げていても直線化は起こる．硬い閉塞部内でガイドワイヤー1本がやっと通るchannelができて，その中を前進・後退させればガイドワイヤー先端カーブは次第に浅いカーブとなり，やがては直線化する．

閉塞部内が比較的柔らかく，内部で先端カーブの形状が保たれるようであれば直線化はしないが，いったん通ってしまったガイドワイヤー先端が伸ばされる程度の硬さをもった閉塞部内であれば，程度の差こそあれ直線化は避けられない．さらに前進・後退を頻回にすればするほど，回転を多く加えるほど直線化しやすくなる．

ガイドワイヤー操作中は，常に先端カーブが直線化していないかどうかを気にかけていなくてはならない．ガイドワイヤー先端カーブが直線化したことを疑わせる操作上の所見は，①ガイドワイ

ヤー先端がそれまでは引っ掛かっていた硬い部分に当たらなくなった，②ガイドワイヤー先端が向かってほしい方向に進まないで直進してしまう，③orthogonal な二方向で見て先端カーブを認識できない，④トルカーを回転しても先端は回転しないし進路も変わらない，などである．このような条件が揃えば，マイクロカテーテルを適切な位置まで進めておいて，ガイドワイヤーをいったん引き抜いて先端形状を確認する必要がある．ガイドワイヤー先端の直線化は，必ずしも透視では確認できないことがある．比較的硬く細小な閉塞ルートを通過中，ガイドワイヤー先端は伸ばされた形になるが，弾性限界内での進展なら，側方に向かって方向転換を行うことは可能である．透視で直線化したと見えても方向を変えるべく"当たり"をとらえることができれば，そのまま手技を続けることも可能である．

　直線化する条件が多く，膠着状態になりそうな局面では，ガイドワイヤーを新しいものに変更することもやむをえない．先端の直線化したガイドワイヤーを無理に押し進めようとすると，ガイドワイヤーのコントロールができず結局は内膜下に抜けてしまう．同じ条件下では先端荷重の高いガイドワイヤーのほうが直線化しにくいし，硬い部分を前進・後退を繰り返すことなく，速やかに通過することで直線化を防ぐという意味でも，先端荷重の1ランク高いガイドワイヤーに変更することは有用である．

7 CTO 用ガイドワイヤーの基本的操作法

　一般的にガイドワイヤーの操作は，能動的動作として基本的には"押す""引く""回す"の3種類しかないように思われる．実際には，それらに加えて能動的に動かすわけではないが，ガイドワイヤー先端を固定するという，静的動作ともいうべき重要な操作がある．

a．押す（進める）

　ガイドワイヤーを押す操作の目的は，①ガイドワイヤー先端を末梢に向かって進める，②entry

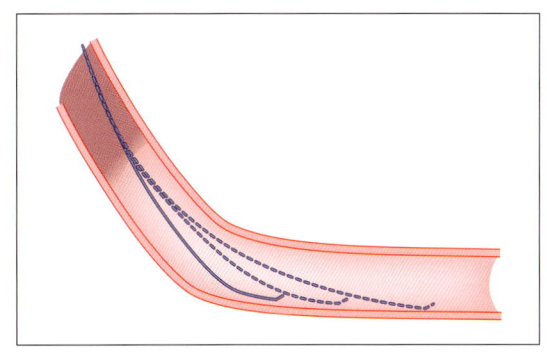

図 1・VI・38　ガイドワイヤー先端が末梢真腔に抜けたとき
ガイドワイヤー先端を小彎側に向けたまま回転せず羽を押すかのごとく軽い力で進めていく．真腔で狭窄などなければガイドワイヤーは先端でたわむことなく進むが，内膜下であったり，何かに当たったりすれば先端がたわむ．

point や硬い部分を穿通する，③ガイドワイヤー先端に deflection を形成する，④硬い部分の迂回路を探し当てながら先端を進める，などである．

　回転させることなくガイドワイヤーを進めるのはアプローチないしは末梢真腔をとらえたとき，血管のカーブの内側にガイドワイヤー先端を向けたまま軽く押し進めるときくらいである（図 1・VI・38）．

　比較的硬い閉塞部内に比較的柔らかい中心部分が存在する場合は，ガイドワイヤー先端を to-and-fro に回転させながら軽く押し進めていくと容易に通過させることができる．これは閉塞していない血管内を，先端軟のガイドワイヤーを to-and-fro に回転させながら進めると血管壁の凹凸を避けて容易にガイドワイヤーが進んでいくのと似ている．先端を常に回転させておくと，ガイドワイヤー先端が血管壁の硬い凸凹（硬いプラーク）に当たっても血流（柔らかい部分）の中に戻ってきて，その瞬間に軽く押し当てた力でガイドワイヤー先端が進んでいく．

　閉塞メカニズムから考えられるように，閉塞部に中心の柔らかい部分があるとはいえない閉塞も多い．その場合，もし閉塞長が短いようなら先端を正しいと思われる方向に向けて押し込めば通過するかもしれない．しかし閉塞長が長く閉塞部内の真腔ルートが正確には明らかでない場合（その

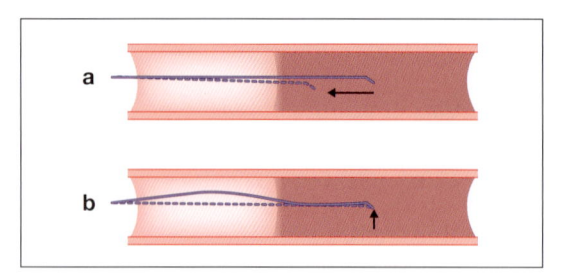

図1・Ⅵ・39　ガイドワイヤーを引く操作法
a：進んだガイドワイヤー先端を矢印のように引き抜いてポジションを変える．
b：ガイドワイヤー先端の位置は動かすことなくガイドワイヤーのたわみ（場合によってはdeflection）をとるようにガイドワイヤーを引く．

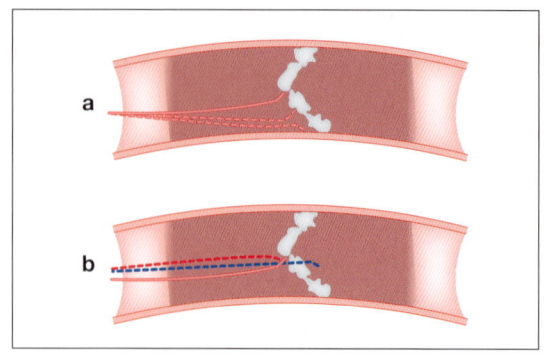

図1・Ⅵ・40　ガイドワイヤーの"当たり"と内膜下への滑り込み
a：実線のように硬い部分の"当たり"で押すと点線のように下方に滑り落ち，やがて内膜下に潜ってしまう．
b：点線のように先端は固定したまま方向だけ変えて硬い部分を避ける方向を探すつもりの回転〔±90°の定点的回転（赤点線）〕で硬い部分の隙間をこじ開ける感じで通過（青点線）を待つ．

ほうが多い）は，ガイドワイヤー先端はやはりto-and-froに回転（「面積的回転効果」参照➡次頁「d. 回す」）させながら，ガイドワイヤー先端が大まかに進むべき方向を向いた瞬間のみ軽く押して先端を進める．

b. 引く

引く操作は次になすべき押す操作の準備であるが2つの意味がある．①ガイドワイヤーを引き抜いて先端位置を変える「引き抜き」（図1・Ⅵ・39a）と，②ガイドワイヤー先端は動かすことなくたわみをとる，あるいはdeflectionを軽くする「引く動作」（図1・Ⅵ・39b）とである．

「引き抜き」はガイドワイヤー先端が内膜下に潜ったときに，潜ったと思しき部分までガイドワイヤー先端を引き抜いて，ガイドワイヤーの進む方向を変えて進む道があるかどうかを探るときに行う．ガイドワイヤー先端が硬い部分に当たったとき，軽く押し込んで進むかどうかを試すが，このとき病変が硬ければガイドワイヤー先端はdeflectionを生じるし，もっと押し込むとガイドワイヤー先端部分がたわんでしまう．それでもガイドワイヤーが進まないようなら，先端の位置はそのままにしてdeflectionが軽くなるまでガイドワイヤーを引く．そのうえでガイドワイヤーを進むべく想定された方向から±90°くらいの角度の範囲内で，ゆっくりとto-and-froの回転を掛けながら軽く押し込んで硬い部分を避けた道を追求する．

c. 先端を固定

ガイドワイヤー先端が硬い部分に当たり，進めると枝，ないしは内膜下と思われるルートに入る場合，ガイドワイヤー先端をその硬い部分に固定しそこで正しいと思われる方向に先端を向けて軽く押す．回転は±90°以内とするが，押す力も回転量もガイドワイヤー先端が固定された状態を保つようにする（「定点的回転効果」参照➡次頁「d. 回す」）．これは図1・Ⅵ・40のような状況を想定しているからである．いずれも硬い部分に阻まれてルートの右側にずれて内膜下，ないしは側枝に進入している．このときガイドワイヤー先端が硬い部分に当たって方向を変えている感触が得られるなら，ガイドワイヤー先端をその位置に固定し，滑る方向（右側）とは反対の方向に向けて固定したままで±90°以内の回転（参照➡次頁「d. 回す」）を加える．押さないで通過させるために，先端に回転運動をさせることで穿通力を高めるとともに，進みやすい方向を探る意味がある．右側に落ち込み，左側に向けて先端を保持できない場合，引っ掛かりを強くするためにガイドワイヤー先端の第1・第2カーブの角度を大きくすることもあるが，基本的には先端荷重のより高いガイドワイヤーに変更する．そのことによって硬い部分をしっかり

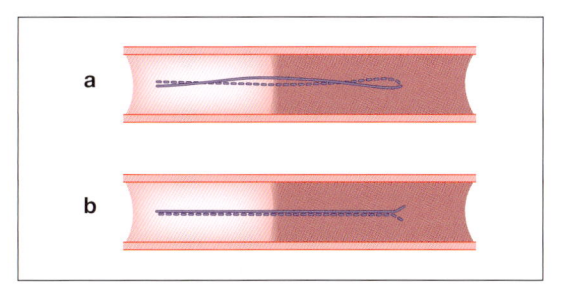

図1・VI・41　定点的回転と面積的回転
a：定点的回転．ガイドワイヤー先端は固定されたままで回転することを定点的回転と呼ぶ．このときガイドワイヤー先端が固定されるため，回転によってシャフトが偏位する（破線）．大きく粗雑な回転をかけると容易にガイドワイヤー先端は動いてしまって定点的回転はできなくなる．
b：面接的回転．ガイドワイヤーシャフトは短軸方向には動かず固定され，先端のみが回転するような回転方式である．ガイドワイヤーを同じ方向と反対方向と交互に何回か回転させるような比較的粗雑な回転でもかまわない．

ととらえ，かつ先端がたわむほどの力を加えなくても穿通できることが期待される．

d. 回す

ガイドワイヤーは torque device を回転させることでガイドワイヤー先端部を回転させるが，ガイドワイヤー先端部の回転による効果は状況に応じて図1・VI・41a のように最先端部のみの**定点的**回転効果と，第1カーブないしは第2カーブ全体の**面積的**回転効果（図1・VI・41b）とが起こりうることを銘記しておかなければならない．例えば entry point の dimple をとらえて穿通を開始しようとする場合は dimple に対して定点的回転効果が必要であるし，閉塞部内が柔らかければ面積的回転効果が生じる．実際にはそれらの効果をうまく使い分けガイドワイヤーを進めているのであると考えられる．柔らかい閉塞部で，その周りが硬い線維化・石灰化組織などに囲まれている場合は，前述のようにわざとガイドワイヤーを回転させることによって面積的回転効果を生じさせたうえで，軽く進めると安全確実に通過させることができる．一方，柔らかい閉塞部内であっても，周辺も柔らかくしっかりと方向を定めて（進むべき方向が分かっている場合）進まないと容易に周辺組織内へ進んでしまう場合は，定点的回転効果を期待して torque device にかける回転は ±90°程度にしておかなければならない．

閉塞部内がガイドワイヤー先端に比して，ある程度以上硬い場合，定点的回転効果が大きいと考えられる．このことは硬く長い閉塞部内を穿通しているとき，Conquest Pro のような先端荷重の高い（先端シャフトの硬い）ガイドワイヤーでも引き抜いてみると，先端カーブがとれて直線化することからも想像がつく．先端カーブ（特に第1カーブ）がとれると閉塞部内での方向の変換が不可能になるので，カーブをつけ直す．それでも容易に直線化する場合は新しいガイドワイヤーに交換しなければならないことは前述した．

今一度強調しておかなければならないのは，**CTO ガイドワイヤーの回転は一方向に回転してはならないということである．**上述したように to-and-fro と表現されるように時計方向に5回転したら，反時計方向に5回転してもとに戻しておかなければならない．一方向に多く回転させると先端がトラップされたときに容易にガイドワイヤー断裂が起こる．ちなみにガイドワイヤー先端がトラップされたときのガイドワイヤーの引き抜きをどのようにすべきかについては，「IX. トラブルシューティング（129頁）」を参照して頂きたい．

8 各局面でのガイドワイヤーの選択と操作法

a. 1st ガイドワイヤーの役割

Antegrade approach における 1st ガイドワイヤーの役割には2つがあると考えている．

a）マイクロカテーテル先端を，近位部血管を傷つけることなく entry point まで進めること

Entry point まである程度の距離がある場合，Gaia First 以上の先端荷重をもった先端先細りの CTO ガイドワイヤーは内膜を穿孔し内膜下を進むことがありうる．

右冠動脈入口部はガイディングカテーテルと十分な同軸性が確保できないことがある．不用意に硬い先端のガイドワイヤーを進めると，容易に解

離を形成してしまうことがある．ガイディングカテーテル先端から右冠動脈入口部にガイドワイヤーを進めるときは，LAO系の入口部を長軸から眺める方向でガイドワイヤー先端の位置と形を認識しつつ極めてゆっくりと，わずかの押す力でそっとガイディングカテーテル先端から出してみる．もし何の抵抗もなくガイドワイヤーがRCA内に進めば，あとは普通にガイドワイヤー操作をしていけばよい．これが普通であるが，時としてガイドワイヤーが入口部壁に当たって進まないことがある．このときは決して押し込むことなく，①いったんは少し引き抜いてガイディングカテーテル先端部の別のルートをたどってガイドワイヤーがRCAに出るかどうかを再トライする，②ガイディングカテーテルを抜き差ししたり，回転トルクを加えたりして，先端の方向を変えて再度ガイドワイヤーを進めてみる，といったことを行う必要がある．

このような場合，安全にガイドワイヤー先端をentry pointに進めるためにはガイドワイヤー先端は柔らかいほうがよい．少なくとも先端荷重の高い先端先細りのCTOガイドワイヤーは適切ではないと考えられる．筆者は0.014″の先端軟のガイドワイヤーを使用している．

b）存在するかもしれないmicro channelを探すこと

左右冠動脈同時造影を用いても，不可視なmicro channelが存在することはあり得る．そのchannelを探すためには先端先細りガイドワイヤーが適当であり，存在するchannelを通過させるためには先端は硬い必要はない．ただ屈曲した血管の中を通過したうえで微妙な方向選択をしなければならないことも多く，先端の形状メモリーは良好であることが要求される．

以上の役割を同時に果たせるガイドワイヤーとしては，①先端先細りし，②先端荷重が低く，③先端形状メモリーのよい，④滑りのよいガイドワイヤーということになり，筆者はXT-Rを使用している．同種のワイヤーとしては，XT-AやWizard 78のようなガイドワイヤーがあり，通過しにくいchannelには比較的硬い先端のガイドワイヤーのほうが有効であるかもしれないとの考え方も成り立つかもしれない．しかし筆者は，概念的にXT-Rが通過しないchannelは穿通ワイヤーが必要な病変であると考えて，Gaia系穿通ワイヤーに変更するようにしている．

視認できないマイクロchannelであっても存在するということは，その合目的性から考えると末梢の心筋灌流のために末梢真腔につながっている

●Column⑦

●術者MITSUDOの選択とその理由─その1●

【非先細り先端軟のガイドワイヤー】
　非先細り先端軟のガイドワイヤーは，**先端荷重1.0g以下で親水性ポリマージャケットを施されていないものを使用している**．通過した後にmain streamに留置しておけるし，それでも冠動脈穿孔を起こしにくいからである．冠動脈穿孔を起こしにくいという意味ではできるだけ先端荷重は低いものがよく，若干の滑りの悪さは許容される．

　また通過後のデバイス通過のことを考えると，シャフトのサポートは若干強いほうがよい．複数の分岐部病変のstent＋KBTやculotteステンティングなどで複数回の枝の通過が想定される場合は，先端メモリーの良好で先端カーブの変更が容易なガイドワイヤーが好ましい．

【Antegrade approachのCTOに対する1stガイドワイヤー】
　現在antegrade approachのCTOに対する1stガイドワイヤーは，XT-Rを使用している．上記条件を満足するからであるが，XT-Aでない理由は元々存在するchannelを探索して通過させることを考えているからである．XT-Rで通過できないほど細小のchannelも，XT-Aで押し広げながら進むのでXT-Aを1stガイドワイヤーにとの戦略概念も十分に成り立つ．

　「押さないPCI」をモットーにして内膜下への進入を避けている筆者としては，押すよりは軽く穿通しながら押す力を最小限にするほうを選ぶという意味で，XT-R→Gaia Firstを選択している．

はずである．XT-R が途中で何かにぶつかって進まなくなるということは，その channel が著しく屈曲しているか，さらに細小な channel に分岐しているか，もともと micro channel ではなかったのか，などなどが考えられる．いずれにせよ穿通用ガイドワイヤーの出番であると考えるからである．

さらには Gaia First で，micro channel 存在下病変を通過させても，内膜下 tracking のリスクはそれほど高くなるわけではなさそうであるという感触もある．

c) 非先細り先端軟のガイドワイヤーを使用する場合

マイクロ channel がまずは存在しないと考えられる閉塞部にマイクロカテーテルを誘導する場合は，非先細り先端軟のガイドワイヤーを使用する．このワイヤーはマイクロカテーテル先端を閉塞部まで進めるためにのみ使用し，閉塞部の穿通を試みることはしない．また右冠動脈口などガイディングカテーテルが冠動脈口と同軸になっていない状態で先端先細りガイドワイヤーを使用すると解離を生じてしまうことが懸念される場合は，やはり非先細り先端軟のガイドワイヤーを使用する．

b. Entry point

Entry point の穿通を開始するためのガイドワイヤーの選択と操作には，閉塞形態，病変の予測硬度，dimple のとらえやすさなどが関与している．例えば tapered type の閉塞で柔らかそうな閉塞の場合，dimple を探さなくてもよいので，XT-R や Wizard 78 などのように，軟らかい先端先細りのガイドワイヤーを to-and-fro に回転しながら進める．このとき，ガイドワイヤーが想定されたルートの方向を向いた際にわずかに押し進めるようにするし，抵抗が大きくなるようなら（透視で見ていて先端が進まなくなったら）いったん少し（数 mm）引き抜いたり，引く動作をしたりして少し先端の方向を変化させて再び進め直し，特段の力をかけなくても進むルートを探る．

Entry point が分岐部主枝（側枝）入口部の場合，主枝近位部の径の大きさ，分岐角度，entry

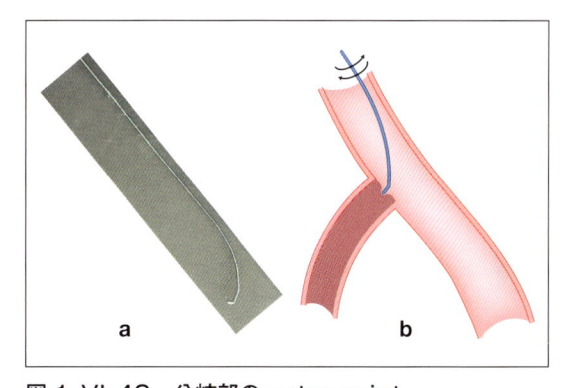

図 1・VI・42　分岐部の entry point
閉塞部の方向を向きそうなカーブをつくり(a)dimple を探し，先端を閉塞部に同軸にしながら定点的回転をかけ，穿通を待つ(b)．

point の硬さによってガイドワイヤー先端形状，ガイドワイヤーの操作法も異なってくる．

しかし，基本的にはガイドワイヤー先端が閉塞血管入口部と同軸になるようなカーブを作製し，dimple をとらえてガイドワイヤー先端を固定したうえで±90°の回転（定点的回転）を掛けながらガイドワイヤーが進むのを待つ（図 1・VI・42）．ガイドワイヤー先端が prolapse することなく側枝に落ち込んでしまう場合はガイドワイヤー先端カーブを急峻にするし，prolapse してしまう場合は逆に緩やかなカーブにする（図 1・VI・43）．先端カーブ形状の補正だけでは dimple をうまくとらえられない場合は，ガイドワイヤー先端荷重の高いものに変更する．ガイドワイヤー操作法は常に同じである．

例えば LAD 入口部閉塞の場合であるが，ガイディングカテーテルは Judkins short-tip が適切である〔参照➡ III. ガイディングカテーテル（5 頁）〕．LCX に floppy type のガイドワイヤーを挿入しておく．この利点としてはガイドワイヤーで LM あるいは LCX 入口部に思わぬ損傷を生じて，LCX の血流が不良になったとしてもすぐに対処できること，IVUS ガイド PCI ができること，Crusade が使用できることなどを挙げることができる．ガイドワイヤー先端は小さく折り曲げた複合折り曲げカーブ〔参照➡図 1・VI・26（43 頁）〕で，全体として大きなカーブをつくり，entry point

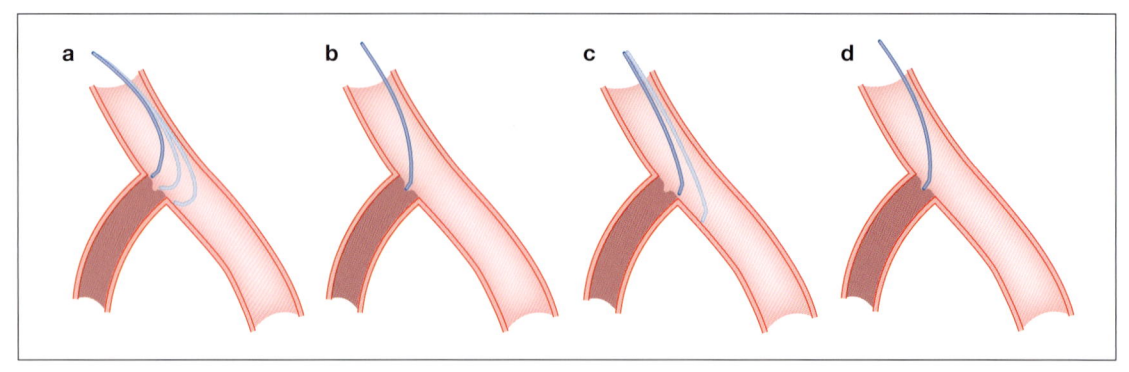

図 1・Ⅵ・43　分岐部閉塞のガイドワイヤー先端形状
a：もしガイドワイヤーが dimple をとらえながらも軽く押すだけで逸脱して末梢に流れてしまう場合，先端カーブは大きく，急峻すぎると考えられる．
b：少し緩やかなカーブにして dimple をとらえたときにシャフトは分岐対側の血管壁に当たり，わずかに押し込むと先端が開存枝壁に直角（閉塞枝と同軸）となるようにする．
c：Dimple に届かなかったり届いてもその形のままで末梢に流れてしまう場合は先端カーブが小さすぎる．
d：少し大きくしてシャフトと先端方向とが b と同様になるようにカーブをつくり直す．

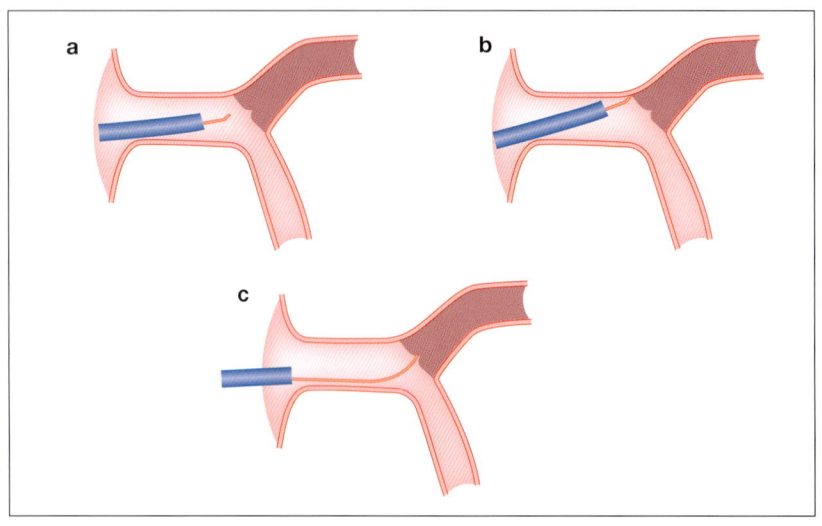

図 1・Ⅵ・44　LAD 入口部閉塞へのアプローチ
a：基本的に LAD 入口部閉塞に対するガイドワイヤー先端のカーブは，シャフトが LMT の分岐部対側に接し，先端は分岐部閉塞血管に同軸になるように形成する．しかし LMT が短い場合は困難なことがある．
b：ガイディングカテーテル先端は閉塞部に近づけ過ぎないほうがよい．ガイディングカテーテル先端と LAD 入口部が同軸になっているとは限らないからである．
c：ガイディングカテーテルを閉塞部から少し遠ざけるにしても短い LM で，十分な径のある場合は先端カーブは大きく急峻にせざるをえない．その場合，ガイドワイヤー先端は LAD 入口部の軸よりも急角度とならざるをえない．

の dimple を探さなくてはならない．折り曲げカーブは dimple に当たったときにガイドワイヤー先端が LAD 入口部長軸と同軸となるよう調整する（図 1・Ⅵ・44）．ガイドワイヤー先端が dimple をとらえた後はガイドワイヤー先端を固定して，±90°回転（定点的回転）させながら entry point を穿通する．穿通後はしばらく大きな先端カーブのままで LAD の軸方向にコントロールし

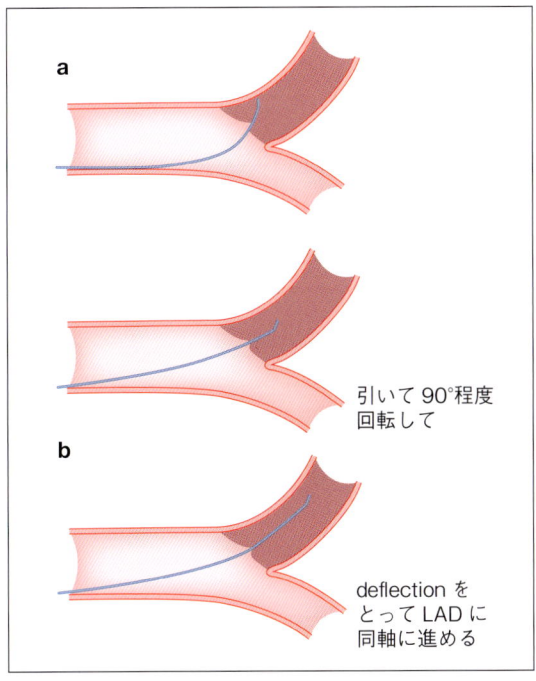

図 1・VI・45　非同軸ガイドワイヤーを同軸に戻す動作
a：ガイドワイヤー先端は最初の大きなカーブでは LAD 入口部と同軸にならないために上方に偏位しつつ進むことがある．そのまま定点的回転を加えながら方向の調整をすることもあるが，必ずしもうまくいかない．
b：そうしているうちにガイドワイヤーのカーブは少しずつ直線化してくるので，入口部近くまでガイドワイヤーを引き戻し，もう一度進め直すと同軸な方向に向かって進みやすい．

ながら，ガイドワイヤーを進めなくてはならない．これにはちょっとした我慢が必要となる．先端を LAD と同軸近くになるように ±90°＋α の回転をさせながら少し引く動作をして deflection をとりながら，LAD と同軸になる方向にガイドワイヤーが進むように調整する．また，CTO 用ガイドワイヤーは直線化しやすいという特性を利用して，大きく曲げたガイドワイヤー先端が伸びるのを待つ感じでゆっくりとガイドワイヤーを進める（図 1・VI・45）．ガイドワイヤーがある程度進んで IVUS で真腔がとらえられていることが確認され，マイクロカテーテルが entry point を確実に越えるようなら，ガイドワイヤーを先端荷重の低めのもので，先端のカーブを通常のカーブ（図 1・VI・46）としたものに交換することも有効である．

LCX 入口部の場合は，ガイディングカテーテルは EBU（Voda）タイプが適切である〔参照➡ III. ガイディングカテーテル（5 頁）〕．基本的には LAD 入口部と同じ考え方で穿通を試みるが，分岐角度が大きい場合はガイドワイヤーが容易に LAD に prolapse してしまう（図 1・VI・47a）ので，ガイディングカテーテルを吊り上げてガイドワイヤーと LCX とが同軸になりやすくしたり，マイクロカテーテル先端を近づけたりして，ガイドワイヤーの prolapse を防止しなければならない（図 1・VI・47b, c）．Crusade カテーテルが有効であることもある（図 1・VI・49d）．

c．閉塞部内

閉塞部内でのガイドワイヤー操作も，前項の 4 つの基本操作（51 頁）を状況に応じて使い分けることとなる．閉塞長が 10 mm 以下の短い閉塞では，ガイドワイヤーのその時点での進むべき方向は容易に想定できるので，ガイドワイヤー先端をその方向に向けて ±90°回転でガイドワイヤーの進むべき道を探っていくことが主体となる．

ここでは閉塞長が 20 mm 程度以上から 10 cm を超えるような long occlusion の場合を想定して話を進めたい．まずは図 1・VI・48 に示す症例に代表されるような閉塞形態である．冠動脈に沿って 2 列の石灰化とその真ん中にサンドイッチされるかのごとき X 線透過度の比較的高い部分が存在する．このことから予想されるように，この血管は比較的全周に近く石灰化したプラークが存在した状態で開存していた中心部が最終的に閉塞したものと考えられる（図 1・VI・49）．このような場合，ガイドワイヤーは最初に中心部の比較的柔らかい部分をとらえれば，あとは to-and-fro に回転（面積的回転）させながら進めれば真腔を tracking できる．しかしガイドワイヤーは途中で枝の方向に進んだり，石灰の合間やもともと存在するソフトプラークから外膜側に進もうとしたりすることがある（図 1・VI・50a）．少し引き抜いたうえで想定ライン内に進めるよう，ガイドワイヤー先端を ±90°回転させながら先端の方向を変える（図 1・VI・50b, c）．

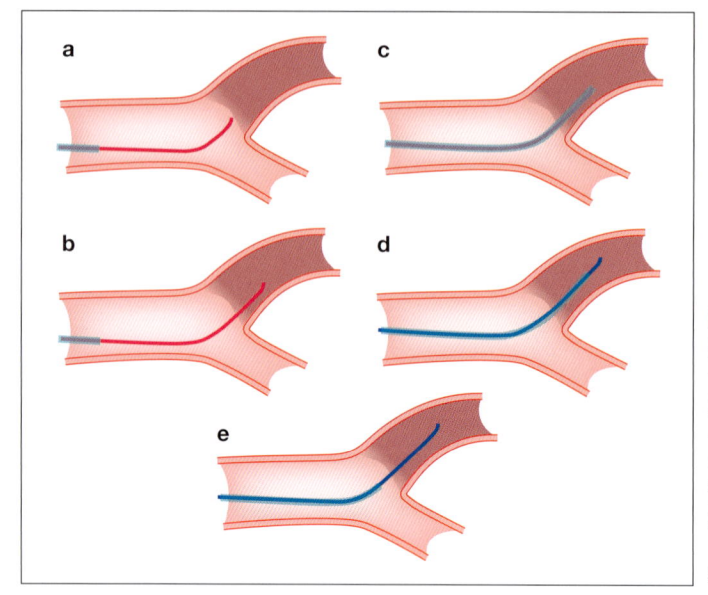

図 1・VI・46 分岐部閉塞を進める動作
Entry point のキャップが硬く，曲がりのきつい場合(a)ガイドワイヤーで穿通しなければならないため一般的に先端荷重の高めのガイドワイヤーを使用せざるをえないことが多い．そこで目的の閉塞入口部を穿通(b)した後にマイクロカテーテルを進め(c)，先端荷重の低めの，適切な小さな先端カーブのガイドワイヤーに入れ替えて前進させることが必要となる．

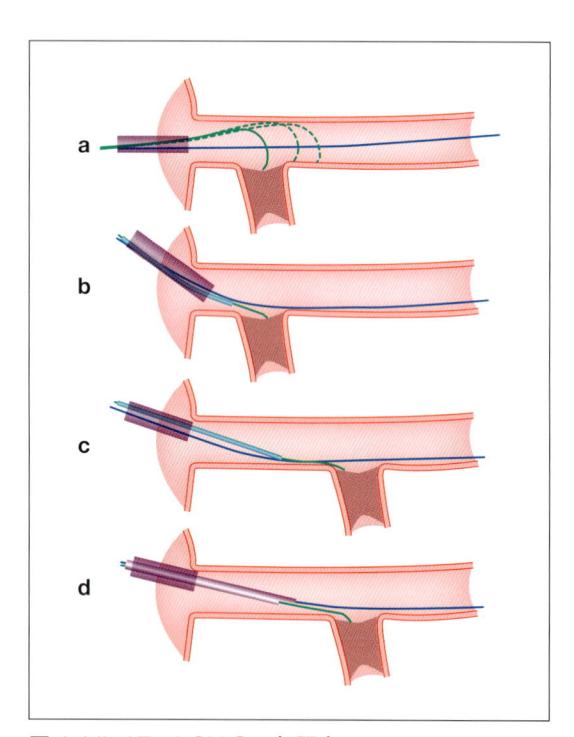

図 1・VI・47 LCX 入口部閉塞
a：急俊な角度の分枝であるため大きく急峻な先端カーブを必要とする．LAD が径が大きく，そのためガイドワイヤーは容易に LAD 側に逸脱してしまう．
b, c：ガイディングカテーテルを引いて，先端を下向きにしてガイドワイヤー先端カーブが小さくても dimple をとらえ若干の押す力をかけることができるようにする．c ではマイクロカテーテルを閉塞部まで近づけている．
d：Crusade を使用すると効果的であることもある．

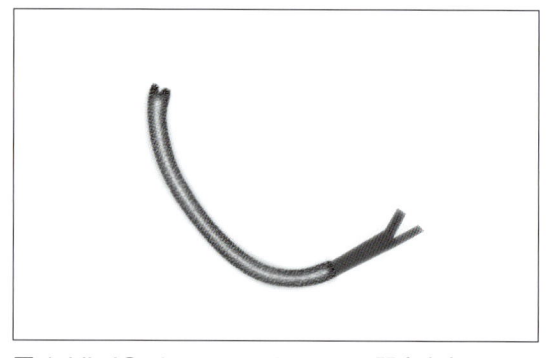

図 1・VI・48 Long occlusion の閉塞病変
シネ画像を静止画で印刷すると石灰化が不明瞭となり分かりづらいのでイラストで示すが，造影剤の入っていない状態で血管の両サイドのみに石灰化がみられ，中心部はむしろ X 線透過度が高い閉塞がみられることがある．末梢の濃く描写された部分は造影されたらこう見えるということを示しただけで，実際にはシネ画像上は何も見えない．

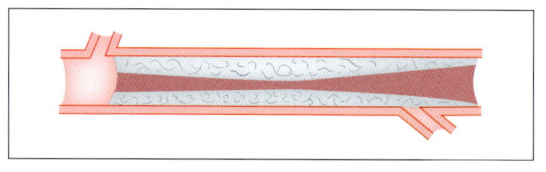

図 1・VI・49 狭窄が長く続き，プラークが石灰化した後に中心部が閉塞した状態
長く狭窄病変が続いた後に中心部が閉塞し，古いプラーク内にのみ石灰化が生じる場合もあるかもしれない．

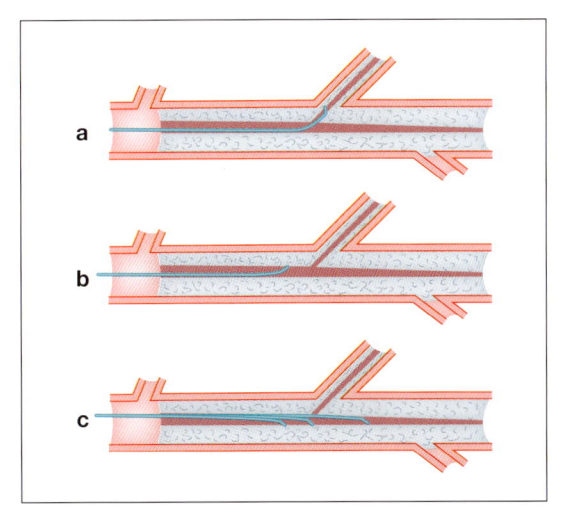

図1・Ⅵ・50　石灰化病変の中心部から外膜側に向かって進むガイドワイヤーの状態

aのように枝であることもあるし，もともとモザイク状の石灰化で柔らかい部分やソフトプラークを含んでいることがあり，そういった部分を通ってガイドワイヤーが外膜側に進んでいくこともあると考えられる．そうした場合，分岐と考えられる部分より少し近位部までガイドワイヤーを引き抜いて(b)，分岐方向とは対側にガイドワイヤー先端を向けて分岐部分を通過するまでは定点的回転をしながら進め，以降は再び面積的回転で進めていく(c)．

石灰化が明瞭でなくても，比較的硬いプラークと中心の比較的柔らかい組織がある場合はこの方法を用いる．このように中心部の(外側のプラークに比して)比較的柔らかいルートが存在するかどうかを，どうして見分けることができるのであろうか．CAG所見と閉塞機転とから考えられることは，①均一でない石灰化の存在，②多少なりとも先細りの後に閉塞していること〔参照➡図1・Ⅵ・3(31頁)〕などである．

こうした特徴を備えていない閉塞形態のCTOでは閉塞部内に比較的柔らかい組織のルートがあるのか，血管内腔全体に均質な閉塞組織があるのかCAGでは分からない〔参照➡図1・Ⅵ・2(31頁)〕．均質な閉塞組織であったとしても血管組織より柔らかければ，ガイドワイヤー先端のto-and-fro回転(面積的回転)でもルート内をトラッキングする可能性は十分にある．しかし均質な閉塞組織が血管壁組織より硬い場合は，ガイドワイヤーは容易に内膜下を進んでしまうことも多い．長い閉塞でランドマークのない閉塞では，内膜下trackingもやむをえないことも多いと考えられる．Parallel wire techniqueあるいはseesaw techniqueを用いてもう一方のガイドワイヤー，ないしは最初のガイドワイヤーで真腔をとらえるべく最初のルートとは異なるルートを探索する．このとき，ガイドワイヤーの想定方向に進みうるかどうかを±90°回転で探り(探索的定点的回転)，ある程度その方向に進み始めたらto-and-fro回転(面積的回転)で想定方向に進むルートを探る．

1) ガイドワイヤーの曲がり方と進むべき方向

閉塞部内で先端作細りガイドワイヤーが進んでいくとき，多くの場合，血管の走行と思われる緩やかなカーブはあるものの，比較的まっすぐに進んでいくのが常である．ガイドワイヤー先端付近の屈曲の仕方については，先端部分のワイヤーシャフトの硬さ，血管の屈曲のみならずchannelの屈曲度合い，前述の比較的柔らかい部分の屈曲度合いなどとプラークの硬さによって影響を受ける．

先端軟の代表としてXT-Rを例にとると，その軟らかさゆえに屈曲したchannelルートを辿れば図1・Ⅵ・51aのようにクネクネと進むこともある．いまだ柔らかい血栓の中を進むとき，比較的硬い血栓部分を避けて血栓と血管壁との間を進むために螺旋状に方向を変えて進む場合がある．これは偽腔を通過している場合とよく似た状況である．結果として先端通過直後は多重に曲がった形になるが，さらに進めてガイドワイヤーシャフトの硬い部分が閉塞部に到達するとそのカーブは伸ばされて(平滑化されて)緩やかなカーブとなる．

先端荷重が高くなるに従ってシャフトの硬さも増してくるので，普通の閉塞病変では多重屈曲は少なくなる．Gaia，Conquest Pro系に関してはGaia Second以上ではこの多重屈曲現象は起こりにくい．

多重屈曲は起こらないが，どこかで屈曲が強くなったり方向が急激に変化したりする場合があ

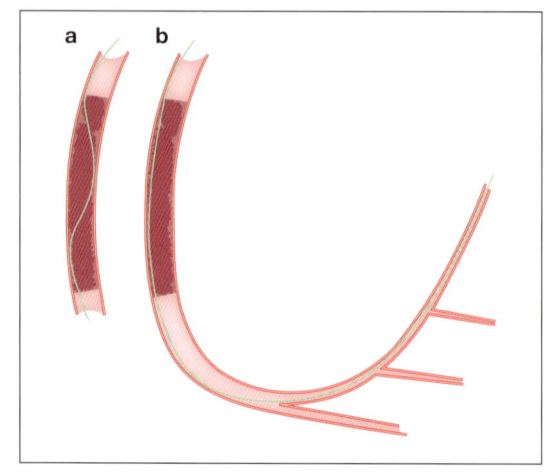

図 1・VI・51 軟らかい先端シャフトの CTO ワイヤーによる多重屈曲の発生

例えば軽い狭窄病変に発生した急性心筋梗塞の血栓性閉塞の場合，ガイドワイヤーは血栓と内膜の間を通過することがある．ちょうど外膜下(subadventitia)を通過するのに似て，ガイドワイヤーは血栓を取り巻くように螺旋状に通過しうる(a)．透視上は多重屈曲に見える．しかしさらにガイドワイヤーを進めてシャフトの比較的硬い部分が閉塞部を通過するようになると，この擬似解離上でガイドワイヤーが滑って直線化したり，通過部分を伸ばして直線化したりして屈曲は緩やかなものとなる(b)．

る．筆者は，この曲率が急に変化する点を便宜的に変曲点と呼んできた．数学上の変曲点とは定義が異なることをご容赦いただきたい．多くのカーブを平滑化するシャフトの硬いガイドワイヤーを用いているにもかかわらず，なぜこの変曲点はできるのであろうか．次のような原因が考えられる．①ガイドワイヤーの曲がりを伸ばして直線化しようとする力に打ち勝つだけの硬さと曲がりを有する閉塞内ルートの存在(図 1・VI・52a)，②真腔ルートから内膜下ルートへの乗り換え(図 1・VI・52b)，③内膜下ルートをとるときのルートの方向の自由度の低さ，すなわち内膜下ルートは血管の周囲しか通過しえないという事実である(図 1・VI・52c)．

　上記のごとく変曲点の形成には複数の要因が関与していて必ずしも内膜下への移行を意味するわけではないし，内膜下に進んだからといって必ずしも変曲点を形成するというものでもない．しかし exit point 近辺まで進んだ先端が内膜下にあるとき，もし多方向撮影(多くは orthogonal な二方

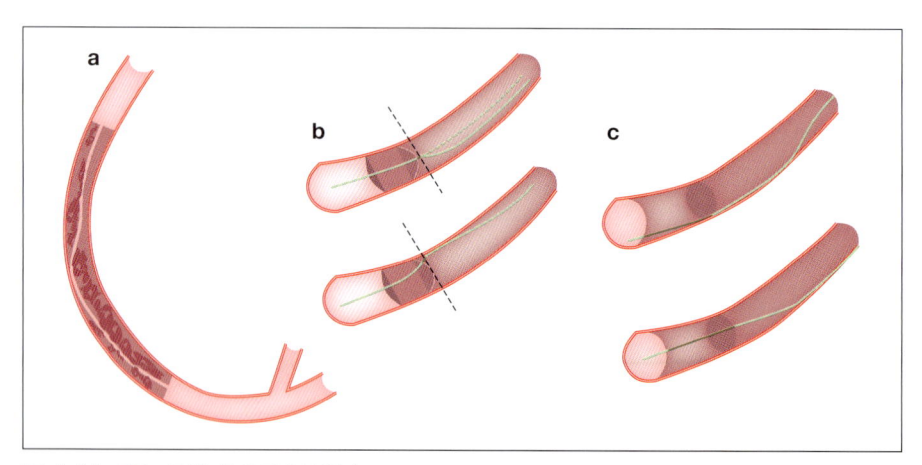

図 1・VI・52 変曲点のできる理由
a：CTO ルートが硬く曲がっている．特に石灰化でルートが規定されているときはガイドワイヤーは曲がらざるをえない．
b：閉塞部内真腔から内膜下にガイドワイヤーが出るとき，出ていこうとするルートを直角方向から見ると予想される方向からはずれていくのは当然である．ガイドワイヤーを進めると先端は内膜下に出た途端にその方向とは tangential に向かってしか進まなくなるのであるが，予想されるルートに近づけようとするとガイドワイヤーはその直角方向から見ると左右方向に大きく方向を変えることになる．内膜下に進入するポイント近辺に変曲点が生じるゆえんである．
c：最初から内膜下に出ている場合もどこかで真腔に戻そうとすると変曲点を生じる．いずれにしても変曲点を認識するには二方向透視が有用ないしは必須である．

VI. Antegrade approach　61

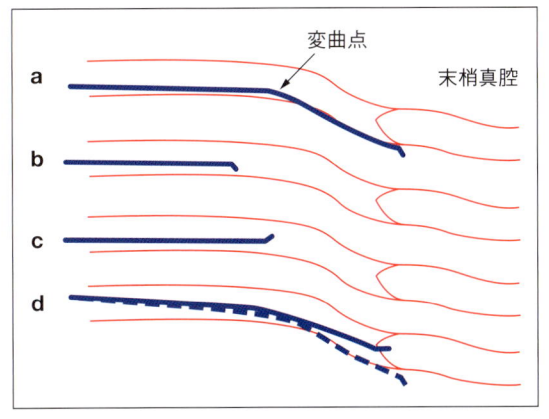

図 1・VI・53　どこから内膜下に潜っているか
a：ガイドワイヤーは末梢真腔からはずれており，急に角度を変える変曲点の形成がみられる．
b：変曲点付近までガイドワイヤーを引き抜いて変曲点を生じないような方向がとらえられるか探してみる．
c：どちらかというと変曲点の向う方向とは逆の方向で，特に硬い部分に当たる場合はその部分を外さないように，わずかにガイドワイヤーを定点的に回転させながらジワリと進むのを待つ．
d：すとんと滑り込むことがなく変曲点を形成しない方向にガイドワイヤーが進めば真腔をとらえている可能性が高い．進まなければ先端荷重の高いガイドワイヤーに変更して同じことをする

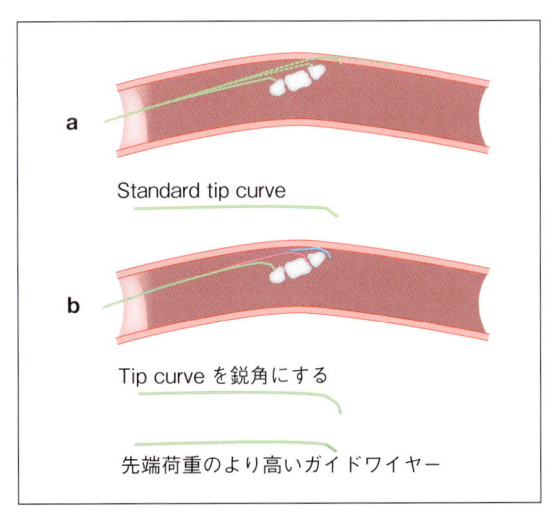

図 1・VI・54　定点的回転によってもガイドワイヤーが内膜下に滑り落ちるとき(a)
b：先端カーブの大きさはそのままに第 2 カーブ角度を鋭角にして再トライする．それでも無理なら先端荷重の高いガイドワイヤーに変更してみる．

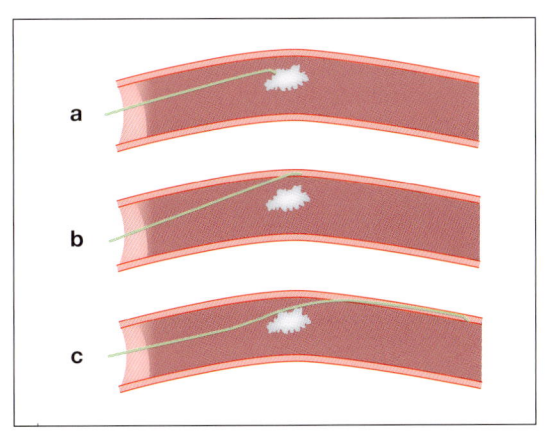

図 1・VI・55　ガイドワイヤー先端の"当たり"(a)とトラッピング(b)
トラッピングはそこから先に先端は進まないが c のように落ち込むように内膜下に進んでいくことはない．トラッピングは長時間操作で，ガイドワイヤーが抜去しにくくなり，その結果ガイドワイヤーが破損してコイルが冠動脈内に残ったりするのでしつこく追求してはならない．

向撮影で可）の一方向で変曲点を見つけたときは，そこから内膜下に侵入している可能性が高いと考えるのが妥当であろう（図 1・VI・53a）．そして，その部分まで引き抜いた（図 1・VI・53b）ガイドワイヤー先端を変曲点の向うカーブの反対側に向けて（図 1・VI・53c），極めてゆっくり進めようとするときに"当たり"があり，進まなくなれば，それが真腔からはねられて方向を変えざるをえなかった硬いポイントであると推論するに十分である．その硬い部分を穿通するか，迂回して先に進むべく探索的定点的回転を行いつつ，適切な方向にガイドワイヤー先端を誘導する（図 1・VI・53d）．探索的定点的回転を行っても硬い部分にはねられて，ガイドワイヤー先端が内膜下の方向に滑り落ちるように進んでいくとき（図 1・VI・54a），血管のカーブが大きいときはガイドワイヤー先端カーブを若干きつくすることも有効であるし，先端荷重の高いガイドワイヤーに変更することも有効である（図 1・VI・54b）．

この"当たり"（図 1・VI・55a）に関しては，ガイドワイヤーのトラッピングと区別しなければならない．トラッピングのときはガイドワイヤー先端の方向を変曲点の方向に向かうように向けて（図 1・VI・55b）もガイドワイヤー先端が落ち込むように進む（図 1・VI・55c）ことはない．そのような場合

は，その点から1〜2mm近位部までガイドワイヤーを引き抜いて進むべき方向にガイドワイヤー先端を向けて定点的回転をさせながらガイドワイヤーを進め直す．

"当たり"がなく方向の是正ができることもある．おそらくは硬い部分の範囲が狭く簡単に迂回できるためと考えられる．しかし変曲点もなく，まったく"当たり"もなく，方向も是正できないこともある．そのような場合はさらに近位部，多くはentry pointで，すでに内膜下に進入していると考えられる．

2）Parallel wire あるいは retrograde approach の選択とそれらに進むタイミング

最初のガイドワイヤーが末梢真腔まで届いているにもかかわらず真腔をとらえられない場合，あるいは長い閉塞でガイドワイヤーが途中から前進しなくなったときなどは parallel wire あるいは retrograde approach を行うこととなる．しかし，どちらを選択するのか，どのタイミングで次に進むのかは術者あるいは使用しているX線装置（single plane か biplane か）によって大きく異なる．筆者が考えている要素とタイミングは以下のごとくである．

❶シングルプレーン装置を使っている場合は，早めに retrograde approach に移行する．こまかいガイドワイヤー操作をするには，デテクターを何度も（90°）回転をしなければならないからである．少しくらい retrograde の channel が通過困難と見えても頑張って通過させ，retrograde approach で新たなルートをチャレンジし，シングルプレーンでも真腔プラーク内を進む可能性に期待し，continuous ランドマークを利用した kissing wire あるいは reverse CART を目指したほうが安全である．

❷ランドマークとして石灰化が利用できる場合は，1本のガイドワイヤーで粘ることができる．手技中，石灰化が明瞭な場合は retrograde を選択する傾向が強いし，長時間の手技で石灰化が不明瞭になれば，新たなランドマークとして parallel wire を用いることが多い．

❸ランドマークとしての石灰化がない場合，2〜3回ルートの補正を試みて不成功なら parallel wire に変更する．Conquest Pro のようにシャフトの硬いガイドワイヤーを用いるときは，比較的柔らかい血管では解離腔が大きくなりやすいので，できれば（良好な側副血行路があれば）早めに retrograde approach に切り替える．

❹末梢真腔の造影が不良になり始めたら，retrograde approach を開始する．

❺右冠動脈入口部近くの古い閉塞でガイドワイヤーが小さな枝を通して直ちに血管外に出てしまう場合は，parallel wire は考慮せず，retrograde approach を選択することが多い．

❻長い右冠動脈の閉塞で，ルートのまったく不明な #3 あたりでガイドワイヤーが小枝に侵入した後で血管外に出てしまうような場合は，どちらかというと retrograde approach を選択する．

❼どのような状況下でも access 可能な側副血行 channel がなければ，antegrade で parallel wire を用いざるをえない．Access が困難そうな側副血行 channel しかない場合は，antegrade で粘ることが多くなる．側副血行 channel の通過が不首尾に終われば antegrade に戻らざるをえない．

❽Retrograde approach 不首尾で，parallel wire 不首尾なら，IVUS ガイドでガイドワイヤー通過を試みる．

d．末梢真腔内

CTO 用先端先細りワイヤーが末梢真腔をとらえると，急に摩擦抵抗がなくなるのが普通である．先端を血管のカーブの内側に向けて軽く押すと先端がたわむことなく進む．軽く押して先端がたわむようなら，先端は内膜下に潜っているか，突出したプラークに当たっているかである．先端が真腔をとらえている限り先端はまったくたわまない．先端先細りの CTO 用ワイヤーは，その先細りゆえに硬い閉塞部を通過するのに抵抗を生じせしめることがあり，末梢真腔をとらえているかどうかの判断に迷うことがある．このとき，ガイドワイヤー先端をカーブの内側に向けたうえで

VI. Antegrade approach　63

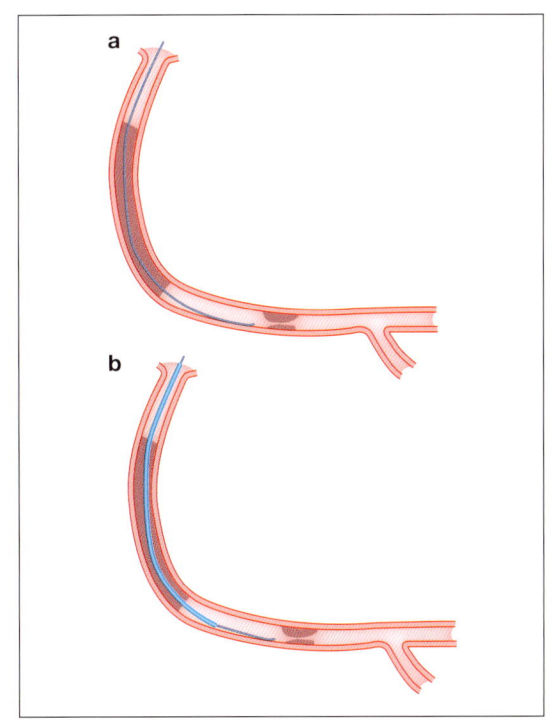

図1・VI・56　CTOワイヤーで末梢真腔をとらえた後，末梢に狭窄がありガイドワイヤー先端が当たってしまうとき(a)
マイクロカテーテルを閉塞部末梢まで通過させて(b)，先端荷重の低い，適度な先端カーブのガイドワイヤーに変更する．

表1・VI・1　ランドマークの設定

ランドマーク	natural	continuous
石灰化(calcification)	○	○
collateral angiography	○	×
中ノ島(subtle islands of contrast)	○	×
side branch from the occlusion site(collateral flow)	○	×
parallel wire(seesaw wiring)	×	○
retrograde wire	×	○

±90°回転しながら軽く押し，先端がたわむことなく進めば真腔である．たわめば先端は内膜下ないしは硬いプラークに当たっていると考え，再度トラッキングをやり直す．

図1・VI・56a のように末梢真腔の末梢に高度狭窄病変があり，通過ガイドワイヤー先端が狭窄部に当たり，該部を損傷しそうな場合は，ガイドワイヤー先端が狭窄部に届く前にマイクロカテーテル先端を末梢真腔まで通過させることができれば(図1・VI・56b)，末梢狭窄部位を損傷することなく先端造影，ガイドワイヤーの交換などを行うことができる．ただしマイクロカテーテルを強く勢いよく押し込んだり，引いたりするとガイドワイヤー先端が前後に動き狭窄部位を損傷することがあるので，安定した力で押しながらカテーテルを to-and-fro に回転することで通過させる．通過のために細小径バルーンを使用することもあるが，ガイドワイヤー先端の前後の動きを制限するためにバイブレーションは極小にする．先端造影はできないが，Tornusを使用して通過すればガイドワイヤーの交換はできる．

いずれの場合もガイディングカテーテルの安定のためとバックアップの強化のためにアンカーテクニックは有効である．

GuideLiner など子カテや5Fr サイズの小径ガイディングカテーテルの deep engagement が pushability の改善に資することがある．

閉塞部の中に中ノ島(島状に造影されるルート)がある場合も同様，ガイドワイヤーが確実に中ノ島に届いているならマイクロカテーテルを中ノ島に進めると，先端造影，ガイドワイヤーの交換などを行うことができる．

9 ランドマークの設定

Antegrade approach にせよ retrograde approach にせよ，閉塞部のルートを視覚的に認識するためのランドマークが存在すると，ガイドワイヤーの操作は極めて容易になる．Antegrade approach においてランドマークをいかに設定するかが，成功の大きな鍵になると考えてよい．

もともと冠動脈ないしはその周辺に存在する可視的なものとしてのランドマークは**表1・VI・1**のように，①石灰化，②中ノ島，が挙げられる．もともと存在するが造影剤の注入によって初めて可視的となるものとしては，③造影された exit point 末梢の側副血行，④側副血行路造影で造影された閉塞血管周辺の側枝，がある．進められたガイドワイヤーとしては，⑤parallel wire，⑥retrograde approach のガイドワイヤー先端が挙げられる．これらのうち，造影剤を射ったときにのみ見えるのではなく，常に見えていて，進めているガイドワイヤーとのずれを常に認識できる continuous ランドマークといえるものは，石灰化，parallel wire と retrograde approach のガイドワイヤー先端である．Continuous ランドマークの有用性は高いので筆者らはこれらのランドマークを多用するのである．

ガイドワイヤーの操作は，ランドマークから想定される閉塞部ルートの方向に先端を向けて±90°回転（定点的回転）で，ガイドワイヤーの進むポイントを探しながら軽く押すのが基本である．比較的硬い血管壁・プラークの中に比較的柔らかいルートがあると考えられるときは，to-and-fro 回転（面積低回転）を用いる．

a. ランドマークとシネ装置と観察角度

シネ装置はわずかな石灰化も認識できるように，できるだけ高画質のものが用意されなければならないし，調整もされなければならない．個人的には二方向シネが必須と考えているが，少なくともお互いに直交する二方向からの観察が必要である．この際，ある方向からは石灰化が明瞭に認識できるがその直角方向からは極めて認識困難という場合も多い．また，一方向が側枝との分離が明瞭であれば，その直角方向では側枝は主枝に重なってしまう．

LAD を例にとって考えてみる．

図 1・V・7, 8（23, 24 頁）のように LAD 中間部でお互いに orthogonal な関係にある AP＋CR と LL＋CR との二方向で観察していると，AP＋CR の方が石灰化はよく見える．また，DG や SB との分離も良好であるので，石灰化をランドマークとして使用するのはどうしてもこの方向が主となる．LL＋CR では LAD と DG との分岐部はお互いが重なるので石灰化も重なるし，透視条件が厳しいのでそもそも石灰化が認識しづらい．この方向の透視では認識できれば石灰化もランドマークとして使用するが，できなければ末梢真腔と，それから想定される真腔ルートとのずれのみをチェックすることになる．ガイドワイヤー先端を AP＋CR 方向での末梢真腔近くに誘導することは比較的容易である．結果として真腔がとらえられなかった場合，ガイドワイヤーと真腔とのずれは LL＋CR 方向でのみ認識できることが多い（図 1・VI・57）．Parallel wire 法を行うにあたっては，AP＋CR 方向では 1st ガイドワイヤーに沿ったルートを，LL＋CR ではガイドワイヤーと真腔とのずれを補正する方向に進むかどうかを近位部から探すことになる（図 1・VI・57）．

逆に 1st ガイドワイヤーが図 1・VI・58 のように二方向でそれぞれが真腔からずれているような場合，二方向透視の観察角度を orthogonal に保ちながら，一方の透視で末梢真腔がとらえられる方向を探せればもう一方の方向で最も真腔との差が大きくなり（図 1・VI・59），その方向を使ってガイドワイヤーの方向の補正をすれば，真腔をとらえやすい．

10 Parallel wire 法

a. 2nd ガイドワイヤーの選択（図 1・VI・60～64）

最初のワイヤーが内膜下を通り末梢真腔をとらえられないとき，そのガイドワイヤーをランドマークとして，もう 1 本のガイドワイヤーを穿通ワイヤーとして使用する．筆者は，この際に使用する 2nd ガイドワイヤーは 1st ガイドワイヤーより高い先端荷重のものを使用するようにしている．一般的にガイドワイヤーが真腔から内膜下へ進む理由は，真腔内にある硬いもの（石灰化や線維化組織）に阻まれて比較的柔らかい内膜下に向かうことが多いと考えられているからである．この考え方に科学的根拠はないが，次のような経験が根拠になっている．

硬い部分に当たったときにガイドワイヤーを押し込んでいると，スルッと滑って末梢に向かうことがある．いかにも硬い膜を突き破って末梢真腔に出たと期待させるに十分なガイドワイヤーの挙

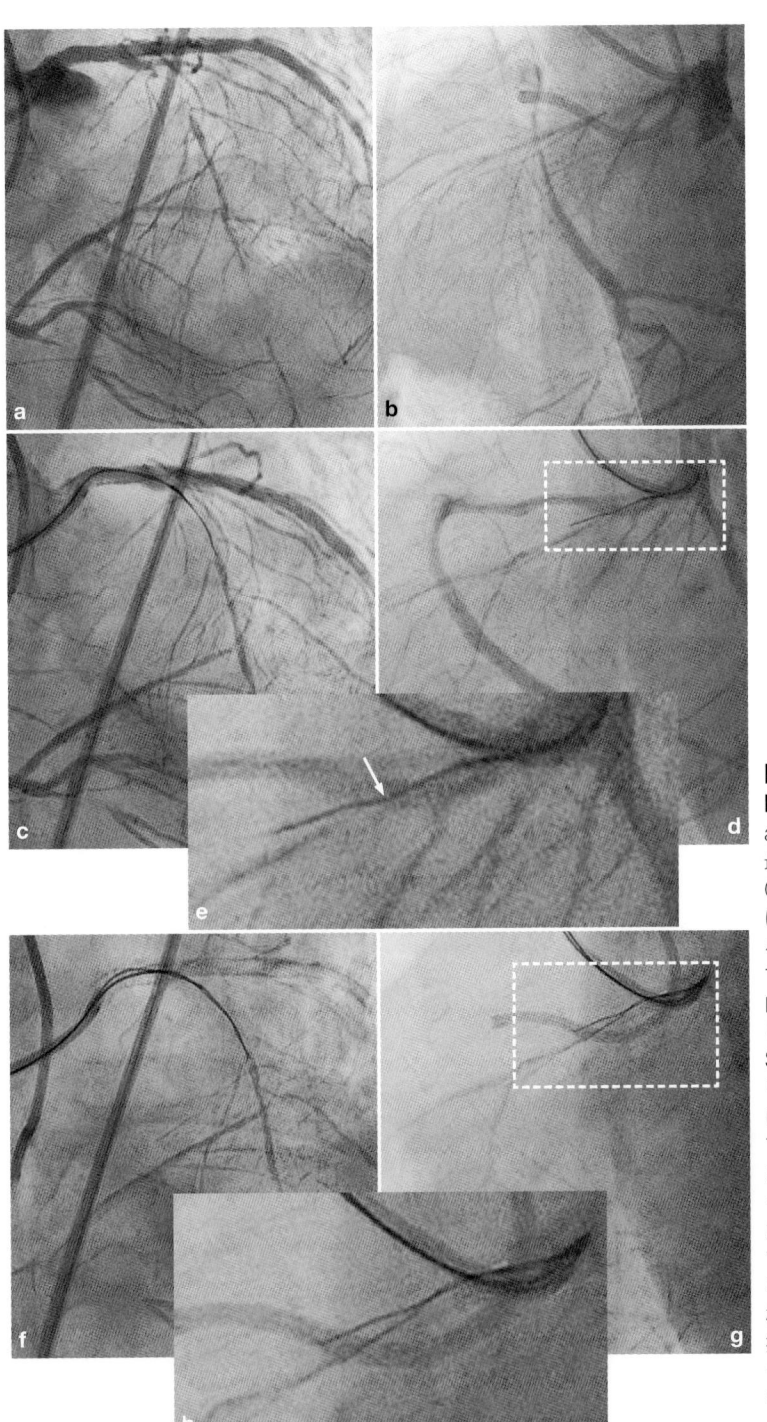

図 1・VI・57
LAD 比較的近位部閉塞例
a：AP＋CR, b：LL＋CR
最初のガイドワイヤー操作は AP＋CR を参照しながら行い，AP＋CR では末梢真腔をとらえているように見えるが(c)，LL＋CR では上方に大きくずれていることが分かる(d)．この方向からは変曲点が明瞭に認識される(e 矢印)．
Seesaw wiring を行い，2nd ガイドワイヤー先端を 1st ガイドワイヤーに沿わせて，変曲点より少し近位部まで進めたところ，AP＋CR ではそのまま 2 本のガイドワイヤーが寄り添うように(f)，LL＋CR では変曲点あたりでガイドワイヤー先端を下に向けて"当たる"部分を探し，定点的回転を行いながら進めるとこの方向でも末梢真腔をとらえることができた(g)．拡大してみると(h)，2nd ガイドワイヤーが 1st ガイドワイヤーの変曲点を解消するように進んでいることがよく分かる．

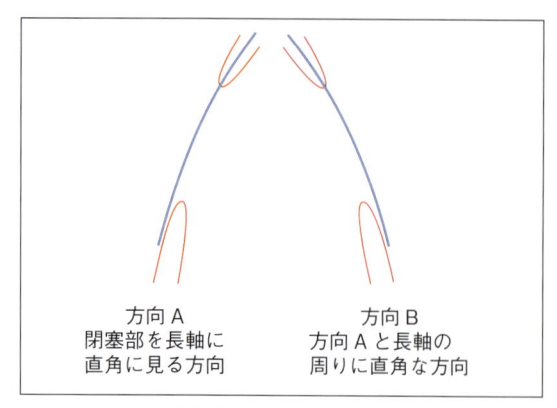

第1章 術者MITSUDOのCTOに対するPCI

図1・VI・58 末梢真腔とガイドワイヤーの方向
AとBとは互いに長軸の周りにorthogonalな方向である。この双方向でガイドワイヤーは末梢真腔からずれている。こうした二方向ではガイドワイヤーの最大偏位をとらえていないから、変曲点も分かりにくいし、ガイドワイヤーの方向補正も難しい。

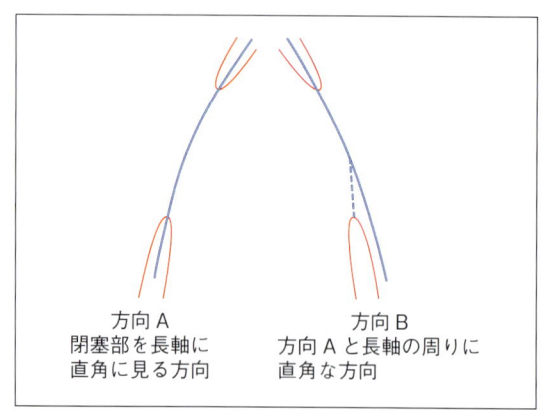

方向A 閉塞部を長軸に直角に見る方向
方向B 方向Aと長軸の周りに直角な方向

図1・VI・59 末梢真腔とガイドワイヤーの方向
図のA，Bはお互いにorthogonalな方向であるが、図1・VI・58の方向を微調整してこの方向を見つけるのである。前図と異なるのは方向Aでは末梢真腔をとらえているように見えて、方向Bではガイドワイヤーは末梢真腔からずれている。末梢真腔とガイドワイヤーとの距離が一番大きいのも、変曲点を認識しやすいのも本図の方向Bである。1本のガイドワイヤーで修正するにしても、パラレルワイヤーを行うにしても修正はこうした二方向で行うのがやりやすい。方向Aでは1stガイドワイヤーの方向を維持しつつ、方向Bでのみ変曲点近辺から方向を左側に偏位するルートを探索すればよい。

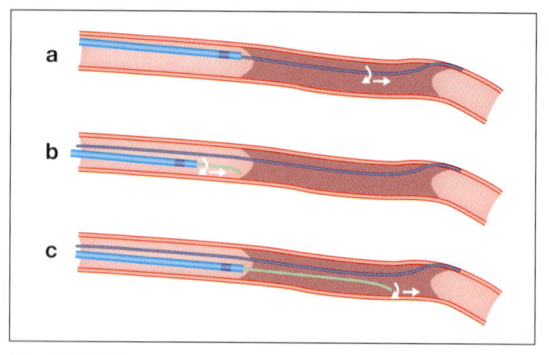

図1・VI・60 Parallel wire technique
a：1stガイドワイヤーは内膜下に進入している。南都法やKusabiでマイクロカテーテルのみ引き抜く。
b，c：そのカテーテルにもう1本のガイドワイヤーを通して、1stガイドワイヤーをランドマークとして使用しながら、真腔の探索を行う。

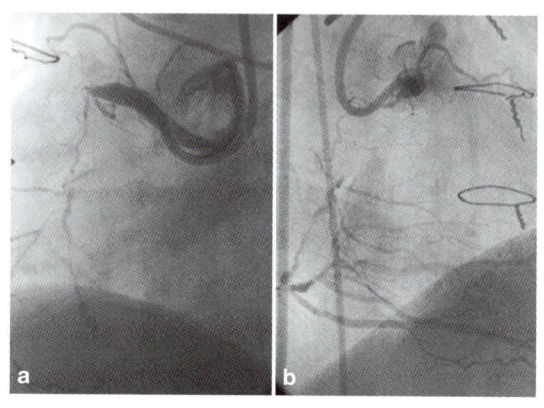

図1・VI・61 右冠動脈#1のCTO
Bridge collateralで末梢が造影される。
a：LAO，b：RAO

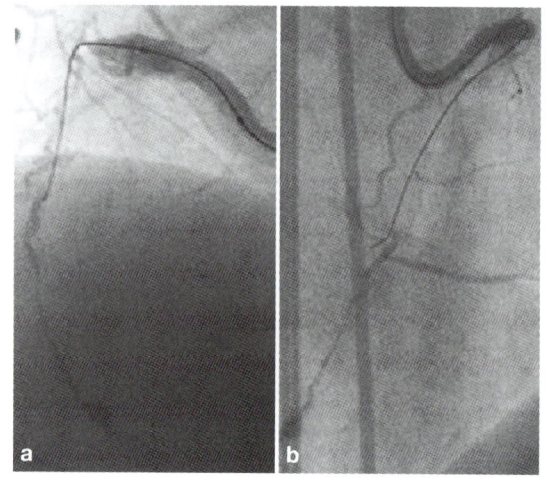

図1・VI・62 1stガイドワイヤー
Exit pointに進んだ段階でLAO(a)ではわずかに右にずれ、RAO(b)ではわずかに左にずれている。

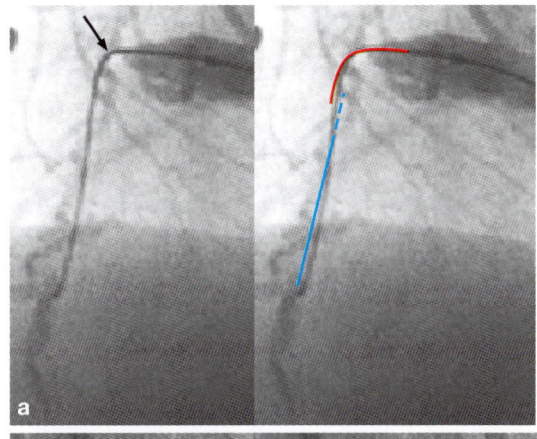

図1・VI・63a 図1・VI・62のLAO像の拡大
変曲点があるとすると矢印あたりが疑わしい．ガイドワイヤールートを末梢側から予想すると青の実線のように末梢真腔から1stガイドワイヤーとほぼ平行に近位部に向かいどこかで1stガイドワイヤーと交差する部分があって近位部真腔のガイドワイヤーに近付きtouchするルートが有力である．近位側から予想すると赤の実線のごとく変曲点の手前で下を向き，弓に弦を張るようなルートをとった後に1stガイドワイヤーと交差してわずかに左に出るルートが有力である．

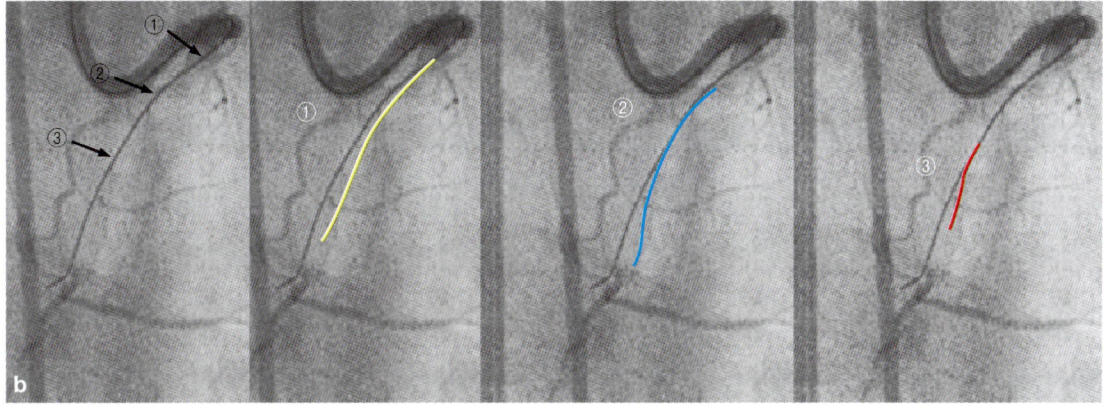

図1・VI・63b 図1・VI・62のRAO像の拡大
変曲点は①，②，③と3つの可能性がある．①であるとすると予想される真腔ガイドワイヤールートは黄色のラインのようになる．②であるとすると青色のライン，③であれば赤のラインということになる．

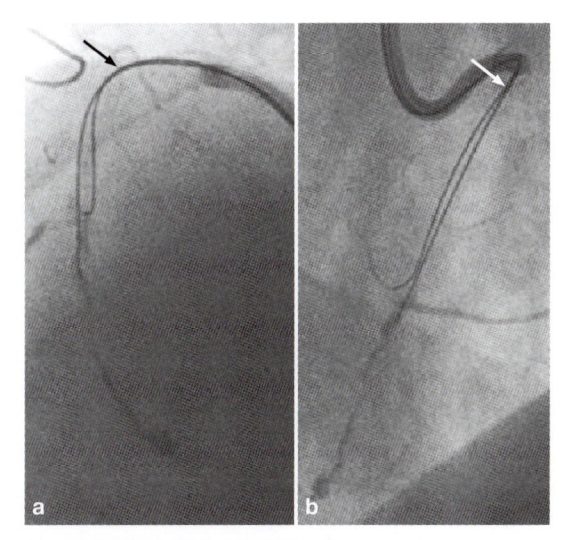

図1・VI・64 図1・VI・62の例
結局はRAOでの①の変曲点での真腔とり直しが成立．LAOで予想した1stガイドワイヤーと交差する点は矢印のように変曲点近辺であった．このように内膜下への進入点は最も近位部の変曲点であることが多い．

動である．確かにたまには真腔に抜けていることもある．しかし造影してみて分かるのは，内膜下に飛び込んでいることが圧倒的に多いのである．そして，その硬い部分をより硬いガイドワイヤーに±90°の定点的回転を加えることにより，真腔ルートが確保され最終的に末梢真腔がとらえられることが多いのである．

b. Seesaw wiring（図1・VI・65）

1stガイドワイヤーでどうしても硬い部分を穿通できなければ，それをランドマークとしてそれより少し硬いガイドワイヤーで硬い部分を探して穿通を図るのである．このとき，1stガイドワイヤーからマイクロカテーテルを引き抜いて，そのマイクロカテーテルを使って2ndガイドワイヤーを進めるのがparallel wire法である．一方，

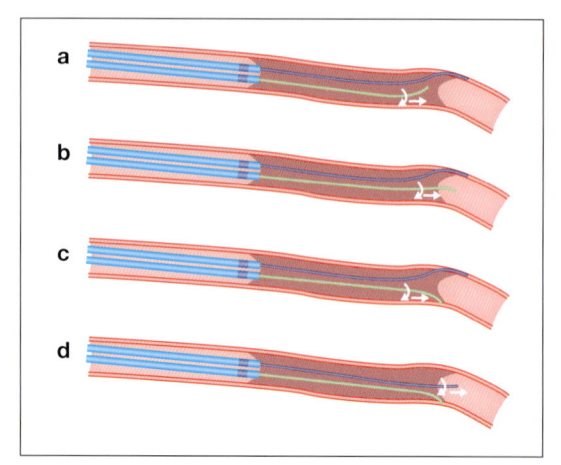

図 1・VI・65 Seesaw wiring. 2本のマイクロカテーテルを使用した parallel wire method

1st ガイドワイヤーが内膜下に進入している．2nd ガイドワイヤーを2本目のマイクロカテーテル内から進める(a)．2nd ガイドワイヤーで真腔が選択できればよいが(b)，2nd ガイドワイヤーも内膜下に進入したときには(c)，1st ガイドワイヤーを使用して真腔を目指すことが容易にできる(d)．また 1st ガイドワイヤーの先端荷重が低すぎると考えられるときは先端荷重の高いガイドワイヤーに変更して真腔を目指すことが容易にできる．

1本目のマイクロカテーテルはそのままに，2本目のマイクロカテーテルに 2nd ガイドワイヤーを進める方法を seesaw wiring と呼んでいる．それでもガイドワイヤーがはねられるときは，さらに硬いガイドワイヤーを1本目のマイクロカテーテルに進めて穿通ワイヤーとして使用して，2nd ガイドワイヤーをランドマークとして使用して役割を交代する．

c. Crusade を使用した parallel wire

　Parallel wire ないしは分岐部 entry point 穿通に際して，Crusade が有用である場合と理由を挙げてみたい．1つ目として，屈曲したアプローチを 2nd ガイドワイヤーが簡単にたどれること．2つ目として，先行ガイドワイヤーの通っているカテーテルの剛性のために 2nd ガイドワイヤーの支えが強くなりバックアップ力が増すこと(図1・VI・66a)，3つ目として，たまたまカテーテル側孔が分岐部を向いたときには，方向のコントロールもしやすく，バックアップも強くなり分岐部の穿通が容易になることなどである(図1・VI・66e)．

　一方，先端 nose が短いため，高剛性のためのバイアスがかかりやすくなり，かえってコントロールが難しくなることもある(図1・VI・66c, d, f)ので，ガイドワイヤー先端カーブの調整を厳密に行ったほうがよい場合もある．Crusade とガイドワイヤー先端カーブの調整の双方を行うとよいこともある．

11 ランドマークを利用したガイドワイヤールートの補正の仕方

　ガイドワイヤールートが明らかに内膜下を通過していると判定されるとき，ランドマークを利用して真腔を狙ってガイドワイヤーを操作するのが普通である．

　かつて滑りのあまりよくない 0.014″ 非先細りガイドワイヤーを使用していたころはガイドワイヤー先端の摩擦を手に感ずることができ，その感触で真腔，偽腔の判定を行っていた．しかし，最近の CTO 用穿通ワイヤーを用いる場合，手に伝わる摩擦が減少しており，決して手の感触で真腔かどうかを判断できるものではない．あくまでも視覚的な情報をもとに判断がなされなければならない状況となっている．

　しかし視覚的にガイドワイヤー先端が進まなくなったときに，ガイドワイヤー先端が血管内にトラップされることがある．ガイドワイヤーが引き抜きにくくなることをトラッピングと呼んでいるが，これはガイドワイヤー先端が中膜筋層の中を，血管壁に平行に一定の距離進んでしまったときに起こると考えている〔参照➡ 4 ガイドワイヤーのトラッピング，変曲点の形成(46頁)〕．これはガイドワイヤールートを変更し，真腔をとらえ続けるためのよい機会である．しかし，あまりに長く膠着状態を続けるとガイドワイヤーが抜去困難になってしまうため，常にトラッピングを念頭において早期に補正をしなければならない．進展が止まったガイドワイヤーは速やかにわずかに引いてみて，ガイドワイヤー先端を引き抜いて動かすこ

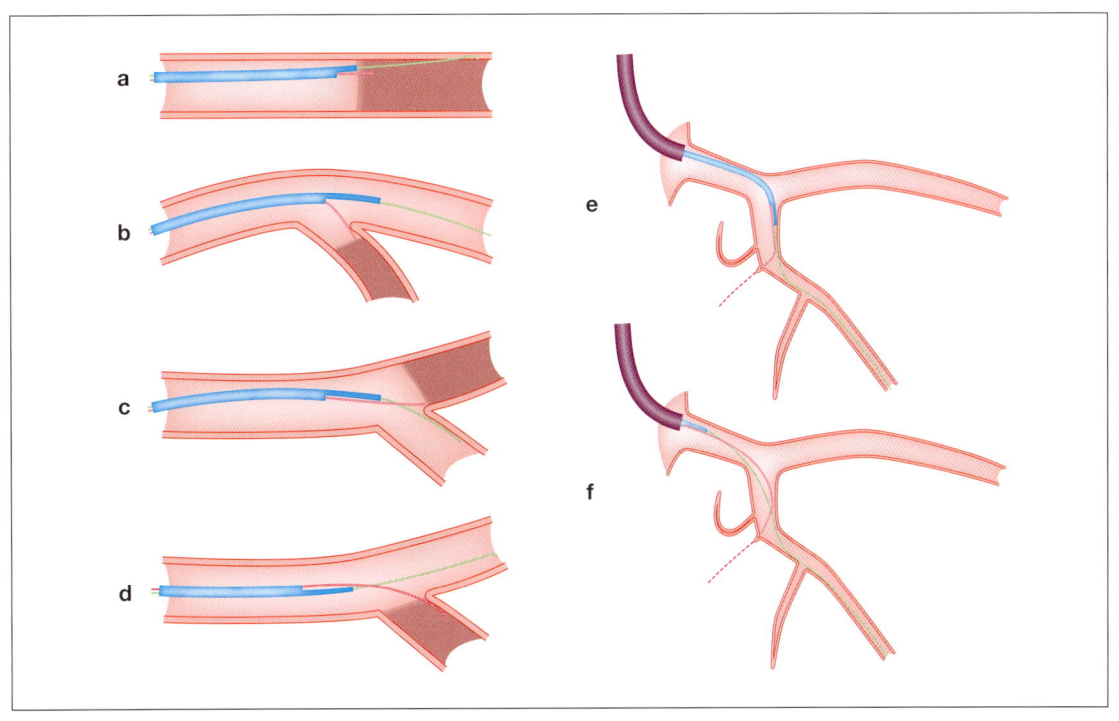

図1・VI・66　Crusadeを使用したガイドワイヤー戦略
a：比較的直線的な血管の閉塞ではCrusadeのバックアップが良好となる．
b：このように先行ガイドワイヤーのカーブの内側に側孔が位置することが多いが，その方向に側枝があれば閉塞を穿通するには大変に都合がよい．しかし，カーブの大彎側から分枝する場合は，必ずしも側孔の位置は側枝のほうを向くとは限らない（c, d）．また，側孔が閉塞部を向けば方向のコントロールがしやすく，バックアップも強くなるが（e），閉塞部を向かなければ引いて操作を行うためコントロールが難しくなる（f）．

とができるかどうか，確認しながらランドマークを利用したガイドワイヤールートの補正操作を行わなければならない．

これは基本操作なのでここではトラッピングの確認を前提として，ランドマークを利用したガイドワイヤールートの補正の仕方を考えてみたい．73頁「c. Parallel wire」の①，④を使った補正の仕方に関してはretrograde approachの場合も同じであることも強調しておきたい．

ここでガイドワイヤールートの補正方法の基本を確認しておきたい．まずはガイドワイヤーが内膜下を進んでおり，補正をしなければならない状態あるいはタイミングとはどのようなものであろうか．一般的にはガイドワイヤーがある程度進んで末梢真腔に出るかどうかの位置まで進んだときに，側副血行路造影をしてみてガイドワイヤー先端が末梢真腔に届いていなければ，末梢真腔に向かっているか，軸は同軸かを判定して否であれば補正候補となる．末梢真腔の位置に届いているにもかかわらず，末梢真腔からずれていれば補正候補となる．ずれ方にはさまざまな状態がある．①ガイドワイヤー先端が冠動脈の走行カーブの大彎側にずれている場合（図1・VI・67a），小彎側にずれている場合（図1・VI・67b），②二方向撮影で確認して，一方のみでずれている場合（図1・VI・68a），二方向ともずれている場合（図1・VI・68b），③軸がずれている場合（図1・VI・69）などがあり，それぞれ補正の仕方に一定の影響を与える．

補正の起点としての変曲点を探したり，補正を容易にしたりするためには一方向でのみずれていることが望ましい（図1・VI・59, 68a, 70）．長い閉塞で途中のnaturalランドマークがまったくない場合などでは，末梢でガイドワイヤーが真腔とずれていても，変曲点の形成が同じ方向にずれて起

図 1・VI・67　末梢真腔とガイドワイヤーの方向
a：ガイドワイヤーは末梢真腔で大彎側にずれている．
b：ガイドワイヤーは末梢真腔で小彎側にずれている．

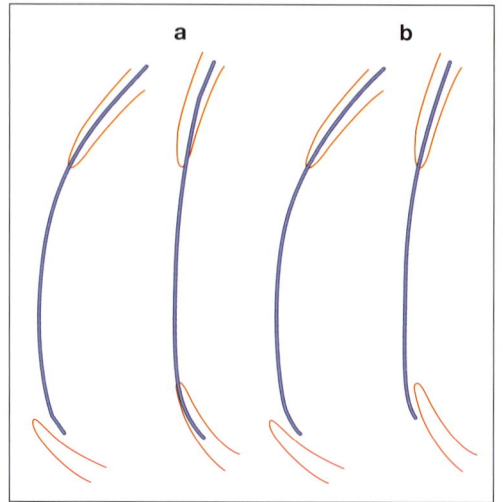

図 1・VI・68　末梢真腔とガイドワイヤーの方向
a：Orthogonal な二方向で確認し，ガイドワイヤーは末梢真腔で一方向のみがずれている．
b：ガイドワイヤーは末梢真腔で二方向ともずれている．

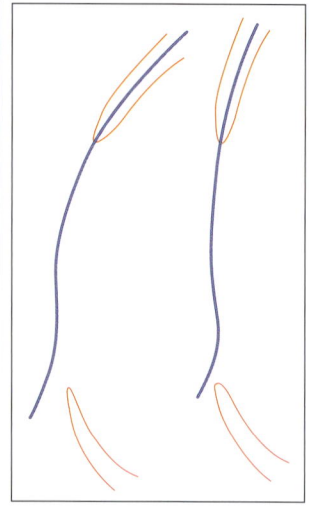

図 1・VI・69　末梢真腔とガイドワイヤーの方向
Orthogonal な二方向で確認し，ガイドワイヤーは軸がずれているため末梢真腔に向かわず，二方向ともずれている．

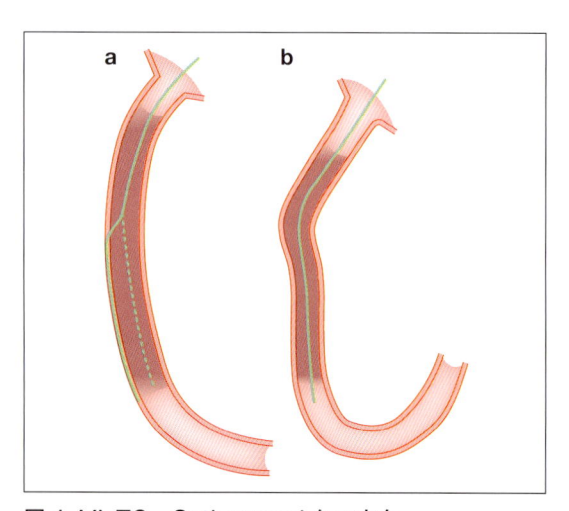

図 1・VI・70　Orthogonal な二方向
この例のように血管壁を這うようにガイドワイヤーが進む場合は，ずれが見つけづらい．ただ一方向で末梢真腔の中心をとらえている(b)と必ずその直角方向では真腔とのずれを認識しうる(a)．

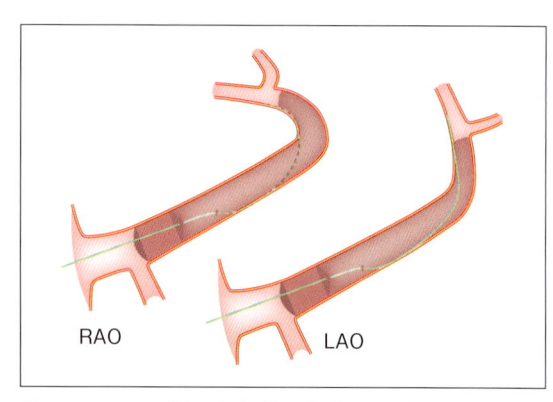

図 1・VI・71　長い閉塞長で内膜下に進んだガイドワイヤー
長い閉塞長でガイドワイヤーが途中から内膜下へ進み螺旋状に走行すると，変曲点となるずれの位置が orthogonal な二方向でも分かりにくくなる．

こっているとは限らない（図 1・VI・71）．おそらくは螺旋状に走行している場合であると考えられる．二方向造影のどちらにおいても，少しずれてくる方向があればそれを追求してみることも意味がある（図 1・VI・71）．そこに"当たり"があれば

なおさらである．
　最も多い真腔からのずれは，一方向で探るとしたら使用するであろう透視方向でずれがなく，その直角方向で最も大きくずれるのが普通である．
　図 1・VI・72 に LAD 比較的近位部閉塞の典型例を示す．この部位は AP＋CR でガイドワイヤーを進めるのを主とするのが通例であるが，その方

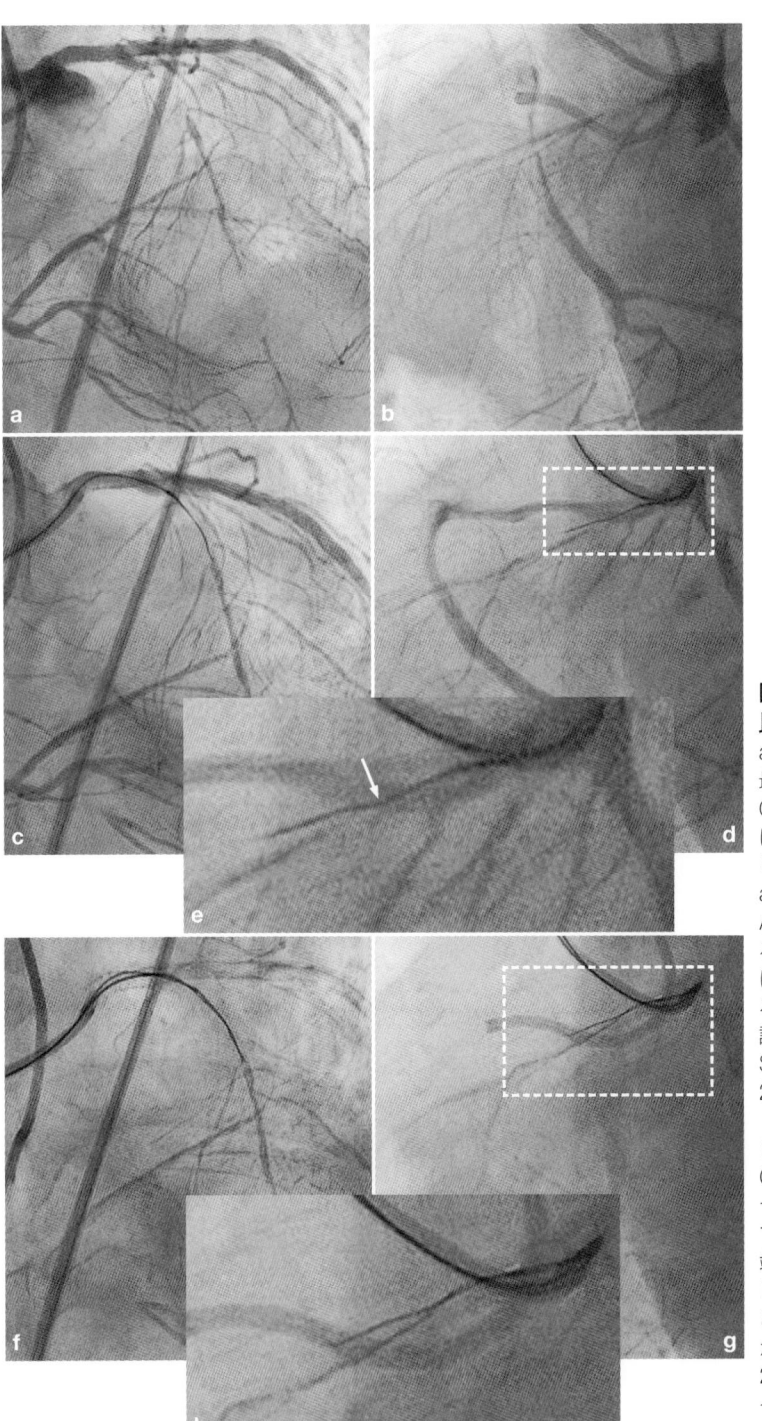

図1・VI・72 図1・VI・57のLAD比較的近位部閉塞例と同一症例
a：AP+CR，b：LL+CR
最初のガイドワイヤー操作はAP+CRを参照しながら行った．LL+CRはほぼorthogonalであるが枝の重なりが多く，作業がしにくい．Bilateral angiographyを行ってみると，AP+CRでは末梢真腔をとらえているように見える(c)が，LL+CR(d)では上方に大きくずれていることが分かる．この方向からは変曲点が明瞭に認識される(e矢印)．
Seesaw wiringを行っているが，2ndガイドワイヤー先端を1stガイドワイヤーに沿わせて，変曲点より少し近位部まで進めたところで，AP+CRではそのまま2本のガイドワイヤーが寄り添うように(f)，LL+CRでは変曲点あたりでガイドワイヤー先端を下に向けて"当たる"部分を探し，定点的回転を行いながら進めるとこの方向でも末梢真腔をとらえることができた(g)．拡大してみると(h)，2ndガイドワイヤーが1stガイドワイヤーの変曲点を解消するように進んでいることがよく分かる．

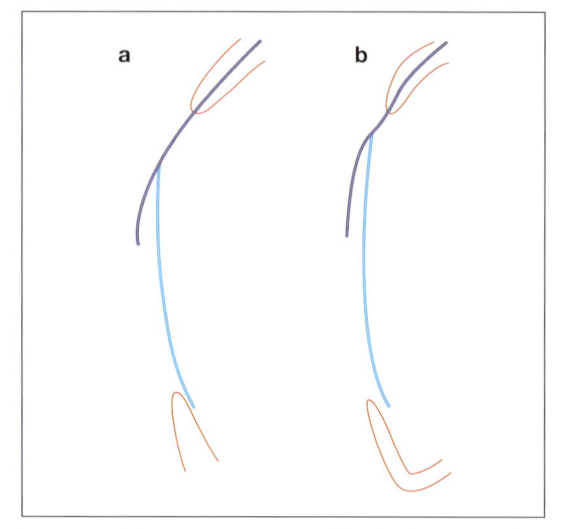

図1・Ⅵ・73 Parallel wire法における2ndガイドワイヤーのルートの検索
a, bはorthogonalな二方向を示す．閉塞部位の正しいルートが明瞭ではない場合，2ndガイドワイヤーが1stガイドワイヤーと分かれていくがその後は比較的平行に（さらに離れていくのではなく）走行する場合はそのルートを追求してみる．

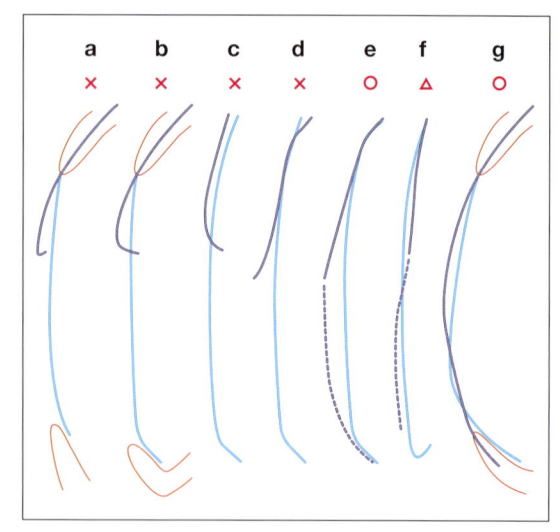

図1・Ⅵ・74 ランドマークガイドワイヤーへの2ndガイドワイヤーの補正操作
eのようにいったんは少し大きめに方向を偏位しても最終的には1stと平行になるようならOKであるが，a, b, c, dのように2ndガイドワイヤー最先端が1stガイドワイヤーとは平行からずれていく方向に進むようならその後に末梢真腔に到達することはない．eのように大きく離れてもおおまかには1stガイドワイヤーに平行なルートをたどることが予想される場合は追求する価値がある．fのように平行ではあっても互いが（orthogonalな二方向ともに）あまりに近いときは2ndガイドワイヤーが真腔かどうか疑わしいことがある．gのようにお互いが交差しながら真腔に向かうことはよくあることである．おそらくは1stガイドワイヤーが内膜下を螺旋状に進行したためと考えられる．

向ではガイドワイヤーは血管に沿っているが，LL＋CRで大きくずれている．閉塞部冠動脈長軸に平行でorthogonalな2つのデテクター面から見て，一方の面のガイドワイヤーは末梢真腔造影をとらえていながら，もう一方の面のガイドワイヤーだけがとらえていない方向での補正作業は大変に有用である．Parallel wire法を用いる場合も，真腔をとらえているように見える方向では先行ガイドワイヤーに沿わせるかたちで進め，もう一方の方向ではずれを補正するかたちを探索すればよい（**図1・Ⅵ・73, 74**）．

それほど長くはない病変であれば，末梢真腔とガイドワイヤーとのずれが最大の方向では，変曲点の同定が容易な場合が多い．

a. ランドマークが石灰化プラークの場合

石灰化プラークをランドマークとして末梢にガイドワイヤーを進める場合，造影上石灰化が**図1・Ⅵ・75a**のごとくに見えたとする．この方向の透視で手技をすると，ガイドワイヤー先端が側副血行で造影される末梢真腔に向かうように操作す

るので，最終的にはこの方向では末梢真腔をとらえているように見える．石灰化プラークはこのように見えても実際の血管の走行は**図1・Ⅵ・75b**のようかもしれないし，**図1・Ⅵ・75c**のようかもしれない．**図1・Ⅵ・75c**では血管の曲がりに沿って真腔をとらえているようであるが，**図1・Ⅵ・75d**では**図1・Ⅵ・75c**の血管カーブに対して**図1・Ⅵ・75b**のようなガイドワイヤー走行をしてしまったとする．すなわちこの方向から見て少なくとも閉塞中間部では，ガイドワイヤーは血管からずれており内膜下を進んでいると考えられる．ある方向から見て**図1・Ⅵ・75b〜d**のような走行をしていても，orthogonalな方向から眺めるとガイドワイヤーが思わぬルートをたどっていることがある．

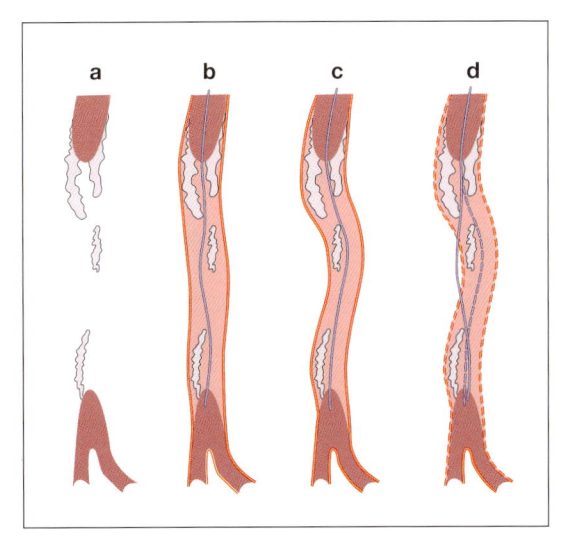

図1・VI・75 ランドマークが石灰化プラークの場合
aのようなcalcificationのあるCTOをみたとき、真腔のルートはbのようかもしれないし、cのようかもしれない（動きで予想がつく場合も多いが、実際にガイドワイヤーを進めてみないと分からないことも多い）。もし、cが真のルートで、bと予想しガイドワイヤーを進めた場合、ガイドワイヤーは内膜下を進んでしまう（d）。

b. ランドマークが対側からの末梢真腔造影の場合

ランドマークが側副血行造影による末梢真腔のみの場合、造影後は消えてしまう一時的なランドマークであることから、これのみで1本のガイドワイヤーを使用した進路補正は精度に欠ける。しかし明瞭な変曲点が存在する場合は、ガイドワイヤー先端を変曲点よりわずかに引き抜いて、ガイドワイヤー先端を変曲点でガイドワイヤー先端が変曲点をつくるべく向かう方向の逆の方向を向けてゆっくりと進める。想定される方向に向かうようなら、その方向を追求してみる。引き続きよい方向に向かうようなら定点的回転を行いながら、さらに良好な方向を進むようなら面積的回転に切り替えてもよい。

穿通用ガイドワイヤー1本のみでのずれ補正のトライは2～3回にとどめて、parallel wire, retrograde approachなど次の段階に進んだほうがよい。同じ内膜下を何度もガイドワイヤーが進み、解離腔を大きくしてしまう可能性があるから

である。Gaia系に比べて、Conquest Pro系は先端部分のシャフトが硬く一度曲がった（曲がっていない血管はない）血管の内膜下に曲がりながら入り、ガイドワイヤーを進めると内膜下を割いてしまうことになる〔参照➡図1-VI-36（50頁）〕。早目に次の段階に進んだほうがよい。

c. Parallel wire

前述のごとく一方のガイドワイヤーをランドマークとして他方を探索ガイドワイヤーとして進めていくが、このランドマークはあくまでも末梢真腔造影を一次とする二次的なものであることを認識しておかなければならない。すなわちガイドワイヤーが真腔からどの時点で内膜下に潜り込んでいるのか、潜ろうとしているのかは明確には分からないのである。そのポイントを示すサインは以下の5つである。

① 変曲点：変曲点があればそのpointで変曲点を解消して適切な方向に進むかどうかを探る（図1・VI・75）。
② "当たり"：そのときに"当たり"を感じる場所があれば、そこに探索的定点的回転を加えながら進む方向を探る〔参照➡図1-VI-40（52頁）〕。
③ 方向偏位のpoint：ガイドワイヤー先端が末梢真腔からずれている場合、図1・VI・73のように途中からほぼ1stガイドワイヤーに平行ながらわずかにずれていく（方向偏位）ポイントがあればその方向を追求してみる。図1・VI・74のようにその方向にはいくつかのパターンがあるが、もしそこで"当たり"があれば同様に探索的定点的回転をもって進むべき道を探す。
④ トラップされるpoint：ガイドワイヤー先端がトラップされる部分は真腔（プラーク内）と内膜下との境目である。真腔に極めて近い場所である〔参照➡IX-A. ガイドワイヤーエントラップメント（129頁）〕。1～2mm引き抜いてトラップされない方向を探りながら進める。
⑤ Entry pointの方向：entry pointでは最初から内膜下や、小血管から血管外に出てしまっ

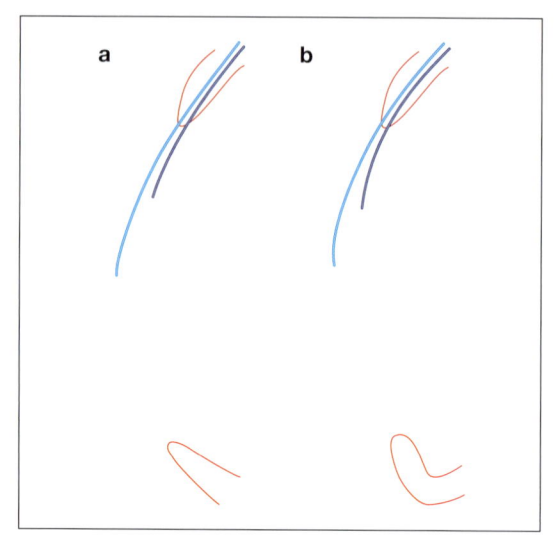

図1・VI・76　Entry pointからのガイドワイヤー補正操作

a, bは互いにorthogonalな二方向．最初からガイドワイヤーが内膜下や血管外にでていることが予想される場合．2ndガイドワイヤーで，entry pointでの別のルート(穿通点)を探す．

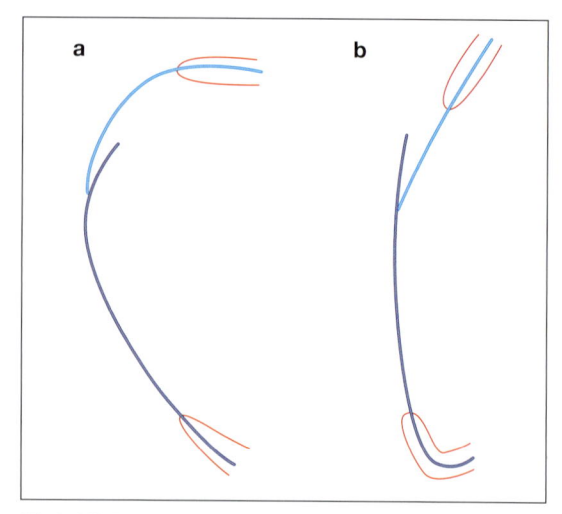

図1・VI・77　Retrogradeガイドワイヤーを利用したantegradeガイドワイヤーの補正操作

a, bは互いにorthogonalな二方向．Retrogradeのガイドワイヤーをランドマークとして利用する場合(kissing wire)．Retrogradeのガイドワイヤーは真腔か内膜下か不明だがこれ以上進行しない場合，antegradeのガイドワイヤーを先端荷重の高いものに変えてさらなる進行を図る．あくまでも最終目標は真腔へのexit pointであるが，もしretrogradeのガイドワイヤーの途中部分にtouchすることができればreverse CARTを試みる．

ていることがある．あえて入口の別の部分からの穿通を試みたり，別の方向に進む道があるかどうかを探ってみたりする(図1・VI・75)．最初から内膜下に出ていることが予想されるのはentry pointの硬い部分を通過した後は，途中に当たる部分がなくスムーズに末梢真腔部位まで到達したにもかかわらず内膜下であったという場合である．また末梢内膜下からガイドワイヤーを引いてきて正しいルートを探してもどこにも"当たる"部分がなく結局内膜下に抜けてしまう場合である．

最初から血管外に出ている場合はガイドワイヤーの硬い部分を抜けた後の抵抗の少なさと動きの自由さで容易に判断ができる．

d. Contralateral guidewire
〔参照➡ VII-M. Kissing wire(105頁)〕

Retrograde approachのガイドワイヤーが存在する場合，少なくともそのガイドワイヤーの末梢側exit pointの部分は真腔内にある．最終的にはそれを目指してワイヤーを進めることとなるが，retrogradeのワイヤーがどのあたりで真腔に出るのかは明らかではない．上記の①〜⑤の原則に従って進めていくが，もしどこかのpointでretrogradeのガイドワイヤーにtouch(図1・VI・77)することができれば，touchしたまま最後まで進めれば真腔に出るはずである．Touchする場所は内膜下でもプラーク内でもかまわない．すでに1stガイドワイヤーでつくった孔を通して，2ndガイドワイヤーも進むことができるはずである．しかしそれをより確実にするには，Gaia Second以上の硬いCTOガイドワイヤーを使用すべきである．

12 IVUSガイド―側枝IVUS

CTO用ガイドワイヤーがexit pointにおいて内膜下に進んでいることが確認される場合，entry pointから内膜下に進入していることが多い．

VI. Antegrade approach　75

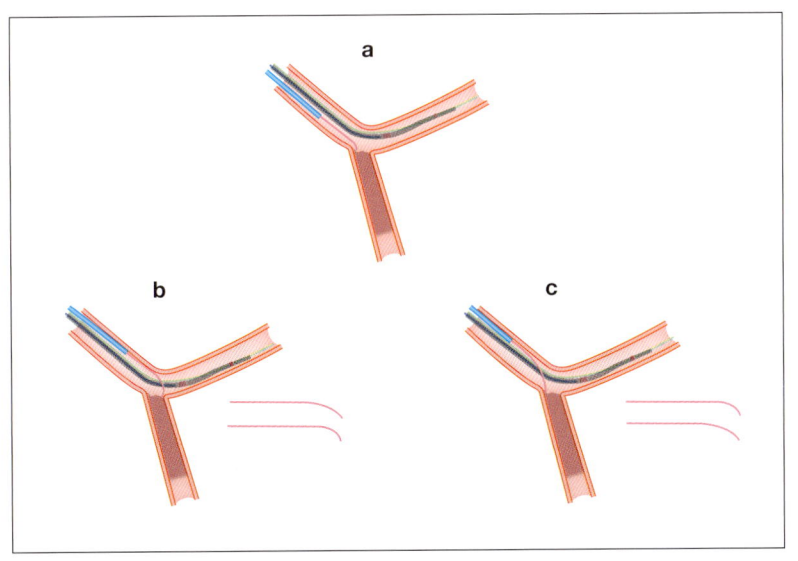

図 1・VI・78　分枝入口部の閉塞の IVUS ガイドによる穿通
開存枝大彎側から分枝している場合が多いのでそれを示す．a はガイドワイヤーが素直に閉塞部 entry point に進んだ場合を示す．b はガイドワイヤー先端が dimple より末梢に進んでしまって末梢側の内膜下を進んだ場合を示す．そのときの先端カーブが上側のようであったとすると，dimple をとらえようとすれば c のように少し小さめの急峻なカーブをつくらねばならない．

Entry point で真腔をとらえられないと結局，exit point では内膜下であることが多い．Entry point 部分に IVUS の持ち込める側枝がある場合で，硬い CTO ガイドワイヤーを使用するときは可能な限り IVUS を側枝に導入し，ガイドワイヤーが真腔をとらえているかどうかを確認しながら entry point の穿通を図る．

この際に術者が注視すべきはあくまでも透視画面であり，IVUS 画像ではない．透視角度は，IVUS の入った側枝の軸と閉塞部分の仮想ラインでできる平面から en face に眺める角度で観察する．図 1・VI・78 のように側枝とは反対方向にガイドワイヤー先端を向けながら entry point に進め，ガイドワイヤー先端方向をわずかに変えながら dimple をとらえるべく操作する．その際ガイドワイヤー先端が分岐部で正しい場所と方向をとらえているかどうかを，IVUS 画像で確かめながら微調整をする．このとき，IVUS 画像の説明を術者にしてくれる助手がいると術者はいちいち IVUS 画像に目を移さなくても透視画面に専念できる．

Dimple をとらえられない場合はガイドワイヤー先端の曲がりを強くするが，それでも dimple をとらえられない場合，より先端荷重の高いガイドワイヤーに変更する．

ガイドワイヤー先端が，entry point でどうしても主枝の末梢側の内膜下に進んでしまう場合はカーブをより急峻にしなければならない（図 1・VI・78b）．逆に主枝近位部の内膜下にガイドワイヤーが進んでいく場合は，先端カーブはむしろなだらかに大きめとして（図 1・VI・78c），IVUS の探触子はそのまま entry point に置いておいて，いったんガイドワイヤー先端を分岐部より末梢の側枝に進める．先端を側枝対側に向けながら引いてきて，ガイドワイヤー先端が IVUS 上の entry point 真腔を向くように微調整をする．ガイドワイヤー先端が真腔を向いたところでわずかに押して dimple を探す．Dimple に当たったところが真腔に向かっているかを IVUS で確認する．

Entry point を石灰化プラークが覆っている場

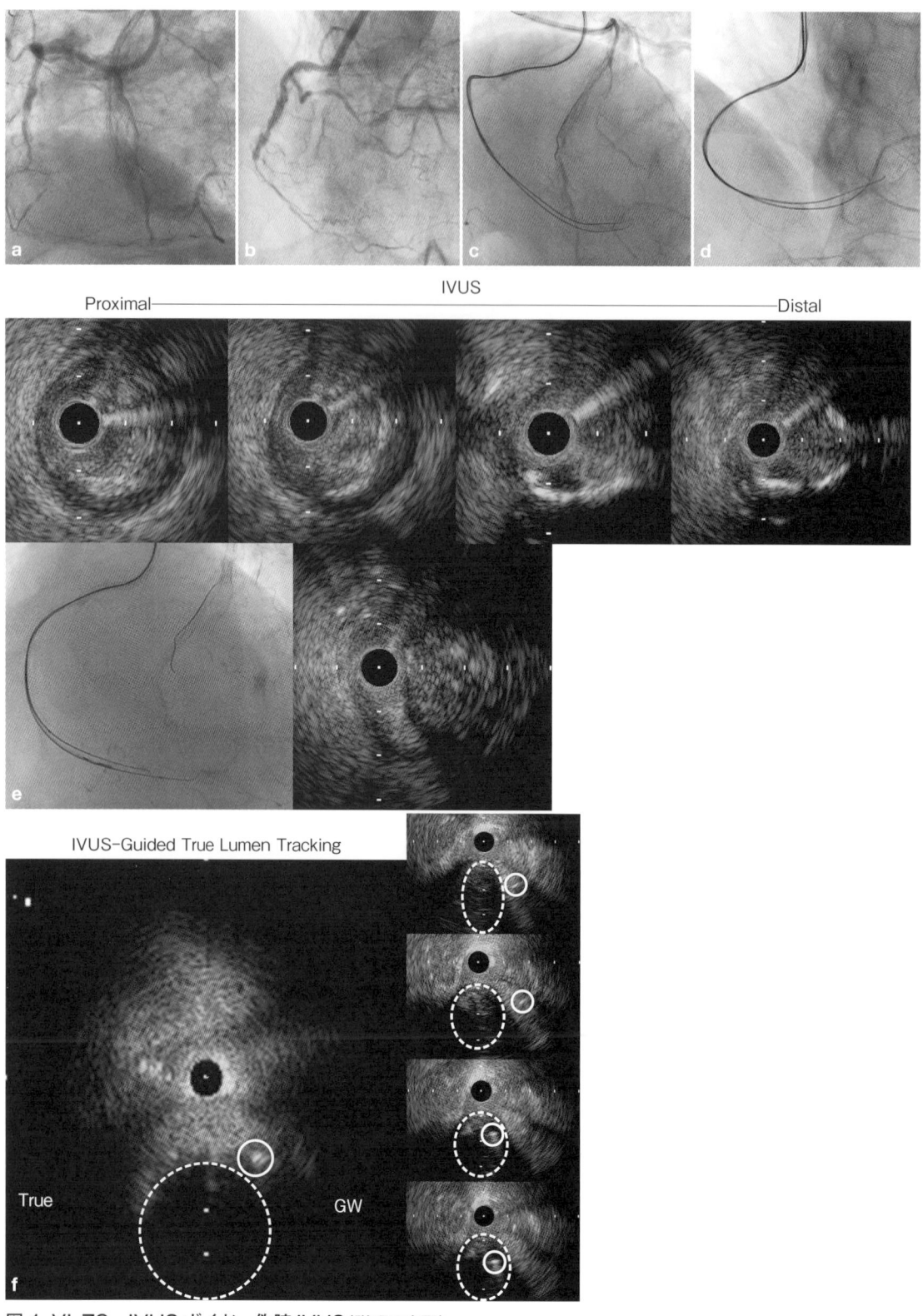

76 第1章 術者MITSUDOのCTOに対するPCI

図1・VI・79 IVUSガイド―偽腔IVUS（説明は次頁）

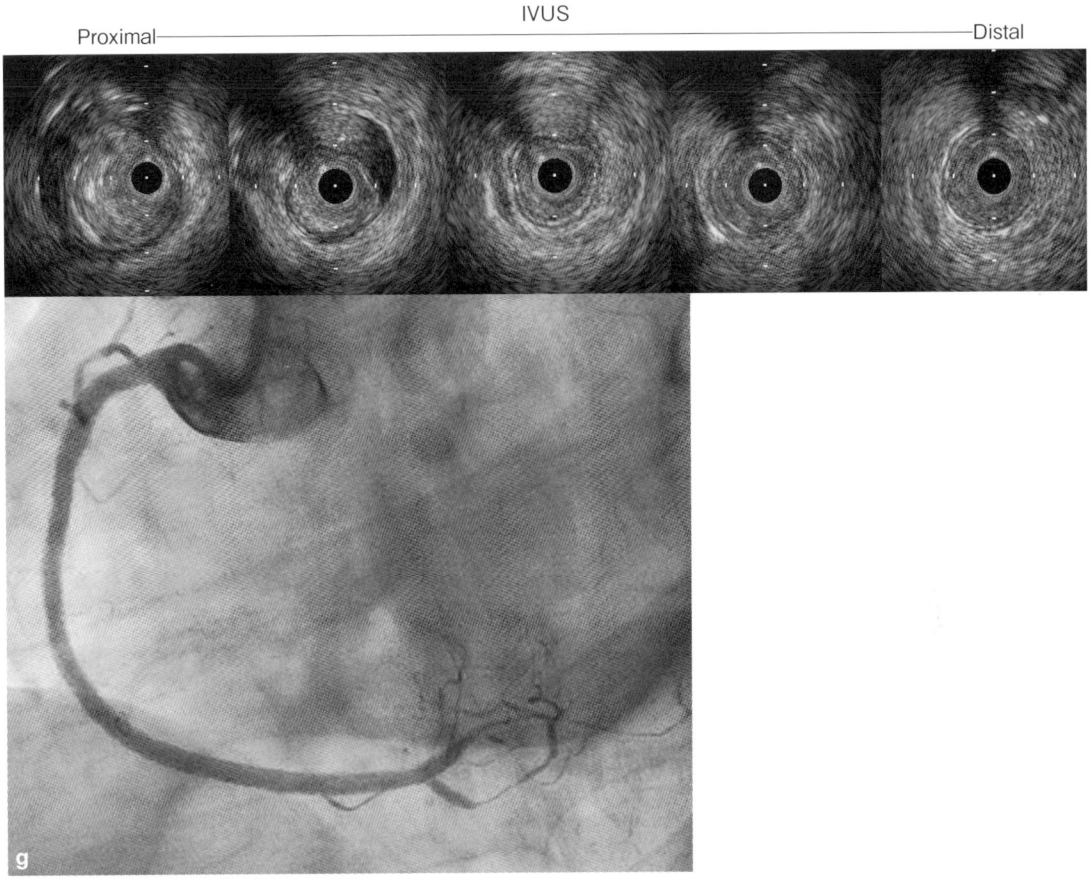

図 1・V・79（つづき）
a, b：IVUS ガイド．偽腔 IVUS．RCA #3 の CTO リトライ症例．
c, d：Antegrade のガイドワイヤーが内膜下に進むため，retrograde approach を行ったが，ガイドワイヤーは channel を通過しなかった．再度パラレルワイヤーで通過を試みたが，真腔をとらえられなかった．
e：IVUS を進めると，ガイドワイヤーは内膜下を進んでいる．
f：IVUS で真腔の位置を確認しながらガイドワイヤーの進む位置を予想して進める．
g：ガイドワイヤー通過後，真腔を通過しているのを確認しステント留置し終了．

合，石灰化プラークを穿通することはまず不可能である．石灰化プラークのない部分から側枝 entry point に抜ける道を探さなければならないがしばしば内膜下を進むこととなる．Reentry を果たさなければ，reverse CART（後述）を行わなければならない．

13 IVUS ガイド—偽腔 IVUS

ガイドワイヤーが exit point で内膜下を進むが，有効な側枝 entry point がなく，parallel wire も不調，さらには有効な側副血行 channel がなく retrograde approach ができない場合は，entry point から閉塞部末梢にかけての偽腔に IVUS を置いて IVUS ガイドによる真腔穿通を行う（図 1・VI・79）．ガイドワイヤーを平行に見ながら先端を真腔に向けて，entry point の"当たり"を探る．このとき，透視で真腔がどちらにありそうかの見当をつけてガイドワイヤーを操作して，IVUS で確認するのが簡便である．透視での真腔の方向は，普通は血管カーブの内側にある．一般的にガイドワイヤーが硬い真腔を避けて偽腔に進むのは

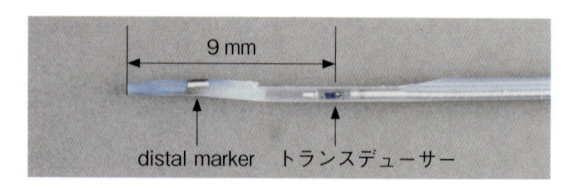

図1・Ⅵ・80 Navifocus WR
チップからトランスデューサーまでの距離が9mmと短い.

カーブの外側であるし，IVUSなどのデバイスを押し込んで進めるとデバイスは血管カーブの外側に沿うのである．

"当たり"があれば粘り強く±90°回転（定点回転）を行い，穿通を図る．"当たり"はおそらくはそれまでのガイドワイヤー操作でそこから滑って内膜下に潜ったpointであるので，それを外さず真腔内プラークを通過させるためである．穿通後は，内膜に石灰化がなくIVUSで真腔が見えていれば真腔の中を保つようにガイドワイヤーを進める．ガイドワイヤーが進んでも内膜に石灰化があると，IVUSでガイドワイヤーが真腔をとらえているかを確認できない．IVUSを進めて石灰化のないウィンドウを見つけたら，真腔の位置を確認してガイドワイヤーの進むべき道を予想しながら，IVUSのガイドワイヤーと平行で，予想ポイントに向きつつ，かつ容易に進む方向に進める．ガイドワイヤーがウィンドウに差し掛かるところで，IVUSで真腔を通っているかどうかを確認する．真腔を通っていればさらに末梢に向かって同じことを行い，最終的にはexit pointの真腔をとらえる．

最初のウィンドウで真腔をとれていなかったら，もう一度最初の真腔部分から始めてウィンドウまでの真腔を目指す．

IVUSを偽腔に置いてIVUSガイド手技を行うには，IVUS先端のnoseは短いほうがよい．かつてはVolcano社のEagle eyeが使用されていたが，最近はTERUMO社のdouble RタイプのNaviFocus WRも多く使用されている（図1・Ⅵ・80）．筆者も後者を使用している．

14 通過の確認と通過後の注意点

前述したようにガイドワイヤーが末梢真腔を通過したかどうかは，普通は突然ガイドワイヤーの抵抗がなくなり，ほとんど押さなくても進んでいくという状態になることで最初の認識ができる．しかしこの状態は，ガイドワイヤーが血管外に出てしまった場合にも起こる．普通はガイドワイヤーの動きやルートが想定外であることから容易に区別がつくが，時として分かりにくいことがある．側副血行路の造影（普通は対側造影）を行って確認しなければならない．

比較的柔らかい冠動脈の偽腔を硬い先端先細りのCTOワイヤーが通過した場合，かなりの摩擦抵抗減弱が起こり，真腔通過と紛らわしいことがある．ガイドワイヤー先端を冠動脈のカーブの内側を向けてガイドワイヤーを回転することなくゆっくり進めて，先端がたわむことなく進んでいけば真腔であることはまず間違いない．しかし，少し進めると先端部分がわずかでもたわんでしまうようなら，ガイドワイヤーは偽腔を通過していると考えなければならない．このときガイドワイヤーを回転させながら進めてはいけない．CTO用ガイドワイヤーは先端を回転しながら進めると，偽腔でも極めて軽く押しただけで先端部分がたわむことなく進んでしまうことがあるからである．

その際には側副血行路の造影を行って真腔とのズレを確認する．偽腔を通過していれば，①もう一度同じワイヤーで真腔を狙う，②parallel wire（seesaw wiring）で真腔を狙う，③retrograde approachを行うなどの方法を選択することになる．

真腔を通過していることが確認されれば，マイクロカテーテルを通過させて先端の軟らかいガイドワイヤーに変更して，デバイスの通過と病変拡張を図る．側副血行路の造影が不明瞭となり，視覚的にガイドワイヤー末梢が真腔をとらえているかが分かりにくい場合は，CTO用ガイドワイヤーを抜いた段階でマイクロカテーテルからの血液逆流を確認したうえで先端造影をして真腔であることを確認・記録しておくとよい．

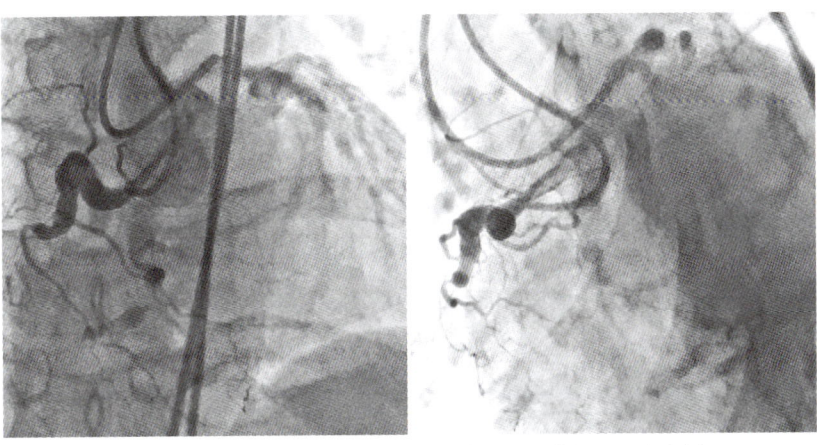

図 1・VI・81　右冠動脈近位部の血管が非常に大きく屈曲している症例
軟らかいマイクロカテーテルを使用するとガイドワイヤーとの摩擦抵抗が大きくなってしまうため，ガイドワイヤーの操作性が低下してしまう．

E. マイクロカテーテル

　CTO のガイドワイヤー通過のためには，必ずマイクロカテーテルを使用する．ガイドワイヤーの交換ができるし，ガイドワイヤー先端の方向・動き・バックアップを微妙に調整できるからである．

1 マイクロカテーテルの選択

　Antegrade approach においては，どのようなマイクロカテーテルを使用すべきであろうか．まずはガイドワイヤー操作性に優れていることが最低条件であろう．特に大きく屈曲したアプローチ（図 1・VI・81）を通過後も，ガイドワイヤーとの摩擦抵抗が大きくならないものがよい．
　そのうえで，ガイドワイヤーに沿わせて閉塞部内にマイクロカテーテル先端を進入させやすいものがよい．そのためには，先端プロファイルはできるだけ小さいものがよく，シャフトはできるだけ細いほうがよい．また回転させてでも通過できるものがよい．曲がった血管に先端があって，Conquest Pro 12 以上の先端荷重のガイドワイヤーを挿入しても，ガイドワイヤー先端が delivery しやすく，穿孔しにくいものがよい．多くのマイクロカテーテルが販売されているが完全なものはなく，病変の形状，硬さに応じた選択が必要である．

2 マイクロカテーテル先端の位置

　マイクロカテーテル先端を entry point 近くに置いてガイドワイヤーを操作するが，マイクロカテーテル先端を entry point から 5 mm 程度まで近づけるとバックアップはよくなる．しかしあまり近づけすぎると，マイクロカテーテルによるバイアス（血管カーブの外側に向こうとする力）がかかり，かつ whipping しやすくなる．大きめのバックアップがどうしても必要なときは近づけるが，普通はマイクロカテーテル先端と entry point との距離は，1～1.5 cm くらいはとるようにしたほうがガイドワイヤーの操作性は良好となる．

F. デバイス通過戦略

　ガイドワイヤーが末梢真腔をとらえた後はデバイスを通過させなければならないが，その後の作業は CTO 用ワイヤーのままでは末梢血管の損

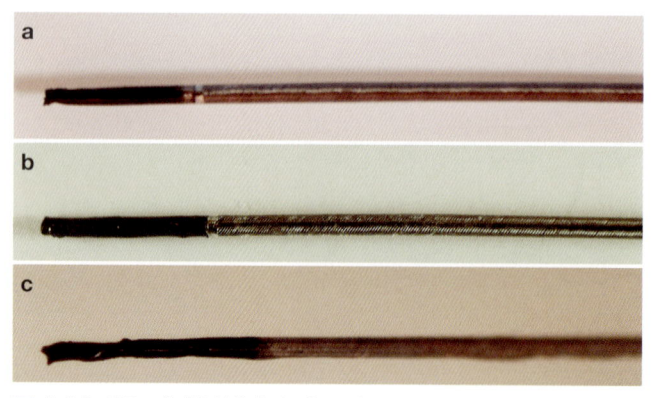

図 1・VI・82　先端が軟らかく，プロファイルの小さいマイクロカテーテル

石灰化の強い，硬い病変を通過させようとするとaのように先端のフレアを起こしたり，bのように蛇腹のようになってしまい，またcは病変を通過したが引き抜く際に伸展してしまっている．石灰化が強く，硬い病変には硬くプロファイルの小さい先端をもったマイクロカテーテルが向いている．

傷，穿孔の危険がある．ガイドワイヤー交換のために，まずはマイクロカテーテルを通過させなければならない．

PCIを通じて強力に押すことが許されるのは，このデバイス通過のときのみである．

1 マイクロカテーテル

そこで通過性のよいマイクロカテーテルが選択されていることが望ましい．ただ通過性には，病変の性状とマイクロカテーテル先端部分の特性の相性も関与している．これはむしろバルーンに関して顕著な現象であるが，マイクロカテーテルについてもいえることであるのでここでも記載する．すなわち先端が軟らかいマイクロカテーテルにとっては，石灰化などの硬い病変の通過は得意ではない．なぜなら硬い部分に当たると先端は容易にフレアを起こすし（図1・VI・82a），無理して押し込むと蛇腹状に変形する（図1・VI・82b）．こうしたことが起こってしまうと，その部分の実質的プロファイルは大きくなり，ますます通過しにくくなる．一方，先端の硬いマイクロカテーテルは容易には変形しにくく，相手を変形させつつ進めることができる．

比較的硬いけれども曲がった部分を通過させたいとき，先端の軟らかいマイクロカテーテルは曲がりによく追従して通過をするが，先端の硬いマイクロカテーテルは硬い部分を押すのみで曲がりを通過することができない場合が多い．

マイクロカテーテルを通過させるための因子としてシャフトの細さがあり，細いほど通過しやすい．バックアップ増強のためシャフトが硬いほうがよいとの考え方もある．さらに回転させながら摩擦抵抗を減らしながら進めることは極めて有効であるので，この回転が先端に伝わりやすく捻りによるシャフトの変形が起こりにくいという意味でシャフトは硬いほうがよい．しかし回転はto-and-froに数回転に止めなければならない．

マイクロカテーテルの先端が閉塞部などタイトな狭窄部位に楔入して回転しなくなった場合，同じ方向に回し続けるとシャフトは変形する．こうなるとガイドワイヤーの摺動性は極めて悪化，マイクロカテーテルを引き抜くためには折角通過したガイドワイヤーともども，一緒に引き抜かなければならなくなる．

2 バルーン

マイクロカテーテルが通過しないときは，最小径 semi-compliant バルーンを通過させることを考える．マイクロカテーテル同様，病変が直線的で硬い場合は先端の硬いバルーンがより有効で，病変が屈曲している場合は先端が軟らかいバルーンが好ましい．

十分なバックアップを得たうえで，バルーンを押し込んでも通過しないとき，次の手を考えなければならないが，一度バルーンカテーテルを引き抜いて先端を視覚的に確認するとよい．もし先端がわずかでもフレアしていたら，先端から0.3 mmくらいのところをよく切れる鋏で切ってしまう（図1・VI・83）とフレアはなくなり，病変を通過することがある．新しいバルーンを使えば通過するであろうが，少しでも医療資源の節約をと考えて行っている〔参照➡第2章 Ⅲ-C-3-f. KBT用バルーン通過（166頁）〕．

3 アンカーテクニック

ガイディングカテーテルの項でも述べたが，ガイディングカテーテルの安定が悪くバルーンを押し込むとガイディングカテーテルの engage が外れる場合は，アンカーテクニックが極めて有効である．右冠動脈では，ガイディングカテーテルとして AL-1 ST をはじめとした Amplatz left カテーテルを用いているが，それでもいつもガイディングカテーテルのカーブと Valsalva 洞の大きさとがfitするわけではなくしばしばアンカーを必要とする．右冠動脈の場合，アンカーする側枝としては，①円錐枝，②洞房結節動脈，③右室枝，④心房枝などが考えられる．アンカーバルーンの径はオーバーサイズ気味で，拡張圧はむしろ4〜6 atm 程度の低圧が有効である．

4 Tornus（貫通用カテーテル）

病変が硬くバルーンが通過しない場合や，通過しそうにない場合は，Tornusを使用することが

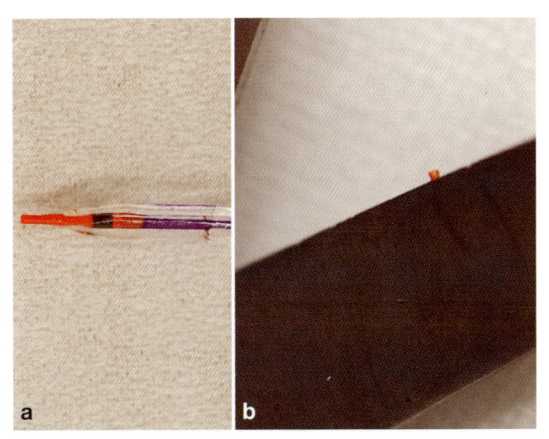

図1・VI・83 フレアした際のバルーンの処理
石灰化の強い，硬い病変や，stent strut越しに側枝を通過させようとすると，aのようにバルーンカテーテル先端がラッパ状にフレアし，ほんのわずかなフレアを生じても進まないことがある．bのように鋏で先端チップを切ることによりバルーンカテーテルが通過することがある．

多い．Tornus使用時もガイディングカテーテルの安定が不十分のことがあり，アンカーバルーンはそのままTornusを使うとよい．アンカーバルーン径が2 mm以上あれば，Tornus出し入れのときのトラッパーバルーンとしても利用できる．

Tornusが通過した後はガイドワイヤーを，0.014″の extrasupport タイプに替えてバルーンの通過を試みるか，Rotawire floppy タイプに替えて Rotablator による切削を行う．バルーンが通過しなければ再度 Tornus に替えて，0.014″ワイヤーから Rotawire floppy に交換して Rotablator を行う〔参照➡第5章 1-C. Tornus（219頁）〕．

5 ELCA（excimer laser coronary angioplasty）

Retrograde アプローチで病変通過をした場合は，antegrade ガイディングカテーテルと retrograde ガイディングカテーテルとの間で，ガイドワイヤーループを形成することができるので，デバイスはほぼ確実に通過できる．Antegrade approach で病変通過した場合，（ガイドワイヤーを交換するまでは）ガイドワイヤーループを形成することができないので，時としてバルーンや

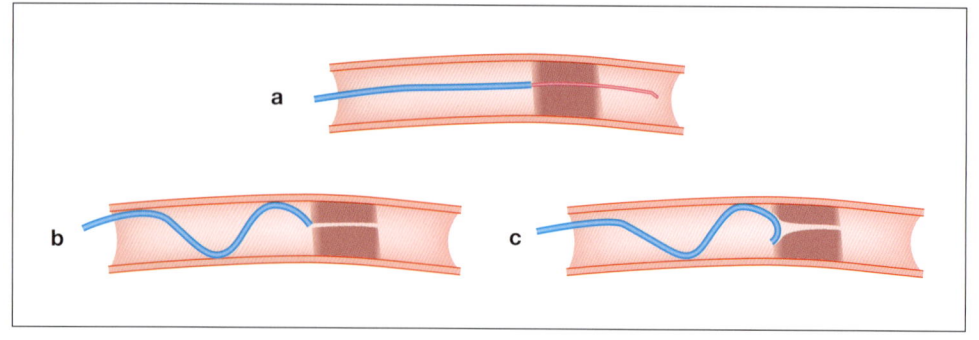

図1・VI・84　マイクロカテーテルを押し込んだままでガイドワイヤーを抜去するとマイクロカテーテルが曲がる
ガイドワイヤーが入った状態だと，マイクロカテーテルはaのようにわずかに波打つ程度であるが，ガイドワイヤーを抜去した途端にbのようにたまった力が解放されて先端を含めて屈曲してしまう．先端のわずかな曲がりでもRotawireはCTOルートとの同軸性を失い，ルート内を進みにくくなってしまう．この状態であればマイクロカテーテルを引いて直線化してしまえばaの状態まで戻しうるが，cのように先端が折り返すような変形を受けてしまうと復元は困難である．マイクロカテーテル先端が少しでもルート内に入るようにとの気持ちで押し込んだ場合はガイドワイヤー抜去前に少し引いて力のたまりを解消しておく．

Tornusでの病変通過が困難なことがある．そのようなとき0.9 mm径のレーザーカテーテルが有効なことがある．しかし高度石灰化病変には有効ではないので，Rotablatorを使用せざるをえないことが多い．

6 Rotablator

デバイスが通過する前にRotablatorを使用するには，マイクロカテーテル先端をentry pointに置いてガイドワイヤーをRotawireに変更しなければならない．マイクロカテーテルを押し込みすぎると，ガイドワイヤーを引き抜いた後に先端部分のシャフトが曲がってしまい（図1・VI・84），閉塞部を向かなくなる．マイクロカテーテルは，そっと押し当てるだけにしなければならない．

7 Double, triple wire

かつては閉塞部位にCTOワイヤーを2本，場合によっては3本通過させてデバイスの通るルーメンを大きくしてデバイスを通過させることも行ったことがある．最近はこの方法を必要とし，かつ可能な例がないので行っていない．

G. バルーン拡張からステント留置まで

デバイスが通過すればバルーン拡張ができる．基本的には小径バルーン（1.0～1.5 mm径）で拡張し，IVUSによる観察を行う．CTO以外の病変と同様の手順で手技を行うが，CTO以外の病変と異なるのは偽腔を通過していることに対する配慮と，CTO病変からの大きな枝もまたCTOである場合，末梢分岐部の分枝保護に対する配慮などである．Retrograde approachのIVUSガイドの項を参照頂きたい．

VII. Retrograde approach

Retrograde approach という言葉は，2005年に加藤修先生がCART(Controlled Antegrade, Retrograde subintimal Tracking)という画期的な概念を提唱してから広く使われるようになった．しかし，ガイドワイヤーを側副血行路から逆行させてCTO末梢に導入してランドマークとして使用するなどして，antegradeからのガイドワイヤーの通過をしやすくすることは，同じく加藤先生とそのグループが2000年頃にはすでに行っていた．

Retrograde approachにはどのような概念の戦略が含まれるのか，筆者なりの考えをまとめてみた．

①Collateral channelを通してガイドワイヤーを標的CTOの末梢真腔に導入し，マイクロカテーテルを導入してCTO用ガイドワイヤーで直接近位部真腔をとらえるdirect crossing(図1・VII・1a)．

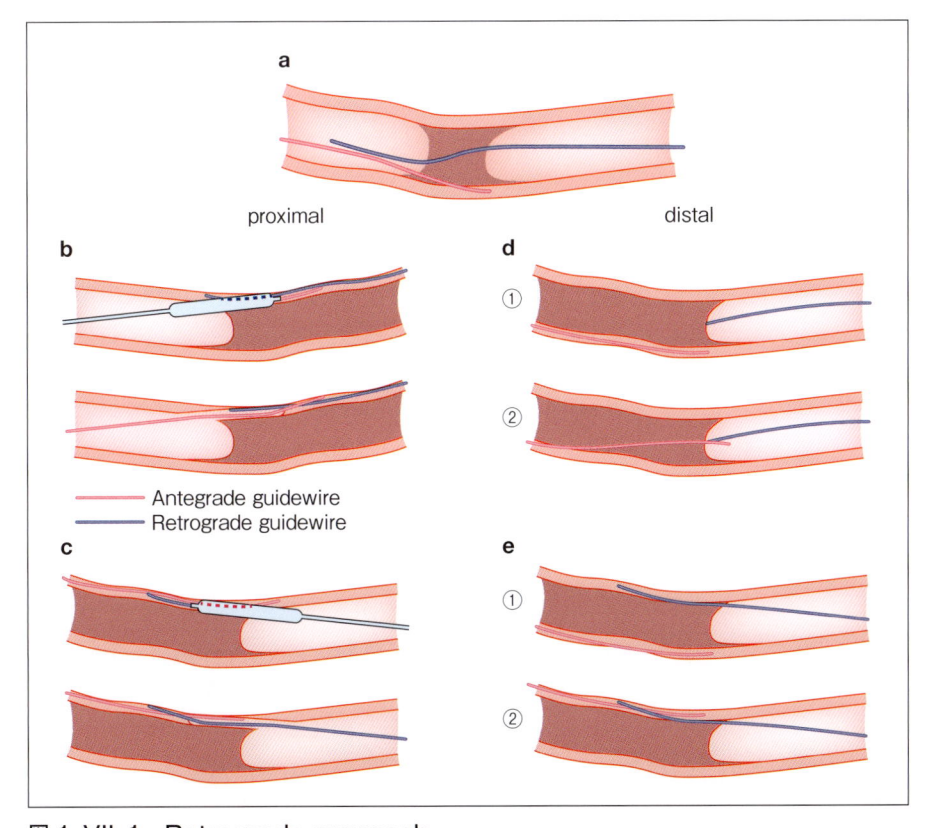

図1・VII・1 Retrograde approach
a：Direct retrograde crossing. Antegradeのガイドワイヤーは必ずしもなくてもよい．筆者は可能な症例では必ずantegrade approachを行い，ランドマークとして使用するのでantegradeのガイドワイヤーを記載してある．
b：Reverse CART.
c：CART.
d：Landmark of distal true lumen. 逆行性ワイヤーを道標として用いる方法．逆行性ワイヤー先端をexit point直下において(①)，そこを狙って順行性ワイヤーを進める(②)．
e：Kissing wire. Landmark of distal true lumen. 逆行性ワイヤーを道標として用いる方法．逆行性ワイヤーを閉塞部内に進め(①)，それを目がけて順行性ワイヤーを進める(②)．

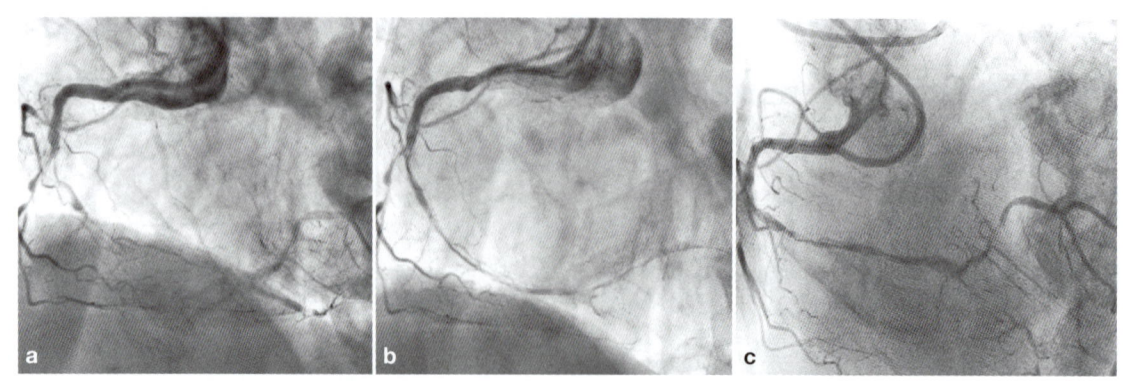

図1・VII・2　RCA#3のCTO症例（a）
b：ガイドワイヤーは末梢をとらえたが，途中偽腔通過のため後下行枝は閉塞しておりいったん終了となる．
c：リトライ時のコントロール造影でRCA#3には大きな偽腔を形成している．後側壁枝へは容易にガイドワイヤーが通過し，後下行枝の通過にretrograde approachを行い側枝閉塞なく血行再建に成功した．

②Retrogradeガイドワイヤーと同じルーメンに誘導したantegradeガイドワイヤーをバルーンで拡張して，そのルーメンにretrogradeワイヤーを通すことによって閉塞部を通過させるreverse CART（図1・VII・1b），

③Retrogradeガイドワイヤーで閉塞部末梢を拡張してantegradeガイドワイヤーを通過させるCART（図1・VII・1c），

④Retrogradeガイドワイヤー先端を閉塞部末梢のcontinuousランドマークとして利用する方法（図1・VII・1d），

⑤閉塞部内に進めた片方のガイドワイヤーをcontinuousランドマークとして，対側のガイドワイヤーをそれに近づけて貫通を図るkissing wire法（図1・VII・1e），

などがある．

A. Retrograde approachの適応

筆者は前述したようにantegrade approachが「PCI for CTOの基本」であると考えているが，アクセス可能な側副血行路がありそうで，下記のような場合はretrograde approachの適応であると考えている．

❶Antegradeのfailure caseで大きな偽腔ができている場合（図1・VII・2）：運よく真腔へのentry pointの"当たり"を見つけることができることがあるが，偽腔への入り口が大きくなってantegradeのCTOガイドワイヤーが容易に偽腔に進んでしまうことが多いので，基本的には早期にretrograde approachを考える．

Antegradeから比較的軟らかいCTOワイヤーを先行させる．時に真腔を通過することがあるし，通過しなくてもretrogradeのガイドワイヤールートのランドマークとして使用する．

❷Exit pointが大動脈入口部で入口部からのアクセスができないとき（図1・VII・3）：これはantegrade approachができないので，ガイディングカテーテルが入口部に引っ掛かればランドマークとして置いておく．Coronary atresiaによる「閉塞」はPCIの禁忌である．臨床的診断はCTアンギオによって初めて可能である（図1・VII・4）．入口部閉塞で冠動脈口のdimpleを認めないときは，可能性を否定するためにCTアンギオを撮っておかなければならない．

❸末梢exit pointが分岐部で，かつ受け皿が小さいにもかかわらず，双方を再開通させる必要のあるとき（図1・VII・5）：Antegrade approachで通過させるとたとえ真腔を通っているとしても，分岐部でプラーク内を通過してcarinaより末梢で真腔をとらえることが少なくない．こ

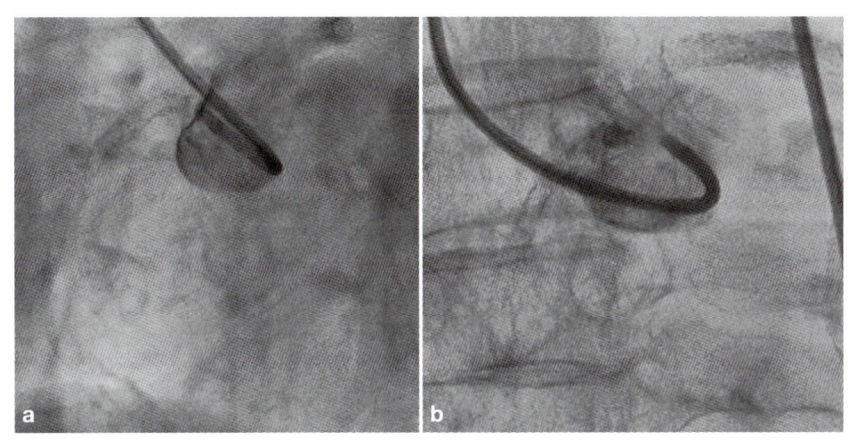

図 1・VII・3　右冠動脈近位部のステント内閉塞病変
ステントは入口部から留置されている．ガイディングカテーテルのバックアップは不良で造影も困難であった．

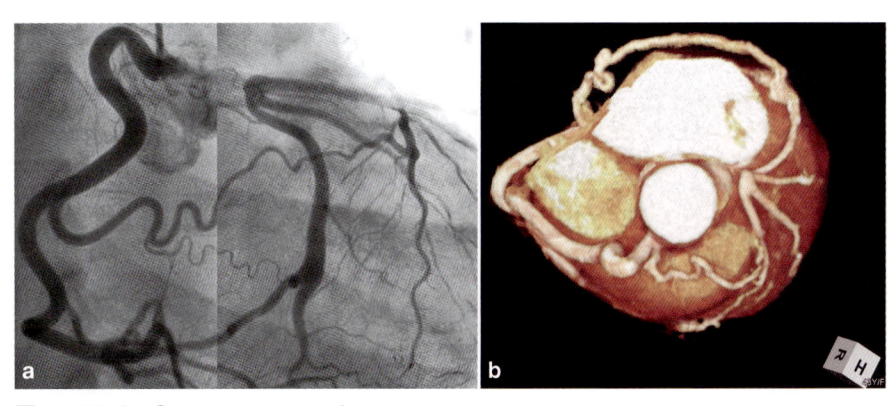

図 1・VII・4　Coronary atresia
a：CAG，b：CT アンギオ
右冠動脈造影で左冠動脈が良好に造影される．CT アンギオで左冠動脈入口部閉塞を疑う所見は認めなかった．

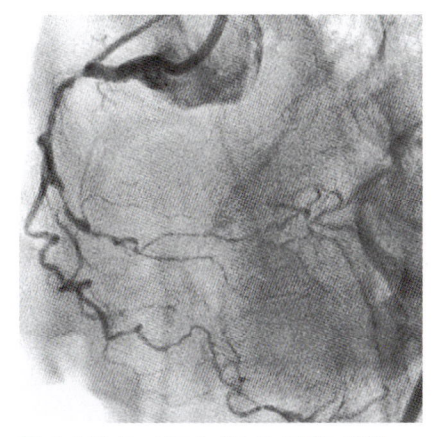

図 1・VII・5　RCA #3 の CTO 症例
Antegrade approach でガイドワイヤーは通過できず終了．リトライは回旋枝からの retrograde approach を行い通過に成功した．

の場合，小径バルーン拡張後も側枝を選択できないことがある．一方，retrograde approach で末梢分岐部を通過させると，ガイドワイヤーがプラーク内に進むのは必ず carina より近位部であるのでバルーン拡張によって側枝が閉塞することはない．

❹ Antegrade ガイドワイヤーが末梢真腔をとらえられないとき（図 1・VII・6）
❺ Antegrade ガイドワイヤーが硬い部分に阻まれて，内膜下に潜り込むとき（図 1・VII・7）：Antegrade からの先端荷重超高度の CTO ガイドワイヤー（例えば Conquest Pro 12）が閉塞部途中の硬い部分に阻まれ，真腔に進んでいかない

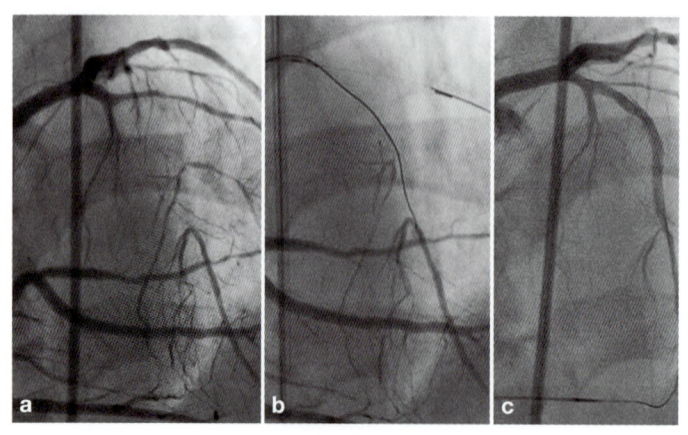

図1・VII・6　LAD #7のCTO症例
Antegrade approachでガイドワイヤーは通過できず，右冠動脈からのretrograde approachで通過に成功した．

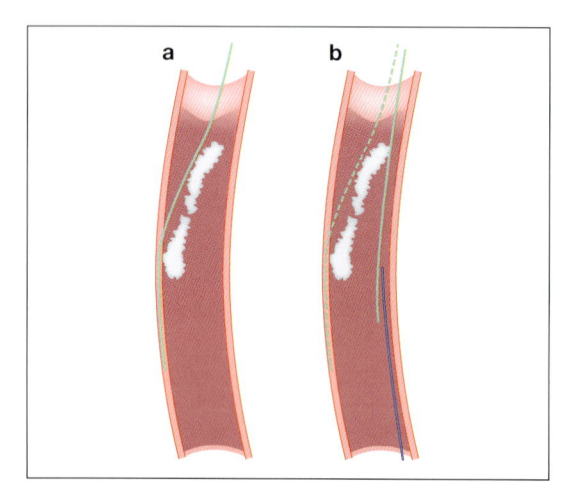

図1・VII・7　Antegradeガイドワイヤーが硬い部分に阻まれた場合(a)
b：Retrograde ガイドワイヤーが病変に到達すると，比較的容易に antegrade ガイドワイヤーが真腔をとらえることもある．

場合，retrograde approach でその硬い部分に到達すると，比較的容易に通過することもある．最終的には短い偽腔の reverse CART で通過することができることも多い．
❻長く，ルートの明瞭でない閉塞で，antegrade ガイドワイヤーが途中から血管外に出てしまうとき：早々に retrograde approach を開始すべきである．Retrograde ガイドワイヤーが容易に真腔をとらえられないとしても，retrograde ガイドワイヤーをランドマークにして antegrade からガイドワイヤーを進め直して kissing wire 法を行うと，比較的容易に血管内ルートをとらえることができ，reverse CART に持ち込めることが多い．

B. Collateral channelの種類

Retrograde approach の成否は，アクセス可能な collateral channel の存否にかかっている．可能性のある collateral channel を知っておくことは，造影上の分かりにくい channel の発見に有用であるし，走行ルートの解剖学的位置関係を理解することは channel の長軸を眺める撮影角度の選択を容易にし，channel のアクセスの可否の判定や通過のための戦術を考えるのに有益である．

ここに挙げる collateral channel はすべての可能性を網羅したものではないかもしれないが，筆者の経験したことのあるものを示した．

RCA 閉塞の場合を図1・VII・8に，LAD 閉塞を図1・VII・9に，LCX 閉塞を図1・VII・10に示した．
診断カテーテルの読影の際にはもちろんのこと，retrograde approach に移るときには直前に造影を行って，あらゆる可能性を考慮しながら

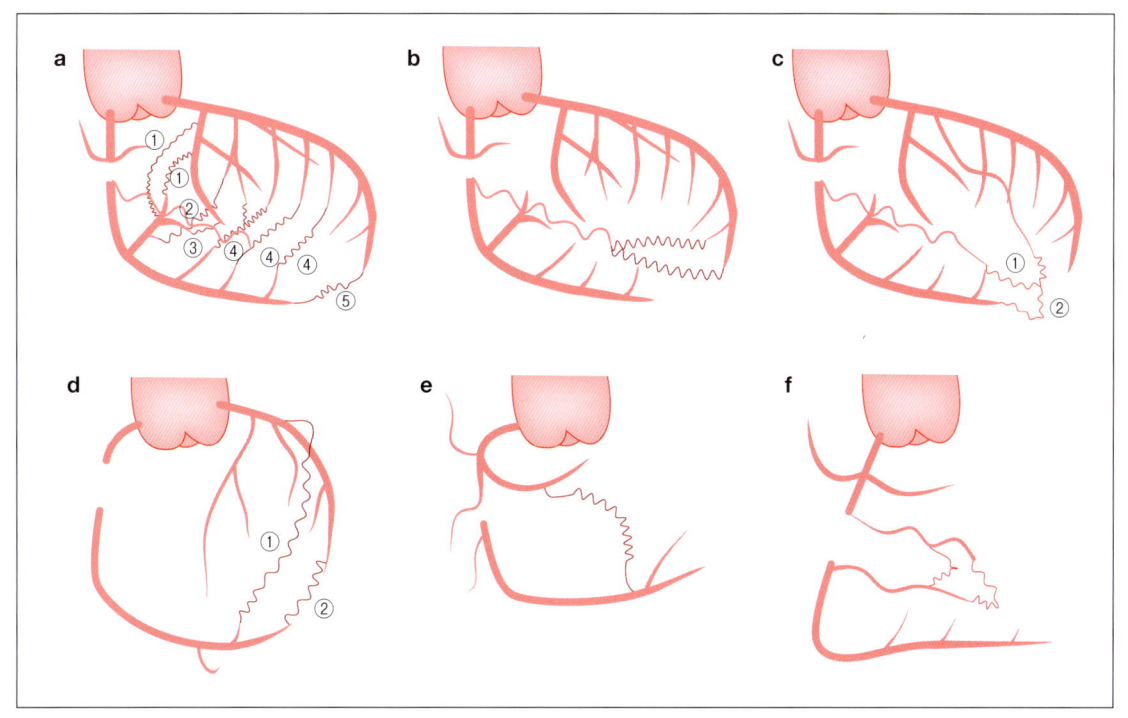

図 1・VII・8　右冠動脈閉塞の collateral channel
a : RAO. ①LCX → ACC → AVB, ②SB → AVB, ③PL → FWEp → RCAPL, ④SB → 4PD, ⑤LAD apex → 4PD
b : RAO. RVB → SB, RVB → LAD
c : RAO. ①Dg → Apex → RVB, ②Dg → Apex → 4PD
d : LAO. ①LCX → ACC → AVB, ②LCX → FWEp → AVB
　ACC ; atrial circumflex channel, AVB ; atrio-ventricular branch, FWEp ; Free wall epicardial channel
e : LAO. Intracoronary collateral, 右房枝(SNA)→ Kugel anastomosis → AVB(AVNA), SNA ; sinoatrial node artery, AVB ; atrio-ventricular branch, AVNA ; atrio-ventricular node artery
f : Intracoronary collateral. RVB → RVB. RAO. RVB ; right ventricular branch

collateral channel の存在とアクセスのしやすさを評価しなければならない．

Collateral channel に関しては，ある方向から観察するとつながっているルートがあるように見えるが，他の方向からはよく見えないということがよくある．結局はマイクロカテーテルの先端造影をしてみると，結論に達することができる．しかし collateral channel の走行には，ある程度の法則があると考えられる．epicardial vessel (channel)は交通のない交差をしない．すなわち，隣の枝を飛び越えてさらに遠くの枝に合流することはない．結局，心前面と後面とをつなぐ collateral channel は心房表面か心房中隔，心室中隔か心尖部経由かである．しかし心室中隔を通る血管は交差する．2つの channel は心室中隔の左室側と右室側とに分かれて交差するので，立体交差をしていて平面的交差はしていない．造影上交差しているように見える channel があるので，見過ごさないようにしなければならない．造影上見えていない channel にガイドワイヤーが進み対側真腔をとらえることがある．特に septal channel に関しては，造影上見えている channel を越えてガイドワイヤーが進むルートが存在することがあることは留意しておかなければならない(**図 1・VII・11**)．

図 1・VII・9　左前下行枝閉塞の collateral channel
a：RAO．①PDA → SB → LAD，②PDA → Apex → LAD
b：RAO．①Conus branch → Vieussens anastomosis → LAD prox，②RVB → LAD distal or apex
c：RAO．Intracoronary collateral．LAD → SB → SB → LAD
d：RAO．Intracoronary collateral channel．①OM → FWEpi → 1st Dg → LAD．LAD が 1st Dg と 2nd Dg との間で閉塞しているときは 1st Dg → FWEpi → 2nd Dg → LAD のコースもある．
e：LAO．①Dg → FWEpi → LAD，②PL(OM) → FWEpi → LAD
f：Dg の閉塞の場合．①OM → FWEpi → Dg，②LAD → FWEpi → Dg，③LAD → Apex(FWEpi) → Dg
g：RAO．①RVB → Apex → Dg，②PDA → Apex → Dg

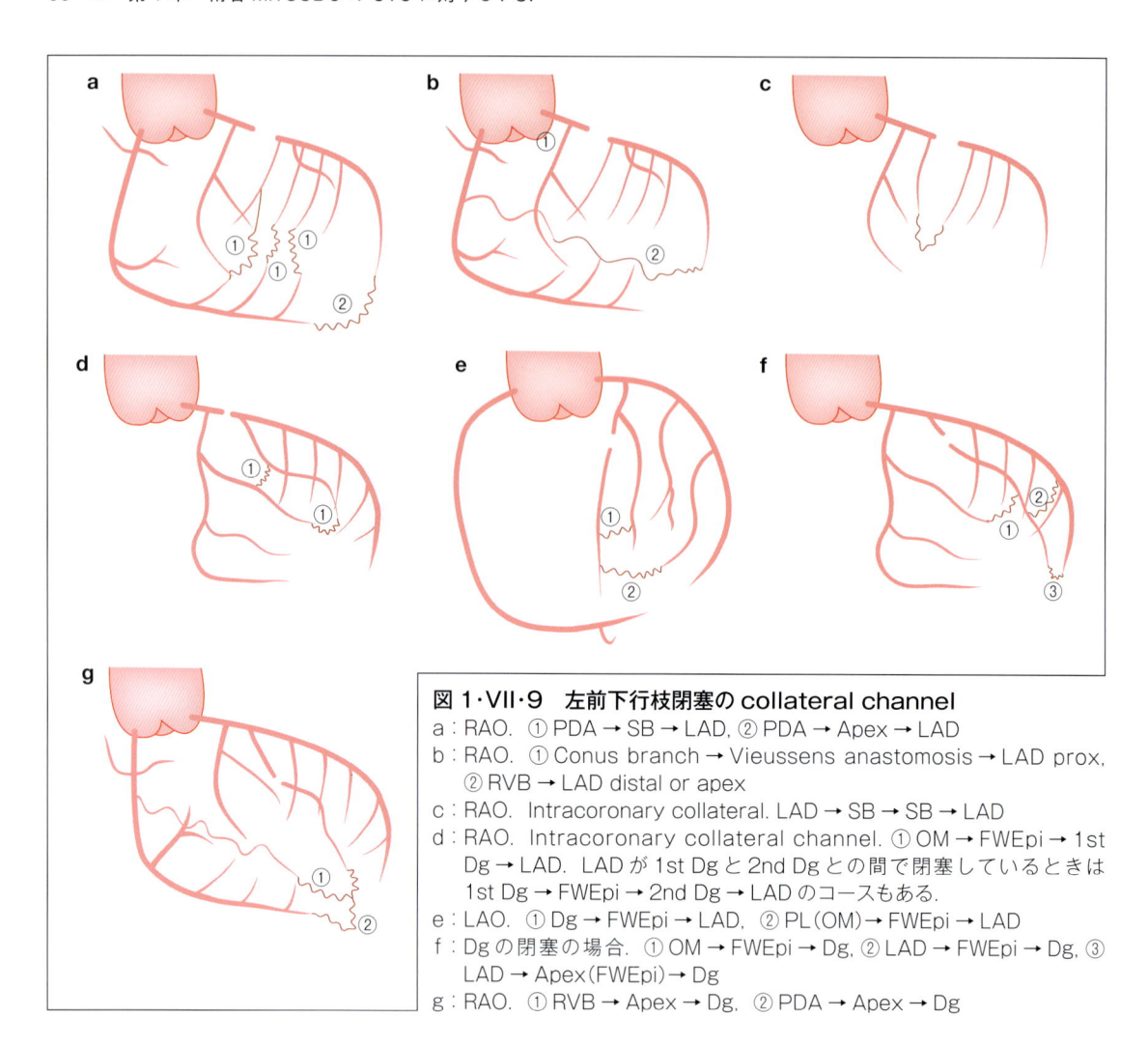

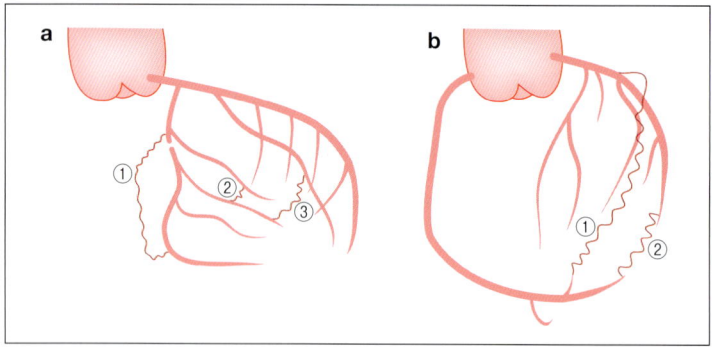

図 1・VII・10　回旋枝閉塞の Collateral channel
a：RAO．①LCX Prox → ACC → LCX Dist，②OM → FWEpi → PL，③Dg → EWEpi → PL
b：LAO．①AVB → ACC → LCX main stem，②AVB → FWEpi → LCX

C. Collateral channel の選択

　選択の前に collateral channel の存在と形態を認識しなければならない．まずは診断カテーテルを注意深く読影しなければならない．前項の channel の種類に示したあらゆる可能性を考慮し，どんな channel も見逃さないようにしなければならない．診断カテーテルのときにはすべての channel を追うのに適した角度でなかったり，小

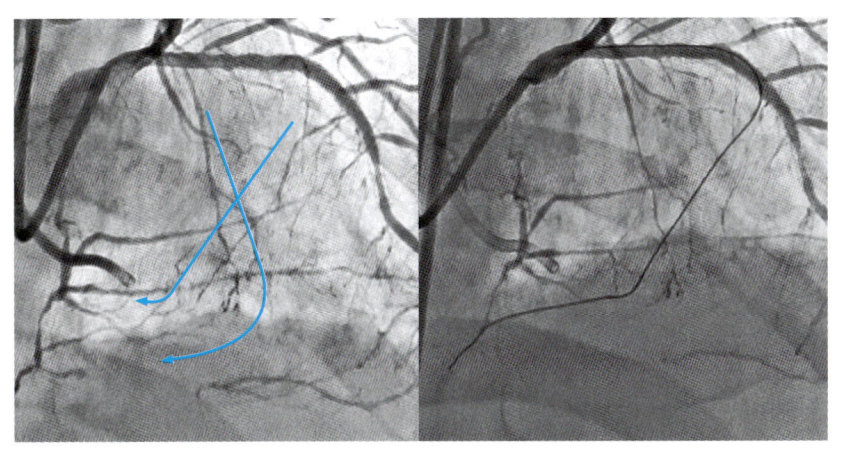

図1・VII・11　Septal branch の交差現象の症例
造影上 first septal と second septal が交差しているように見え，右冠動脈後側壁枝へとつながって見える．First septal は channel の屈曲が強く，second septal は比較的直線的であったためこれを選択し channel の通過に成功した．

さな血管の重なりがあたかも連続した channel のように見えたりすることもある．Retrograde approach を始める直前にもう一度 channel 経路の見やすい方向で造影しておく．

そのうえでどのような collateral channel を選択すべきかに関しては，次のような原則に従っている．

①Epicardial channel より septal branch：septal channel がある場合は，その径が多少小さくても septal channel を優先する．Perforation を起こしてもタンポナーデの危険が極小であることが最も大きな理由であるが，septal branch のほうが屈曲が少なく通過しやすい傾向にある．

Exit point が右冠動脈分岐部で右冠動脈末梢（#3）への逆行性ルートが閉ざされており 4-PD への分岐角度が大きい場合（図1・VII・12），4-AV への epicardial channel があればそれを考慮する．

First septal branch から RCA への側副血行は，しばしば 4-AV に流入する（図1・VII・13）．こうした channel があれば，比較的安全な septal branch から直線的に RCA #3 の exit point を穿通できる．

他の優勢な側副血行路があり septal branch からの側副血行路がまったく見えない場合でも，septal branch にガイドワイヤーを進めると容易に通過してしまうことがある（図1・VII・14）．優勢な他の側副血行により側副血行路の donor artery と末梢真腔との圧較差が小さくなったために，比較的細い septal channel が存在はしているものの顕在化していないことが考えられる．造影上は元々存在しない channel と区別がつかないため，septal branch のすべてを試してみなければ channel がないとはいえないことになる．Septal surfing の行われるゆえんであろう．

しかし，真腔末梢の造影が遅くわずかな側副血行路の総体として映し出されるような場合，すなわち側副血行路の donor artery と末梢真腔との圧較差が大きいと考えられる場合，それでも channel が見えていないとすると，やはりもともと側副血行路は極めて小さいかない状態，すなわちガイドワイヤーで末梢真腔に通過できない状態と考えるのが妥当と考えられる．盲目的に septal surfing を行っても効がないゆえんである．

②細かく critical な屈曲の少ない channel：channel の途中に critical な屈曲があるかどうかに関しては，二方向からの観察が有用である．ここでも channel の長軸に直角な orthogonal 二方向からの観察ができれば理想的である．完全な二方向でなくても，channel の同じポイントが直交二方向で観察して屈曲が激しければ（図1・VII・15）

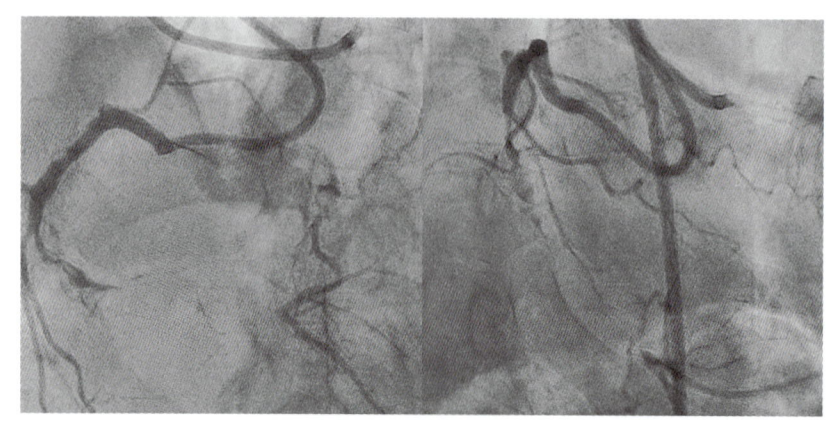

図 1・VII・12　Exit point
#3 分岐部にあり，分岐部の角度も大きい．後下行枝から末梢真腔をとらえるには角度が大きく，対する後側壁枝は平行で直線的にあり，また回旋枝から AC collateral がみられる．

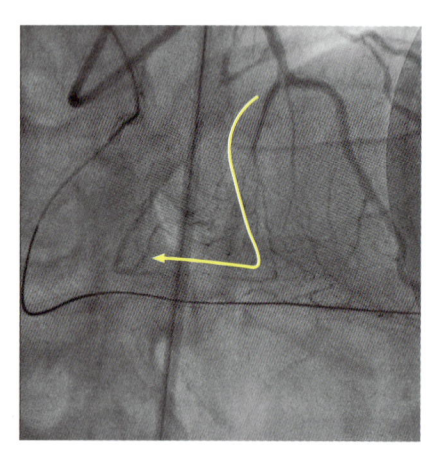

図 1・VII・13　First septal branch
First septal を介した側副血行路は後下行枝ではなく後側壁枝に流入している．

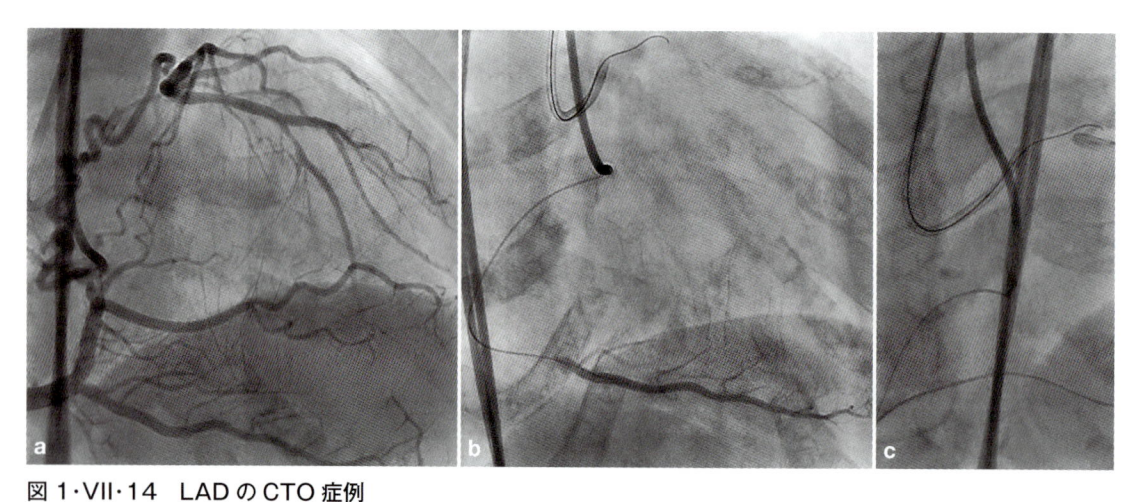

図 1・VII・14　LAD の CTO 症例
4-AV から良好な側副血行路を認める(a)．b のように 4-PD で tip injection を行うと中隔枝からの側副血行路も認められ，中隔枝経由の retrograde approach を行った(c)．

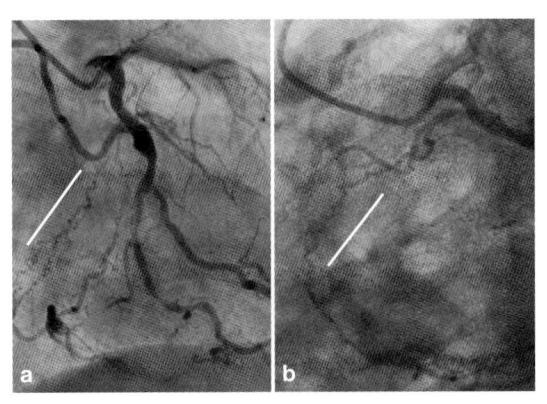

図1・VII・15　Channel の屈曲が激しい場合
a：RAO+CA，b：LAO+CA．白線部のchannelは直交する両方向からの観察でいずれも屈曲が強く見える．

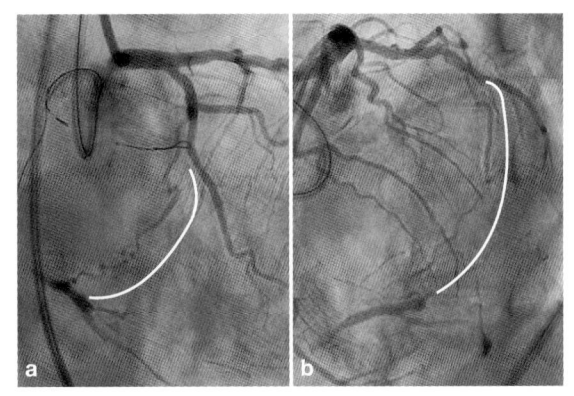

図1・VII・16　Corkscrew
Channel は RAO-CA で屈曲が強く見える(a)が，LAO-CA でみると直線化し屈曲も軽く見える(b)．また corkscrew の往復径も小さい．

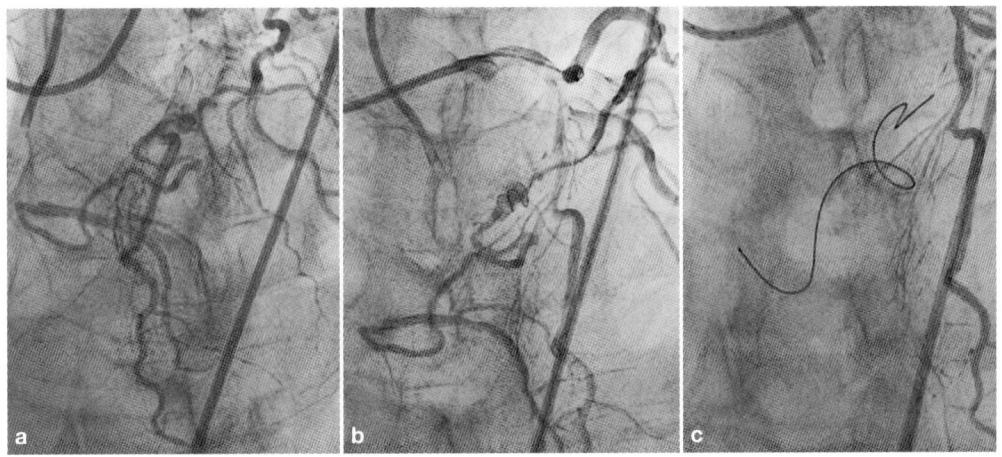

図1・VII・17　往復径が大きい場合
往復径の大きい corkscrew channel(a)．
ガイドワイヤーの通過に難渋した(b)．また，マイクロカテーテルやガイドワイヤーの通過後も channel は直線化しなかった(c)．このような場合，ガイドワイヤーの操作性は著しく低下するが，無理に直線化すると血管損傷を生じる可能性もある．

ガイドワイヤーやマイクロカテーテルの通過困難が予想される．一方，どちらかの方向で屈曲が軽ければ通過の可能性は高まる(図1・VII・16)．比較的小さな往復径の corkscrew は通過しやすい(図1・VII・16b)が，往復径の大きい場合(図1・VII・17a, b)は通過が困難なことが多い．

　③比較的大きな径の channel：比較的屈曲の少ない septal channel では，造影上見えてさえいれば極小径の channel でも問題なく通過することが多い．一方，屈曲した epicardial channel では，糸のように細い channel よりも 1 mm くらいの径がある channel のほうが通過させやすいが，大径に過ぎるとかえってガイドワイヤーの通過が難しいことがある．ガイドワイヤーやマイクロカテーテルを進めることによって近位部 channel が伸びてしまう場合はよいが(図1・VII・18)，伸びなければ可能性は低い(図1・VII・17c)．

　④Exit point のすぐ末梢側に流入する channel (図1・VII・19a, b) はできれば避ける：retrograde からの CTO ワイヤーで exit point から，容易に

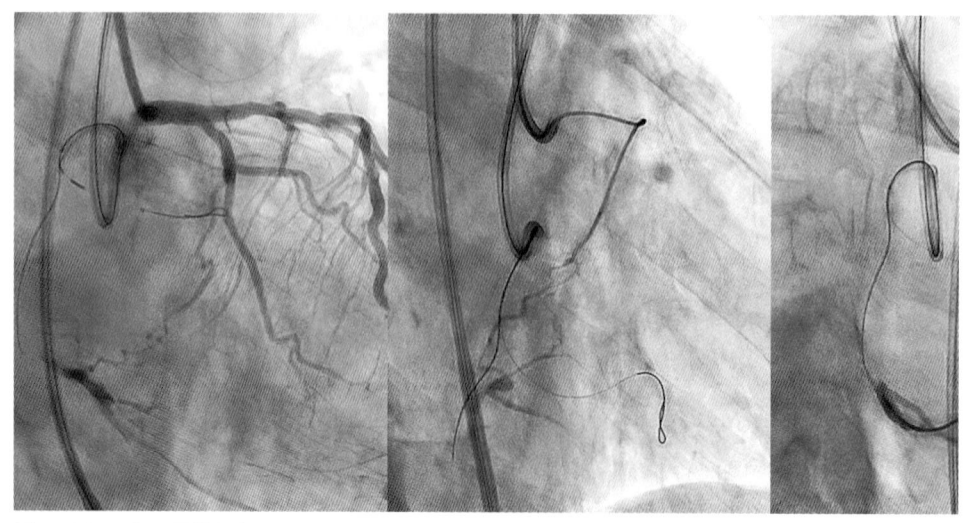

図1・VII・18　屈曲したchannel
マイクロカテーテルを進めるとchannelは直線化した．

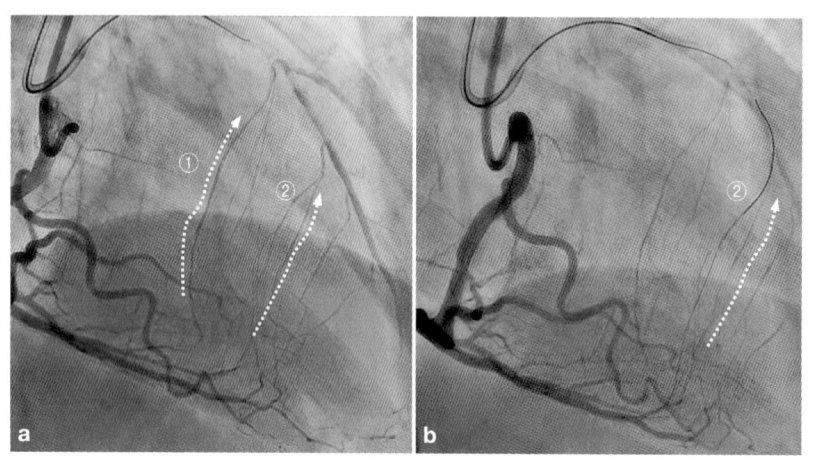

図1・VII・19　Exit pointからchannelまでの距離
a：いくつかの中隔枝のchannelを認めるが，①のchannelはexit point近くに向かうため使用するには②やその他のchannelをまずは狙う．
b：②のchannelはexit pointまで少し余裕があるため，これを選択した．

解離をつくってしまうからである．Retrogradeからのガイドワイヤー通過後のバルーン拡張は小さいバルーンでなければならない．Channelより大きいバルーンを使用するとchannelに解離を生じる．近位部や側枝に解離があるとCrusade®を使用してもなお，真腔末梢にガイドワイヤーを進めることができなくなる場合があるからである．

Channel流入部からexit pointまでに何がしかの距離があればよい．

D. ガイディングカテーテル

Retrograde approachといっても，ガイディングカテーテルに特別なバックアップが必要なわけではない．Antegrade approachに使用するのと同じく，安定した同軸engageが得られる形状であればよい．場合によってはアンカーテクニックが必要であるので，6Frサイズ以上のサイズが

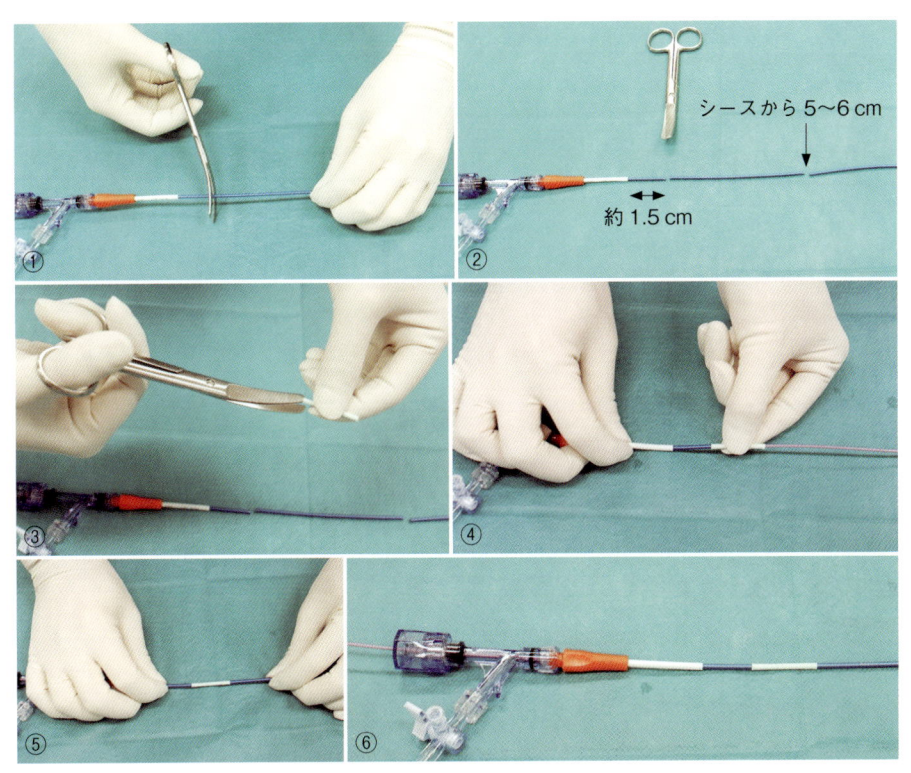

図 1・VII・20　Retrograde 用のガイディングカテーテルの短縮の仕方
シースからの長さが分かるため冠動脈に engage したままガイディングカテーテルを切断するが，retrograde からのガイドワイヤーが病変通過した後のマイクロカテーテル通過のための短縮であれば，カテーテルを引き抜いて短縮する(①，②)．
連結するものは，7 Fr ガイディングカテーテルの場合，6 Fr シース外套を使用している．先端，後端を鋏で 180°の間隔で 1.5 mm 程度切れ目を付け，鋏を回して両端をフレア状にする(③)．
0.035″ ワイヤーと 5 Fr インナーシースを通してガイディングカテーテルをしっかりと固定する(④，⑤，⑥)．

望ましい．筆者は 7 Fr サイズを用いているが，内胸動脈(ITA)を retrograde 血管として使用するときは 6 Fr サイズを用いている．長い距離の channel を通過しなければならないとき，150 cm のマイクロカテーテル先端が antegrade ガイディングカテーテルに届かないことがある．例えば心尖部を回る側副血行 channel を使用するときや，ITA を介する channel を使用するときなどである．

Retrograde 用の短い(85～90 cm)ガイディングカテーテルを使用するか，100 cm の通常ガイディングカテーテルを切ってシースでつないで使用する(図 1・VII・20)．ガイディングカテーテルを切る場合，冠動脈に engage したままで切り縮めて連結する．そうすると長く切りすぎて，ガイディングカテーテルが短すぎるために engage できないということがない．

通常の 100 cm のガイディングカテーテルを使用していて，retrograde 側のガイドワイヤーが antegrade 側のガイディングカテーテルに進んだにもかかわらずマイクロカテーテル先端が antegrade 側のガイディングカテーテルに届かない場合は，ガイドワイヤーをトラップして retrograde 側のマイクロカテーテルに引き続いてガイディングカテーテルを引き抜いたうえで上記同様切り縮めて再挿入する．このときどのくらいの長さに，切り縮めるかについては，カテーテルが engage している状態で見当をつけておく．

マイクロカテーテルが antegrade 側のガイディングカテーテルを誘導できれば，RG-3 など

表・VII・1 Collateral channel を en face に見るデテクターの方向

Donor	Recipient	Angle
Conus branch	LAD	AP+CR
RV branch	LAD RCA distal	RAO〜AP+CR
RSA	4-AV	LAO
4-PD(Sept)	LAD	RAO
4-AV(AC)	LCX prox. LCX distal	LAO(+CR) LAO+CR

表1・VII・2 Collateral channel を en face に見るデテクターの方向

Donor	Recipient	Angle	
		Entry	Channel
Septal branch	4-PD LAD distal	AP〜RAO +CR	RAO
RV branch	RCA distal LAD distal	AP〜RAO +CR	RAO〜AP +CR
Diagonal	LAD distal LCX PL	AP〜LAO +CR	LAO(+CR)
LAD apex	4-PD	LAO+CA	RAO(+CR)
LCX prox AC	RCA 4-AV	AP+CA	LAO(+CR)
LCX distal AC	RCA 4-AV	RAO (+CA〜CR)	LAO+CR
LCX PL	RCA PL LCX PL	RAO(+CR)	RAO(+CR)

の 300 cm 長ガイドワイヤーを用いて，antegrade 側のガイディングカテーテル内に誘導し，そのまま押し込んで externalization を行う．

マイクロカテーテルがどうしても antegrade のガイディングカテーテルに届かない場合，RG-3 を直接 antegrade のガイディングカテーテルに誘導してそのまま externalization を行うことも可能である．

E. マイクロカテーテル

Retrograde 用のマイクロカテーテルは，150 cm 長のものを使用する．屈曲した細い側副血行 channel の中で先端造影を安全に行うためには，カテーテル先端はできるだけプロファイルが小さく，できるだけ軟らかいものがよい．筆者は現時点では第一選択は，すべて Caravel を用いている．

また LAD のステントを留置した部分から分枝する，septal branch にマイクロカテーテルを進めるときは，先細った軟らかい先端をもつマイクロカテーテルが有用である．例えば，Corsair や Caravel などである．

F. 透視・造影角度

側副血行 channel の分岐状態や，分枝と主幹との分離，屈曲の状態などが十分に認識できる角度での造影が必要である（表1・VII・1, 2）．

一般的に LAD からの septal channel は，その分離が AP〜RAO+CR が最適のことが多い．PDA への入り口近くは RAO ないしは RAO+CA が最適であることが多い．

LCX と AC 枝の分離は AP+CA ないしは RAO+CA（二方向透視を使うなら LAO+CA とともに）が至適であるが，末梢に進むにしたがって中間部は LAO(RAO)，RCA AV Br. 近くは LAO+CR(RAO+CR) が至適であることが多い．RCA から LCX への AC 枝はその逆をたどればよい．

RCA 4-PD からの septal channel は，RAO, RAO+CR, RAO+CA を適宜使用して分離のよい方向を探さなければならないことが多い．

G. 先端造影

Channel を通過するためには，ガイドワイヤーをまず主幹から collateral channel に導入し，軽く進めてそのまま channel を越えるかどうかを試す．しかしガイドワイヤーが channel に入ったにもかかわらず，スムーズに対側真腔末梢に到達しないときはマイクロカテーテルを channel 内に進め，先端造影を行ってルートの連続性や屈曲度，分枝などを確認する．このとき 2.5〜3.0 mL のルア・ロック付きの注射器を使用するが造影剤注入

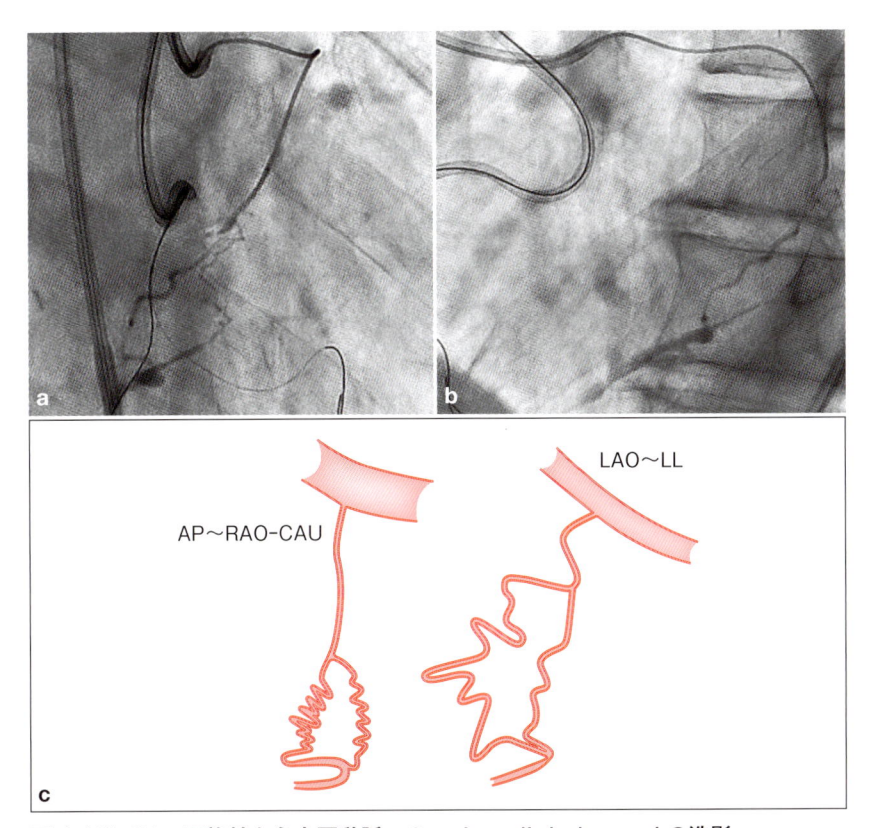

図 1・VII・21　回旋枝から右冠動脈への epicardial channel の造影
a：RAO．b：LAO．
　この場合，LAO の撮影角度が channel を最も長くする至適角度となる．
c：屈曲の見え方．

　の前に，必ず陰圧を掛けて血液の逆流を確認する．もし複数の側副血行路が存在し，側副血行路内にマイクロカテーテルの先端が channel と同軸に存在するならカテーテルが wedge して順行性血流を遮断しても，血液逆流は存在する．
　ただし，逆流血液の多さはマイクロカテーテルより末梢部分の造影剤受入れ容量の大きさを意味している．すなわち逆流血液が僅少にもかかわらず勢いよく造影剤を注入すると末梢の血管内圧は上昇し，造影剤が周辺に漏洩したり，解離を生じたり，穿孔を生じたりする可能性がある．逆に，逆流血液が非常に多ければそれなりの勢いで造影剤注入を行わないと十分な造影効果が得られない．
　撮影角度は閉塞部の角度同様に通過させようとする部分，屈曲部分を最も長く見る方向（屈曲部を含む平面を en face に眺める方向）すなわち

カーブが最も開いた方向が適切である．その直角方向から見ると屈曲は一直線となったり（図 1・VII・21a），corkscrew のように見える（図 1・VII・21b）．ガイドワイヤー操作はカーブが開いた方向の透視を見て行う．強く屈曲した部分から側枝が出ている場合，あるいは側枝が channel である場合，主枝と側枝とを分離するのが難しいことがある．そして分離できるまではガイドワイヤーの通過が極めて困難で，分離できて初めて通過が可能となることがある．分岐部で channel が選択できないときは，主枝の走行方向に直角でかつ側枝の分離がよい角度を探す必要がある（図 1・VII・22）．
　PDA から septal branch を選択する際など，時として主幹から channel を選択しにくいことがある．その原因は，
　①主幹が分枝していて枝から channel が出てい

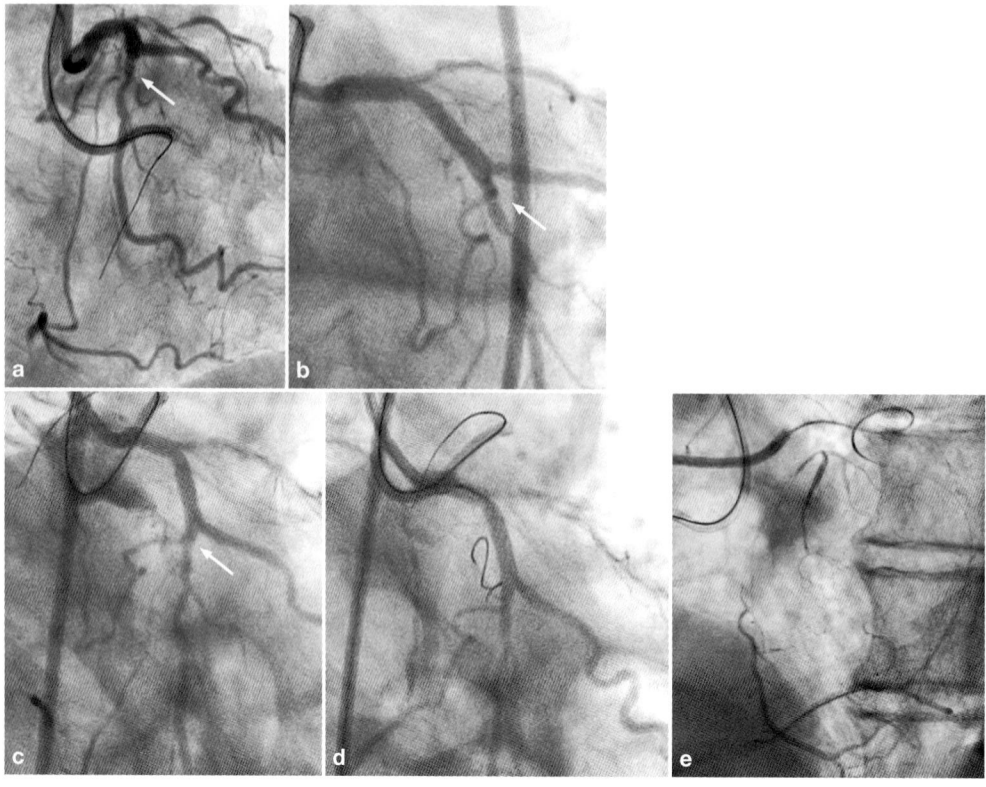

図1・VII・22　右冠動脈CTOの症例
回旋枝左房枝から右冠動脈へのepicardial channelの造影を行った．分岐の入り口がRAO(a), AP+CA(b)では枝が重なり分離が困難であった．RAO+CA(c)で分離でき，ガイドワイヤーを進め，ガイドワイヤー(d)，マイクロカテーテルともchannelの通過に成功した(e)．

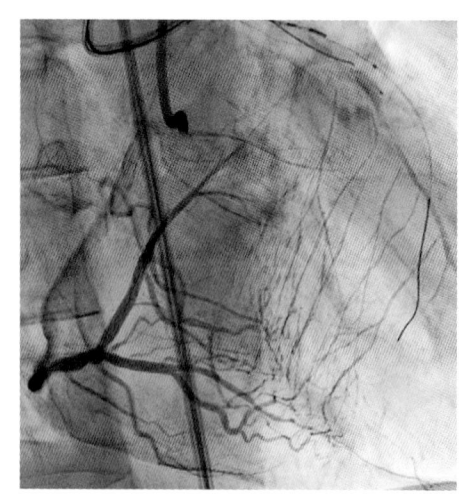

図1・VII・23　LADへのseptal channel が複数存在する例
互いに交差と重なりがあるため選択が困難となる．

るが画像上2本の枝が重なっている(図1・VII・23)．

②Channel近位部とも通路があるにもかかわらず重なりがあって2本の枝が独立して分枝しているように見える(図1・VII・24)．

③Channel分枝の方向が必ずしもchannel末梢の方向とは同じではない(図1・VII・25)．

④主幹からの分枝がchannelとしては連続していないが，channel同士の重なりでいかにも連続しているように見える(図1・VII・26)．

⑤主幹の曲がりが強くchannelの分枝方向も曲がりを強調する方向を向いており選択できない．

見えているchannelが選択できない場合，主幹での先端造影を適切な角度で行ってその解剖学的現況を明らかにしなくてはならない．

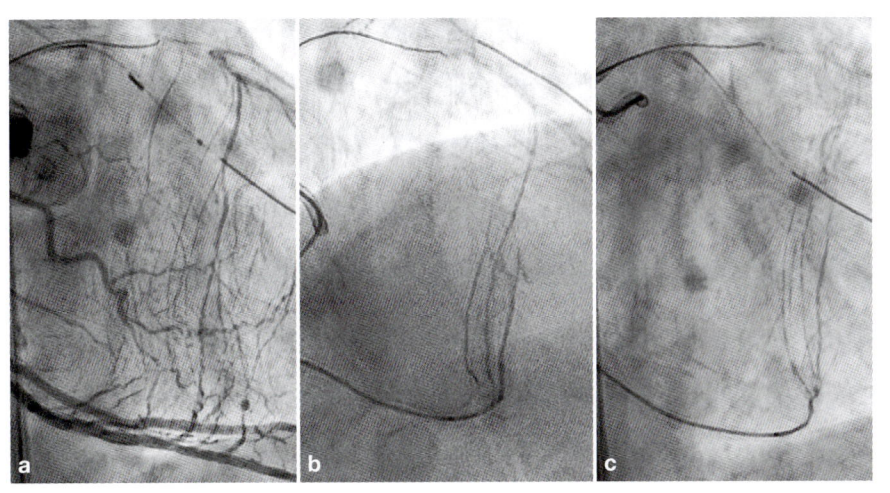

図 1・VII・24　2本の枝が独立して分枝しているように見える例
a, c：RAO，b：AP＋CR．連続した channel が複数あるが，RAO では本幹と channel の重なりがいずれも長い(a)．方向を変えることで本幹と channel を分離し(b)，channel 選択後，再度 channel が長く見える方向に戻す(c)．

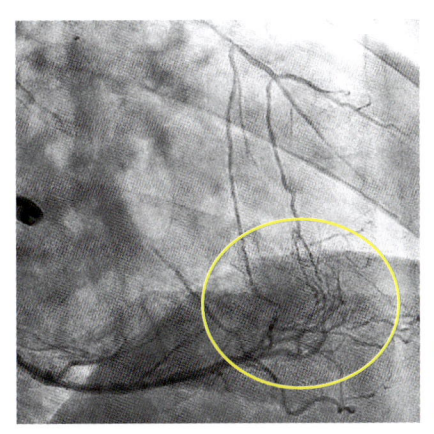

図 1・VII・25　右冠動脈後下行枝の中隔枝と左前下行枝の中隔枝の分枝の方向が異なり，屈曲した channel を形成する例

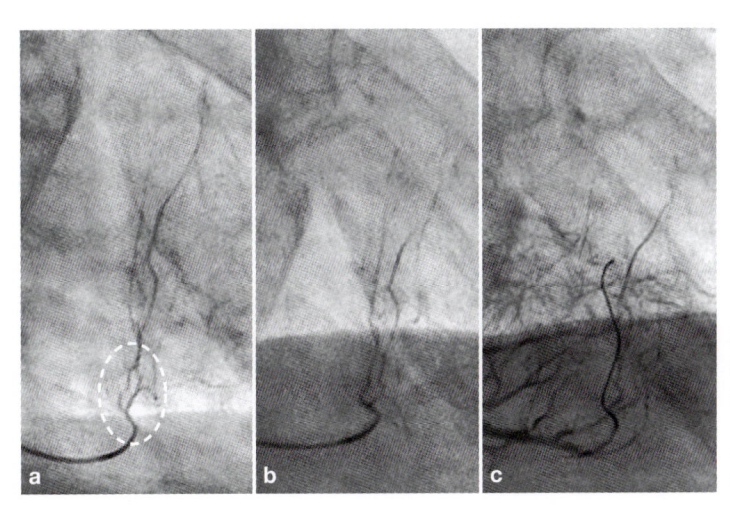

図 1・VII・26　角度を変えることで連続していないことが確認できる例
RAO＋CA でみると点線内は左右とも共通した channel で連続しているように見えるが(a)，角度を変えることで，一方は連続していないことが分かる(b, c)．

H. Channel用ガイドワイヤーの選択と操作テクニック

　Collateral channelを通過させるためのガイドワイヤーは先端荷重が特に低く，シャフトもできるだけ柔軟で，比較的滑りのよいものがよい．**筆者の現在の第一選択はSionである．**

　先端カーブは，channelに入るまではそこまで導入するのに必要な大きさでなければならない（図1・VII・27）．Channelに到達したらそのまま軽く進めて対側真腔末梢にまで進むかどうかをチェックしてもよいが，多くの場合，曲がった小径のchannelではそのままの先端カーブでは末梢真腔をとらえることができない．マイクロカテーテルをchannel内の適切な部分まで進めて，ガイドワイヤーを引き抜いて形状を変える必要があることが多い．

　ガイドワイヤーを引き抜いたタイミングで先端造影をしておくと，そのchannelの対側真腔への連続性と屈曲状態などを，他の血管との重なりなく確認できる（図1・VII・28）ので極めて有用である．

　ガイドワイヤー先端のカーブはchannelの屈曲状態，分枝の分岐状態などとの関連で変化させなければならないが（図1・VII・29），一般的には先端の小さなカーブ（図1・VII・27c）で十分である．

　Channelの小さく急なカーブの先端の分枝を避けるために，channelの該部のカーブより小さく鋭いカーブが必要なこともある．細小血管で屈曲の著しい場合，先端0.014″のガイドワイヤーでは通過しにくいことがある．そのような場合は，ポリマージャケットの先端先細りガイドワイヤー（e.g. XT-R）を極端な先端カーブにして使用するとしばしば有効である．しかし先端先細りのガイドワイヤーは，血管内膜を損傷することがあり，特に心周期でガイドワイヤー先端が大きく出入りするときはなおさらのことである．極めて慎重に

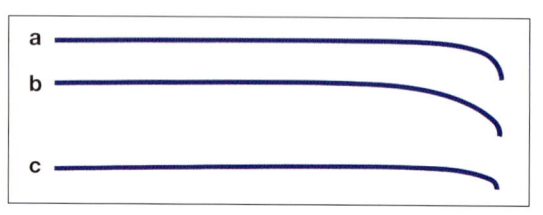

図1・VII・27　Channel選択の際のガイドワイヤー先端カーブ
a, b：本幹からchannelにガイドワイヤーを進める際本幹の血管径に応じた大きさの先端カーブをつける．
c：Channelに到達すると小径のchannelに追従できるようガイドワイヤーの先端カーブを小さくする．

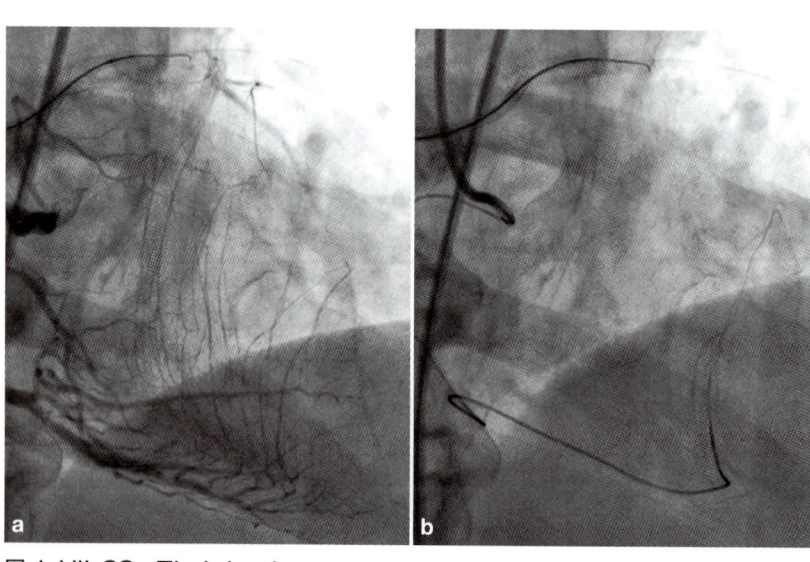

図1・VII・28　Tip injection
ガイディングカテーテルからの造影だと多くの血管が重なって標的のchannelのルートが分かりにくいことがある(a)が，先端造影をすることで明瞭に認識できる(b)．

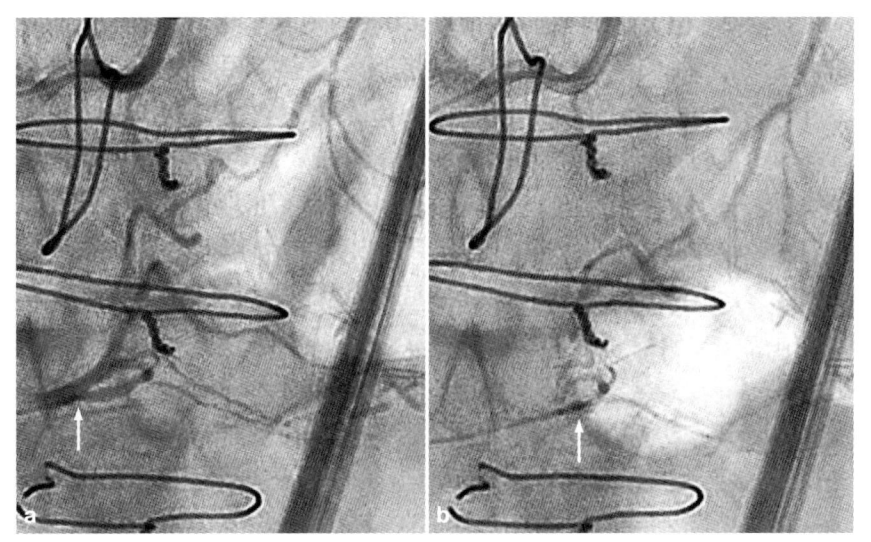

VII. Retrograde approach 99

図 1・VII・29 右冠動脈後側壁枝からの epicardial channel を使用
矢印にマイクロカテーテルの先端がある．選択する分枝や分枝の屈曲に合わせて，ガイドワイヤーの先端カーブを変えていく必要がある．ガイドワイヤーの先端カーブは，a だと比較的大きなカーブでないと右方向を選択できず，b に進むと小さく鋭いカーブが必要になる．いずれも先端造影ができると明瞭に認識できる．

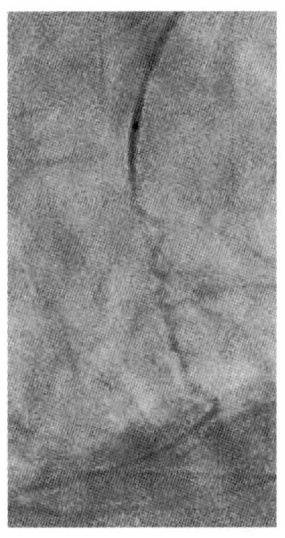

図 1・VII・30 Corkscrew 型の collateral channel
普通のカーブでは通過しなかったが，次図の broken tip guidewire では容易に通過した．

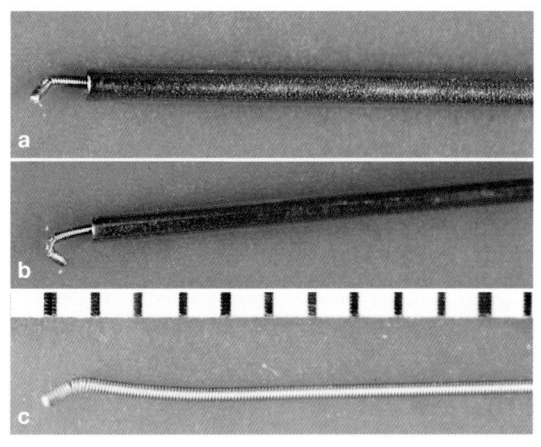

図 1・VII・31 Sion の broken tip method
a：Guidewire introducer の先端でつくった普通のカーブ．
b：さらに完全に折れ曲がった形にする．
c：25 G の shaping mandrel で元の折れ曲がりのないカーブに戻す．

操作することが求められる．
　小さな corkscrew 型の多重屈曲の場合（図 1・VII・30），先端をより柔軟にするためにガイドワイヤーインサーター先端を利用して，先端に小さな折り曲げカーブを作り（図 1・VII・31a, b），ガイ ドワイヤー形成用の針（25 G）でそれを元に戻し，適度な最先端カーブとする方法（図 1・VII・31b）が有効である．
　Collateral channel にガイドワイヤーを通過させようとするときの基本的テクニックとして筆者が心がけていることは，

①極めて軽くガイドワイヤーを進めること．決して押し込んではならない．
②ルートを長軸に直角に眺める方向を基本方向とする．
③その時点，例えば高度屈曲点での channel の方向を向くようにガイドワイヤー先端をコントロールする．
④至適な方向に向いたときに軽くガイドワイヤーを進める．
⑤押さなければガイドワイヤーが進まないほどの摩擦抵抗があるなら，滑りのよいガイドワイヤーに変更する．

などである．

ガイドワイヤー先端が正しい方向に進まなくなったとき，特に③，④が重要となる．操作している透視角度とは別の角度で撮影すると，それまでは見えていなかったものが見えてくることが多い．直線的と見えていた部分がその直角方向では屈曲していることがあるし（図1・VII・32），ガイドワイヤーが小さな側枝に進んでいることもある．分岐部の位置と方向とが思っていたところと異なることもある（図1・VII・33）．曲がりや側枝が最もよく見える角度で透視しながら，reference 画面を参考にしつつガイドワイヤー先端カーブを適合させて，わずかな推進力を与えながら進むべき方向を向くようにわずかずつ回転させて該部を通過するように仕向ける．

泳がせていてガイドワイヤーが進まなくなった

Column⑧

● Sion ガイドワイヤー ●

2015年3月現在，この方法を用いて最も有効なのは Sion ガイドワイヤーである．Sion ガイドワイヤーが蛇行した側副血行 channel の通過に有効なのは，先端数 cm の部分のシャフトの柔軟性と適当な滑りのよさとにある．しかし蛇行のピッチが小さい場合，できるだけ先端まで柔軟なことが要求されるが，残念なことにガイドワイヤー最先端は 1 mm 程度の蝋付け部分のため，柔軟とはいえないような構造になっている．そこでガイドワイヤー先端を完全に折り曲げてしまい〔参照➡図1・VII・31a（99頁）〕，最先端 0.6〜0.7 mm まで柔軟にすれば小さなピッチの corkscrew 型 channel も通過しうる．ガイドワイヤー先端を折り曲げるだけではガイドワイヤー先端に角ができてしまい，それが血管を損傷してしまう可能性がありむしろ危険である．そこで，もう一度伸ばして角を取った形にして，自然なカーブを形成すれば〔参照➡図1・VII・31b（99頁）〕，安全で効果的に使用することができる．図に Broken-tip Sion の通過症例を示す．

この柔軟性を極限まで追求したガイドワイヤーが提案されている．ガイドワイヤー先端部のコアをなくして，spring coil の柔軟性を飛躍的に高めたものである．単に屈曲のみで迷入すべき枝がなければ圧倒的な強みを発揮すると考えられる．しかし屈曲の頂点に側枝があり，ガイドワイヤーのコントロールを必要とする場合はどうであろうか．コアがあったほうがよい場合も多いと考えられる．PCI 術者であれば誰しもが感じられていることであろうが，そもそも血管の屈曲の成り立ちから考えると，頂点，特に epicardial artery の屈曲頂点には側枝があることが多いのである．その部分をいかに認識し，いかに negotiate するかがカギになると考えられる．

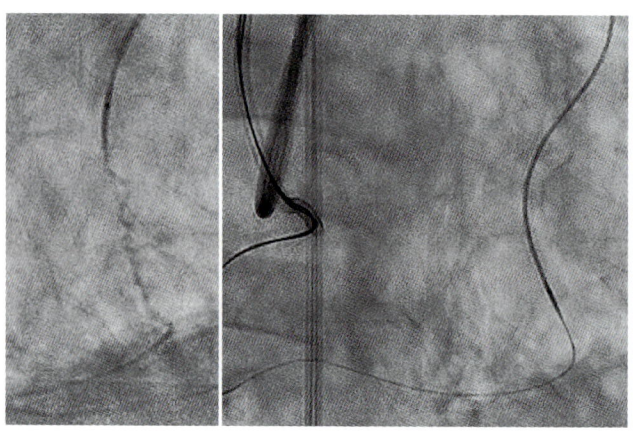

図 Broken-tip Sion の通過症例

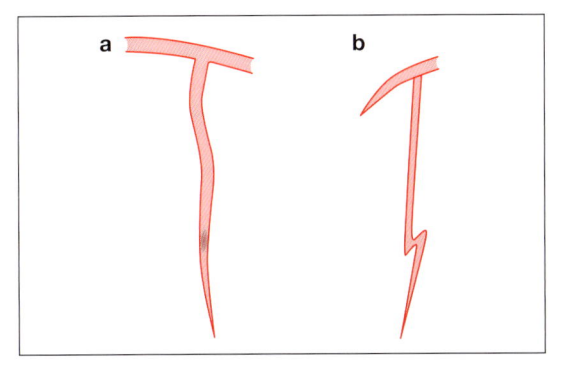

図1・VII・32 透視方向によるchannelの走行の違い
a：ある方向で直線的に見える透視角度．
b：方向を変えると屈曲しているのが分かることもある．

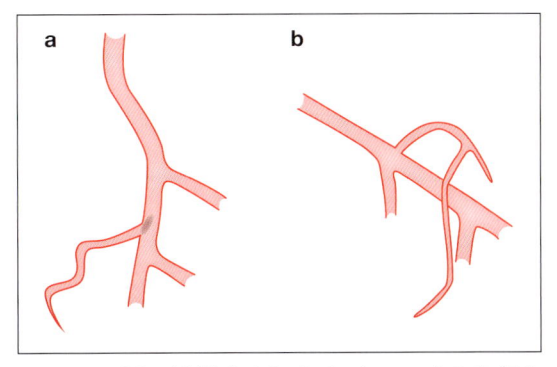

図1・VII・33 透視方向によるchannelの走行の違い
a：ある方向で1本にしか見えない透視角度．
b：方向を変えると側枝を伴っているのが分かることもある．

ときは，他方向から撮影するなどして進むべき方向を適切に認識し，その方向にガイドワイヤー先端を向けさせるという的確な意思をもたないとガイドワイヤーは進まないことを強調しておきたい．このときもガイドワイヤーは，決して押し込んではならないことも再度確認しておきたい．

I. Channel通過の確認

ガイドワイヤーが対側真腔に到達したと考えられるときはretrograde側の造影を行い，他のcollateral channelを通じて造影されるCTO末梢真腔にガイドワイヤー先端が入っていることを確認するようにする．Retrogradeのガイドワイヤーはしばしば静脈や心室に進む(図1・VII・34A, B)．もともと存在するfistulaを通るものと考えられるが，特に静脈に進んだときに走行が冠動脈と似ていると，末梢真腔と間違えてしまうことがありうる．そのような例で確認せずにマイクロカテーテルを通過させるとfistulaの部分で動静脈の破綻を生じ，心嚢内に出血をもたらすと考えられる．

また，いかにも末梢真腔に似た走行を示す小血管内をガイドワイヤーが進むこともある．造影をせずに，ほぼ確実に末梢真腔をとらえているかどうかを判定することはできるが，念のためにマイクロカテーテルを進める前には必ず対側造影を行い，確認しておくことが望ましい．

J. マイクロカテーテルの末梢真腔への進行

ガイドワイヤーが側副血行channelを通過したら，マイクロカテーテルをCTO末梢真腔に進めることとなる．比較的大きく屈曲の激しくないchannelではマイクロカテーテルは押すだけで進んでいくが，細く屈曲したchannelでは押すだけでは進まないことが多い．そうした場合，マイクロカテーテルを回転させながら押すと容易に進むことが多い．ところがほとんどのマイクロカテーテルのシャフトは細く回転に弱い．太く，回転に強いマイクロカテーテルもあるが，回転はできるが大径ゆえに通過しにくいことも多い．

細いマイクロカテーテルを使用してchannel通過を果たすには，そのマイクロカテーテルの限界回転数だけ時計方向，反時計方向に交互に回転させながら進めるのがよい．理論的には限界回転数が3回であるとすると，最初は時計方向に3回転，次は前に回転した時計方向の回転の溜まりを反時計方向3回転で取り除き，新たに3回転の反時計方向回転を加えることができるので，合計反時計方向回転6回転を加えることができる．引き

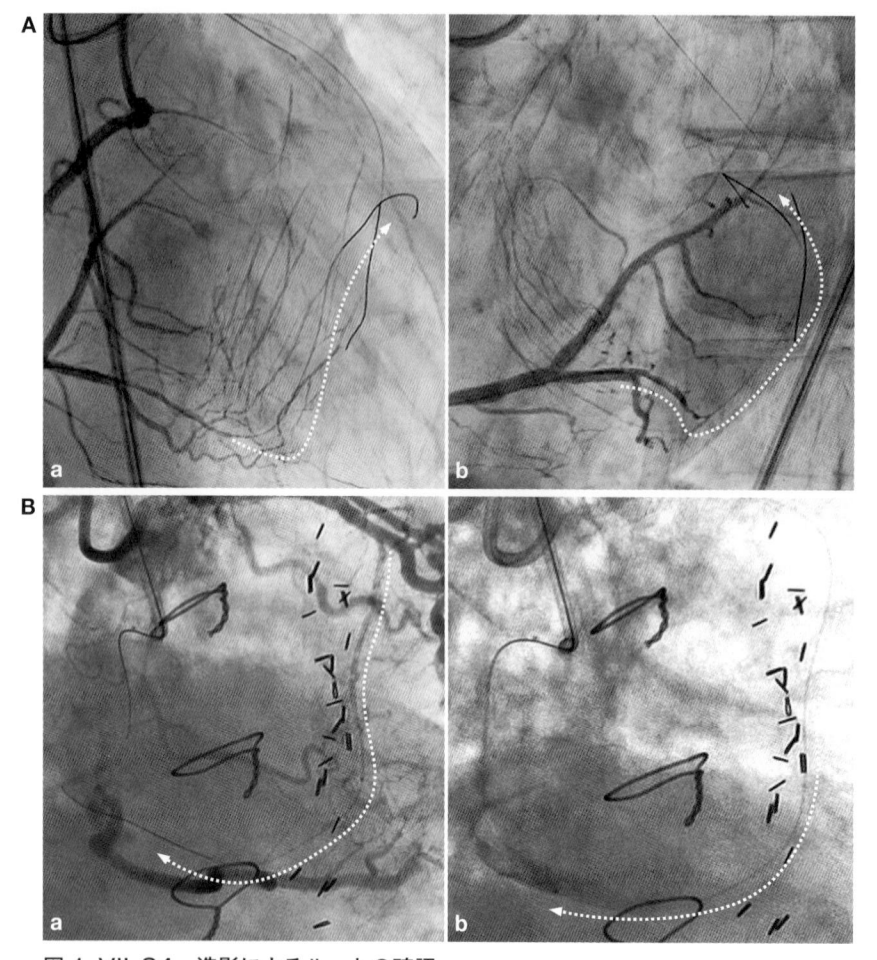

図1・VII・34 造影によるルートの確認
A：ガイドワイヤーは，RAOでは中隔方向に向かっているが(a)，LAOでみると回旋枝方向へ大きくずれてしまっている(b).
B：中隔枝を介してガイドワイヤーが後下行枝へ通過したように見えるが(a)，先端造影を行うと並走する静脈に進んでいた(b).

続き時計方向回転6回，反時計方向6回転を繰り返すことができる．Tornusのような大きなスクリュー効果を期待するのではなく，単に静止摩擦力より低い運動摩擦力を利用するだけならこれで十分である．

それでもマイクロカテーテルがchannelを通過できないとき，小径バルーンで通過させることがある．このときの小径バルーンは先端プロファイルの小さいものがよいのは当然であるが，さらに先端の軟らかいものが推奨される．通過した後にバルーンで拡張するかどうかは，拡張後に血管穿孔をきたしたときにタンポナーデのリスクがある

かどうかで決定される．心室中隔枝であればまず問題ないが，中隔枝から対側真腔に入る部分はepicardiumである．少なくともその部分はバルーンのエッジではなく，体部で拡張するように注意は必要であろう(図1・VII・35)．Epicardiumのchannelを拡張することはタンポナーデの危険を伴う．しかし，強く押すことはさらに危険である．強く押すくらいなら，先端プロファイルの小さいバルーンを押さずに通して低圧拡張するほうが安全である．

もしバルーンが通過しないようなら，いったん通過したガイドワイヤーはそのまま置いてお

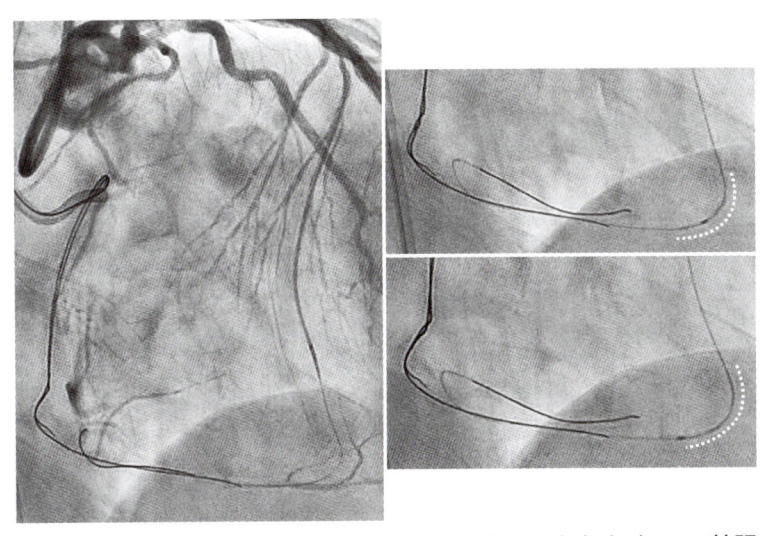

図1・VII・35 マイクロカテーテルが通過できなかったためバルーン拡張を行った例
点線部分の拡張に際しては，血管穿孔した場合，心外膜側へ出血する可能性があるため注意が必要になる．

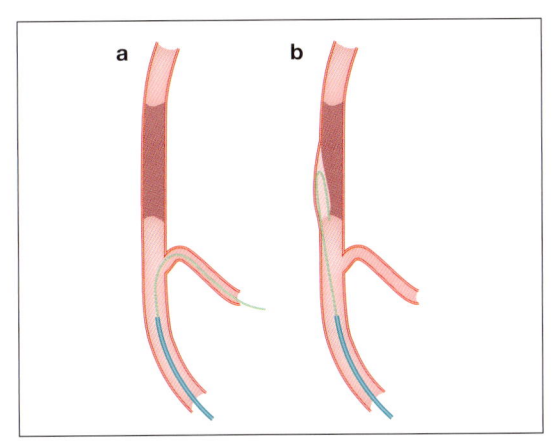

図1・VII・36 Retrograde マイクロカテーテルを進める
ガイドワイヤーは exit point 近辺の側枝に進めておく(a)．側枝に進めずマイクロカテーテルを進めると，ガイドワイヤーは閉塞部の内膜下を進むことになる(b)．

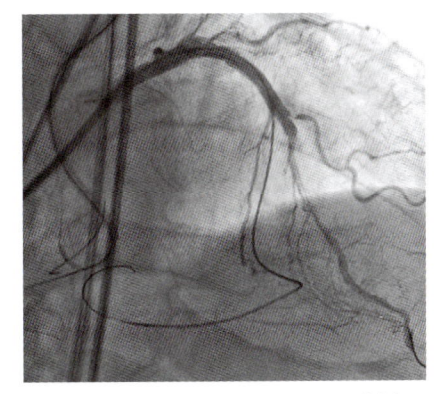

図1・VII・37 RCA#3 の CTO 症例
ガイドワイヤーは channel を通過し exit point まで進んだところでガイドワイヤーは側枝に進め，マイクロカテーテルを進めた．

て，他の channel を探す．

　他の channel がないようなら，先に通過したガイドワイヤー先端を exit point 近くに置いて continuous ランドマークとして利用して antegrade approach で通過させる．Continuous ランドマークがあれば antegrade approach の成功率は格段に向上する．

　次にマイクロカテーテルが進む際には retrograde ワイヤーを exit point 近くまで進めておいて，マイクロカテーテル先端を exit point 近くまで進める．このとき retrograde ワイヤーは exit point 近辺の側枝に導入しておくとよい．Exit point 付近に retrograde ワイヤーを置いておくとマイクロカテーテルを押し入れるとき，retrograde ワイヤーはしばしば同時に押し進められ，ナックルになってしまい，容易に閉塞部末端の内膜下を進んでしまうことがあるからである(**図1・VII・36, 37**)．こうなると retrograde から真腔を狙うことができなくなる．

K. CTO用ガイドワイヤーの選択と通過戦略，操作法

Entry pointのほうがexit pointより硬いのが普通であるので，antegradeで始めて，entry pointの硬さを体現している筆者としては，retrogradeから閉塞部分を通過させようとするときの1stワイヤーはantegradeからのものより軟らかいものから始める．先端荷重3.0 g程度の0.014″ワイヤーが一般的であるが，whippingが少なくコントロールしやすいガイドワイヤーがよい．先端先細りのCTOワイヤーも病変の硬さに応じて使用する．ただGaiaシリーズは0.014″ワイヤーやConquest Proに比較して血管内でトラップされたとき変形しやすく，場合によっては断裂することがあるのでretrogradeからの使用時は特にトラップされないような注意が必要である．ガイドワイヤーの先端が動かなくなり，進展しなくなったらすぐに引き抜けるかどうかチェックして，引き抜けるようなら再び進める．決して膠着状態にはしないことである．

もし中膜筋層にトラップされた場合，antegradeと同様，ガイドワイヤーを軽く引きながらマイクロカテーテル先端をトラップ部分まで進める．そこでガイドワイヤーを時計方向と反時計方向とを交互に同じ回数だけ回転しつつ，軽く引き抜く力をかけておく．これを根気強く行う．ガイドワイヤーがマイクロカテーテル内に引き抜けたら，わずかに手前から再度entry pointを目指す．その際，トラップされたことと引き抜きのための回転などで先端が変形していることがある．いったんガイドワイヤーをマイクロカテーテルから引き抜いて，先端の変形の有無を確認しておく．先端の変形したCTO用ガイドワイヤーは使用せず，新しいものに変えたほうがよい〔参照➡IX.トラブルシューティング（129頁）〕．

L. Direct cross

筆者は当初より可能な例はすべて最初にantegrade approachを行ってきたので，いわゆるdirect crossで病変通過することはほとんどない．Direct crossといえども，antegradeのガイドワイヤーがランドマークとして存在するので，形のうえではkissing wire法に分類されるからである．ガイドワイヤー操作法は次項に同じである．

分岐部閉塞でantegradeでは，entry pointをまったくとらえられないことがある．このときは側枝分岐部近辺にガイドワイヤー先端を残し，retrogradeからガイドワイヤーを操作して結果としてdirect crossとなることはある．しかし，retrogradeからのワイヤーが，たとえ内膜下であっても，retrogradeのガイドワイヤー先端がentry pointに近づくと，この時点でantegradeのガイドワイヤーを操作すると，それまではentry pointで滑っていたガイドワイヤーが穿通を開始することが多い．結局はkissing wireあるいはreverse CARTで終わる例が多い（図1・VII・38）．

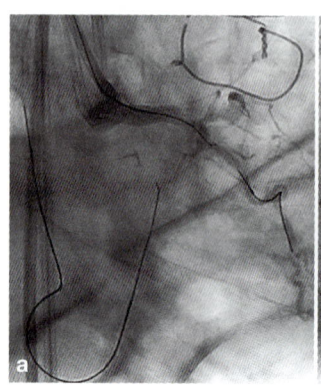

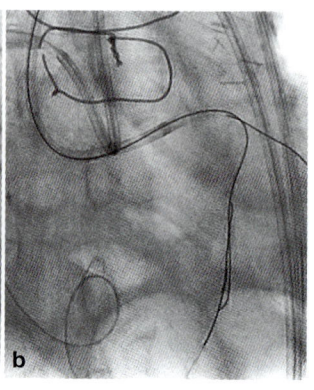

図1・VII・38 Kissing wireを行った症例
Antegradeからガイドワイヤーの穿通が困難であったため，retrograde approachを行った（a）．ガイドワイヤーがentry pointに近づいたところでantegradeからガイドワイヤーを進め，通過に成功した（b）．

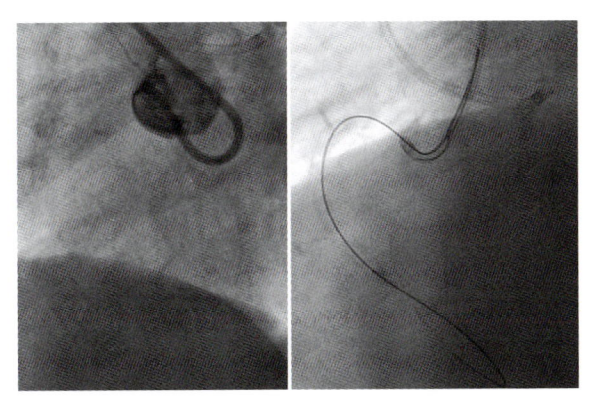

図1・VII・39　右冠動脈入口部の閉塞病変
Retrogradeからのガイドワイヤーをスネアで把持してガイディングカテーテル内に収納した．

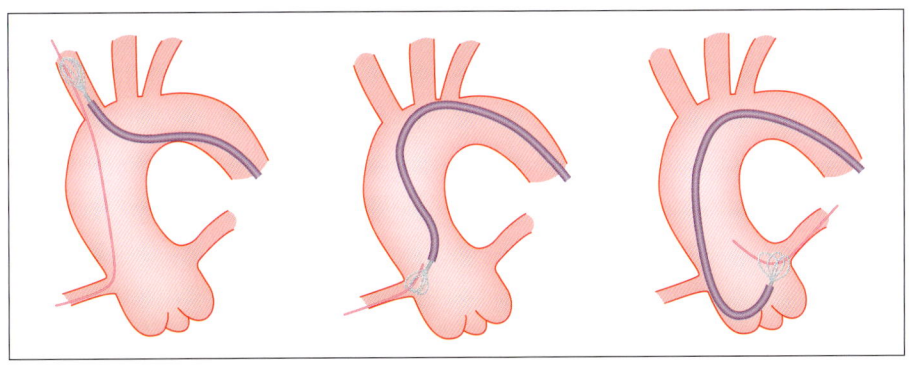

図1・VII・40　Retrogradeからのガイドワイヤーをスネアを使用して把持するポイント

しかしdirect crossでしか通過しえないことがある．大動脈入口部閉塞でantegradeのガイディングカテーテルが，入口部のdimpleに引っ掛からないときである．この場合はretrograde approachのみで，ガイドワイヤーを大動脈まで通過させて，スネアを用いてantegradeのガイディングカテーテルに引き込む（図1・VII・39）．このときのsnaring pointとしては，冠動脈入口部，無名動脈などが考えられる（図1・VII・40）．いずれも10～15 mmの大きなスネアを使用する．

M. Kissing wire

筆者はまず最初にantegrade approachを行い，それが困難なときretrograde approachを始めるというやり方をしている．そのため，retrogradeのガイドワイヤーの目標点はantegradeのガイドワイヤーの先端，あるいはantegradeガイドワイヤーのentry point近辺であり，その点を目指したkissing wireを行っていることになる．

長い閉塞病変ではentry pointあたりだけを狙うのは雲をつかむようで頼りない．Antegradeのガイドワイヤーがある程度進んでいればその先端辺りを狙うことになる．正確に先端を狙うのではなく血管径の差くらいは離れていても軽く押すだけでガイドワイヤーが進んで，全体としてantegradeのガイドワイヤーと平行に進み，最終的にentry pointに収束しそうな方向に進んでいればそれを追求する．

一方，retrogradeのガイドワイヤーがentry pointあたりで内膜下に進めば，antegradeのガイドワイヤーでretrogradeのガイドワイヤーをターゲットとしたkissing wireを行う．どちらかが対側真腔をとらえればそれでよいし，双方がとらえられなければreverse CARTを行う．次項で述べるようにkissing wireを前提としたreverse CARTでは，antegradeとretrogradeのガイド

ワイヤーはお互いに近づくので，小さい径のバルーン拡張によるreverse CARTが可能である．

N. Reverse CART

Reverse CARTのもともとの原理は，図1・VII・1a(83頁)のようにantegradeとretrogradeのガイドワイヤーが双方ともに偽腔にある場合，すなわち双方のガイドワイヤーが同じcompartmentに存在しているときに行う．Antegradeのガイドワイヤーを使用して共通のcompartmentである偽腔から，やはり共通のcompartmentであるentry point近傍の真腔までを拡張して，同時に真腔と偽腔との境となっている内膜に小孔をあけることによって，真腔から偽腔につながる腔道をつくる．そして，retrogradeからのガイドワイヤーをその腔道に沿わせて逆行性に進めれば，retrogradeのガイドワイヤーは必ず近位部真腔をとらえることができるというものである．

ここで重要なのは，2本のガイドワイヤーの共通compartmentに形成された腔道が2本のガイ

● Column ⑨

● RCA #2～#3 の部分の特殊性 ●

Kissing wire法においては，antegradeとretrogradeのガイドワイヤーをお互いに(真腔を通っていると考えられるほうに向けて)touchさせながら近位部ないしは遠位部の真腔に通過させることを目的とする．しかし2本のガイドワイヤーはtouchさせることはおろか，平行に進めることさえ困難なことがある．特にRCA #2～#3のacute margin部分は，その典型である．RCAはA-V sulcusを走行しているが，acute margin部の近位部は右室前壁の三尖弁口部に位置して比較的軽い円弧を保ちながら背側に向かうが，acute marginで急激に左方に屈曲し比較的直線的にcruxに向かう．このようにこの部分は急な角度で屈曲するが，さらにacute marginに右室枝や心房枝がなく，固定されていなければさらに屈曲する傾向にあり，非常に動きやすくもなる．心周期の動きが右房と右室とで逆になることから，その動きはさらに強調されて特異な動きを示すことがあると考えられる．

このような状況のなかでRCA #1～#3が閉塞してkissing wireを行うと，しばしばantegradeのガイドワイヤーが屈曲に追随できず，その場で頓挫してしまう．そこでretrogradeのガイドワイヤーでkissing wireを行うと，ガイドワイヤーはやはりそのカーブに追随できない．いくら押さないといってもまったく押さないでは，ガイドワイヤーは進まない．側枝で固定されていないと，少しでも押した状態を保つと，当該部でのガイドワイヤー先端はお互いが尖塔に向かうがごとき形となってしまう(図)．もしここでどちらかのガイドワイヤー先端がトラップされるようなら，そのガイドワイヤーを少し引っ張って先端より先の血管を伸ばして屈曲を取り，反対側のガイドワイヤーを操作してトラップされたガイドワイヤーに沿わせるようにすると比較的容易に進んでくれる．トラップされないようなら一方のガイドワイヤーは最後に進んだ部位より少し引いたところで留め置き，対側のガイドワイヤーを操作する．

Retrogradeワイヤー操作時はantegradeワイヤーのガイドワイヤーを少しずつ引いておく(カーブの曲がりが軽くなる)

逆にantegradeワイヤー操作時はretrogradeのガイドワイヤーを引いておく

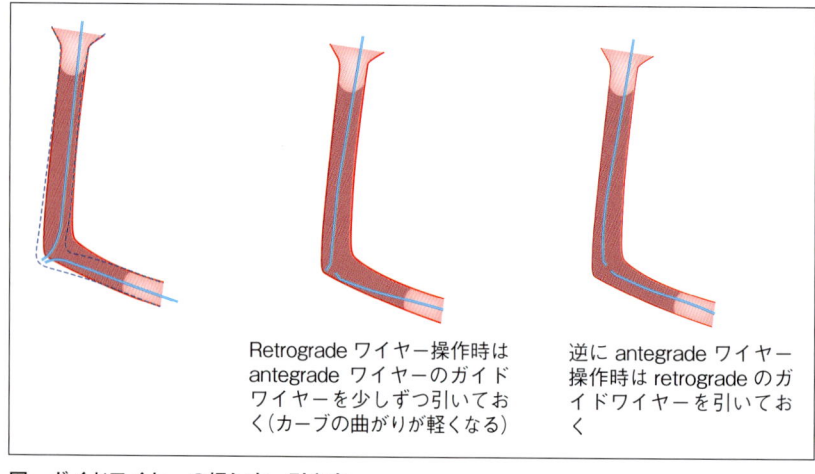

図 ガイドワイヤーの押し方，引き方

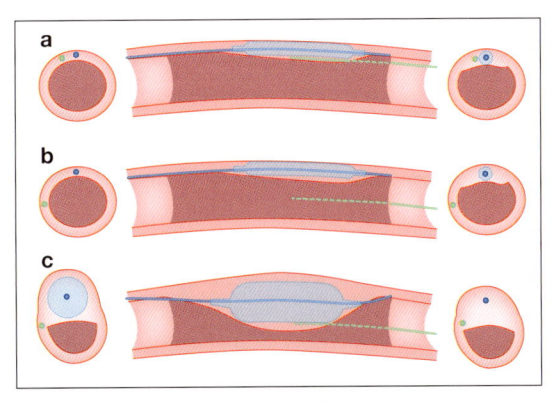

図1・VII・41　Reverse CART
a：両者のガイドワイヤーが近接していると，小径バルーンでもreverse CARTは成立する．
b：ガイドワイヤーが離れていると，同じcompartmentであっても小径バルーンではreverse CARTの成立は困難となる．
c：大径バルーンを使用すればreverse CARTは成立するが，大きな解離腔を生じることになる．

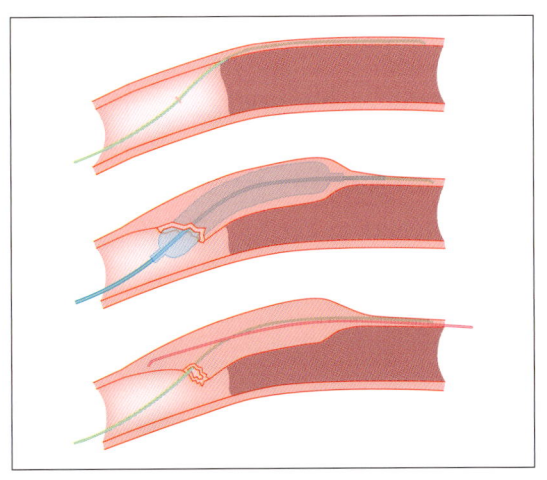

図1・VII・42　Reverse CARTによる解離形成
Reverse CART成立のため，偽腔を拡張すると大なり小なり解離が形成される．大径バルーンで拡張すると大きな解離腔が生じるため，末梢に進展すると末梢真腔を圧排するようになる．

ドワイヤーを含む形になっていることが必要であるという点である（**図1・VII・41a**）．2本のガイドワイヤーはお互いに近く位置しているほうがよい．もしこれがお互い遠く離れていると（**図1・VII・41b**），小さなバルーンで拡張してもそれによってできる腔道は他のガイドワイヤーを包含することができないので，大きなバルーンでの拡張が必要となる（**図1・VII・41c**）．しかし，バルーンが大きければ大きいほど，大きな解離が末梢に進展してしまう危険性は高い（**図1・VII・42**）．

Reverse CARTを施行するうえでは，いくつかの考え方がある．CTOにおいてDES（drug-eluting stent）を留置するのであれば偽腔に置こうと真腔に置こうと，中期予後は変わらないとの報告がある．それを根拠にしてか，retrogradeワイヤーがentry pointで内膜下に進んでいれば，antegradeのワイヤーをあえてentry pointから内膜下に進ませる，という戦略も考えられている．

かつてCTO病変で偽腔を拡張し，BMS（bare-metal stent）を留置した場合は真腔にBMSを留置した場合に比べて再狭窄率は高く瘤形成も多かった．DESを使用すると結果は異なるのかもしれない．やってみなくては分からないとの発想はあろう．しかし筆者の発想としては「BMSを使用してよくなかった方法はDESでも避けるべし」の原則である．確かに長期結果は時間が経ってみないと分からないし，BMSでは悪かった方法もDESを使用すれば悪くはないかもしれない．しかし，真実は長期を経てみないと分からない．われわれは分からない時期にすでに選択を迫られるのである．さしあたり「BMSを使用してよくなかった方法はDESでも避けておこう」ということになるのである．そこで筆者はreverse CARTを行うにしても，antegradeもretrogradeもできるだけ丁寧に真腔を狙ってkissing wireを行い，できれば真腔-真腔を通すことを，すなわち真腔のreverse CARTを行うことを目指すのである．

しかし多くは
①Antegrade，retrogradeともに内膜下に進み真腔をとらえられない．どこかにともに内膜下を進んでいる部分がある，
②Antegrade，retrogradeともに最後は内膜下に進み真腔をとらえられないが，どこかにともに真腔を進んでいる部分がある（真腔のreverse CART），

という状況となるが，最終的にできるだけ真腔を

通る距離が長くなることを目指している．

　Kissing wire で antegrade, retrograde 双方のガイドワイヤーをできるだけ近づけて，その2本のワイヤーの互いの距離程度の径のバルーンで拡張すればまず通過する．それは拡張した共通の腔道内に，2本のガイドワイヤーを位置させることができるからである．

　2本のガイドワイヤーが同じ腔道内に位置することは reverse CART を成功させるための必要条件であるが，retrograde ワイヤーを近位部真腔に誘導しにくいことがある．例えば図1・VII・42のように解離が真腔近位部まで及ぶことで，偽腔と真腔との間の内膜の交通口がバルーン拡張後早期に潰れてしまったり，ガイドワイヤーの先端カーブが壊れていたり，落ち込んだ内膜がガイドワイヤーのガイドレールの役を果たしたりするようになっていることが考えられる．

　また，2本のガイドワイヤーが閉塞部途上の一点の硬い部分を境に，お互いが解離腔に進んでしまう場合も結構通過させにくい（図1・VII・43）．退縮させたバルーンをその場に置いたまま，交通口の退縮を防ぎながら retrograde ワイヤーを進めると有効な場合もあるし，バルーンをいったんその部分から引いてスペースを大きくすると有効な場合もある．さらには大径のバルーンで拡張し，共通腔道，交通口を大きくすると通過しやすくなる．Retrograde のガイドワイヤー先端を antegrade のバルーンやガイドワイヤーに沿わせるようにして，近位部に向かって進めるのがコツである．この方法で通過しない（偽腔から真腔へ抜けることができない）場合，IVUS でどの部分に交通口があるのかを確認しながら retrograde ガイドワイヤーを進めると通過できることがある．

　それでも通過できないとき，IVUS で確認した2本のガイドワイヤーが通っている共通の腔道の中に，末梢端が位置するようにステントを留置すれば簡単にガイドワイヤー通過を果たすことができる（図1・VII・44）．このときのステントの長さは，近位部のステントランディングゾーンから末

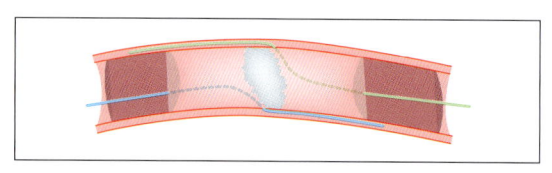

図1・VII・43　Reverse CART が困難な場合
硬いプラークに阻まれてお互いのガイドワイヤーが近接できないときには近位部の近接できる部位を探して reverse CART を成立させる．

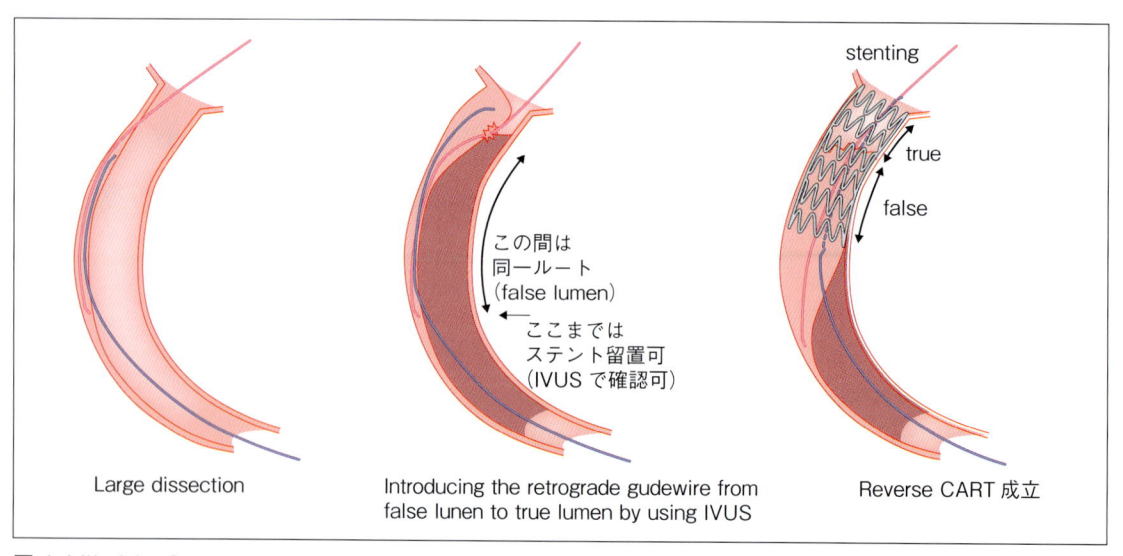

図1・VII・44　Stent reverse CART
大きな解離腔のため retrograde ガイドワイヤーが偽腔と真腔との交通口を通過できないとき，両者のガイドワイヤーが共通の腔道にあることを IVUS で確認してステントを留置して retrograde ガイドワイヤーを進める．

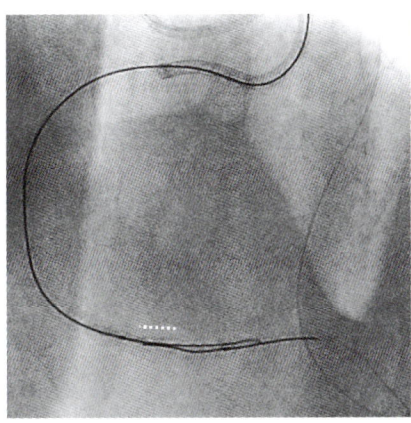

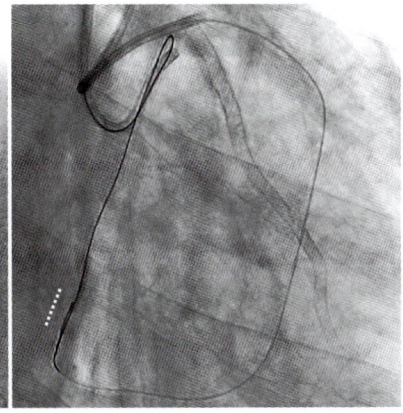

図1・VII・45　Reverse CART を行った症例
Retrograde ガイドワイヤーは高摺動性で滑りのよいガイドワイヤーに変え，reverse CART は両方向でガイドワイヤーが touch している点線のあたりで成立する．

梢端が位置すべきポイントまでIVUSで計測しておく．この距離が短いときは，本来なら1本のステントで事足りていたであろう病変に，もう1本のステントが必要となること，偽腔の中でステントのオーバーラップゾーンができることが欠点である．

Reverse CART のときの retrograde ワイヤーは，閉塞部分を通過させてきたCTO用ガイドワイヤーでは先端荷重が高すぎるのと，先端カーブが小さすぎるとで通過が困難であることが多い．マイクロカテーテル先端を閉塞部内antegrade からのバルーン先端マーカーあたりに位置させるように進め（antegrade からのバルーンを進めてもよい）(**図1・VII・45**)，retrograde のワイヤーを先端荷重の低く，比較的滑りのよいガイドワイヤーに変更して偽腔から真腔への腔道をたどる．

1 Kissing reverse CART（Controlled antegrade-retrograde tracking）

筆者はたとえ不成功の再トライ症例であっても，antegrade approach が可能であるならば必ず antegrade approach から手技を始める．Antegrade のガイドワイヤーが末梢真腔をとらえられないときに，retrograde approach を開始する．末梢真腔をとらえられない場合には2通りあり，

1つはガイドワイヤーが途中でまったく進まなくなったり，血管外に出てしまったりして，末梢 exit point に達しえない場合であり，もう1つはガイドワイヤー先端は末梢 exit point に到達するが真腔をとらえていない場合である．

Retrograde approach を始める場合，その直前に側副血行路確認のための対側CAGを行う．Retrograde のガイドワイヤーが通過してマイクロカテーテルが通過すると，antegrade のガイドワイヤーをランドマークとした kissing wire が開始されることになる．

最終的に reverse CART を行うことになるのに，なぜ kissing wire なのか．ここでもう一度 reverse CART について考えてみたい．CART とはそもそも，Controlled Antegrade and Retrograde subintimal Tracking の略で，前述したように内膜下（外膜内）という共通の compartment に，antegrade と retrograde 双方のガイドワイヤーが存在するという条件下で成立する手技である〔参照➡図1・VII・1b（83頁）〕．Reverse CART も同様であるが，CARTとの違いは内膜下でのバルーン拡張を，retrograde 側からではなく antegrade 側から行うことのみである．いずれにしても内膜下を拡張するなら，最初から意図的に内膜下にガイドワイヤーを進めるほうが時間の短縮になる．内膜下に進めるのに最も簡単な方法は，ガイドワイヤーを knuckle 状にして entry point ま

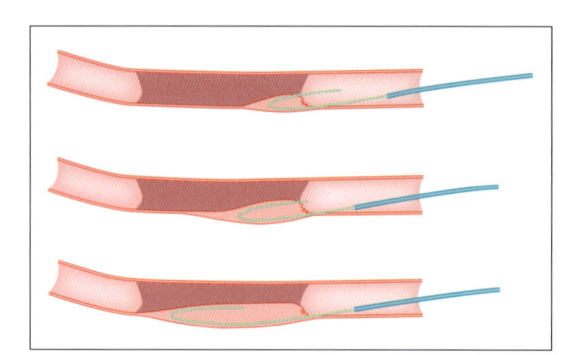

図1・VII・46　Knuckle wire

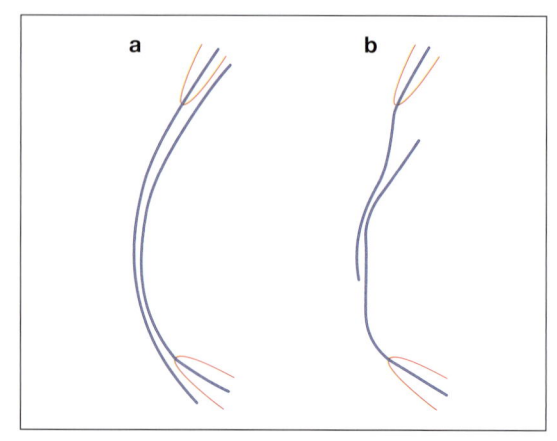

図1・VII・47　Reverse CART のタイミング
a：Retrograde ガイドワイヤーが真腔をとらえられなかった場合.
b：硬いプラークに阻まれてガイドワイヤーが進みにくくなった場合.

たは exit point からガイドワイヤーを進めることである(図1・VII・46). しかしこの方法を用いるとCTO病変は全長にわたり, 内膜下で拡張され, ステントが留置されることとなる. 内膜下にDES を留置しても中期的予後には不利益はないとされることも多いが, BMS の時代は内膜下のステント留置は明らかに予後不良であった. さらにDES の長期的予後に関するデータはない. そもそも内膜下にステントを留置することは生理的とはいえない. すなわち自然の摂理に沿っていない. それゆえ筆者はさしあたり, できるだけ真腔内にステント留置を行うことを目標にして戦略を組み立てるようにしている.

指摘されて気がついたのであるが, 確かに筆者は original の reverse CART は行ったことがない. 筆者の"reverse CART"は, 実は本来的な意味での reverse CART ではなく kissing reverse CART とでもいうべきものかもしれない.

Kissing wire 法は antegrade, retrograde 双方のガイドワイヤーが, 少なくとも部分的には真腔を通過している可能性を残している方法である. 基本的に antegrade のガイドワイヤーが exit point で, retrograde のガイドワイヤーが entry point で双方とも真腔をとらえられなかったとき(図1・VII・47a)に reverse CART を行うことになるが, どちらかまたは双方のガイドワイヤーがあるポイントから先に進みにくくなった場合(図1・VII・47b)にも reverse CART は実行される.

Reverse CART でバルーンを拡張する部分の少なくとも一部において, antegrade と retrograde のガイドワイヤーは同じ compartment になければならないが, kissing wire を行っておけば同じ compartment にあるかどうかの確認が行いやすい. すなわちお互いのガイドワイヤーをどこかの部分で touch させることができれば, 2本のガイドワイヤーは同じ compartment に位置している(図1・VII・45). Touch させるための方向の変更, touch しているかどうかの確認は orthogonal な同時二方向透視で容易に行うことができる(図1・VII・45). シングルプレーン装置でも多方向造影, 回転造影で確認はできるが, リアルタイムで観察しながら方向を定めて touch させることはできない. バイプレーン装置で正面・側面同時透視が重要であるゆえんである. 同じ compartment に位置していれば当然 reverse CART は成立するが, その compartment が真腔であれば, その CART は Controlled Antegrade and Retrograde *subintimal* Tracking ではなく Controlled Antegrade and Retrograde *true-lumen* Tracking ということになる.

しかし互いに touch した場合で, それが真腔の場合は, そのままガイドワイヤーを進めて entry point あるいは exit point まで進めて真腔に通過してしまうことがある. 筆者らはこれを対側のガイドワイヤーをランドマークにした direct cross

としている.

どうしても2本のガイドワイヤーをtouchさせることができない場合,一般的にはそれぞれのガイドワイヤーは別々のcompartmentにあると考えてよい.一方のガイドワイヤーが比較的変曲点なく素直なカーブをしているにもかかわらず,一方のガイドワイヤーがそれを取り巻くような螺旋状のルートをとるようならその部分では,前者が真腔をとらえていると考えてよい(図1・VII・48, 49).

しかし,時として同じcompartmentでもお互いがtouchしにくいことがある.それらは,
①大きな血管でお互いに離れた内膜下を通っているとき〔参照➡図1・VII・41(107頁)〕
②真腔でもpositive remodelingを起こしている大径血管プラーク内(図1・VII・50)
③RCA #2~#3の鋭縁(acute margin)部分〔参照➡ Column ⑨-図(106頁)〕,

などを挙げることができる.antegradeおよびretrogradeともに丁寧なkissing wireを行うことによって,お互いに近づけ合って最終的に大きめのバルーンを使用したreverse CARTが行えるようになるのが普通である.Re-try caseを含めてantegradeの解離腔が大きくなっている場合には,その中でガイドワイヤー先端が泳ぐような形になり,お互いをtouchさせることが極めて困難となることもある(図1・VII・51).

このように筆者は,kissing wire法はガイドワイヤーをできるだけ真腔を通過させることを目指して行う方法であり,最悪の場合としてReverse Controlled Antegrade and Retrograde *subintimal* Tracking につなぐ方法と考えている.

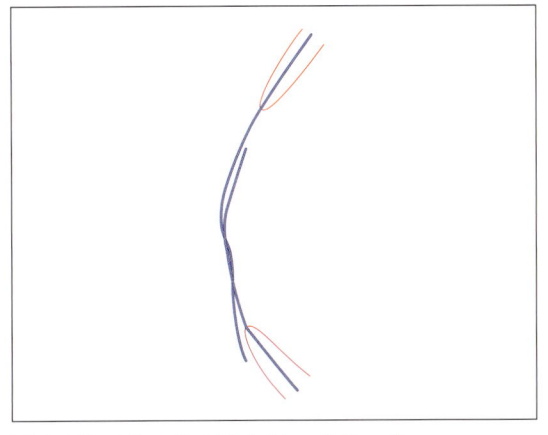

図1・VII・48 ガイドワイヤーのルート
ガイドワイヤーの一方が螺旋状で,もう一方が直線状であれば,直線状のワイヤーが真腔である可能性が高い.

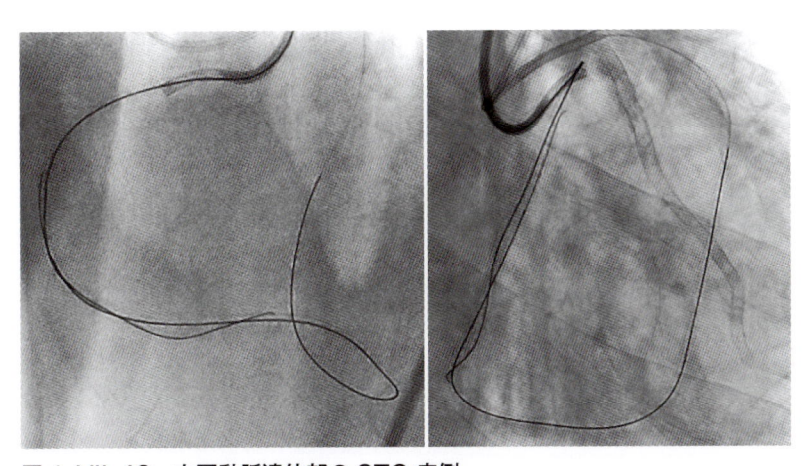

図1・VII・49 右冠動脈遠位部のCTO症例
この場合,右冠動脈遠位部でantegradeガイドワイヤーは螺旋状,retrogradeガイドワイヤーは直線的なルートをとっていることから,antegradeガイドワイヤーは偽腔を通過し,retrogradeガイドワイヤーが真腔を通過していると考えられる.この場合にはさらにretrogradeガイドワイヤーを進めてdirect crossするか,近位部でreverse CARTを成立させることになる.

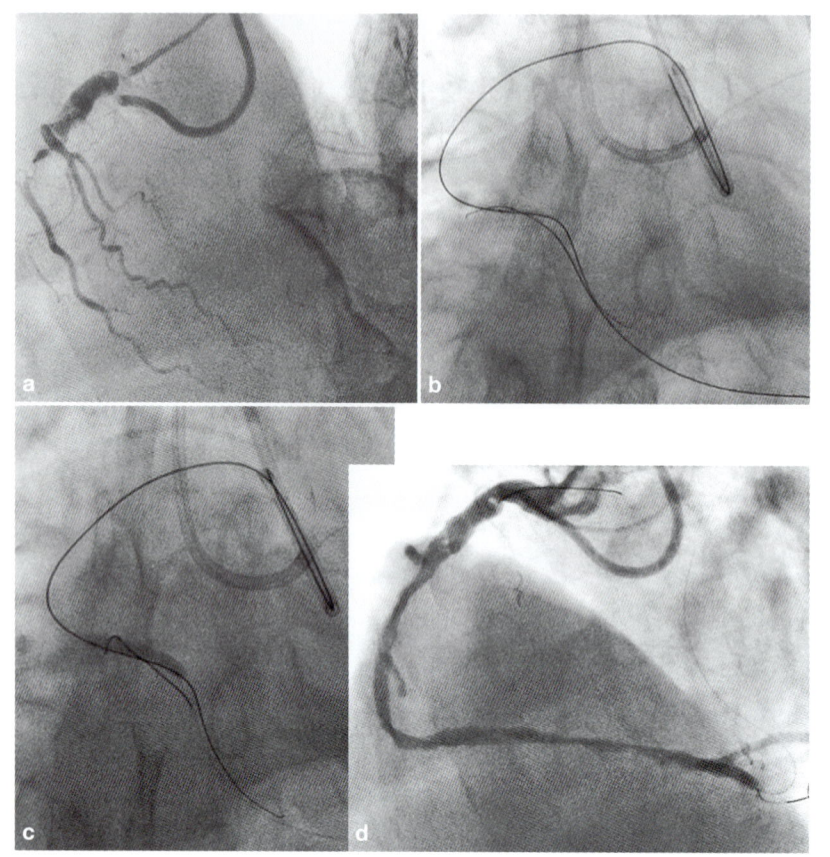

図 1・VII・50　大径血管の右冠動脈 CTO 症例
右冠動脈近位部の血管径は大きく，末梢分岐部の血管も比較的大きいことから閉塞部の血管径も大きいことが推測される(a)．小径バルーンで reverse CART を行ったが成立せず(b)，大径バルーンを使用し通過に成功した(c)．d は病変拡張後の造影．

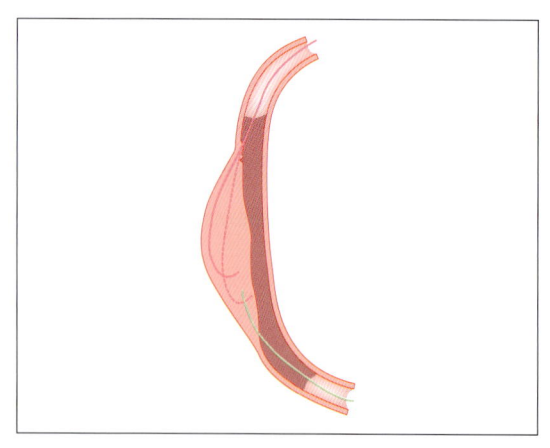

図 1・VII・51　大きな解離腔下での kissing wire
解離腔が大きくなると両者のガイドワイヤーを touch させるのが難しくなる．

2 Contemporary reverse CART

　Contemporary reverse CART は，2013 年頃から加藤修先生が提唱し始めた方法で，その概念の理解は筆者の能力を超えていると考えている．ここでは contemporary reverse CART の解説をするつもりはない．似て非なるまったく異なった概念かも知れないが，次のような概念におきかえて考えれば，kissing wire 法の延長として理解可能である．

　筆者の CTO に対する PCI の基本的な姿勢は**表 1・VII・3** に示す通りで，そのなかでの antegrade の ballooning をいかにとらえるかという概念を記述することとする．Antegrade からのガイドワイヤーが末梢真腔をとらえられないとき，ある

表1・VII・3 CTOの基本戦略概念

Collateral channel	
極めて乏しい	通過可能
・Antegradeから真腔を通過 ・Seesaw wiringで真腔を通過 ・Retrogradeを try ・IVUS guide	・Antegradeから真腔を通過 ・Kissing wire法で真腔を通過 ・Reverse CART

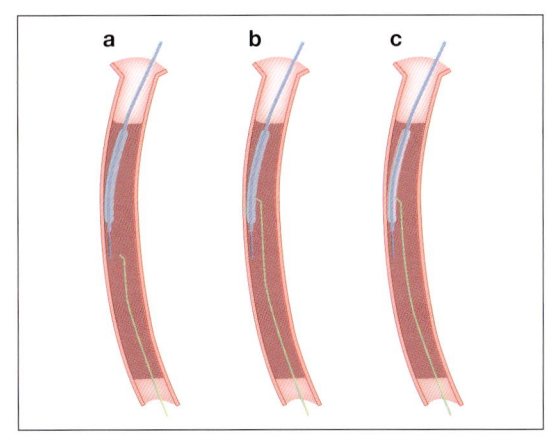

図1・VII・52 Reverse CART
a：Antegradeから小径のバルーンで病変を拡張する．
b：Retrogradeガイドワイヤーをバルーンまで進めてtouchさせる．
c：バルーンを退縮させて，生じた腔道にretrogradeガイドワイヤーを進める．

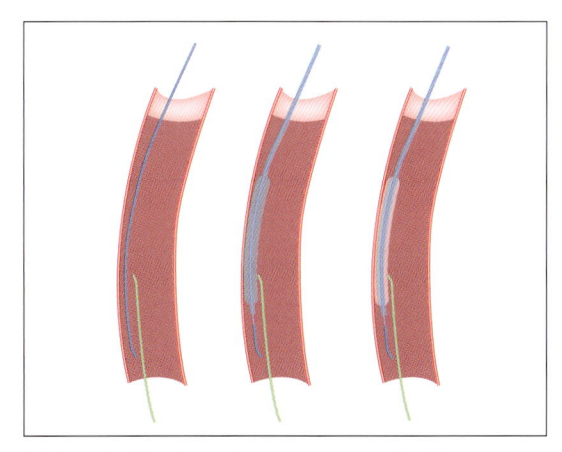

図1・VII・53 Kissing reverse CART
両者のガイドワイヤーが同じcompartment内にあればreverse CARTは成立し，先端軟のガイドワイヤーでも通過する．

いは閉塞部内で進捗がなくなったときに，antegradeのガイドワイヤーに沿わせて2.0 mmくらいの比較的小径のバルーンで閉塞部内を拡張しておき（図1・VII・52a），それをランドマークにretrogradeのガイドワイヤーを進めて，そのままバルーンにtouchさせようという方法である（図1・VII・52b）．Touchさせた後はバルーンに沿わせて逆行させるべくバルーンを退縮させ，近位部腔道に導く（図1・VII・53c）というものである．

この方法の利点は，①末梢解離を大きくしない，②ガイドワイヤーに比してランドマークが大きいのでtouchさせやすい，③バルーンに向かって別のcompartmentからでも内膜を穿通できる，④IVUSが不要である，⑤手技時間の短縮ができる，などであると考えられる．

確かにkissing reverse CARTにおいて，antegradeとretrogradeのガイドワイヤーは同じcompartmentにある．近くを通過しながらも2.0～2.5 mmの径のバルーンで拡張すると，図1・VII・53のように，2つのガイドワイヤーは1つの腔道内に包含されないと考えざるをえないことがある．長い閉塞の場合，内膜下であっても1つの空洞内を通過していれば先端軟のガイドワイヤーで通過させることができるが，そうでなければ先端軟のガイドワイヤーでの通過は困難であることが多い．かといって，バルーンを退縮した後の腔道に先端の硬いCTOワイヤーを穿通して進めるのはIVUSガイド下でなければ困難であるし，IVUSガイド下でも困難かもしれない．結局は大きなバルーンで拡張するか，別の部位で同じcompartmentを通過している場所を探すしかないことになる．

さて，なぜこうなるのか．図1・VII・54のように，同じcompartmentにありながらバルーンの拡張方向がもう一方のガイドワイヤーの方向とは，反対方向であった場合や，別々のcompartmentにありながらガイドワイヤーが近くを通過している場合などが考えられる．

両者が同じcompartmentにあるときやバルーンが偽腔にあるときは，バルーンを拡張しておけば近位部にできた偽腔が閉塞され，ガイドワイヤー先端が組織に当たって先端が曲がることがで

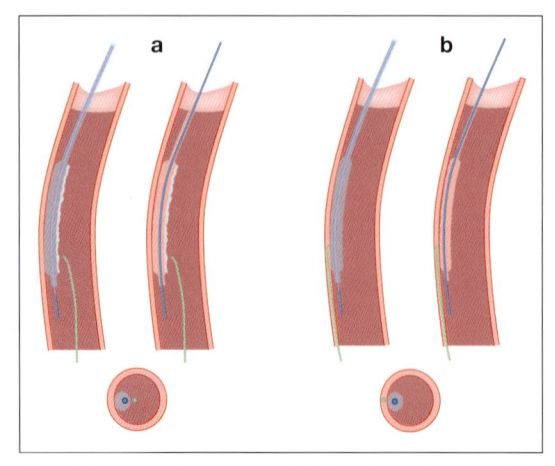

図 1・Ⅶ・54　Reverse CART が成立しない場合
a：真腔内で硬いプラークに阻まれて reverse CART が成立しない．
b：ガイドワイヤーが近接しているが，compartment が異なるため reverse CART が成立しない．

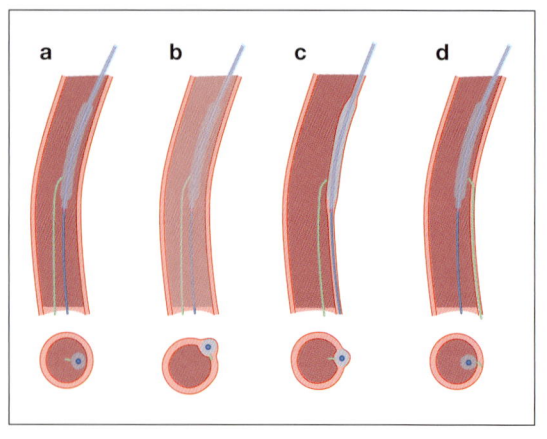

図 1・Ⅶ・55　通過する compartment の組み合わせ
a や b のように同じ compartment であるか，真腔から偽腔へ向かって進める c の場合であれば reverse CART は成立しやすいが，d のように偽腔から真腔へ穿通させるのは断面図でみても分かるようにバルーン拡張がガイドワイヤーに与える影響が小さく，他と比較してガイドワイヤーを進めることが難しい．

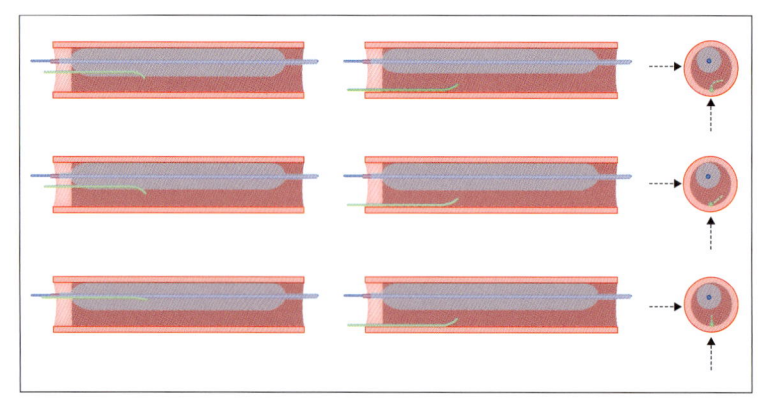

図 1・Ⅶ・56　穿通ガイドワイヤーを使った reverse CART でのガイドワイヤーの進め方
バルーン拡張することで誘導するガイドワイヤーに deflection を生じやすくし，また先端荷重の高い穿通ガイドワイヤーを orthogonal な二方向でバルーン横径の真ん中へ向かう方向に向けてバルーン退縮とともに腔道へ飛び込ませる．

きる状態になる（deflection を生じる）ので，バルーン壁に向かってガイドワイヤー先端を進めることができる（図 1・Ⅶ・55）．
　このときバルーンを拡張したままで，硬い CTO ワイヤー（Gaia Second～Conquest Pro 12）をバルーンに向けて穿通させれば，バルーン退縮とともに retrograde ガイドワイヤー先端がバルーンと同じ腔道に飛び込むことはありうる．バイプ

レーン撮影装置を用いてバルーン長軸の周りの orthogonal な二方向で，一方はガイドワイヤー先端がバルーン横径の真ん中に見える方向を探し，他方のガイドワイヤー先端が最もバルーンから離れる方向（必然的にそうなる）で観察しながら，バルーンに向かって先端を誘導すると有効に穿通できると考えられる（図 1・Ⅶ・56）．
　石灰化などの硬い物質の介在などによる影響も

あるが，一般的に図1・VII・55に示すように，antegradeからのガイドワイヤー，すなわちバルーンとretrogradeからのガイドワイヤーのcompartmentの組み合わせによって，その効果はかなり異なってくると考えられる(表1・VII・4)．

筆者としてはkissing wireの最終段階に使用することがある．特にretrogradeからのマイクロカテーテルがantegradeのガイドワイヤー先端まで届かなくて，reverse CARTのための先端荷重の低いガイドワイヤーに変更できないときには好んで用いている．

もう1つの使用法として図1・VII・57のような場合が考えられる．これはreverse CARTで最も困難な状況の1つである．すなわち共通のcompartment(内膜下)を通る部分は極めて短く，retrogradeからのワイヤーは内膜下に入るとすぐに真腔に向けて方向を変え，近位部の真腔への小孔を通過しなければならない．時として解離は近位部に及び，軟らかいガイドワイヤーを使用してもなお通過しがたいことがある．こうした場合，図1・VII・57のような少し末梢でのcontemporary reverse CARTは有用なのかもしれない．これなら内膜下の腔道を少し近位部に昇ったところで真腔への小孔を通せばよいので，すぐに方向転換をするよりは楽に通せるであろう．

Antegradeからのバルーンをターゲットとしたretrogradeからのガイドワイヤー穿通法(＋reverse CART)は有効な面が多いと考えられる．ただしantegradeのガイドワイヤーが真腔，retrogradeのガイドワイヤーが内膜下にあるときは，困難なことが多いとも考えられる．この方法が困難な場合は上記の事態が起こっていると考え，antegrade側に硬いガイドワイヤーを使用してでもより末梢にガイドワイヤーを進め，true-trueのルートを探すか，retrograde側により硬いガイドワイヤーを使用してでも閉塞内reentryを作製する(図1・VII・58)．

表1・VII・4　通過するcompartmentの組み合わせによるreverse CART成立の難易度

ガイドワイヤー		Retrograde	
^^	^^	True	Sub
Antegrade	True	+++	+-
^^	Sub	++	++++

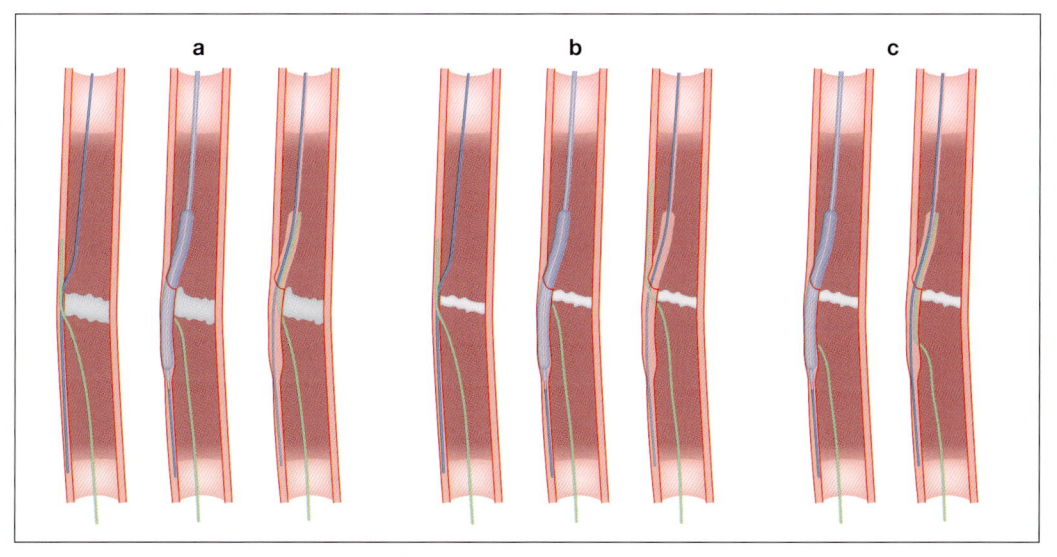

図1・VII・57　Reverse CARTが困難な状況
a：硬いプラークに阻まれて両者のガイドワイヤーが真腔から内膜下に進み，また，その共通のcompartmentが短いと真腔の腔洞を通すのが難しい．
b：Reverse CARTを成立させてもretrogradeガイドワイヤーはそのまま内膜下を進んでしまうことがある．
c：少し末梢でreverse CARTを成立させるとretrogradeガイドワイヤーの方向転換が容易となる．

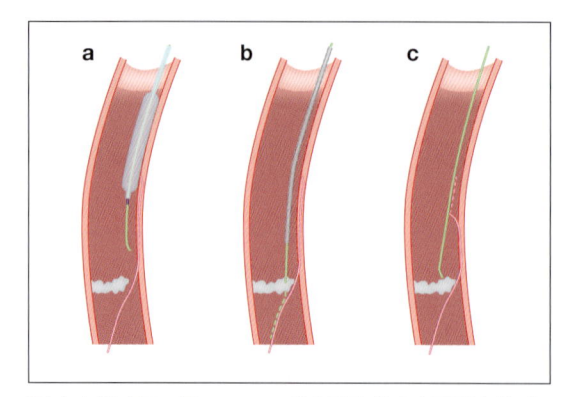

図1・VII・58 Reverse CART が成立困難な場合
a：Antegrade ガイドワイヤーが真腔，retrograde ガイドワイヤーが内膜下の場合，reverse CART は難しい．
b：Antegrade ガイドワイヤーを，より穿通力の高いガイドワイヤーに変更して進めて真腔ルートを試みる．
c：Retrograde ガイドワイヤーを，より穿通力の高いガイドワイヤーに変更してガイドワイヤーを touch させる．

O. Retrograde ガイドワイヤー通過後，antegrade ガイディングカテーテル内への誘導

1 ガイドワイヤーが antegrade のガイディングカテーテルに誘導される前にマイクロカテーテルが閉塞部を通過した場合

　ガイドワイヤー通過後は entry point より近位部を逆行させ，antegrade のガイディングカテーテルに導入するべく進める．Reverse CART で腔道を通過させるためにはガイドワイヤー先端カーブはあまり大きくないほうがよいが，ガイディングカテーテル内に進めるには大きめのカーブのほうがよい．そのままでは antegrade のガイディングカテーテルに誘導できないことが多くある．Retrograde のマイクロカテーテルが閉塞部を通過するなら，通過させた後にガイドワイヤーをいったん引き抜き，先端の形状を変えて再び antegrade のガイディングカテーテルを目指す．Retrograde のマイクロカテーテルを近位部真腔に進めるには，押し進めるとともに to-and-fro に回転させなければならないことが多い．

　マイクロカテーテルの通過を図るために，通過したガイドワイヤーを entry point より近位部血管内でバルーンによるトラップを行ってマイクロカテーテルを進める方法もあるが，筆者は行っていない．血管内でのトラップは近位部血管径程度の大径バルーンで，しかもかなりの高圧で行わなければならないことが多い．そのため，近位部血管の無用な障害が起こる可能性があることと，血管内でのトラッピングは確実性に欠けるからである．Retrograde ガイドワイヤーに引き抜く力をかけつつ，マイクロカテーテルを進めるわけであるが，そのときトラップが突然はずれ，弾みでガイドワイヤーが抜けてしまうこともある．

2 マイクロカテーテルが通過しない場合

　マイクロカテーテルが通過しなければ，そのままのガイドワイヤー先端形状でガイディングカテーテルに誘導しなければならない．そのときには，antegrade ガイディングカテーテルの先端を軽く押し込んで，冠動脈入口部のカーブの大彎側にガイディングカテーテルの先端大彎側部分が触れるようにする．アンカーバルーンを使用しているときはそれを利用して（バルーンを軽く引いて），ガイディングカテーテルのポジショニングを行う（図1・VII・59a）．圧波形が軽く wedge する程度にガイディングカテーテルを進めると，容易にガイドワイヤーをガイディングカテーテル内に誘導することができる場合が多い（図1・VII・59b）．

　Reverse CART に利用した antegrade のガイドワイヤーとバルーンは，入口部に残しておいたほうが retrograde ガイドワイヤーを誘導しやすい．冠動脈入口部とガイディングカテーテルとが同軸になるためである（図1・VII・60）．

　Antegrade のガイドワイヤーに添わせて GuideLiner を冠動脈内に進めて，その中に retrograde のガイドワイヤーを導入することも有効である（図1・VII・61）．GuideLiner の先端は血管カーブの最遠端に届くし，GuideLiner のシャフトと

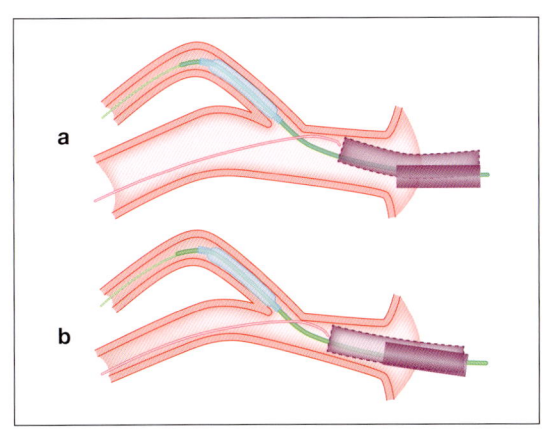

図1・VII・59　ガイドワイヤーの誘導
a：ガイディングカテーテルは大彎側へ向けるようにし，アンカーバルーンを行っているときはこれを利用して中に進めていく．
b：圧波形が軽く wedge する程度にガイディングカテーテルを進めると血管とのスペースが減りガイドワイヤーを誘導しやすくなる．

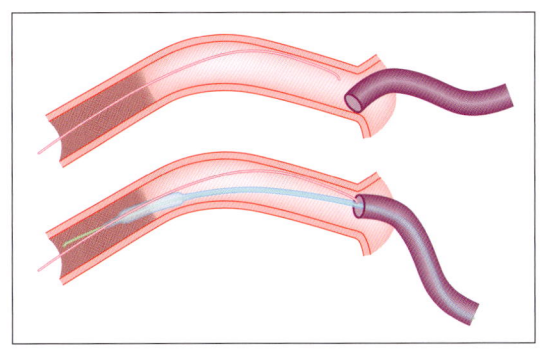

図1・VII・60　ガイドワイヤーの誘導
Antegrade のガイドワイヤーやバルーンは残すと retrograde のガイドワイヤーと同軸になりやすく，ガイドワイヤーを誘導しやすくなるため残しておいたほうがよい．

antegrade approach のガイドワイヤーが冠動脈との同軸性を保証するからである．

　Retrograde ガイドワイヤーが antegrade ガイディングカテーテルに誘導されれば，そのガイドワイヤーを Kusabi やバルーンでトラップし，部分的ループを形成（図1・VII・62）してしまえばほぼ100％，マイクロカテーテルを antegrade のガイディングカテーテル内に進めることができる．このとき図1・VII・62 に示す引く力が相対的に強いと，ガイディングカテーテルが deep engage して冠動脈口に解離を生じてしまう可能性がある．

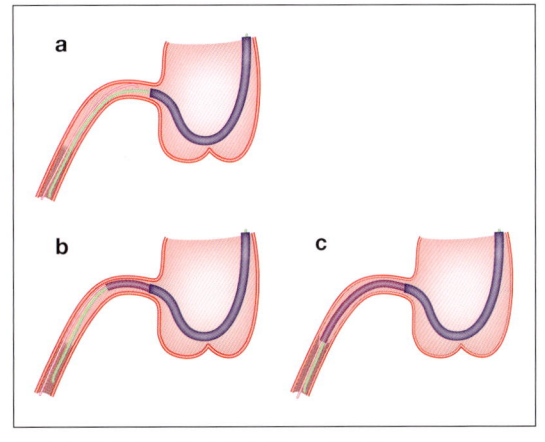

図1・VII・61　ガイドワイヤーの誘導
Retrograde のガイドワイヤーを antegrade のガイディングカテーテル内に誘導できないとき(a)，GuideLiner を血管の屈曲部で大彎側に位置するような部位(b)もしくは最遠端まで進める(c)と retrograde のガイドワイヤーを誘導しやすい．

●Column⑩
●術者 MITSUDO の選択とその理由—その2●

　Reverse CART では antegrade approach からのガイドワイヤーを通してバルーン拡張を行うが，このとき，retrograde approach のマイクロカテーテル先端は antegrade のバルーン先端に重なるまで進めておく．そのうえで reverse CART の retrograde 用ガイドワイヤーは，Runthrough Hypercoat に変更している．ほかに先端荷重の低い 0.014″のガイドワイヤーがあればそれでもよいが，spling coil 型であるゆえに滑りのよさが（滑りすぎるというほどのこともなく）適当で，近位部偽腔に入ると抵抗を感じるのと，偽腔の凹凸のある腔道表面を比較的スムーズに通過してくれるからである．ポリマージャケット型は滑りがよすぎて，偽腔を進むときに抵抗なく，新たな解離をつくり，偽腔を近位部に向かって拡大することがあるためどちらかというと避けている．

　CTO ワイヤーを，そのまま reverse CART の retrograde 用ガイドワイヤーとして使うことはほとんどない．偽腔から内膜腔内への内膜の小孔を通すというデリケートな作業を行うため，先端の硬い CTO ワイヤーはまったく向いていない．Antegrade approach のバルーン先端までマイクロカテーテルの先端が届かないときには，CTO ワイヤーを引き抜いてガイドワイヤーを交換しようとしても，先端の軟らかいガイドワイヤーがバルーン先端に届かないことがある．そのような場合にはやむをえず，CTO ワイヤーを retrograde 用として使用することもある．

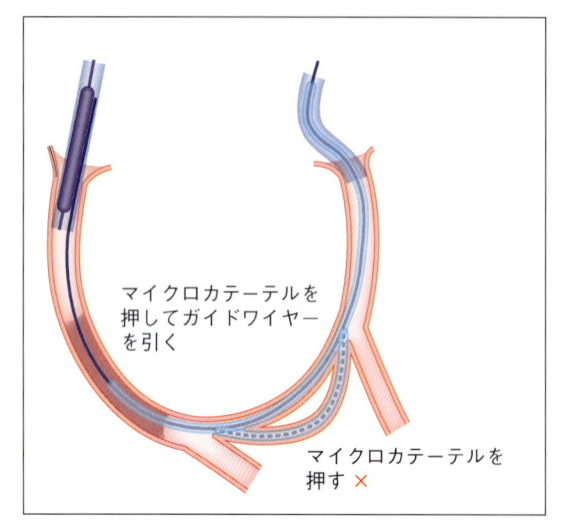

図1・VII・62 Retrograde マイクロカテーテルの閉塞部通過および antegrade ガイディングカテーテル内への誘導

マイクロカテーテルを閉塞部内を進めるにあたって，もしガイドワイヤーがトラップされていなかったらマイクロカテーテルはただひたすら押し込むことしかできない．このときマイクロカテーテルは血管のカーブの外側に押し出され（点線），引き伸ばされて同軸性を失い押し込むのに力が必要となり，ひいては血管に対するストレスは大きくなり穿孔の危険もなきにしもあらずである．ところがガイドワイヤーの一端がトラップされているとガイドワイヤーの反対側（retrograde のガイディングカテーテルの hub 側）から引っ張ることができる．Retrograde マイクロカテーテルを押しながらガイドワイヤーを引くと，押す力と引く力とがキャンセルし合う．その結果血管は伸ばされることなくマイクロカテーテルは同軸を保ち，血管へのストレスを細小にしながらマイクロカテーテルを進めることができる．

retrograde 側の冠動脈口を損傷し閉塞を起こしてしまうとショックに至る可能性もある．常にガイディングカテーテルの位置と retrograde 側の圧波形には注意を払って，deep engage を避けなければならない．

3 Retrograde ガイドワイヤーを antegrade ガイディングカテーテルに誘導できない場合

　Engage させるべき dimple さえない入口部病変や大径入口部で antegrade のガイディングカテーテルが同軸にできないときなど，どうしても retrograde ガイドワイヤーを antegrade ガイ

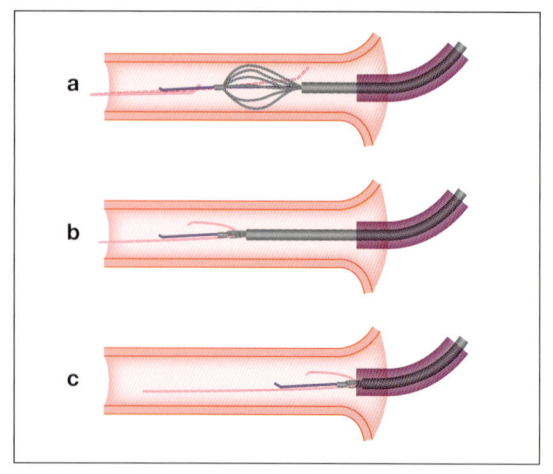

図1・VII・63 ガイドワイヤーの誘導
Retrograde のガイドワイヤーを antegrade のガイディングカテーテル内に誘導できないときスネアを進めて（a），retrograde のガイドワイヤーを捕捉する（b）．ガイディングカテーテル内に引き込んだ後はトラッピングを行い retrograde のマイクロカテーテルを進める（c）．

ディングカテーテル内に誘導できない場合は，スネア（Gooseneck snare, Ensnare, Soutenir NV など）でガイドワイヤー先端をキャッチすることが有効である〔参照➡図1・VII・41, 42（107頁）〕．
　ガイドワイヤー先端部分を捕捉して antegrade ガイディングカテーテルに引き込むが，引き込んだあとは必要なら Kusabi やバルーンでインターロックした部分をトラップして retrograde マイクロカテーテルを進める（図1・VII・63）．
　ガイドワイヤー先端部分が軟らかければ，snaring して折れ曲がった先端を antegrade のガイディングカテーテル内で retrograde のマイクロカテーテルに引き込むことができるが，Conquest Pro のように先端が硬いと先端の反転はとれず引き込めない（図1・VII・64）．先端シャフトの硬い CTO ワイヤーを使用しているときは，スネアは強度のあるものを使用し，retrograde マイクロカテーテルを antegrade ガイディングカテーテル内に引き込むときも常にロックした形にしておき，決してスネアが外れないようにしておく．インターロックした部分をバルーンでトラップするのもよいであろう．
　マイクロカテーテルが antegrade ガイディン

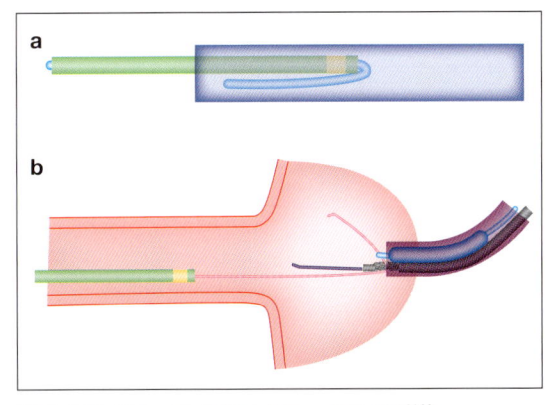

図 1・VII・64　マイクロカテーテルの誘導
a：Retrograde のガイドワイヤーが軟らかければスネアで捕捉して antegrade のガイディングカテーテル内に引き込み，マイクロカテーテルを引き込む．
b：先端シャフトの硬いガイドワイヤーは反転できずガイドワイヤーをガイディングカテーテル内に引き込めないため，スネアで捕捉してマイクロカテーテルを進め，スネアから外れないようにバルーンでトラップすることもある．

グカテーテルの適切な位置まで到達して retrograde ガイドワイヤーが不要になった時点で，スネアを retrograde ガイドワイヤーとともに引き抜く．この際，ガイドワイヤー近位端の硬い部分がマイクロカテーテル内を通過するが，短時間引き抜くだけであるので側副血行路の損傷をきたすことはまずない．

P. Retrograde マイクロカテーテルの antegrade ガイディングカテーテル内への誘導

　Retrograde ガイドワイヤーを antegrade ガイディングカテーテル内に進めれば，retrograde マイクロカテーテルを antegrade ガイディングカテーテル内に進めることは難しくはない．まずはマイクロカテーテルを押し込んで進めばそれでよい．進まない場合は，antegrade ガイディングカテーテル内の retrograde ガイドワイヤーをバルーンでトラップして，ガイドワイヤーを引きながらマイクロカテーテルを押し進める．このとき注意すべきは，antegrade のガイディングカテーテルが深く engage して antegrade 側の冠動脈を傷つけてしまうことがありうるので，antegrade 側のガイディングカテーテルは engage を外しながらマイクロカテーテルを進めるようにする．

　7Fr サイズのガイディングカテーテルを使用している場合，トラッピングバルーンとしては 2.0 mm 径以上のバルーンが使用可能である．しかし 2.0 mm 径あるいは 3.0 mm 以上の径のバルーンを使用するときは，高い拡張圧が必要となる．筆者は 2.25 mm あるいは 2.5 mm バルーンを使用するときは 10 atm，それ以外の径のバルーンでは 14 atm を掛けている．小径バルーンではバルーン膜面とガイディングカテーテル内面との間にわずかな距離があるため，0.014″ のガイドワイヤーを固定するには高い圧が必要である．大きいバルーンは拡張したときに皺ができるが，ガイドワイヤーに沿うように縦皺ができるとその中にガイドワイヤーが入り込み，十分な圧を掛けていないと滑り抜けてくることがある．

　次項の Rendezvous 法を行うときは，至適ポジションよりもかなりガイディングカテーテル近位部までマイクロカテーテル先端を進めておかなければならない．トラッピングバルーンを退縮させると，antegrade のガイディングカテーテルは engage が浅くなるし，縮んでいた entry point からガイディングカテーテルまでの冠動脈は元に戻るために，マイクロカテーテル先端が抜けてくるからである．RG-3 を使用するときは，マイクロカテーテルは浅くてもガイドワイヤーを引き抜いた状態で antegrade のガイディングカテーテル内に入っていれば問題ない．

Q. Antegrade approach への変更

　Retrograde マイクロカテーテルが antegrade ガイディングカテーテルに誘導された後は，antegrade のガイドワイヤーを閉塞部末梢に進めて Antegrade からデバイスを通過させる環境をつくらなければならない．そのために筆者は以下の 2 つの方法を使用しているが，ほとんど(95％以上)

は Rendezvous 法である．Rendezvous 法が不適切なときにのみ externalization を行っている．

1 Rendezvous 法

　Rendezvous 法は retrograde のマイクロカテーテル先端を antegrade ガイディングカテーテルの最もカーブの強い部分(**図 1・VII・65**)に置いて，retrograde ガイドワイヤーをマイクロカテーテル先端から 2〜3 cm のところまで引き抜く．次にガイドワイヤーを突出させないで，antegrade マイクロカテーテル先端を進めて retrograde マイクロカテーテルの先端に touch させる．そのうえで antegrade のガイドワイヤーを軽く進めると，ガイドワイヤー先端は容易に retrograde のマイクロカテーテル内に進入することができる．進入できたかどうかは，antegrade のガイドワイヤーが retrograde のマイクロカテーテルのマーカーとずれているかどうか，antegrade のガイドワイヤー先端が曲がったままで antegrade マイクロカテーテルから出ていないかなどで判断できる．進入できたことは最終的には retrograde のガイドワイヤー先端に当たって進まなくなることで確認できる．

　先端同士を touch させるときに強く当ててしまうと先端が曲がり(**図 1・VII・66**)，antegrade ガイドワイヤーがうまく retrograde マイクロカテーテル内に導入されない結果となる．軽く touch させるのがコツである．

　これは**あらゆるデバイスがガイディングカテーテルの中ではカーブの大彎側に沿って進んでいく**という，極めて単純な現象を使用した方法である．大彎側壁からどの程度離れた部分に先端孔が位置するか，すなわちマイクロカテーテルの先端部の肉厚状況で結果が異なるのではないかとの疑問が残る．しかし実際には，お互いに異なるどんなマイクロカテーテルの組み合わせであろうと，antegrade ガイドワイヤーは容易に通過する．

　ガイドワイヤーが通過しにくい状況とそれを解決する方法を解説したい．

　ガイドワイヤーが retrograde マイクロカテー

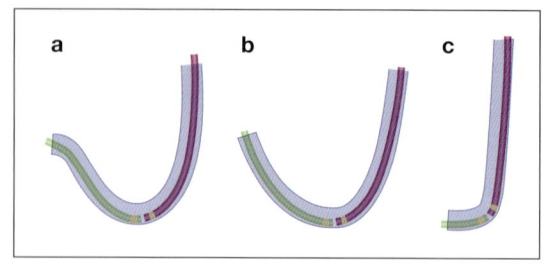

図 1・VII・65　Rendezvous 法の至適位置
各ガイディングカテーテルの形状で最もカーブの強い部分で Rendezvous 法を行う．

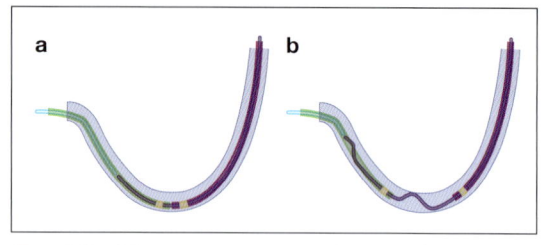

図 1・VII・66　Rendezvous 法でのガイドワイヤーの進め方
a：マイクロカテーテルは軽く touch させる程度にしてガイドワイヤーを進める．
b：ガイドワイヤーを無理に強く押し進めると先端が変形して retrograde マイクロカテーテル内に進められないことがある．

テル先端に入りにくい状況としては下記のようなことが考えられる．

①双方のマイクロカテーテル先端がガイディングカテーテル内でお互いに touch しない．
　その原因としては以下が挙げられる．
・Rendezvous ポイントが適切でない：2 つのマイクロカテーテルの先端がカーブの大彎側に当たるようなポジションであればよいが，片方が大彎側に届かなかったり(**図 1・VII・67a**)，双方の先端軸が大きな角度になりすぎたり(**図 1・VII・67b**)すると，ガイドワイヤーは retrograde のマイクロカテーテルをとらえられないことがある．
・マイクロカテーテル先端がひどく変形している(**図 1・VII・68a**)：マイクロカテーテルの先端がひどく変形している場合でも，antegrade 側のみならず retrograde ガイドワイヤーをカテーテル先端近くに進めるとカテー

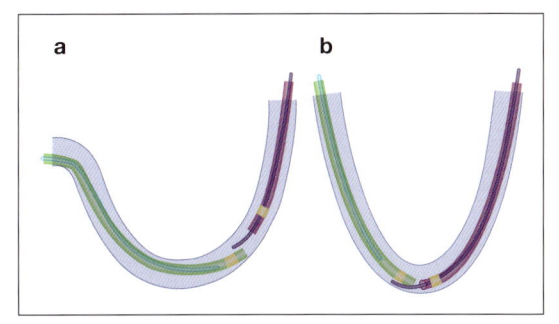

図 1・VII・67　Rendezvous 法ができない原因
a：マイクロカテーテル先端がガイディングカテーテルの最もカーブの強い部分にない．
b：マイクロカテーテルが鋭角に touch しているため間隙が生じている．

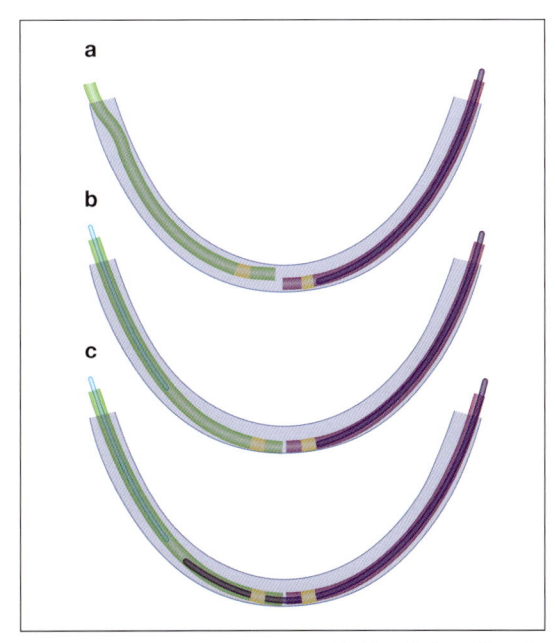

図 1・VII・68　Rendezvous 法ができない原因と対処
a：Retrograde マイクロカテーテルが変形しているため大彎側に向かない．
b, c：Retrograde ガイドワイヤーをマイクロカテーテル先端近傍まで進めることでマイクロカテーテルは直線化する．

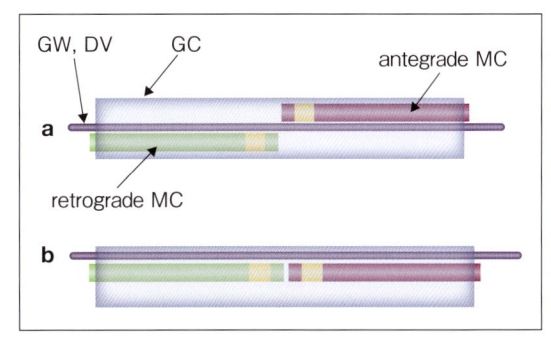

図 1・VII・69　Antegrade からガイドワイヤー（GW）〔またはデバイス（DV）〕が通過しているときのマイクロカテーテルの位置関係
a：Rendezvous point で，antegrade のマイクロカテーテル（MC）と retrograde の MC がお互いに，GW（またはデバイス）の反対側を通過していると2つの MC 先端は決して対面することはなく Rendezvous 法は成功しない．
b：逆に GW（またはデバイス）に対して同側を通過していると，GW（またはデバイス）がガイドレールのごとく作用して2つの MC 先端は容易に対面することとなる．

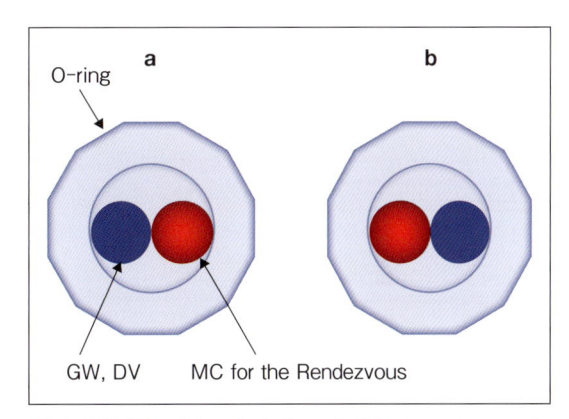

図 1・VII・70　Y コネクターからみた antegrade のマイクロカテーテルとガイドワイヤー（またはデバイス）の位置関係
Rendezvous 法を行おうとしたが，antegrade のマイクロカテーテル（MC）が，antegrade のガイドワイヤーまたはデバイス（DV）に対して反対側を通過していると判断される場合（a），Y コネクターでの両者の位置関係（この場合 MC が右側）を確認しておいて，MC をいったんすべて引き抜いて，両者の関係が逆になるように入れ直し（MC を左側に）進めると b の状態にすることができることが多い．

テルは直線化して先端が touch するようになる．Retrograde のガイドワイヤーはカテーテル先端から 1.5〜2 cm あたりに近づければ，直線化するのに十分である（図 1・VII・68b, c）．
・他のガイドワイヤーやデバイスがカテーテル内を通過している（図 1・VII・69）：この場合，2つのマイクロカテーテルがガイドワイヤーやデバイスを挟んで反対側を通過すると，カテーテル先端は決して touch しない（図 1・

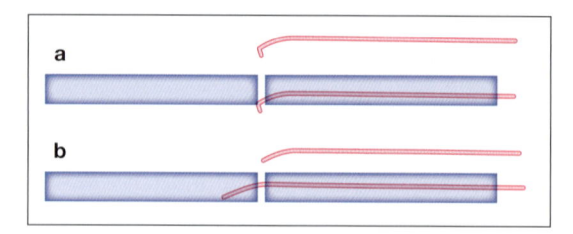

図1・VII・71　Rendezvous法ができない原因
a：ガイドワイヤー先端を急峻にして使用した後，そのまま使用すると通過しないことがある．
b：ガイドワイヤー先端を滑らかなカーブに直して通過を試みる．

VII・69a）．対処法としては，antegradeのマイクロカテーテルをいったん引き抜く．引き抜くときO-ringの部分での位置関係を確認しておいて，それとは反対側（図1・VII・70b）を通して再度マイクロカテーテルを進めるとうまくいくことがある．

2本のマイクロカテーテルがワイヤーやデバイスの同じ側を通っていれば，ワイヤーやデバイスがガイドレールの働きをして，むしろ通過を助ける形となる（図1・VII・69b）．

2本以上のガイドワイヤーがantegradeガイディングカテーテル内を通過している場合は，その1本でも2つのマイクロカテーテルの間を通っているとRendezvous法は成立しない．一度入れ直してお互いがtouchしなければ，externalizationに移行したほうがよい．

②ガイドワイヤー先端のカーブが急峻で，マイクロカテーテルのRendezvous部位で軸からずれて外に出てしまう（図1・VII・71a）．

これはSionガイドワイヤーの先端に小さなカーブをつけたときに起こる現象である．Retrogradeのchannelを通すときに付けたカーブをそのままにして，antegradeのガイドワイヤーとして使用しようとしたときに起こる．いったんガイドワイヤーを引き抜いたうえで，先端を細径（25G）の鈍針を用いてカーブとは逆向きにしごき，カーブを伸ばす．そもそも側副血行路channelを通過させるために小さなカーブをつけたガイドワイヤーをRendezvous法に使用するなら，先に先端を伸ばしておく必要がある（図1・VII・71b）．

いったんantegradeガイドワイヤーがretrogradeマイクロカテーテルに進んだら，retrogradeガイドワイヤーはretrogradeガイディングカテーテル内まで一気に引き抜く．続いてantegradeのガイドワイヤーを，retrogradeガイディングカテーテルまで進める．そのうえでantegradeガイディングカテーテルとretrogradeガイディングカテーテルとの間にバルーンを拡張し，antegradeガイドワイヤーをトラップしてretrogradeマイクロカテーテルをゆっくりと側副血行channelの出口辺りまで引き抜く．このときretrogradeのガイディングカテーテルで冠動脈入口部を傷つけないように気をつける．Antegradeガイドワイヤーをトラップすると，安定してretrogradeガイディングカテーテルを大きくdisengageできるので，安全にretrogradeマイクロカテーテルを引き抜くことができる．

続いてantegradeのマイクロカテーテルも引き抜く．

バルーン拡張のためのバルーンを，トラッピングバルーン近辺まで近づけてトラッピングバルーンを退縮させる．トラップされたエアーをできるだけ近位部に寄せるためである．エアー抜きのための時間が少なくて済む．

次項のexternalizationは，もし300 cmガイドワイヤーでそのまま手技を続けるとすると，心臓を含むガイドワイヤーループが継続的にできることが利点とされるかもしれない．Antegradeからのガイドワイヤーのみとすることでこのループがなくなってしまうことを懸念する声もあるが，筆者は下記の理由でまったく気にしていないし，実際に困ったこともない．

確かにガイドワイヤーが通過して，マイクロカテーテルが末梢から閉塞部を越えてantegradeのガイディングカテーテル内に進んだ病変であるので，antegradeからのデバイスがループなしでは進まないことはまずない．

万一ループが必要となったとしても，retrogradeのガイディングカテーテル内のantegradeガイドワイヤーをトラップすることでループ形成は成り立つ．その場合，antegradeのデバイス先

端から retrograde のガイディングカテーテルまでは，冠動脈に対して 0.014″ のガイドワイヤーが裸で触れることになることを十分に認識しておかなければならず，強く引きすぎると冠動脈穿破をきたす恐れがある．

2 Externalization：RG-3 使用

Antegrade への変更のために，一般的に行われている方法は RG-3® を用いた externalization であろう．これもまた極めて簡単で retrograde ガイドワイヤーを引き抜いた後，RG-3 を進めるだけである．それまでに使用したバルーンなどを antegrade ガイディングカテーテル内から一掃しておいて，透視を見ることもなくただひたすら押し進める．ある程度 RG-3 が進んだら，antegrade のガイディングカテーテルに付けた Y コネクターの hub 近くの透明部分に注目しておき，RG-3 先端が届いたら Y コネクターを外してインサーターを使用して RG-3 先端を O-ring の外に導く．

RG-3 をそのままに，軟らかい先端部からバルーンなどのデバイスを進めて PCI を行ってもよいが，しかし，筆者は必ず RG-3 をバルーントラップしたうえで，マイクロカテーテルを進めて 0.014″ のガイドワイヤーに変更するようにしている．先に述べたようにループをつくっていないと，デバイスが進みにくいという状況からは脱していると判断するからである．しかし，もしマイクロカテーテルがループを利用しても exit point まで進まない場合は，Tornus などを使って通過させたうえで Rotablator を考慮しなければならない．

VIII. 再び antegrade approach

Retrograde のガイドワイヤーが通過してからは，antegrade approach でガイドワイヤーが通過したときと同様，バルーン拡張から始めてステンティングまでの一連の操作を行わなければならない．

A. バルーン拡張

簡単に antegrade approach で通過した場合，バルーン拡張なしでも IVUS が通過することがあるが，retrograde approach で通過した場合はバルーン拡張なしで IVUS が通過することは困難なことが多い．さらに内膜下の reverse CART を行った場合は，拡張された偽腔は末梢が盲端のまま残されているので，解離の末梢への拡大を食い止めるためにできるだけ早く末梢真腔への腔道を作製しなければならない．さしあたり 1.0〜1.5 mm ぐらいの径のバルーンで交通ができて，偽腔の圧が下がり，IVUS が通過すればよしとする．

B. IVUS

バルーン拡張を行った後は，IVUS による観察を行う．❶通過ルートが真腔か偽腔か，❷閉塞前後の血管径と血管内径，❸閉塞部内の血管径とプラーク性状，❹血管全体のプラーク性状，❺閉塞部内からの側枝の状況，❻閉塞部末梢の分岐部の状態，などをチェックする．

❶通過ルートのどの程度が真腔であり，偽腔であるのかを見る．偽腔を通過していてもそのまま拡張しステント留置をするのが普通であるが，偽腔の距離が長いときは IVUS ガイドの parallel wire 法で真腔をとり直すことがある〔参照 ➡ C. 真腔とり直し（127 頁）〕．

ステントを含む CTO で近位部の真腔がとれない場合，最初のガイドワイヤーではステント内を通過できないことがあるが，この場合も IVUS ガイドで近位部真腔からステント内をとり直すことがある．

❷近位部および遠位部のステントランディングゾーンにプラークがなければ，ステント近位部および遠位部の拡張径は該部の血管径で拡張す

る．このときの後拡張用バルーンは，IVUSで計測された血管径よりも 0.25 mm は小さい径のものを使用している．平均的には拡張圧をRBP＋4〜6 atmとして，十分な拡張を得るようにしている．CTOのようにプラークが多く比較的硬い病変では，至適バルーンを用いて14〜16 atmで拡張することにより，IVUS上も一応良好な拡張を得たとしても，quarter size小さい高圧バルーンを用いてRBP＋4〜6 atmで拡張すると，IVUS上さらに満足しうる結果が得られる．高圧拡張によってエッジの解離を生じないようにするために，拡張圧は高圧になるほど時間をかけて上昇させるようにしている．さらにはステント末梢端にプラークが存在する場合や高圧拡張により少しオーバーサイズになりそうな場合には，高圧拡張はステント端から2〜3 mm内側にバルーン端を置くようにして行い，ステント端は14〜16 atmで拡張している．

　CTO病変の場合，末梢真腔全体がnegative remodeling(shrink)をしていることが多い．IVUSの前に硝酸薬を冠注するが，すぐに完全に拡張することはない．ステント留置後のIVUSで拡張が確認できることも多い．血管拡張が著しい場合は，再度至適サイズバルーンで拡張する．

❸閉塞部内の血管は，しばしばpositiveないしはnegative remodelingを呈する．特に長い閉塞病変では，部分的にpositive and/or negative remodeling 閉塞部内のプラーク性状の場合，次の手技に関わる所見として見逃せないのは石灰化とattenuation plaqueである．真腔を通過していて石灰化が強い場合，Rotablatorやscoring balloonの適応となる．Attenuation plaqueの性状と量によっては末梢保護を必要とする．

❹血管全体のプラーク性状：閉塞部のみならず対象血管全体のプラークの有無やその性状によって以後の戦略が変わってくる．

　真腔を通過している場合は，非CTO病変と変わりはない．①Rotablatorは必要か，②Lacrosse NSEバルーンは必要か，③高圧バルーンか，④末梢保護は必要か，⑤側枝保護は必要か，⑥分岐部ステントは必要か，⑦入口部ステントは必要か，⑧各デバイスのサイズはいかほどか，などに対応しなければならない．

❺閉塞部内からの側枝の状態：閉塞部内から閉塞した大きな側枝が分枝している場合，IVUSカテーテルが真腔にあり，側枝の入口部に強い石灰化がなく，IVUS上側枝が確認できればCrusadeカテーテルを使用した側枝選択，あるいはIVUSガイド下の側枝選択を試みる(図1・VIII・1)．側枝選択が不可能で側副血行channelが存在するなら，側枝にもretrograde approachを行い，ガイドワイヤーをantegradeのガイディングカテーテル内に導き，最終的に分岐部ステンティングを完成させる．

❻閉塞部末梢の分岐部の状態：Exit pointが分岐部である場合，ガイドワイヤーが主枝(または側枝)真腔をとらえていても，側枝(または主枝)側の入口部にただでは通過しにくい事態が起こっている場合がある(図1・VIII・2)．このようにガイドワイヤーのルートが内膜下から真腔へ抜けたり，分岐部末梢プラーク内から真腔へ抜けたりしていると，分岐部主枝(または側枝)側内膜が側枝(または主枝)入口部にふたをして，antegradeからのwiringでは側枝が選択しにくいことがある．
こうしたときは，

・Lacrosse NSEバルーンなどで拡張し縦方向の亀裂を生じておいて，あわよくば側枝(または側枝)部分の内膜に亀裂を入れ，Crusadeを使用して側枝選択を図ることも有効なことがある．

・Crusadeを使用して，CTOワイヤーでプラークを側枝(または主枝)に向けて穿通することも有効なことがある(図1・VIII・3)．

・側副血行channelが存在する場合は，そのchannelを用いてretrogradeから側枝をとり直すことも有用である(図1・VIII・4)．

・Reverse wireが適している場合もある(図1・VIII・5)．

VIII. 再び antegrade approach　125

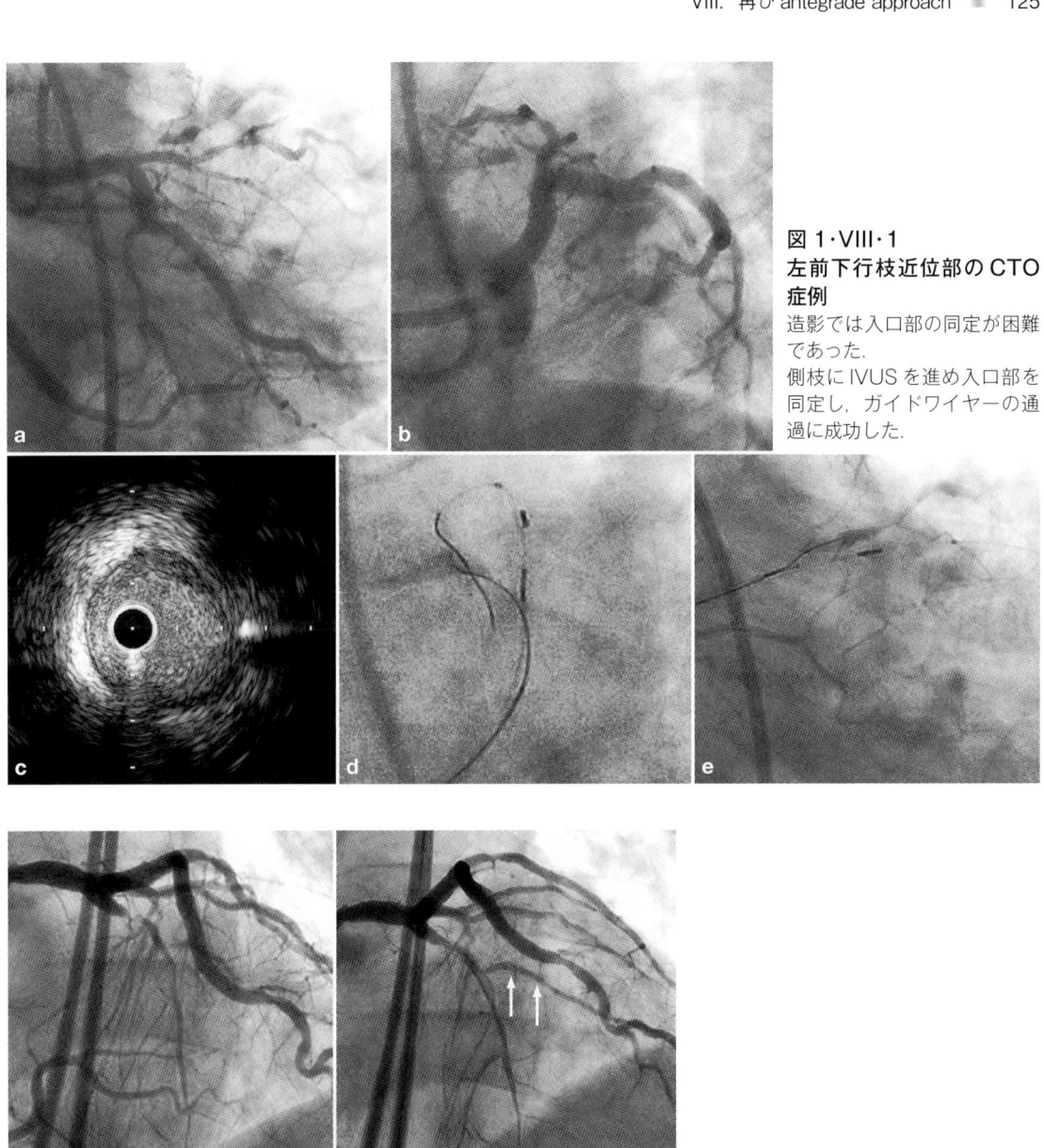

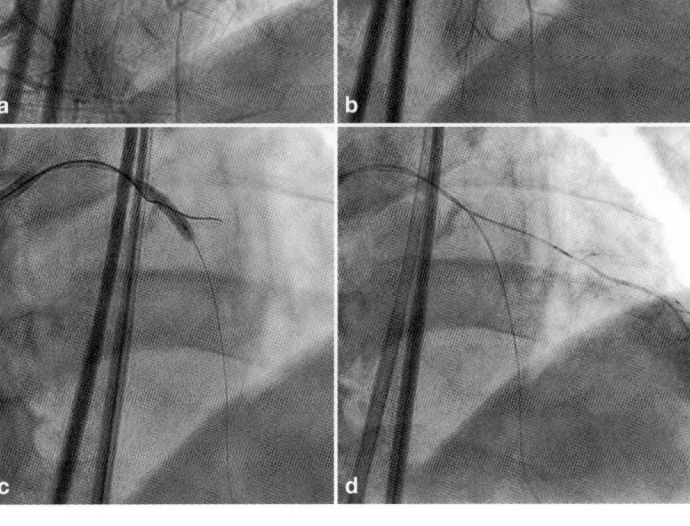

図 1・VIII・1
左前下行枝近位部の CTO 症例
造影では入口部の同定が困難であった．
側枝に IVUS を進め入口部を同定し，ガイドワイヤーの通過に成功した．

図 1・VIII・2
閉塞長の短い LAD の CTO 病変(a)
ガイドワイヤーは偽腔を通過拡張してしまっているため矢印の側枝はステント留置で閉塞の可能性がある(b). 本幹を Lacrosse NSE バルーンで拡張し(c), 側枝の選択に成功した(d).

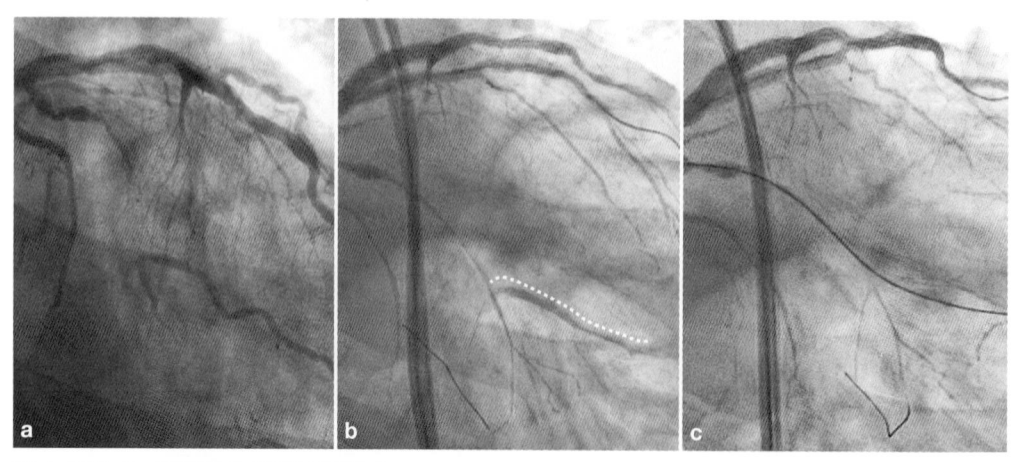

図 1・VIII・3　回旋枝の CTO 症例(a)
Gaia First で病変通過に成功したが，白点線の側枝をプラークがふたしてしまいガイドワイヤーの通過が困難であった(b)．Gaia Second を使用して穿通を行い通過に成功した(c)．

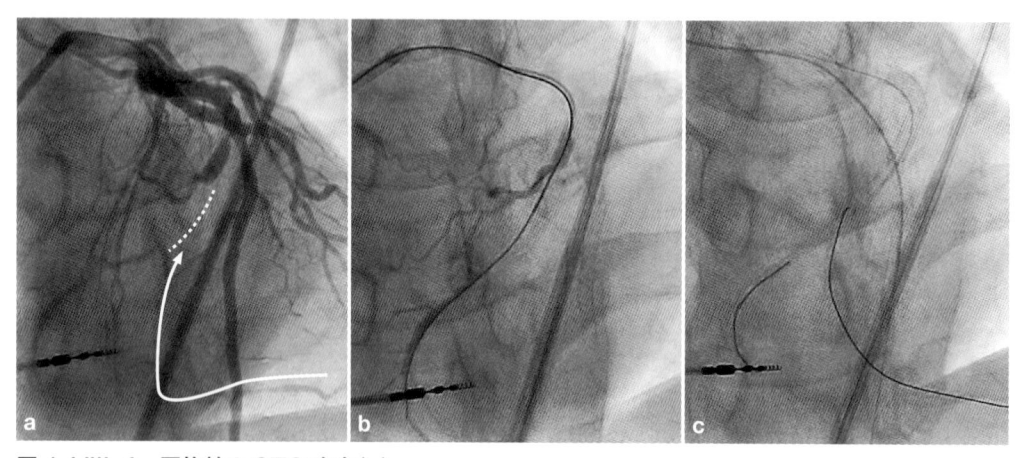

図 1・VIII・4　回旋枝の CTO 病変(a)
側枝の選択に antegrade では通過できなかったため，左前下行枝からの channel を使用して通過に成功した(b, c)．

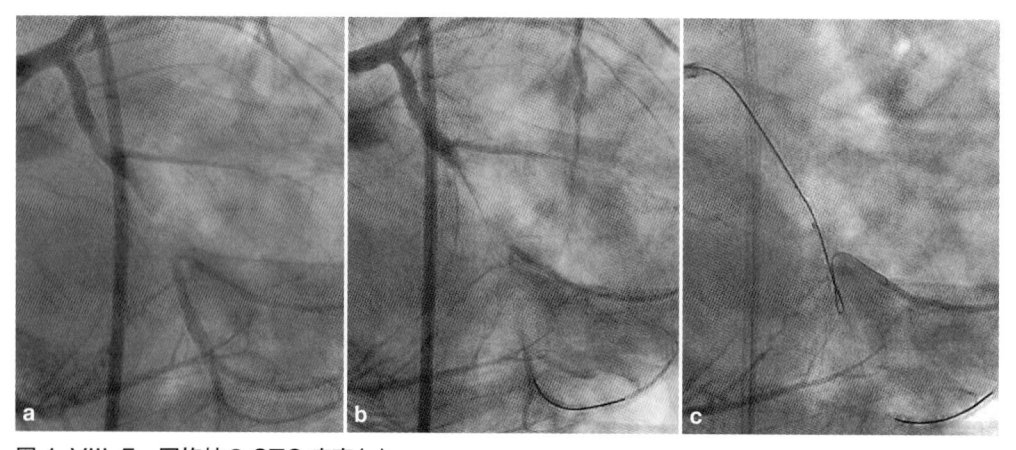

図 1・VIII・5　回旋枝の CTO 病変(a)
ガイドワイヤー通過後(b)，側枝の選択に reverse wire technique を行い通過に成功した(c)．

C. 真腔とり直し

　IVUSは先端軟のガイドワイヤーに乗っているが，もう1本のparallel wireはGaia Second以上の先端荷重をもつCTOワイヤーを用いる．まずはIVUSのtransducerを真腔から偽腔に入る境界に置いておく．基本的に内膜下に押し込んでバルーンを進めて拡張すれば，そのガイドワイヤーは必ず血管のカーブの外側（大彎側）を通る．そうであれば真腔は必ずカーブの内側にあるので，ガイドワイヤー先端を血管カーブの内側を向けてIVUSで先端が真腔のほうを向いていることを確認したうえで，ガイドワイヤーを少し押し，先端が真腔内に向かって進んでいくかどうかをIVUSで観察する．ガイドワイヤーが少しでも進んだら，IVUSも進めてガイドワイヤーが真腔をたどっているかどうかを確認する．もし真腔をたどっていればさらにガイドワイヤーを軽く押してガイドワイヤーが進む方向を探りつつ，IVUSもさらに進めてガイドワイヤー先端の位置を確認する．こうして真腔をたどっていくのは，antegradeのIVUSガイド（IVUS偽腔）と同じである．しかし，antegradeのIVUSガイド（IVUS偽腔）と異なるのは，末梢は真腔をとらえてルートを拡張しているため，偽腔の圧は下がっているのでもはやさらなる偽腔の拡大はない．さらにentry pointからexit pointまで，ルート全体のIVUS所見が得られるので，最後までIVUS観察下に真腔をたどることができる．

　しかし，実際には最初に偽腔を通すのに相当の時間がかかってしまっているので，さらなる被曝と時間とをかけるのに気が引ける状況となっていることが多い．右冠動脈で閉塞部が#1～#3分岐部までで，ほとんどが偽腔といった長い偽腔で，通過させるのに多くの時間を費やしていない病変でなければとり直しは行わない．

　閉塞部内から側枝の真腔をとらえたが，①parallel wire法では主枝真腔がとれず，②retrograde approachが不可能な場合，IVUSガイド下の真腔とり直しを行わなければガイドワイヤーの末梢真腔通過は得られない〔参照➡図1・VI・78（76頁）〕．

D. 前拡張からステンティング，後拡張まで

　前拡張以降，下記に挙げるいくつかの要因で使用デバイス，バルーンの種類，サイズ，拡張圧などの戦術が変わってくる．

　戦術を決定する因子は，❶真腔通過か偽腔通過か，❷真-偽-真通過の場合の偽腔通過の距離，❸先細りの病変か否か，❹石灰化の程度，❺attenuation plaqueの存在，❻negative remodeling，❼分岐部を含む病変か，などである．

❶真腔通過の場合は，❸以下のすべての要素に対して考慮することとなる．一方，偽腔通過の場合は分岐部病変に対するケアは必要であるが，バルーン拡張，ステント留置で終了する単純な戦術をとらざるをえない．

❷CTO部内で真-偽-真腔を通過するとき，偽腔を通る部分が非常に短ければ，真腔部分に行うべき戦略をそのまま病変全体に適用することは可能である．しかしRotablatorであれば1.5 mmのburrまでにとどめるし，Lacrosse NSEバルーンであれば該部の拡張圧は4～6 atmにとどめるようにする．

❸先細りの病変の場合は，non CTO病変と同様である．まずは末梢真腔ステントのランディングゾーンに合わせた径のバルーンで，病変全体を前拡張する．閉塞部内近位部は，近位部の径に適合した径の高圧バルーンやscoring balloonを用いて前拡張を行う．

❹石灰化が強くバルーンが通過しない場合や360°の石灰化が長い場合は，Rotablatorで切削することが多い．石灰化が存在するがあまり強くない場合は，Lacrosse NSEバルーンなどのscoring balloonを使用して拡張する．線維化が中心の病変に関しては，高圧バルーンで前拡張を行う．

❺Attenuation plaqueがある程度以上存在すると

きは，filter device を用いて末梢保護を行う．

Filtrap を用いる場合，最小径バルーンで拡張しただけの閉塞部分を単独でコントロールしながら通過させるのは難しいことが多い．そのような場合は吸引カテーテルを使用してFiltrap を末梢に進めるとよい．

吸引カテーテルの通過が難しい場合は，内腔の大きいマイクロカテーテルと Parachute ガイドワイヤーとを用いる．

❻CTO 病変においては，病変部内あるいは末梢血管において negative remodeling を起こすことがしばしばである．末梢血管全体が shrink した状態の場合は，少し大きめ（+0.5 mm 径）のバルーンで 2 atm 程度の低圧拡張を行う．

部分的な negative remodeling の場合は前後の本来の径で拡張するが，バルーンの拡張圧はゆっくりと上げていく．筆者は科学的根拠は何もないが，4 atm 以降は 1 atm/sec 程度で拡張圧を上げる．ただ一般的に拡張速度が速いときに解離が起こりやすいのは事実であるので，あえてゆっくりと加圧している．

❼完全閉塞病変直前の側枝分岐部：閉塞病変 entry point より近位部の側枝閉塞による心筋梗塞は可及的回避すべきである．比較的小さめでも閉塞すると CK が上昇しそうな側枝では，ガイドワイヤーによる保護は行っておく．もし CTO 部の拡張あるいはステント留置によって，側枝狭窄が起こるようなら KBT（kissing balloon technique）を行う．

比較的大きい側枝の場合は，分岐近位部の拡張のために stent + KBT を行う．近位部径が大きく，ステント留置時に strut が浮いてしまう場合は POT を行ったうえで KBT を行う（参照 ➡第 2 章 分岐部ステンティング）．

❽完全閉塞病変直後の側枝分岐部：右冠動脈末梢の 4-PD と 4-AV の分岐部，LAD と Dg の分岐部，LCX 主幹（#13）と #14 の分岐部が主になる．分岐部で真腔がとらえられている場合は，stent + KBT ないしは culotte ステンティングを行う．

分岐部ガイドワイヤーが内膜下にあり，provisional stenting において主枝側にステントを留置した後に側枝のガイドワイヤー選択ができなくなる可能性があるときは，modified T ステンティングを行うこともある．

❾閉塞部内の分岐部病変でガイドワイヤーが内膜下を通過した場合も，provisional stenting は困難と考えられるので modified T ステンティングを行う．

❿LAD 入口部閉塞の場合，通常 LMT 入口部から LAD 近位部にかけてステントを留置して POT + KBT を行っておく．LMT 末梢が三分枝であれば POT + triple KBT（KGT）を行っておく．

●Column⑪
●Distal protection の仕方●

閉塞部内であっても一定量以上の attenuation plaque をみたら，末梢保護を行う．末梢保護の方法にはいくつかあるが，筆者は Filtrap を用いている．長い CTO 病変内に Filtrap を bare wire で進めていくのは大変に厄介である．よく行われているように 1.5 mm 径などの小径バルーンで拡張した後に，吸引カテーテルを病変を越えるまで進めて，over-the-wire 部分内を進めていく．

これは単なる感想であるが Filtrap はバルーン拡張後，一時的に no flow となっても，次の作業を行ううちに次第に flow を回復してくることが多い．脂質は一時的に 100 μm の孔にトラップされても，時間とともに fragmentation を起こして末梢に流れてしまうことが考えられる．しかしそれでも ST 上昇が起こりにくいのは，fragmentation を起こした小粒の多くは毛細血管を通過しているものと考えられる．

Parachute を使用するのなら，内径の大きいマイクロカテーテルに変更してその中を通せばよい．しかし Parachute のバスケットの網は目が粗く，比較的大きい血栓をトラップするのにはよいと思われるが，脂質の小粒を一時的にせよトラップするのには向いていないと考えている．

IX. トラブルシューティング

A. ガイドワイヤーエントラップメント

　Gaia Second 以上の先端荷重のガイドワイヤーを使用している場合，特に膠着状態に陥ったときに，ガイドワイヤー先端がトラップされて引き抜きにくくなることが多い．ガイドワイヤーがトラップされる場合，高度の石灰化によって先端が挟まれた形になることもあるかもしれないが，多くはガイドワイヤー先端が中膜筋層に平行に刺さることが原因と考えられる．

　ガイドワイヤー先端が中膜筋層に平行に刺さった後，外膜側に抜けて比較的スムーズに進んだが，ガイドワイヤーを引き抜こうとするとしばらくは抜けてくる．しかし，ある部分から近位部には抜けてこない check valve 状態になっていることがあり，おそらくは CTO ワイヤーに特有の小さな先端カーブがその原因と考えられる．

　強くトラップされてしまうとガイドワイヤーを引き抜けなくなることがあるので，ガイドワイヤーの進展が止まった場合はわずかに引き抜いて先端が動くことを確かめて，トラップされていなければ再びガイドワイヤーを進める．進んでいく方向を探りながらガイドワイヤー先端を進めていくが，もし進展が止まった場合はしつこく追求することなく引き抜き可能かどうかを確認する．トラップされないルートを探し出すことができないときは真腔のルートに硬い部分があり，ガイドワイヤーが内膜下に向けてはじき出されていると考えて，より先端荷重の高いガイドワイヤーに変更する．

　このようにして強いエントラップメントを避けながら進んでいくが，時としてガイドワイヤーの抜去が困難となることがある．その場合ガイドワイヤーを強く引いたり，一方向に回転させすぎたりしてはならない．ガイドワイヤー先端のコアが断裂することがあるからである．

　ガイドワイヤーがトラップされたときになすべきことは，軽く引き抜く力を加えつつ to-and-fro にそれぞれ 6〜8 回くらい回転させることを繰り返すことである．ニトロールなどの血管拡張薬も投与しつつ，時間をかけてガイドワイヤーの引っ掛かりの取れるのを待つしかない．

　ガイドワイヤーが引き抜けなくなったとき，ガイドワイヤーに引く動作を加え，マイクロカテーテルを押し進める力を加えると，マイクロカテーテルが閉塞部内を進んでトラップされた部分に進むことが多い．このようにマイクロカテーテル先端が閉塞部内をトラップされた部分まで進むと，マイクロカテーテル先端をそこに置いておいて to-and-fro 回転を与えることができるので，比較的安心して回転をかけられる．

　ときに entry point の fibrous cap が硬く，マイクロカテーテルが進まないことがある．このときも同様 to-and-fro 回転をかけながら断裂しない力で引き抜くしかないが，先端部の無用な変形が起こりやすいので回転量は減少させる必要がある．こうした努力をしてもなおガイドワイヤーの抜去ができない場合も，決してガイドワイヤーを強く引いたり，一方向の回転数を増やしたりしてはならない．

1 どうしても引き抜けない場合

　数分頑張ってもどうしても引き抜けない場合は，時間をかけてガイドワイヤーによる平滑筋の攣縮が解除されるのを待つことが奏功する場合がある．同側の parallel wire ないしは対側のガイドワイヤー操作を行って，あわよくば通過させるつもりで時間を稼ぐとともに，下記の bail out の準備をするのである．時間を経過しても抜去できないときは下記のごとき方法で bail out する．

　Antegrade の CTO ワイヤーがトラップされた場合の解決方法としては，antegrade からの parallel wire でもう 1 本のガイドワイヤーをほぼ同じ部分を通過させて末梢まで進めておいて，1st ガイドワイヤーのトラップされた部分でバルーン

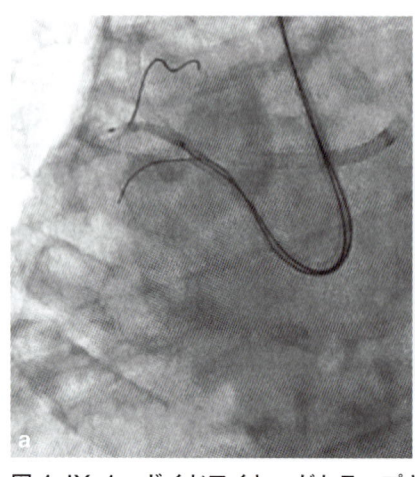

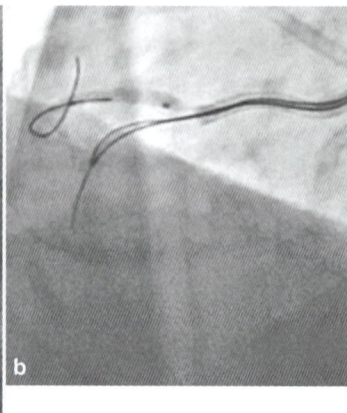

図1・IX・1　ガイドワイヤーがトラップされた症例
右冠動脈近位部のCTO病変で(a), ガイディングカテーテルのバックアップが不良のためアンカーバルーンテクニックを行い, Gaia Secondで通過を試みたが, ガイドワイヤーの先端がトラップされコアが断裂しspling coilが残存した(b). ガイドワイヤー回収のためConquest Proを沿わせるように進め, バルーンを進め拡張し, スネアを使用して回収に成功した.

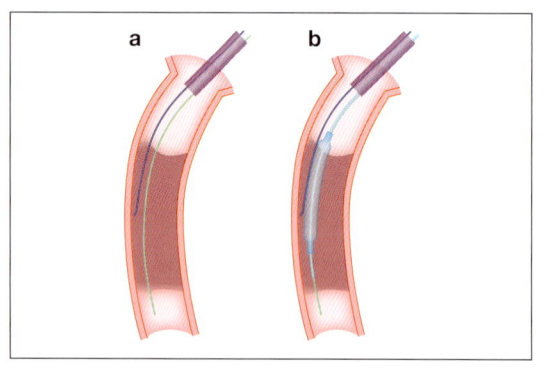

図1・IX・2　ガイドワイヤーがトラップされた場合の対処
a：Retrograde ガイドワイヤーを通過させる.
b：バルーンは進めやすくなるためトラップされている近傍にバルーンを進め, 拡張することでトラップされる力は弱まり引き抜けることがある.

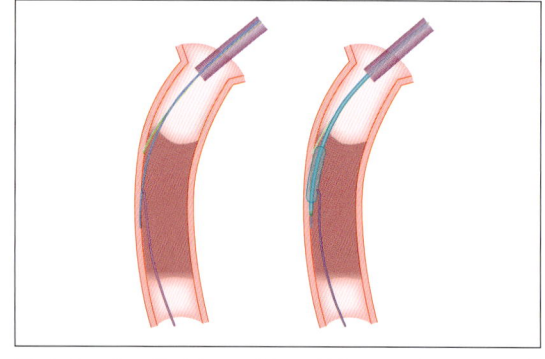

図1・IX・3　ガイドワイヤーがトラップされた場合の対処
Reverse CARTを行い, トラップされた部分でバルーン拡張することでトラップされる力は弱まり引き抜けることがある.

拡張を行うことができれば抜去できる可能性が高い(図1・IX・1).

　もちろんretrogradeからのガイドワイヤーを通過させて, antegradeから該部のバルーン拡張を行ってもよい(図1・IX・2). 場合によっては, reverse CARTでantegradeのガイドワイヤーを用いたballooningを行うことも可能である(図1・IX・3).

　Retrogradeのガイドワイヤーがトラップされた場合はもう少し深刻である. コアワイヤーが切れてspring coilが伸びてくると, 回収が極めて困難になるからである. ガイドワイヤー進捗が止まってしまい膠着状態になるとトラップされることが多い. 進捗が止まったときはできるだけ早期にガイドワイヤーをわずかに引いてみて, 引けてくるかどうか試してみる. 引けてこないようなら, to-and-froに回転しながら先端が引けてくるまで軽く引き抜く動作を続ける. 硝酸薬を投与し

ても引き抜けない状態に至ったら，antegrade からのガイドワイヤー操作を行って kissing wire 法や parallel wire 法を用いて，トラップされた部分より末梢にガイドワイヤーを進め，末梢真腔をとらえる努力をする．末梢真腔がとらえられなくとも antegrade のガイドワイヤーを用いて，トラップ部分でバルーン拡張ができれば，トラップされたガイドワイヤーを引き抜くことができ，reverse CART も成立しうる．

2 コアが断裂して spring coil が伸びてきたとき

朝日インテック社のガイドワイヤーについていえば，Miracle 系のガイドワイヤーはそもそもトラップされにくい．先端が 0.014″ とシャフトと同じ太さをもっており，回転モーメントが大きく，spring coil の巻きもしっかりしていて筋層内，石灰化内でも回転させることができるからであろう．

Gaia 系，Conquest Pro 系は先端が 0.009〜0.011″ と先細っているために，回転モーメントは小さくトラップされやすい．特に Gaia 系は先端シャフトが軟らかく spring coil の巻きも硬くないので，回転を繰り返すと比較的容易に core wire が断裂する．Conquest Pro 系はトラップはされるが，core wire は硬く，spring coil の巻きも強いので core wire は Gaia 系よりは切れにくい．

Core wire が切れたときには，ガイドワイヤーがほとんど抵抗なく抜けてくる．Spring coil をほどき伸ばすだけの軽い力で抜けてくるからである．抜けてくるからといって引き抜かないようにしなければならない．完全に伸びてしまって spring coil の近位端が切れて，近位部がガイディングカテーテル内に残されるとスネアが使いにくくなるからである．

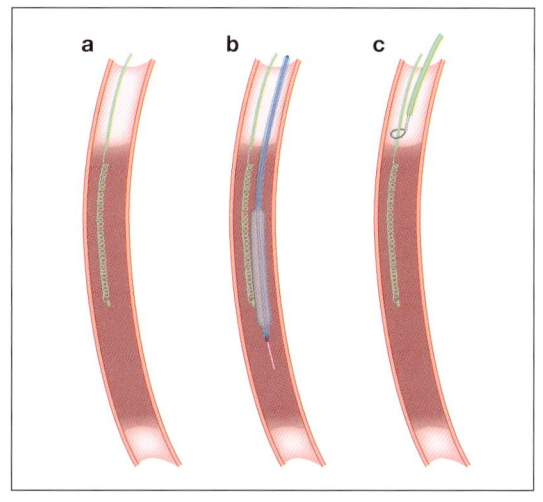

図 1・IX・4 コアが断裂したがガイドワイヤーシャフトが残っている場合(a)
b：他のガイドワイヤーを沿わせて進め，バルーン拡張する．
c：スネアを末梢まで進めて引き抜く．

3 近位部ガイドワイヤーシャフトからは連続性を保った状態で残された spring coil を回収する方法

もしトラップされたガイドワイヤー先端の周りを，他のガイドワイヤーに沿わせたバルーンで拡張できれば拡張する（図1・IX・4a, b）．ガイドワイヤーが進まなかったりして拡張できないなら，そのままでスネアを spring coil に沿わせてできるだけ末梢まで進めた部分で，spring coil をつかんで引き抜く（図1・IX・4c）．そのとき GuideLiner を伸びた spring coil に沿わせて冠動脈内 entry point 付近まで進めておくと，より spring coil の末梢を把持することができ有効である．

4 Spring coil 近位部がシャフトから離断した場合

この場合はガイドワイヤーを使ってスネアを進めることはできなくなるし，spring coil は極めて細く軟弱で，その曲がりのためにガイディングカテーテル内壁に接触する部分が多い．ガイディングカテーテルの中でスネアを使って spring coil

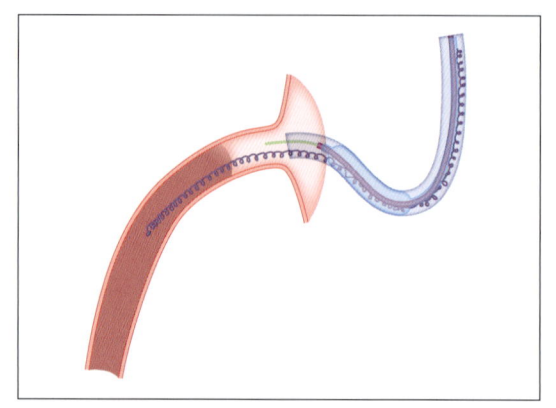

図1・IX・5　コアが断裂しガイドワイヤーシャフトが離断した場合
スネアを進めてガイディングカテーテル内で把持するのは難しいためガイディングカテーテル内でバルーン拡張してspring coilを固定してシステムごと引き抜く．

の近位端を越えようと思っても，近位端はスネアに容易に押し込まれて，把持するのは困難なことが多い．しかし，ガイドワイヤーやプロファイルの小さいバルーンは通過するので，最終的には2.5 mm径程度のバルーンをガイディングカテーテル先端近くで10 atm以上に拡張してガイディングカテーテルごと引き抜く（**図1・IX・5**）．

5 ほどけ伸びたspring coilがガイディングカテーテルから外に出てしまったとき

この場合は透視でspring coilの近位端を確認しながら，ガイディングカテーテルから15 mmの大きいスネアを突出させて，spring coilの近位端をスネアのループ内に誘導（**図1・IX・6**）する．それを把持してガイディングカテーテル先端を冠動脈口まで進めて，前項のごとく冠動脈口近くのガイディングカテーテル内でバルーンを拡張してガイディングカテーテルごと引き抜いてしまう．

B. ガイドワイヤー穿孔

ガイドワイヤー先端での穿孔はCTOワイヤーで起こることが多いが，まずは予防を行っておくことが重要である．

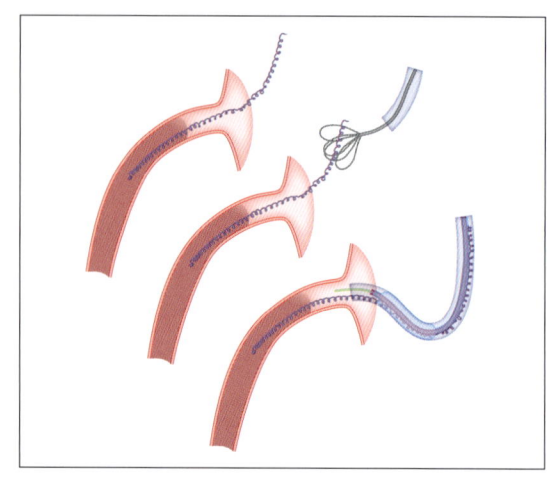

図1・IX・6　Spring coilがガイディングカテーテルの外に出た場合
Spring coilの近位端を確認しながら，大きいスネアで把持してガイディングカテーテル内に入れ，ガイディングカテーテル内でバルーンを拡張しspring coilを固定してシステムごと引き抜く．

❶ AntegradeからCTOワイヤーが通過した場合，ガイドワイヤーはあまり末梢まで進めない．
❷ バルーンを進めるときにバイブレーションをかけない．
❸ マイクロカテーテルが通過したらすぐに先端荷重の低く，滑りの良好すぎない，先端非先細りspring coil系ガイドワイヤーに変更する．
❹ 通過バルーン拡張後は速やかにマイクロカテーテルに変更しガイドワイヤーを変更しておく．このときextension wireよりもKusabiを使用すると安全である．

主幹（main stream）には，先端非先細りspring coil系ガイドワイヤーを使用する．しかし，近位部の分岐部の処理をするにあたってはガイドワイヤーが進みすぎたり，側枝に迷入したりして細小血管の穿孔をきたすことがあるので，ガイドワイヤー先端には十分な注意を払いながら手技を進めなければならない．それでもガイドワイヤー穿孔をきたしたときは止血をしなければならない．

❶ まずはプロタミン静注により，ヘパリンによる抗トロンビン効果を半分程度中和する（例えば最初に10,000単位のヘパリンが必要であった場合は，プロタミン50 mg，プロタミン mg＝

ヘパリン単位÷200, ACT≒120〜150秒程度になればよしとしている).

❷ 小さな側枝からの出血の場合, 末梢血管径にマッチしたバルーンで側枝をまたいで, 主枝を2〜4 atmで拡張して(図1・IX・7a, 図1・IX・8), antegradeからの出血のないことを確認して5〜10分拡張を維持する.

❸ 直接血管を穿孔している場合は, 出血点をまたいで同様に低圧で長時間拡張する(図1・IX・7b, 図1・IX・8, 図1・IX・9).

❹ 拡張中は1〜2分に一度, ヘパリン生食でガイディングカテーテルおよび冠動脈をflashして血栓形成を抑制しておく.

❺ 多くは❷〜❸で止血できるが, 止血できないと

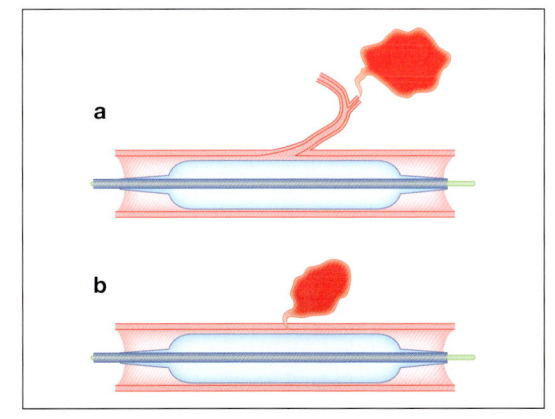

図1・IX・7　ガイドワイヤー穿孔
a：側枝からの出血に対しては側枝をまたいで主枝を低圧でバルーン拡張する.
b：主枝血管からの出血に対しては出血点をまたいで主枝を低圧でバルーン拡張する.

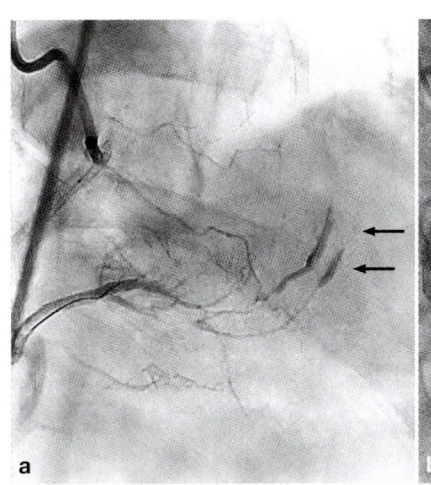

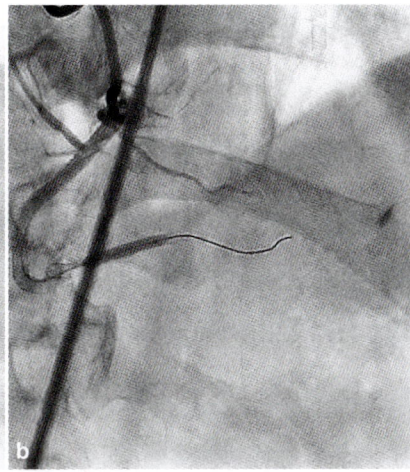

図1・IX・8
末梢血管からの出血(a)
手前の血管を低圧拡張し, 拡張時に末梢が造影されないことを確認する(b).

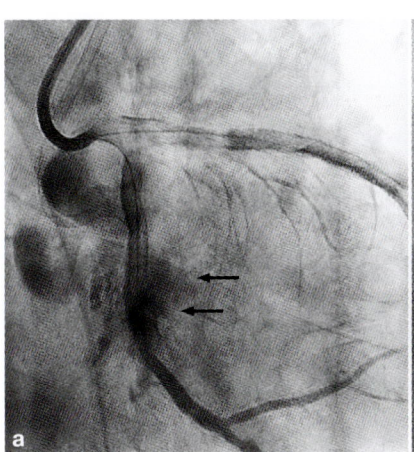

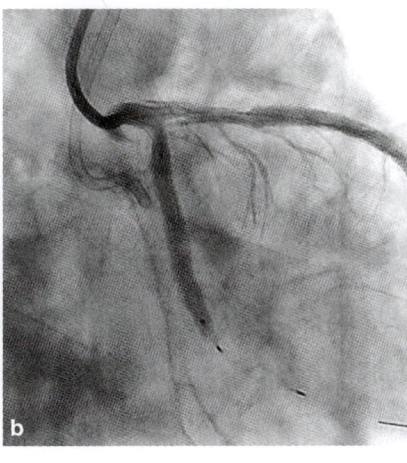

図1・IX・9
回旋枝CTO病変へのステント留置後の出血(a)
血管を直接低圧拡張し止血に成功した(b).

きはもう一度長時間拡張を行う．次第に出血量が減少するようなら，さらにもう一度長時間拡張を行う．血栓形成を防ぐために，❹の操作は長時間になるほど確実に行っておく必要がある．

❻まれに長時間拡張で，止血できないことがある．その場合，マイクロカテーテルから末梢に栓子を送り込んで止血する．栓子には，①動脈穿刺時の血餅，②皮下脂肪，③スポンゼルなどの止血用資材，④コイルなどがある．血餅と脂肪は同量の造影剤を含んだ生食で押し込むように出血枝に注入する．生食に造影剤が十分に含まれていれば血餅も脂肪も浮いてくるので，造影剤生食に浮かせた栓子をシリンジのhub部分を上に向けてマイクロカテーテルの中に押し出したうえで，ゆっくりと注入し，末梢出血血管が数mm造影されたところで注入をストップする．マイクロカテーテル先端を十分に逆流血液のある部分まで引き抜いて，ゆっくりと先端造影を行って止血を確認する．この際，強く造影しすぎると栓子を押し込んで再出血することもあるし，ゆっくり造影しすぎると，マイクロカテーテルが末梢の灌流圧を下げているときは出血を見逃す可能性もある．最終的には側枝，または近位部にガイドワイヤー先端を置いたうえで，マイクロカテーテルを十分に引き，ガイディングカテーテルから造影することが必要である．

C. Retrograde collateral channel の穿孔，laceration

Septal channel の穿孔や laceration は，あまり大きな問題となることはない．穿孔をきたして心筋内に出血したとしても心室に流れ込んで，心筋内には大きな血腫をつくることが少ないからである．しかし造影剤のクリアが悪く，血腫が次第に大きくなるときは止血をしておいたほうがよい．心室への穿破がなければ血餅や脂肪などの栓子でもよいが，穿孔は大きいと考えられるのでコイルのほうが確実な止血が得られる（図1・IX・10）．手技成功後は対側からも止血しておかなければならない（図1・IX・11）．

心筋への穿破があるときは，channel と心腔内との交通口はどのくらいの大きさかの判定が難しい．場合によってはコイルがすり抜けてしまうほどの大きさかもしれないので，基本的に塞栓術は行わない（図1・IX・12）．

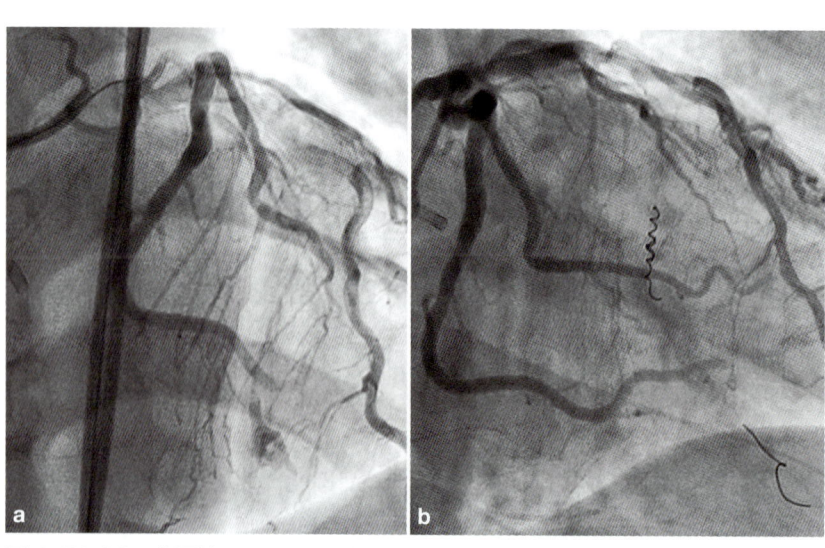

図1・IX・10 中隔枝の channel をマイクロカテーテルが通過できず，channel にバルーン拡張を行ったところ穿孔をきたした例（a）
造影剤の wash out が不良で拡大傾向にもあったためコイルで止血を行った（b）．

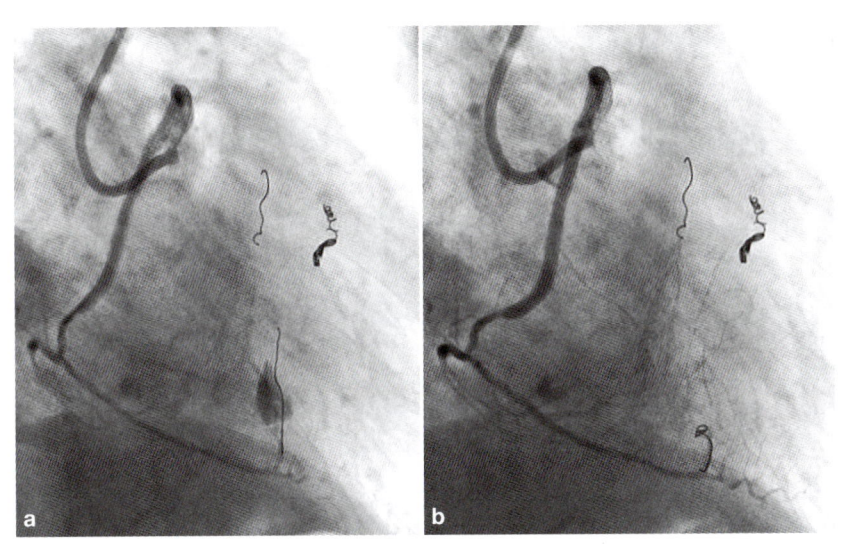

IX. トラブルシューティング　135

図 1・IX・11　右冠動脈の CTO 病変に対して左前下行枝中隔枝から retrograde approach を行った．中隔枝の channel をマイクロカテーテルが通過できないため，channel にバルーン拡張を行ったところ穿孔をきたした例

造影剤の wash out が不良で拡大傾向にもあったため左前下行枝側からコイルで止血を行った．右冠動脈を造影すると出血を認めるため(a)，右冠動脈側からもコイル止血を行った(b)．

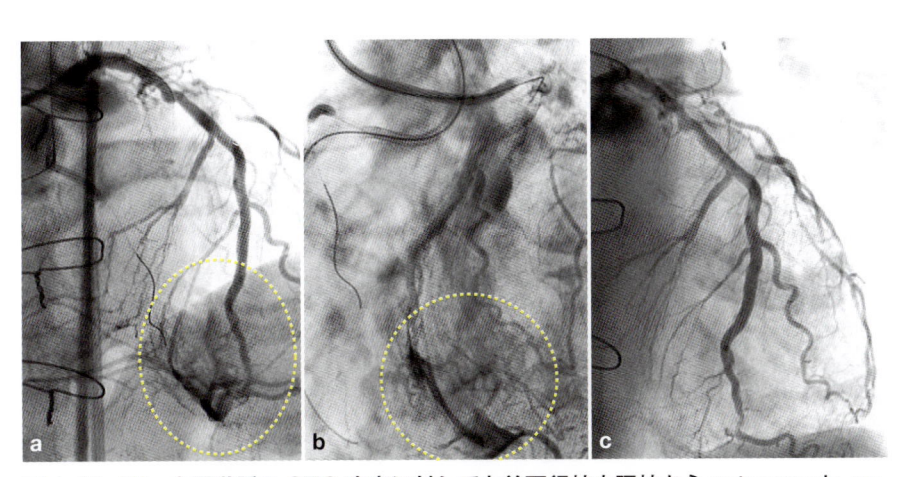

図 1・IX・12　右冠動脈の CTO 病変に対して左前下行枝中隔枝から retrograde approach を行った．ガイドワイヤーにより中隔枝から右室への交通を生じた例(a, b)

特に処置は行わず，3 か月後の冠動脈造影で心室への交通は消失していた(c)．

D. Uncontrollable bleeding—冠動脈穿孔に対する対応

以下に症例を示す（図 1・IX・13, 14）．

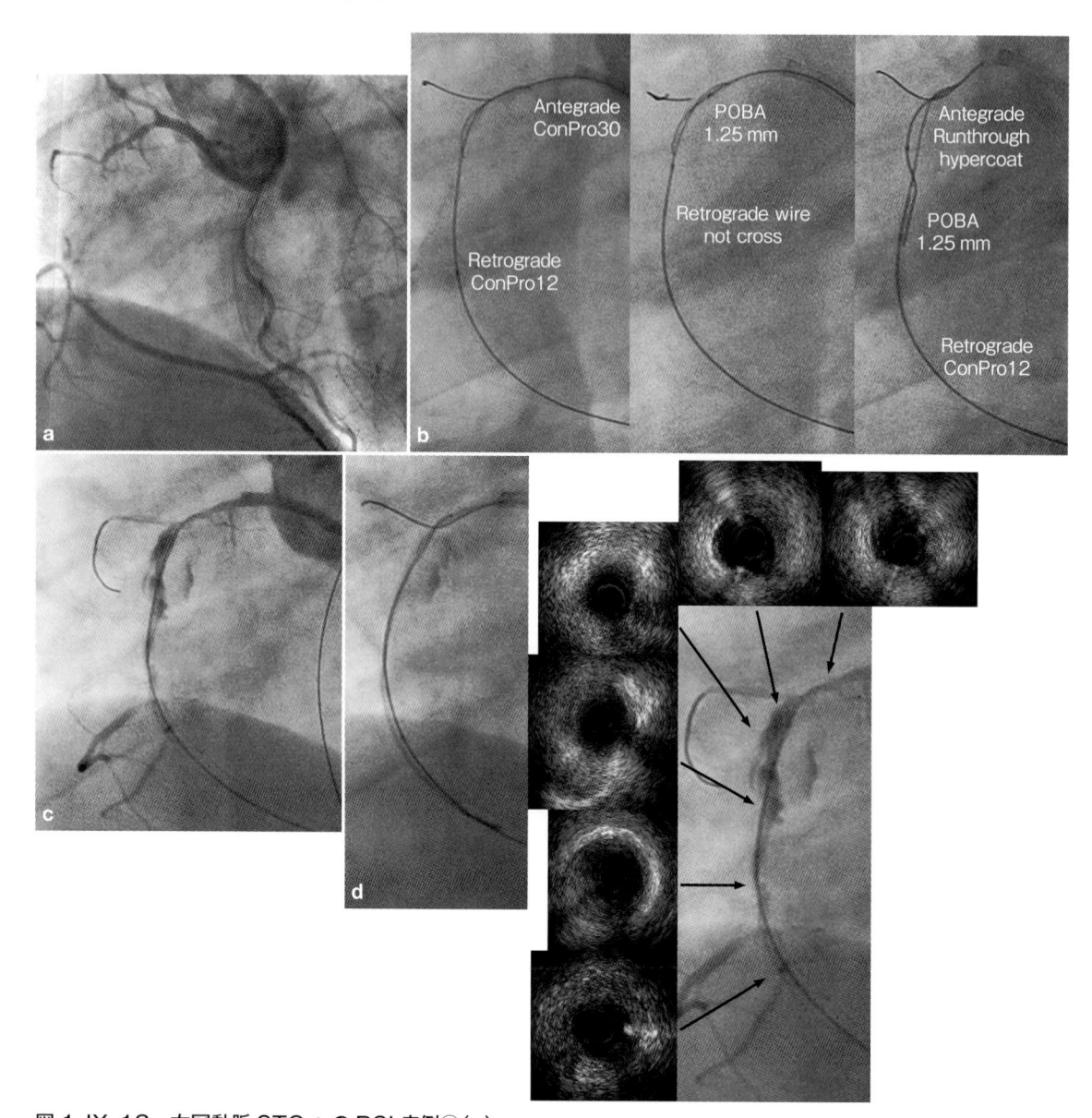

図 1・IX・13　右冠動脈 CTO への PCI 症例①（a）
b：近位部真腔で平行な走行をしていること，何度トライしても同じルートをたどること，先端に抵抗があり押せばたわむことなどから，retrograde ガイドワイヤーの先端は内膜下にあると確認し，reverse CART を行ったが成立せず，CART を行いガイドワイヤーの通過に成功した．ガイドワイヤー通過後，造影を行ったところ冠動脈穿孔をきたしており（c），IVUS で確認するとガイドワイヤーは血管外を通過していた（d）．Covered stent をデリバリーするため，antegrade のガイドワイヤーを retrograde からのバルーンでアンカーレステントを留置（e）．出血を認めるため（f），さらに covered stent を追加し，両方向から長時間 POBA を行いつつ，この段階でプロタミンを静注（g）．止血に成功し手技を終了した（h）．

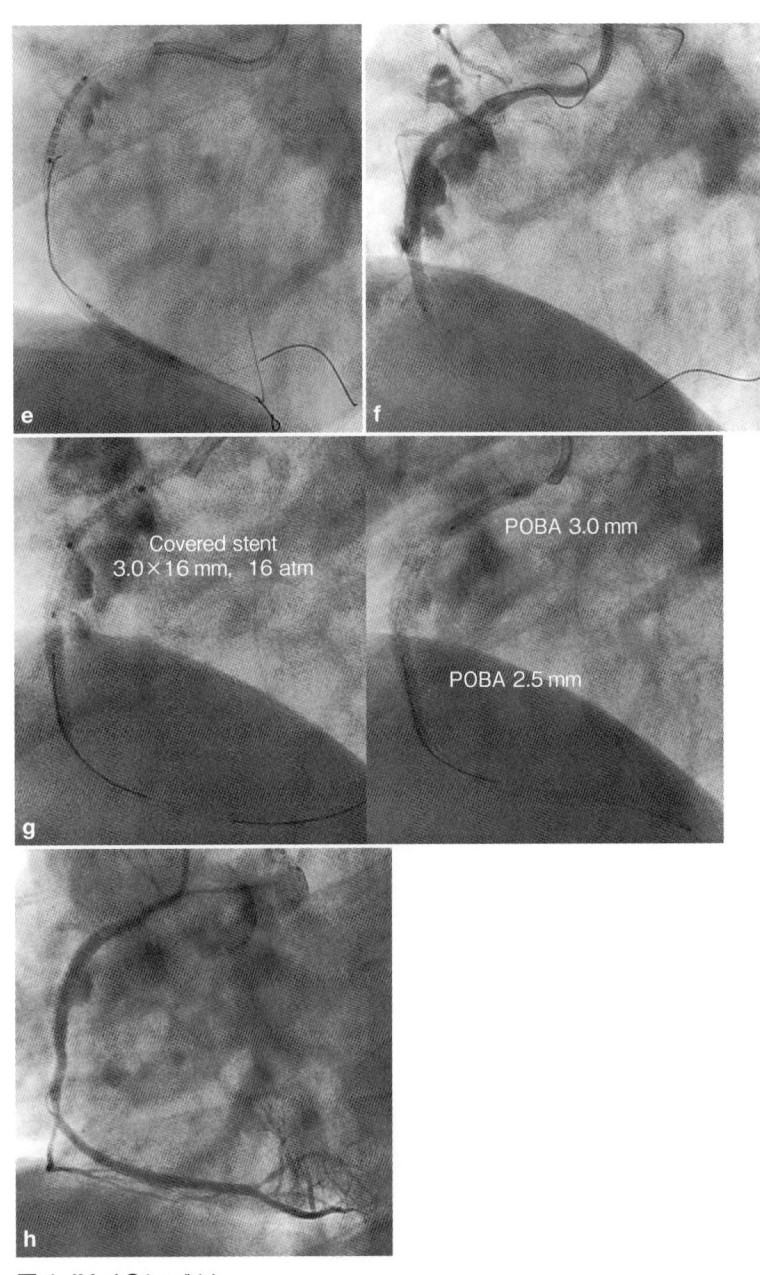

IX. トラブルシューティング　137

図 1・IX・13（つづき）

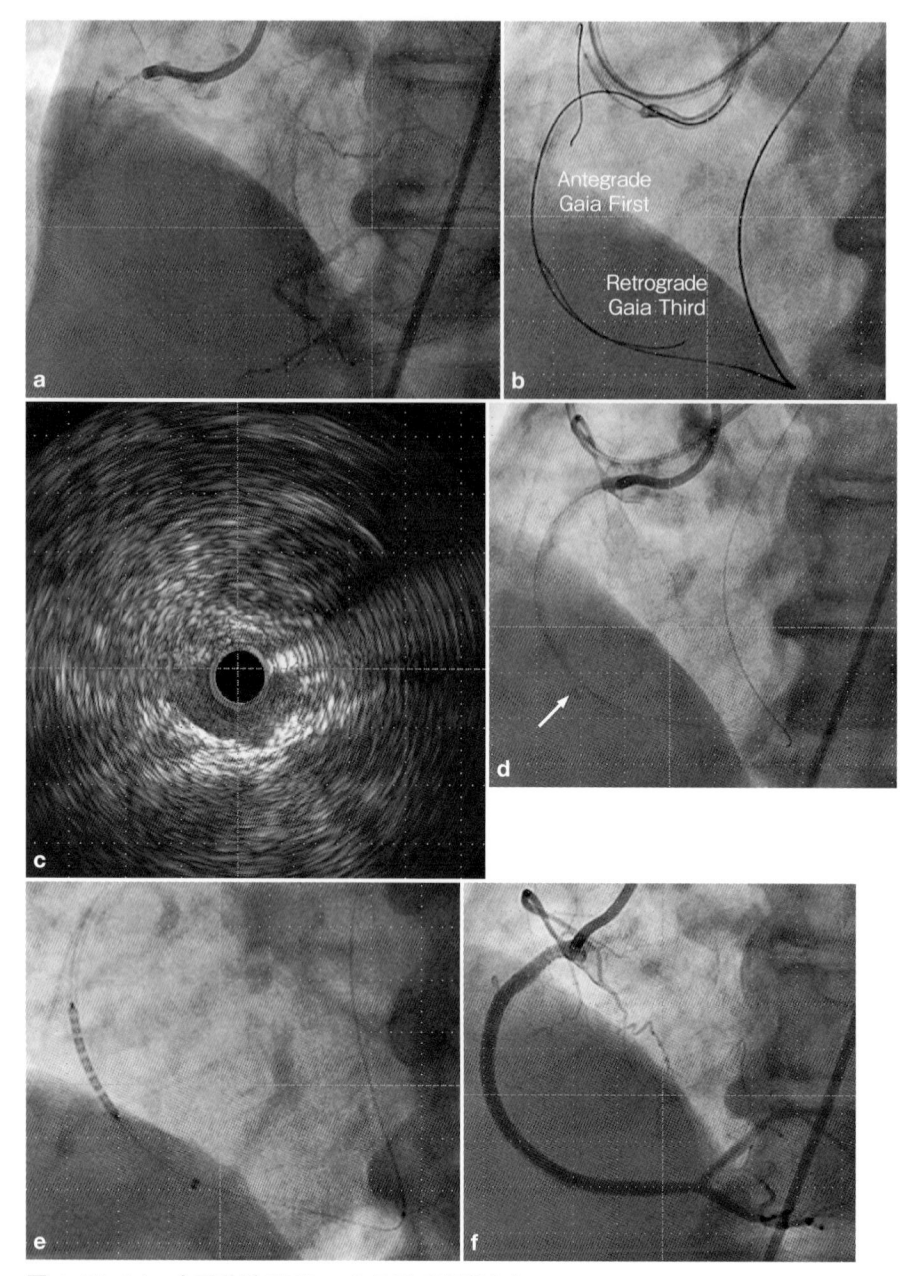

図 1・IX・14　右冠動脈 CTO への PCI 症例②(a)
〔三田市民病院　吉川糧平先生のご厚意による〕
Externalization を行い，2.0mm で病変拡張後 IVUS で確認すると，reverse CART(b)を行った部位でガイドワイヤーは血管外を通過していた(c)．造影を行ったところ冠動脈穿孔(矢印)をきたしており，covered stent をデリバリーするため GuideLiner を進め，出血部位にステントを留置した(f)．
GuideLiner は covered stent の低いデリバリー性能に対してもスムーズなステントデリバリー効果が得られるほか，GuideLiner そのものによる止血効果や局所的な造影による出血部位の特定などを可能にする．出血部位に covered stent を留置することで止血に成功し，前後の狭窄病変に DES を留置し手技を終了した．

第2章
分岐部ステンティング

　分岐部（bifurcation）に対するステンティングについては，one stent か two stent か，one stent なら KBT（kissing balloon technique）が必要か，two stent ならいかなるステンティングがよいかなどが議論されてきた．最近では，proximal optimization technique（POT）の有用性が強調されている．また，2本の分枝の径と近位部の径との厳密な関係が分岐部 PCI に有益であるとされている．さまざまな分岐部専用ステントも開発されており，分岐部専用バルーンも開発されている．生体吸収性ステント（bioresorbable vascular scaffold：BVS）の分岐部病変に対する有用性も指摘されている．

　この章で述べる分岐部ステンティングには，これが他の方法より優れているという科学的根拠はない．しかし，これまでの議論にも正当な根拠があるともいえない．

　One stent か two stent かの議論を例に考えてみたいが，おおむね one stent のほうがよいとの結論となっているものの，本当にそうなのであろうか．そもそも汎用ステントを用いた分岐部ステンティングの成績には，次のような要素が関与しているものと考えられる．①ステントデザイン，②ステント留置法（provisional T，culotte，crush など），③ステント留置技法（ガイドワイヤー通過部位，Crusade 使用，POT のタイミング，KBT など），④jail, malapposition（不完全密着）の程度，⑤ステントの不適切な変形などである．

　ステントデザインは，そもそも分岐部ステンティングに適していないものもあるし，ある種のステント留置法にのみ適しているものもある．適していないステントデザインには，分岐部における jail や malapposition が避けがたいものもある．Kissing balloon dilatation を行っても，近位部が十分に拡張できないものもあった．ステント留置法は，ステント留置技法，jail, malapposition に影響を与えるし，ステント留置技法は jail, malapposition やステントの変形に影響を与える．それぞれの要素を最善，最適なものとして得られた結果で比較しなければならないが，これまでの two stent 法において，それらが最善・最適であったかは疑わしい．発展途上であるならば，少なくとも論理的にその時点で最善・最適な組み合わせを用いた two stent 法と，最善・最適の組み合わせの one stent 法で比較評価しなければならない．しかし，比較試験においてステントデザインからステント留置技法に至るまで，最善・最適として統一されたものはない．

　この章で述べる分岐部ステンティングは，汎用ステントを用いた分岐部ステンティングに関して，筆者の考えた現在における発展形とその論理的背景である．

Column⑫

●ステントデザインとステント留置法,ステント留置技法の組み合わせ●

ステントデザインは,しばしばステント留置法を規定してしまう.すなわち,あるステントデザインはあるステント留置法を用いて留置してはいけない,という状況があると筆者は考えている.

かつて一部術者によってCypherステントを使った左主幹部(left main : LM)分岐部のステンティングがなされたことがある.LAD入口部径は普通3.5 mmはあり,4 mmを超えることもある.しかし,Cypherは,**図1a**に示すようにKBTを行うとstrut cellが3.5 mmには開かない.さらに側枝のみを拡張すると平面状に開くために大きく開くように見えるが,KBTを行えば実際には三次元的に拡張される.すなわち3.5 mm径以上の側枝入口部は拡張不良で,必然的にjailに陥り,malappositionとなる.特にLMからLCXに後からステント留置(culotteステンティング)した場合は,側枝入口部ではなく主枝入口部(LAD)がjailされるので(**図1b**),そうした方法がよいわけがない.やってみなければ分からないという考えがあったとしたら,それは科学でもなければ医学でもない.

もしLM分岐部にculotteステンティングを行おうとするならば,LMからLCXに留置してKBTを行ったときにLADがjailされないようなデザインのステントを選ばなければならない.そのようなステントがないのであれば,新たに開発してそれに供するようにしなければならないのではないか.そうした思想で開発されたステントがわが国にはある(**図2**).6 mmまで拡張することのできるこのステントは,LM分岐部のみならず大径の血管のステンティングには威力を発揮している.

主枝に側枝をまたいでステント留置をするだけで,側枝は軽く考えjailや多少のプラークシフトを気にしなければ,crossover stentingのみないしは+POTだけでよいとの考え方もある.確かにCypherの場合(BX Velocityデザイン=6 link),側枝側が十分に拡張しにくくjailも起こしやすかったので,むしろKBTは側枝側にストレスとなるばかりであるため,行わないほうがよかったかもしれない.しかし本管も側枝も十分に拡張しうる2 linkステントではKBTも悪くはない可能性が高いし,適切な留置法と留置技法を用いればtwo stent戦略も十分妥当性をもつかもしれない.後述のようにjailを最小限に抑える方法を用いれば,culotteステンティングもcrossover stentに勝る局面も多くあると考えられる.

筆者らはWiktorステントの頃からステント内から側枝をとるときは,ガイドワイヤーは分岐部最遠端を通過させるように主張してきた.しかし分岐部には常にlinkが0~2個のコイルないしはリングステント〔Wiktor, AVE Microstent, GFX, S-6, S-7, Endeavor(Driver), Nobori(Sステント)〕を使用対象に考えており,このガイドワイヤールートもlinkが多いときのことは考えていなかった.

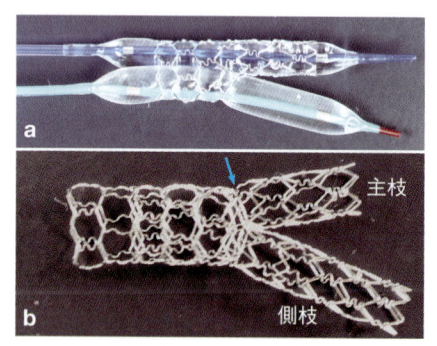

図1 CypherステントのプラットフォームであるBX Velocityを2本の3.0 mmバルーンでKBTしたところ
a:側枝側には分岐部にindicationを残し,3.0 mmには拡張されていない.3.5 mmのステントも同じデザインなので2本の3.5 mmバルーンでのKBTでも側枝側は拡張されない.
b:このようなステントをculotteステントとして使用すれば,主枝がjailされてしまうことになる(矢印).

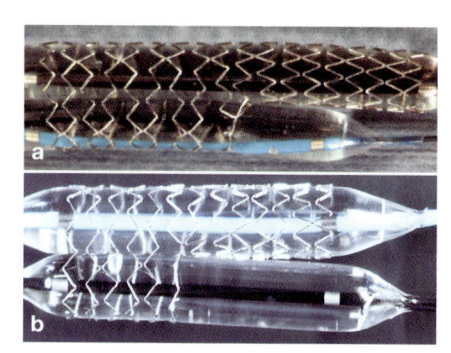

図2 Noboriステント
a:3.5 mmサイズのNoboriステントを2本の3.5 mmバルーンでKBTを行っている(nominal pressure).
b:2本の4.0 mmバルーンで拡張したものである.拡張径は,近位部径は5.8 mmと計算されるが,なおindicationなく自然に拡張しているのが分かる.

(つづく)

● Column ⑫ (つづき)

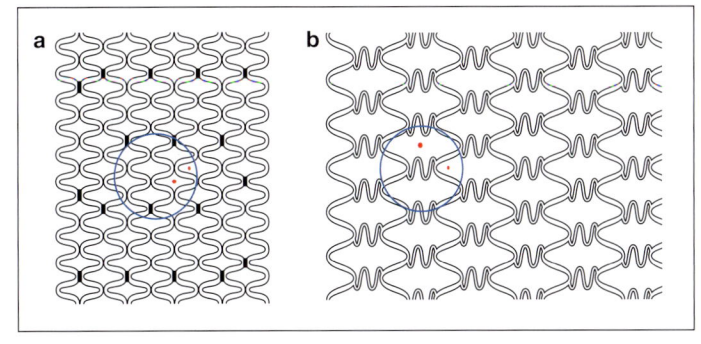

図3 2 link ステントの展開図
a：Driver 展開図
b：Cypher(Bx-velocity)展開図

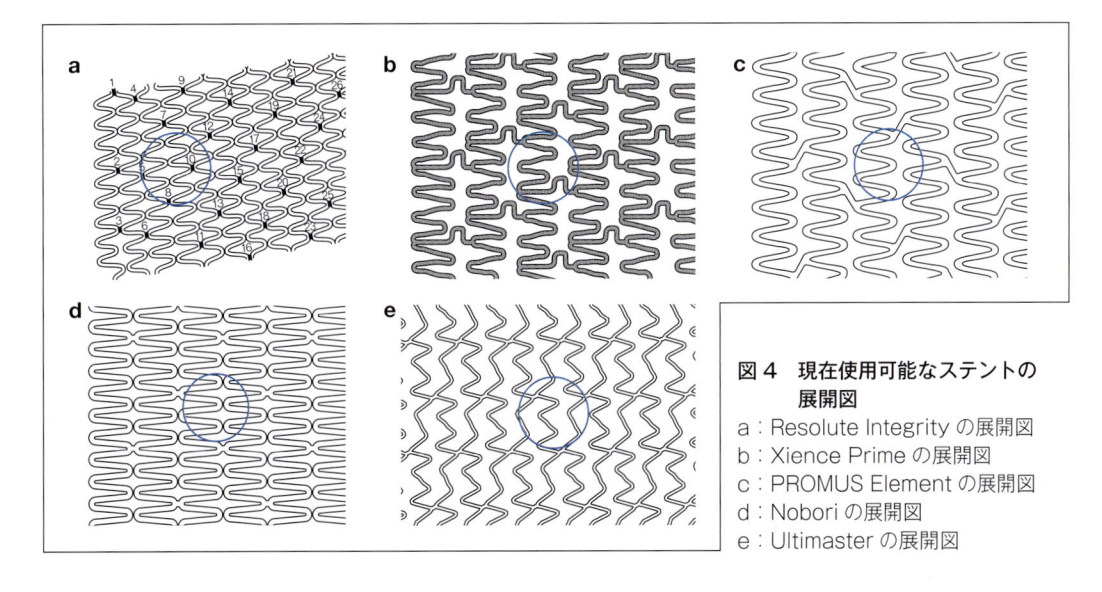

図4 現在使用可能なステントの展開図
a：Resolute Integrity の展開図
b：Xience Prime の展開図
c：PROMUS Element の展開図
d：Nobori の展開図
e：Ultimaster の展開図

　ここで Cypher における側枝最遠端通過は何を意味していたのかを考えたい．**図 3a, b** に，2 link ステントの Driver と Cypher のプラットフォームである BX-Velocity の同倍率展開図が示されている．2つの青い円は展開図上の 3.5 mm 径に相当するが，Cypher の場合，一方は最遠端を通したときにかろうじて側枝の jail は最小であるかのごとく見える．しかし，もう一方は最遠端を通してもかえって jail は増えそうであるし，jail を最小にする他のガイドワイヤールートも見つからない．Driver ステントの場合は最遠端を通しておけば jail は生じても軽くて済みそうである．**図 4a〜e** に現在使用可能なステントの，ほぼ同倍率ステント展開図を示す．展開図上で図と同じ大きさの透明な青い円をさまざまな部分に置いてみて，jail の仕方を検討してみるのも意義があると考える．
　Cypher が出現してクラッシュステンティング(**図 5a**)なるものが発明されたが，この妥当性はいかがなものであったろうか．側枝へのガイドワイヤーの選択が，浮いたステントの末梢側を通過してしまう可能性に関しては指摘されている通りである．しかも一部が3枚の strut が重なる留置方法がよいとは考えにくいし，再狭窄をきたしたときの治療法も限られるであろう．何といっても，BMS では決して行おうとはしなかった方法である．ステントデザインとの関連でいえば Cypher は完全な closed cell ステントで，クラッシュさせるときは比較的血管に平行に圧縮されるであろうことが予想される．2 link ステントの場合は，血管に対して斜めにクラッシュされ，そのことがガイドワイヤーによる側枝選択を困難にする可能性もある．さらに，strut を3枚重ねることにより，せっかくの conformability を犠牲にすることにもなる．筆者は，クラッシュステンティング法は最大限ひいきめに見ても Cypher にのみ有用なステント留置法であったというべきであると考えている．
　V ステント(simultaneous kissing stents：SKS)(**図 5b**)はどうであろうか．この方法は原理的に malapposition をきたす方法であり，後述の理想的な分岐部ステント留置法からはほど遠い．これも link の多い closed cell でのみ実

(つづく)

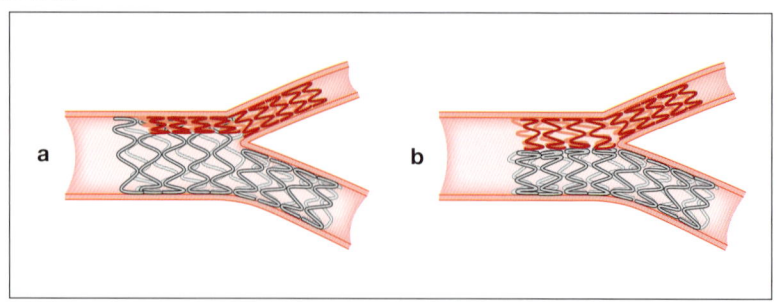

Column⑫（つづき）

図5　ステント法
a：クラッシュステンティング
b：Vステント（simultaneous kissing stent：SKS）

行可能な方法である．Linkの少ないステントで実行すると重なったstent strutがお互いのstrutの間隙に落ち込み，最初にSKSで拡張した径から縮小してくることが考えられる．

どのような分岐部ステンティングを用いるかは，そのステントのデザインに合ったステント留置法を，細かい点までいき届いたステント留置技法を用いて行うことによって初めて決定することができるのであり，留置法はまた病変形態によっても左右される．筆者はone stent，two stentと十把一絡げに分類・比較すべきではないと考えている．

おのおののステントデザイン，ステンティングすべての組み合わせを比較しなければエビデンスは得られないとして，比較するのは現実的ではない．理論とベンチテスト，モデル内での拡張実験を基礎として，最適な留置方法を考えるべきであろう．

I. 分岐部専用ステント

これまで多くの分岐部専用ステントのデザインが考案されたが，いくつかの類型に分類することができる．これまでの分岐部専用ステントは多くの場合，ステント分岐部が正確に側枝入口部に対してよいポジションに置かれれば素晴らしい結果を得ることができると考えられる．しかし正確なポジショニングは極めて難しいことがあり，容易でないことが少なくない（図2・I・1）．また，ステント分岐部がステント近位端からの距離が決まっているために，近位端を入口部に留置したいときは短すぎてもう1本のステントを要するか，入口部よりはみ出ることにより使用できないかのどちらかである可能性が高い．

最初から2つのバルーンを使用する場合，ステントを進めている間に血管壁の障害物に当たって進まなくなったときには，もう一度ガイディングカテーテル内に引き込んで回収し再トライをすることが困難であることが多い．ステントが2つのバルーンにマウントしてあるがゆえにbulkyとなり，ガイディングカテーテルに引き込む際，先端に引っ掛かり変形したり脱落したりするリスク

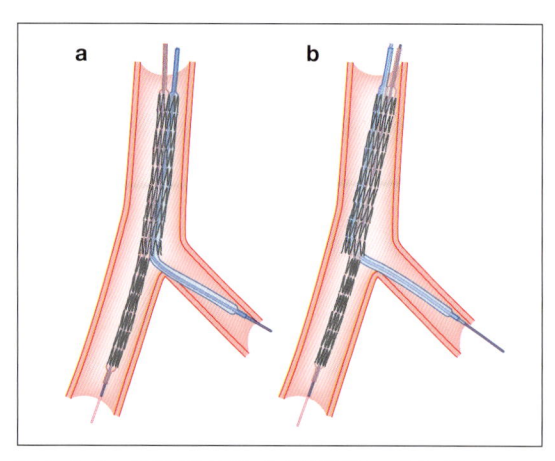

図2・I・1　分岐部ステントのポジショニング
aのように側枝入口部に対して良好なポジションにデリバリーできればよいが，bのように逆のポジショニングとなる場合もある．

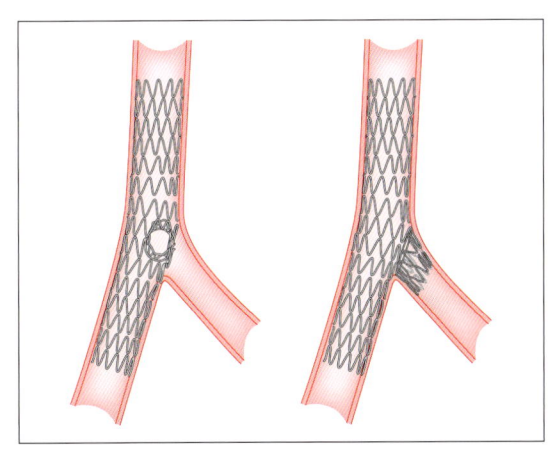

図 2・I・2　至適なポジションをとれない場合
右図のように petal の中心が側枝血管の中心に位置できるとは限らない．

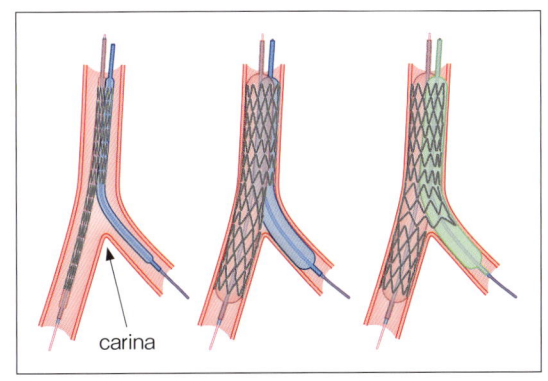

図 2・I・3　分岐部手前で留置した場合
Carina 近傍の strut を再度とり直し，KBT する必要がある．

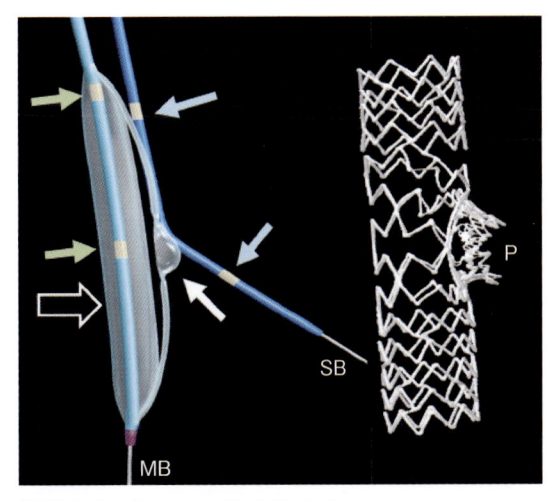

図 2・I・4　Boston Sci Petal
左側のステントデリバリーシステムにステントがマウントされており，玉のようなバルーンが分岐部側枝入口部で開き，花弁を側枝側に押し出す．その後 KBT を行い，形を整える．

が高いからである．さらに至適なポジションに進めることができず，留置した後に分岐部への access を変更することができなかったり（図 2・I・2），本来のステント分岐部以外の部分から，側枝をとり直してそのステントの利点が失われてしまう（図 2・I・3）ことも大きな問題である．

適応の柔軟性の低さ，留置手技の難しさ，留置部位や留置方向修正の困難さなどから，これまで提案された分岐部専用ステントは一般に使用するにはいまだ多くの問題があると考えられる．

これまでに考案された分岐部専用ステントのいくつかをみて，デザインに対する筆者なりの感想を述べてみたい．多くの分岐部専用ステントが開発されており，どのステントも興味あるアイデアを含んでいるので感心させられる．しかし，bifurcation dedicated stent が理想的な分岐部ステンティングを行ううえで最も有用かどうかは検討が必要と考えられる．

図 2・I・4 は AST が開発した専用ステントで，分岐部分が花弁のように開くステントである．大変に面白いアイデアであるが，常にステントの carina が血管分岐部の carina に届くかどうか，petal の中心が常に側枝血管の中心に位置することができるのかが問題となるであろう（図 2・I・2）．さらには，側枝分枝部の動きに対する追従性が悪そうなことも気になる点である．

図 2・I・5 は Abbott 社の分岐部専用ステントで，ステント留置と KBT とを一度の操作で行うというシンプルなデザインである．Provisional stenting に適した汎用ステントの分岐部適用に近似したステントで，魅力的なステントである．しかし，やはり carina に常に確実に届くかという問題と，ステント分岐部が常に血管の側枝方向に向くかどうかというアラインメントの問題もある．また一度ずれて留置してしまうと，修正が利かないという面もある．ステントから側枝をとり

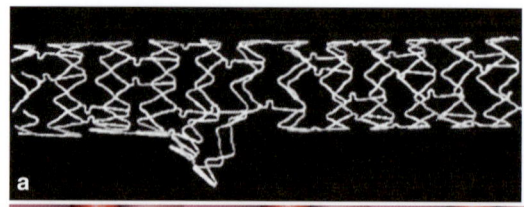

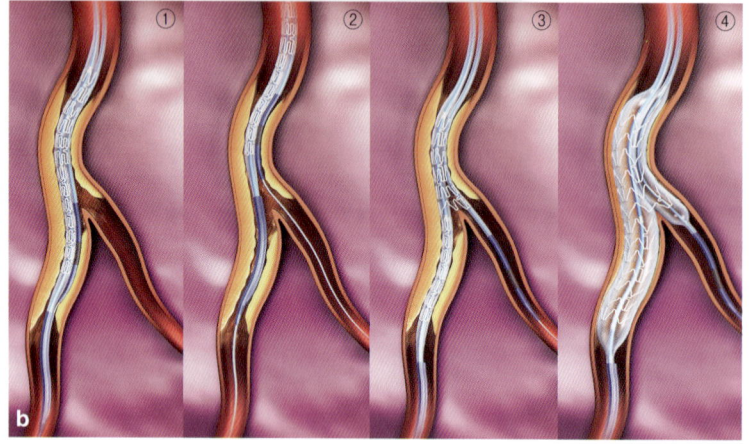

図 2・I・5 Abbott XIENCE SBA
Abbott 社の専用ステントでステント留置と KBT とを一度の操作で行うという，シンプルで provisional stenting に適している．
このステントは 1 個のステントが 2 本のバルーンにマウントされる形になっているが，側枝側のガイドワイヤー先端は①のようにデリバリーシステムの先端付近に収納されている．ステントを側枝側バルーン先端が carina を越えるまで進めて側枝側ガイドワイヤーを先端収納から外し引き抜き，②のように全体を少し引いて再度先端を整形したガイドワイヤーを側枝に進め直して，③のようにステントを進めて冠動脈の carina にステントの carina を押し当てて，④のように局所的 KBT を行う．

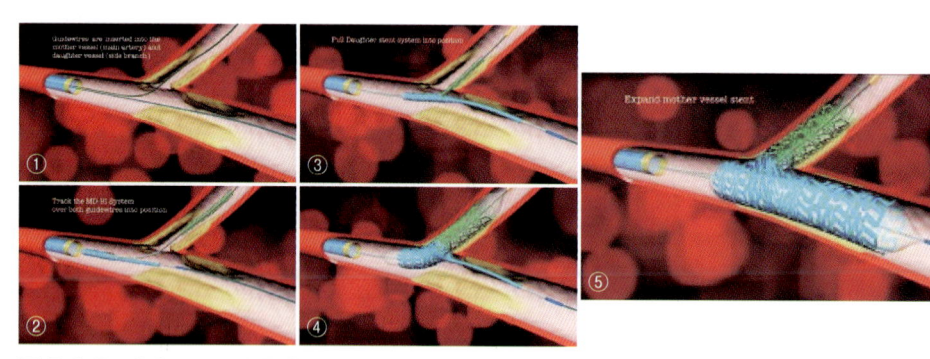

図 2・I・6 Advanced Bifurcation Systems (ABS)

直して KBT をしなければならなくなり，本来のステント機能が失われることとなる (図 2・I・3)．
　図 2・I・6 は ABS 社の分岐部専用ステントである．側枝側からステントを留置することによって，自動的にアラインメントが得られる仕組みのステントである．大変に興味深い構造であるが，ガイドワイヤーの巻絡にかかわらず必ずアラインメントがとれるものなのかと，側枝分枝部の動きに対する動的追従性が保たれる構造ではなさそうなのが気になる．

I. 分岐部専用ステント　145

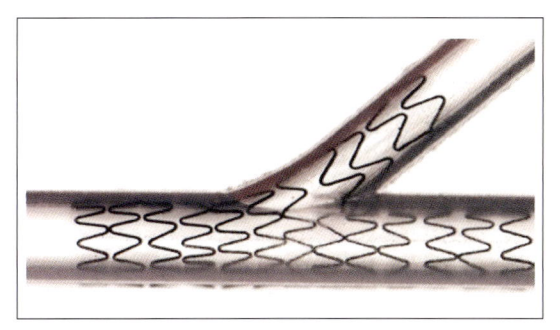

図 2・I・7　Medtronic 社の Y ステント

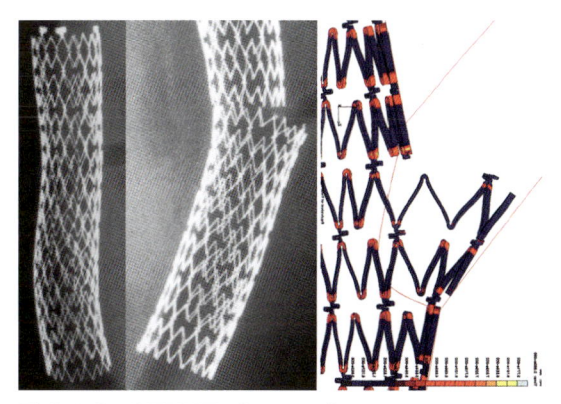

図 2・I・9　STENTYS ステント

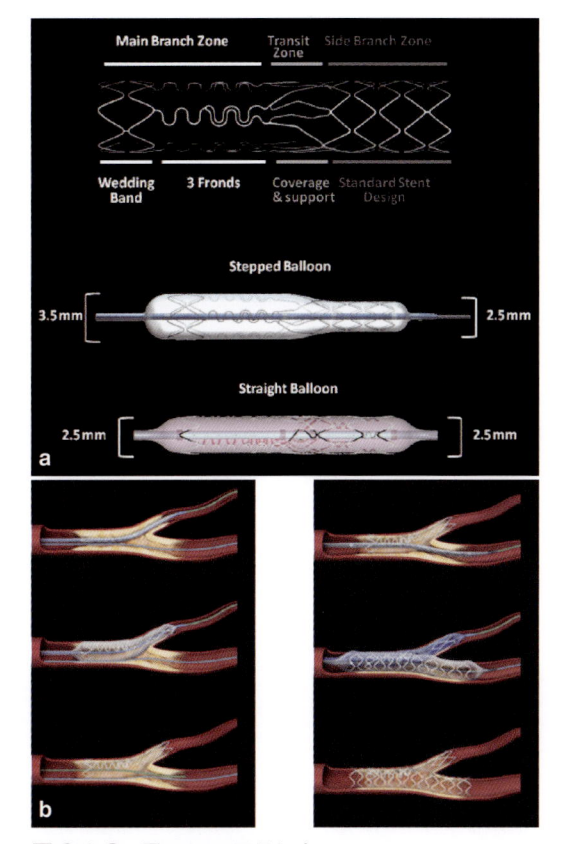

図 2・I・8　Tryton ステント

　図 2・I・7 は Medtronic 社の Y ステントである．最初から Driver を Y の字につないだ形のステントで，このまま分岐部に収まってくれればまさしく理想に近い分岐部ステンティングが可能なデザインである．しかし，ここでも carina の問題とアライメントの問題は残されていると考え

られる．それらがずれたときの修正ができない点も問題である．
　図 2・I・8 の Tryton ステントは大変ユニークで実際的なステントといえるかもしれない．側枝側のステントが 3 つのゾーンに分かれている（図 2・I・8a）．最も末梢側はサイドブランチに留置されるべき side branch zone，最も近位部は近位端の wedding band と 3 本の葉脈のような連結部を含む main branch zone と呼ばれ，それら 2 つの zone の間の移行枠の部分が transit zone と呼ばれている．留置バルーンには段違いバルーンと通常バルーンとが用意されている．留置は側枝に側枝用ステントを留置して，側枝ガイドワイヤーで主枝をとり直し，主枝ステントを留置したうえで再度側枝をとり直し final kiss を行うという，簡便 culotte ステントともいうべき興味深いステントである（図 2・I・8b）．ただ provisional stenting ができないことと，transit zone にはほぼ radial strength がないと考えられることから，側枝分枝部の scaffolding がどうなるかが気になるところである．
　図 2・I・9 の STENTYS ステントは，self-expanding ステントで，KBT で拡張すると link が切れてしまう構造になっている面白いステントである．近位部径があまり大きくなく，分岐角度もあまり大きくなければ，形態に関してはほぼ理想に近い stent＋KBT が可能と考えられる．ただし分岐角度が大きすぎるとステントは追従しきらず，

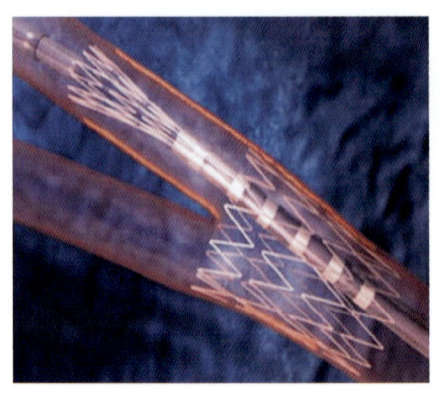

図2・I・10　AXXESSステント

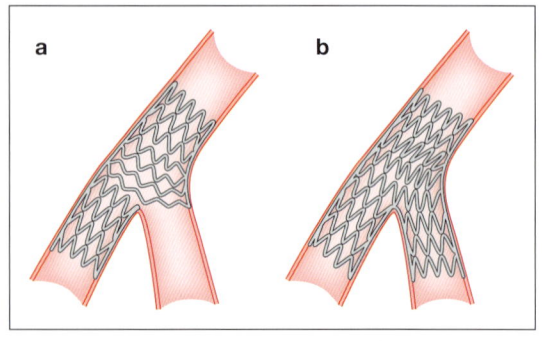

図2・II・1　理想的な分岐部ステント留置
aのようなmain branch crossover法においても，bのような主枝・側枝両側カバー法においても，次のような要件を満たすものである．
(①Complete covering，②complete apposition，③complete expansion，④with optimally designed stent)

carina側枝側でstrutが浮いてしまう．そのようなときは，主枝対側壁においてもステントの浮きが生じる可能性がある．Self-expandingであるので，KBTを行ってappositionをとることができないのが泣きどころとなろう．

　図2・I・10のAXXESSステントは，LMTを主とした大きい血管の分岐部のステンティングを目的としたself-expanding stentシステムである．この図では明確ではないが，留置部位の最適化のために近位端に1つ，遠位端に3つのマーカーがついている．末梢端は楕円のフレア状に開くため，開いた波面は各枝の軸に垂直となり，末梢側ステントの近位端との重なりはわずか，ないしはなくてもよく，対側のjailも最少で済む．フレアは8mmないし12mmとかなり大きな分岐角度まで追従できるようになっているが，主枝近位部（LMT）軸に対する分岐角度が大きい場合は十分な追従はできない可能性がある．さらにLM近位部の径が大きいときやself-expandingのために，慢性期に近位部が拡張してきたときなどはフレア角度は小さくなり外側，特に曲がりのきついCX側のstrutが浮いてくることが予想される．経年的に分岐部の曲がりが高度になる場合も同じことがいえる．

II. 分岐部に最適化した汎用ステントデザイン

　分岐部におけるscaffoldingの理想型は図2・II・1に示すように，分岐部血管壁のすべてに一枚のstent strutでappositionがとれており，側枝，主枝ともにjailがないことといえる．そして，理想的な分岐部に適した汎用ステントとは次の条件を満たすものと考える．

❶高度にflexible（conformable）であること：分岐部はしばしば屈曲しており（図2・II・2），特に角度をもって分岐する側枝は多くある（図2・II・3）．そこで分岐部に用いるステントは，conformabilityのよいものであることが要求される．Conformableであればedge effectも少ないのが通例である．また，一般的にlinkが少ないほど血管に対するconformabilityはよい．

❷適切なKBTを用いることにより側枝をjailしないこと：側枝へのガイドワイヤーをcarina最遠端から通過させて，近位部損傷を起こさないようなバルーンサイズと圧とで行うKBTを適切なKBTとし，そのことによって側枝のjailが起こらない拡張が得られることが必要である．

❸Malappositionを最少化できること：ステント全体としてflexibleであることに加えて，バ

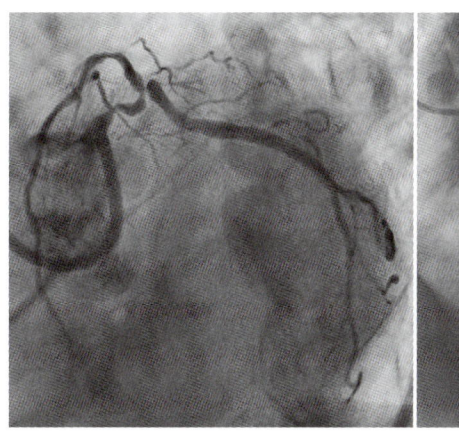

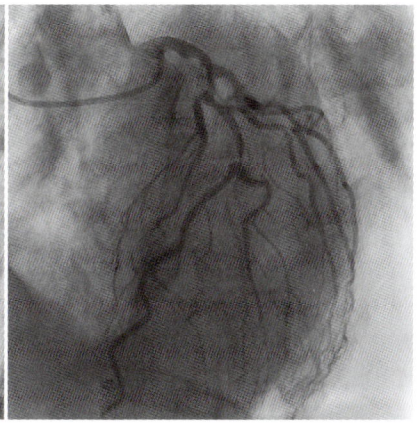

図2・II・2　屈曲している分岐部病変

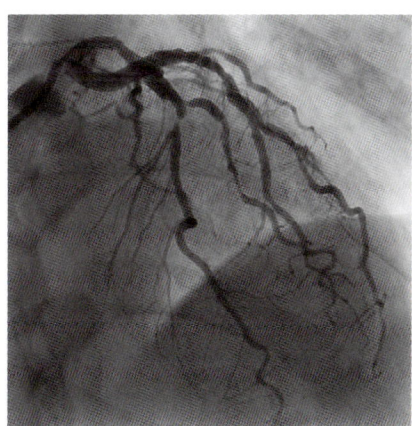

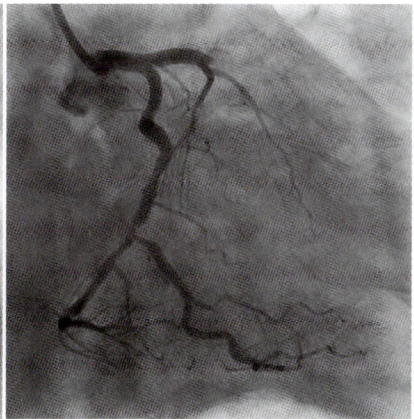

図2・II・3　側枝が大きい角度で分岐している病変

ルーニングによるステントの形成のしやすさが良好であることが要求される．これにはステントデザインとともにその素材も関与する．

分岐部できれいなappositionをとるためにはlinkは少ないほうがよく，またcrown数は多くcrown長は短いほうがよい．さらにきれいなappositionをとるためにはステントの素材が塑性の高いもの（例：ステンレス，プラチナクロム合金など）が，分岐部における複雑な塑性変形を得るのには有利である．塑性の低い，すなわち弾性の高いコバルトクロム合金は分岐部における微妙な塑性変形を得るのには若干不利であるかも知れない．

しかしながら弾性の高い素材は塑性の高い素材に比較して弾性限界に至るゆがみが大きく，fracture，特に急性のfractureや動きによる変形は起こしにくいと考えられる．弾性と塑性はステントにとって大きなtrade offである．

❹Fractureを起こさないこと：Fractureを起こさないステントが希求されてきたが，これまでのところfractureを起こさないステントはない．しかし筆者はかつてより実際にはよいfractureと悪いfractureがあると考えていた．Fractureは起こさないほうがよいが，実際には避けがたく，起こすならよいfractureを起こすようにしなければならない．いずれにせよfractureは起こるのであるから，あえてよいfractureを起こすステントデザインを考えなけ

●Column⑬

●よい fracture と悪い fracture●

【悪い fracture】

① Link が多いためなどのためにステントの柔軟性(conformability)が低く，link が切れてエッジが自由に動くようになった場合に，静的あるいは動的なエッジ効果を生じる場合(**図1**).

② 長い link があり，link が切れた時そのエッジが内膜を刺激したり，血管壁から浮いてしまったりする可能性がある場合.

③ Link は切れないが strut で切れる場合.

　図2 は strut で切れるステントの例である．strut で切れるとその断端が内膜を刺激すると考えられるが，さらに悪いのはその strut は自らを支えるアーチの連続性を失うことにより，radial force を失ってしまうことである．もしその部分に血管の recoil の力が掛かっていると fracture した stent strut は容易に変形し，拡張径を失ってしまう．おそらくは fracture した strut で再狭窄した例のなかには，このようなメカニズムが働いている場合があると考えられる.

【よい fracture】

　ではよい fracture とはどのような fracture であろうか．**図3** のように，stent strut の crown の山と谷とが向かい合って極めて短い link でつながれていて，切れるとすればその link で切れるようなデザインであるとよい．そうであれば，切れた断端が内膜を刺激することは少ないし，radial force を失うこともない．特に link が少なく conformability に富むデザインのステントであればなおさらである.

　筆者はかつてより，よい fracture を起こすステントを探しており，Driver デザインに期待を寄せた．しかし，実際には残念ながら，stent strut で切れてしまう結果であった．Nobori ステント(特に 3.5 mm 径)は strut で切れることもあるものの，比較的 link の切れやすいステントであることが分かっている．RCA 入口部 stenting で fracture を起こしやすいが，再狭窄率は低いとされるゆえんであろう．むしろ link がさらに切れやすい，すなわち切れるなら link で切れて，strut では切れにくい形に改良した Nobori ステントが望まれる.

　さらには link のない，あるいは link の消失するステントデザインが考案されれば fracture の問題は解決されるであろう.

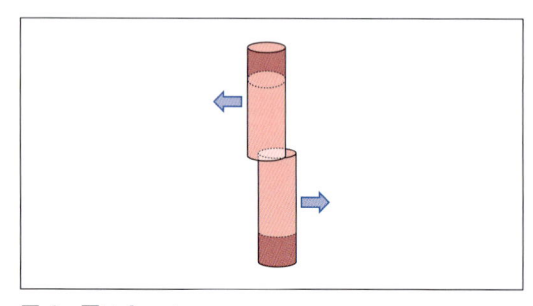

図1　悪い fracture
Fracture した前後でステントエッジが横方向にずれる.

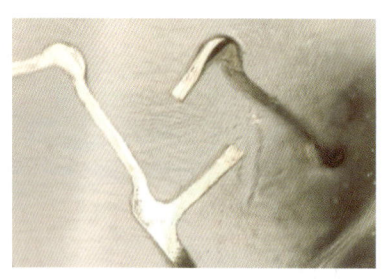

図2　悪い fracture
Strut でステントが切れている.

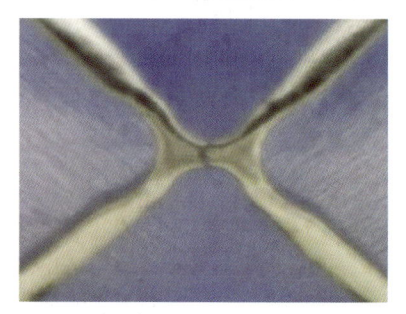

図3　よい fracture の例
短い link で切れている.

(つづく)

●Column⑬(つづき)

【stent recoil について】

それはさておき，ステントの外圧による変形をrecoilと呼んでいる人がいるが，大きな違和感を感じる．recoilとは自らが元の状態に戻ろうとすることである．stent recoilとはステントを，空中でバルーン拡張したとき，バルーンを退縮するとともにその弾性ゆえにrecoilを起こすことをいう．病変に留置したときにバルーンで拡張したにもかかわらず，バルーン退縮後にその径の一部を失ったものをrecoilと称しているが，これは血管のrecoilとステントのrecoilの双方を見ているものであり，stent recoilとはいえない．病変が柔らかければ変形は少なく，（preparationを十分していない）硬い病変では変形は大きいのである．

かつてPOBAの時代にバルーンで拡張したにもかかわらず手技終了時に失われた血管径をacute recoilと呼び，再狭窄で失われた径をchronic recoilと呼んだ．その血管径を失うという意味でのアナロジーで，ステントも径を失えばrecoilと呼ばれたものと考えられる．POBAの場合は血管自らが失った径であるから誠に妥当な呼称であったが，ステントの場合はどうであろうか．ほとんどが外圧によって変形したものであり，自らが失った径でないことは明らかである．特に慢性のステントの変形は，決してrecoilではない．変形をstent recoilと呼ぶことは事象を正しく表現していないし，stent recoilを起こしやすいステントとかといったふうに，ステント側の要素ばかりを考えてしまうことにならないか．外力がいかにして掛かりうるか，それを排除するためには何をすべきかといった，血管側の要素をも考えなければならないのではないか．その意味で呼称にこだわりたい．

ればならない．

❺ **DESであること**：BVS内でKBTを行うとscaffoldは壊れてしまう．現在のところ金属ステントのように幅広く，分岐部に使用することはできない．少なくともしばらくはDESが分岐部ステンティングのベースであり続けると考えられる．

❻ **Polymer freeであること**：Polymerが存在すると，KBTやculotteステンティングを行うことによってそれが剥がれ落ちることがある．剥がれ落ちたpolymerはたとえ生体吸収性であっても吸収されるまでは血栓源になりうるし，剥がれた部分は薬剤の効果が少なくなる．分岐部ステンティングにはpolymer free DESが望まれる．

❼ **大動脈入口部に対応できる近位端構造をもつこと**：大動脈入口部はその形状にもよるが，基本的にどのような血管の状態であろうと血管径にまで拡張可能な部分である．特にLMTの分岐部病変ではLMT入口部まで拡張しなくてはならないことが多いし，LMT入口部の径は6mmに達することがあり，ステントは大径に拡張可能でなければならない．一方，外部に留置されたステントは，ガイディングカテーテルやデバイスにより変形を受ける可能性がある．統合性を失うような変形を避けるために，少なくとも近位部端2～3mmにはlinkは2個必要である．Conformabilityを確保し変形を避けるためには2個が必要十分である．3個以上は不要である．

上記❶～❹を完全に満足するステントデザインは，linkのないステントである．しかし留置する時点ですでにlinkがないとすると，無用な変形をきたさずに留置することは極めて困難で，ほとんど不可能である．そこで留置の時点ではlinkが存在し無用な変形を避けることができ，その後はできるだけ早期にlinkの消失するステントが理想的であるということになる．

分岐部でKBTをしたときにlinkが分岐部に顔を出すようであれば，KBTを行ったときにlinkが切れてしまえばjailはなくなる．

そこで，筆者のなかではtemporary link stentという概念が生まれた．

A. Temporary link stent

1 Temporary link stentの概念

ステントを血管内で拡張するまではlinkがあ

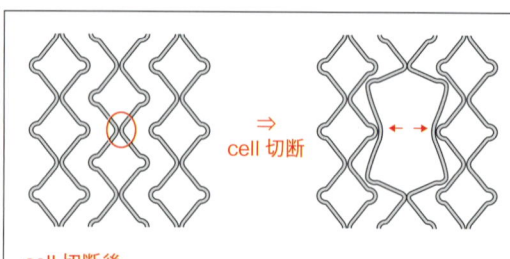

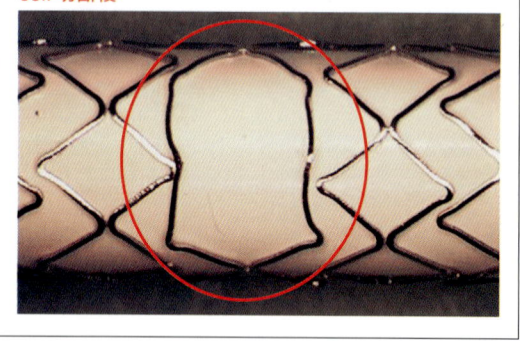

図2・II・4 Linkの切れるステント
側枝の拡張によってlink部分が切れて，strut cellが大きくなりjailが消失する．

り，全体として統合性を保っているが血管の動きや時間の経過でlinkが切れたり，消失したりするステント．側枝内に突出したlinkはkissing balloonを行い，横からの力を受けると簡単に切れて，断端は血管を刺激しない．ただしlinkがなくなってもバラバラのringにはならず，strutは連続性を保っていることが望まれる．

2 Temporary linkの種類（筆者による概念）

❶ Bioabsorbable link stent：Linkのみがbioabsorbable（drug eluting）polymerで，留置後は数か月ないしは1年程度で消失する．
❷ Separatable link stent：Linkは金属であるがKBTでは容易に切れるし，血管の動きによっても容易に切れる．断端が血管を刺激しない部分で，あえてfractureを起こさせてfractureによる血管障害を避けるとともに，動きに追従するflexibilityを確保する．

図2・II・4のように，切ることのできるstent strutの実績は過去に存在する．ただこのステントは残念ながら日本では販売されなかった．

3 Helical coil stent

Temporary link stentにして，linkが切れてしまうと1つひとつのstrut ringが独立して冠動脈内に残されることとなる．Malappositionなどが起こると，strut ringが動いたり移動したりすることがありうる．すべてのlinkが切れたあとも一体感を保とうとすると，helical link stentとしなければならない．Helical link stentの柔軟性は極めて高い．おそらくはoverlapさせても硬くなる度合いは相当に低いと考えられるので，strutのfractureは極めて起こしにくいと考えられる．

しかし，helical coil stentがそのままであるとAo-ostiumに留置したとき，一時的にせよ入口部で十分なappositionがとれない場合は容易に縦方向の変形をきたしてしまう．場合によっては，ステントがaortaの中にコイル状に伸びてくることもありうる．近位部2〜3 strutはdurable 2 linkにしてAo-ostium専用ステントとするといった工夫が必要である．

4 Stent＋KBTからみたステントデザイン

Stent＋KBTに都合のよいステントとは，以下のようなデザインである．
❶ 側枝の大きさに対してcellを，余裕をもって拡張できるデザイン．
❷ Linkの少ないステントデザイン（図2・II・5，6）：Cellは十分な大きさに拡張しやすい．側枝入口部近辺の損傷は少ない．jailないしはmalappositionの確率小．
❸ 切れるlinkのステントデザイン〔参照➡ Column ⑬-図3（148頁）〕．
❹ 側枝の肩をscaffoldできるデザイン（図2・II・6b）．
❺ KBTに際してstent strutがどの方向にも均一に拡がるステント．

Laser-cutステントでは，strutの断面は基本的に正方形に近いのが一般的である．Polishingをかけているので縁取りはできているが，これを変形させようとすると，辺に平行な方向へは容易

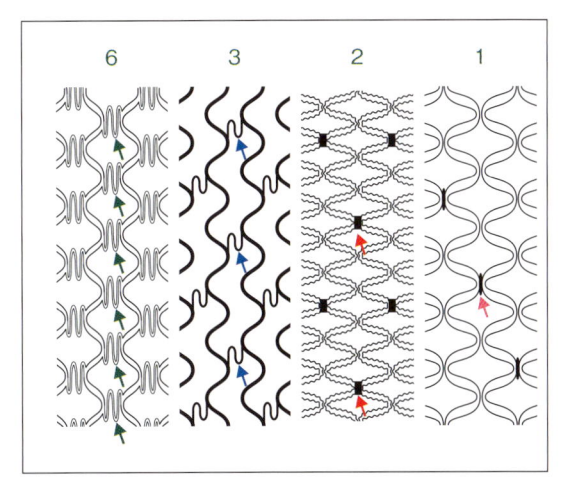

図2・II・5 6, 3, 2, そして1 linkのステントデザイン
Linkの数は少ないほどlinkが側枝内に位置しjailに陥る確率が低くなる.

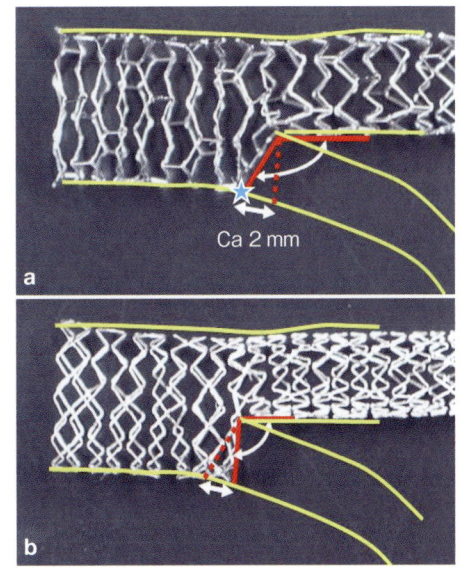

図2・II・6 大気中でKBTを行った後のステント
a : 3 linkのステントでは側枝部分のcellは3 mmくらいには広がるが, 開いたcell部分のstrutはジグザグ構造を失って楕円に近い穴になる. それゆえ側枝入口部のstrut最外端(★)はcarinaより近位部に位置することとなる. その距離は, ステントデザインによるが, 約2 mm強が平均的である.
b : 2 linkのステントではcellが3 mm程度拡張されてもそのジグザグ構造が失われていない. その分, 3 linkステントより分岐部の肩の部分を多くscaffoldできる(矢印部分).

に曲がっていくが, 平行からずれると曲がりにくくなる. 辺と45°の角度をもった方向には最も曲がりにくい.

平板の形をしていると短い辺の方向には容易に曲がるが, その他の方向, 特に短辺に直角な方向には曲がりにくくなる. 断面が円形のフィラメント状のstrutは, どの方向にも同一の力で変形する(図2・II・7).

基本的にstent strut断面が円形のステントが分岐部での形をつくるのに優れていると考えられる. 一方, 円形であれば血管壁との接触面積が小さくなりバルーンなどに押されたときに不要な変形を起こしやすい. これもtrade offであるが, 実際のステントで臨床的にどの程度の差を生じるのかは分からない.

少なくとも断面が平板のstent strutは, 分岐部ステンティングには向いていないことは確かである. 断面円形が理想的であるが, 正方形で角を削って縁取りをしてあるものが次善であろう.

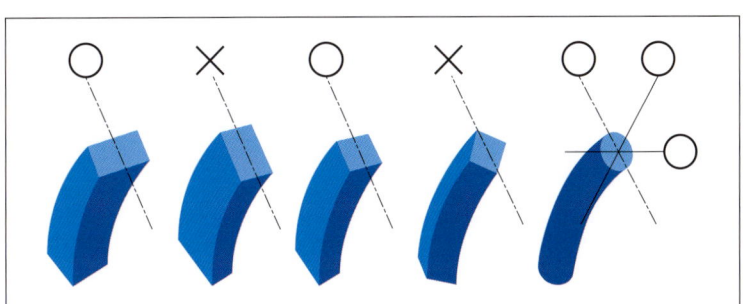

図2・II・7 Strut横断面
平板状であると薄い方向には容易に曲がるが厚い方向には極めて曲がりにくい. 横断面が正方形であれば辺に平行な方向には容易に曲がるが45°の方向には曲がりにくい. 横断面が円形であるとどの方向にも同じストレスで曲がる.

III. 分岐部ステンティングを理想に近づけるための留置技法

A. 前拡張でのKBTの必要性とその実際

　前拡張におけるKBTについては，その必要性を疑問視する向きも多いが，筆者は以下の理由でKBTを行うことが多い．主枝近位部のほうが主枝末梢より血管径が有意に大きく，側枝入口部を含めて分岐部そのものにプラークが存在する場合は，①側枝入口部から主枝近位部の分岐部位のバルーンの反応をチェックする（図2・III・1），②ステント留置後における分岐部のプラークシフト，交互拡張時のcarinaシフトによる側枝入口部閉塞・高度狭窄（図2・III・2）を少なくすることを目的としてKBTを行う．ただしKBTの圧は6～8 atmと低くしている．もしこれで拡張できないと

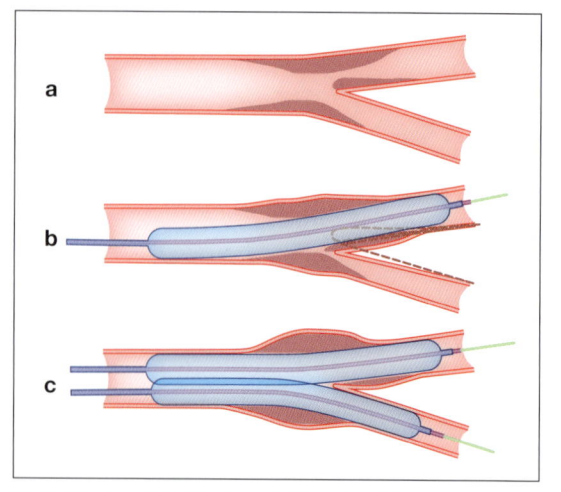

図2・III・1　前拡張でのKBTの必要性
a：このような分岐部狭窄があるとする．
b：主枝側はindentationなく拡張された．その後交互拡張で側枝もindentationなく拡張された．しかしこの図にみられるようにバルーン拡張中はcarinaシフトと肩の部分の変形により，側枝入口部がバルーンのindentationなく拡がったのである．
c：KBTを行った交互拡張では消えたはずのindentationが側枝側バルーンに出現したとしても，8 atmまで上げることによってindentationが消失すれば，プラークは圧排されており，ステントを留置してKBTを行っておけばよいことが多い．

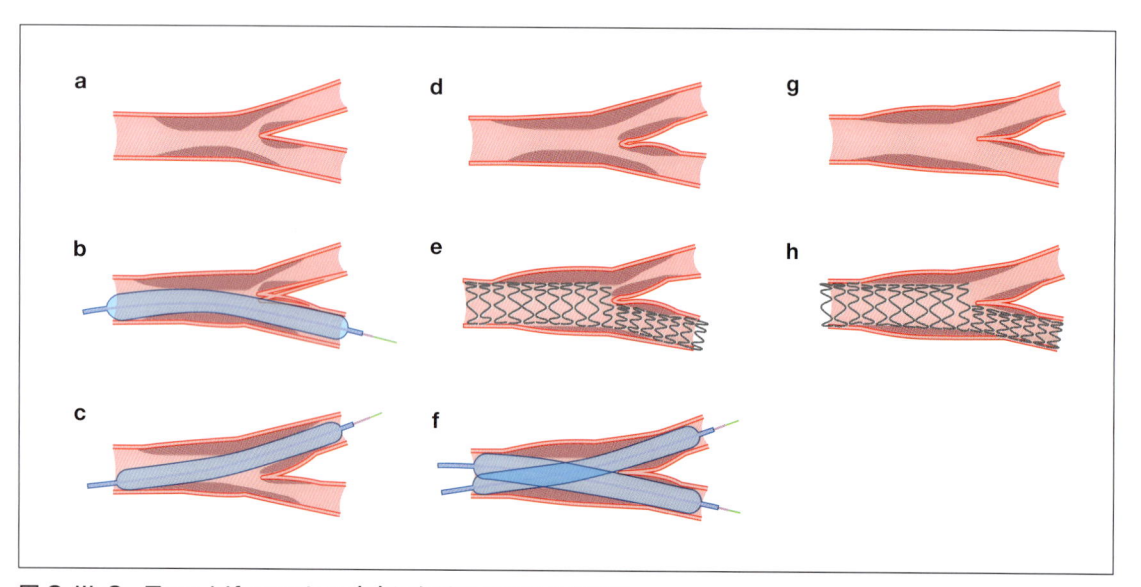

図2・III・2　True bifurcation病変におけるKBTの必要性
aのような分岐部狭窄で交互拡張を行うと，主枝側を拡張するとcarinaは側枝側にシフトし(b)，側枝側を拡張するとcarinaは主枝側にシフトする(c)．バルーンを退縮させた後はプラークの圧排はほとんどできていない(d)．そこで主枝にステントを留置するとプラークシフトのために側枝の高度狭窄，ないしは閉塞をきたす可能性がある(e)．KBTを行っておけば(f)プラークの圧排はより多く得られ(g)，側枝の閉塞の可能性は極めて低い(h)．

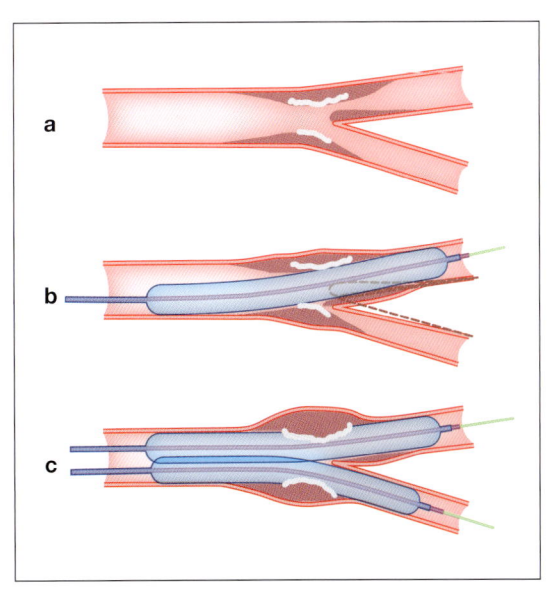

図2・III・3 石灰化を伴った分岐部病変
a：このような石灰化を伴った分岐部狭窄があるとする．
b：主枝側は indentation なく拡張された．その後交互拡張で側枝も indentation なく拡張された．しかしこの図にみられるようにバルーン拡張中は carina シフトと肩の部分の変形により，側枝入口部がバルーンの indentation なく拡がったのである．
c：KBT を行ってみると消えたはずの indentation が主枝側バルーンに出現する．この indentation は KBT の圧を上げることによって消失することもあるがしないこともある．KBT の高圧は解離のリスクも高く穿孔のリスクもあるので，Lacrosse NSE などの scoring balloon による KBT で低圧での拡張を図ることになる．

きは，圧を上げて交互拡張することによって入口部近辺末梢側の拡張をしたうえで，もう一度 10 atm 程度の低圧 KBT で拡張して indentation がとれるかどうか確認する．

交互拡張では，主枝，側枝とも indentation がとれ，十分に拡張できたように見えても KBT を行うと分岐部の indentation が残ってしまうことがある．よくある例は LAD，対角枝の分岐部で対角枝側の肩の部分が硬い場合である．交互拡張においては図2・III・3のように carina シフトが起こり，バルーンの indentation が消失し，あたかも側枝入口部が拡張できたかのごとく見えるが実際には拡張できていないといった場合である．このようなとき筆者は，最近では scoring balloon を使用することが多い．筆者は scoring balloon のなかでも Lacrosse NSE を多用しているが，一般的に分岐部における Lacrosse NSE と POBA はその血管径や狭窄形態に応じて，さまざまな組み合わせで使用している（図2・III・4）．そのためには基本的に IVUS による観察が必須である．

B. ステント留置後のKBT

ガイドワイヤープロテクションを行った場合でも，前拡張においても，ステント留置後において

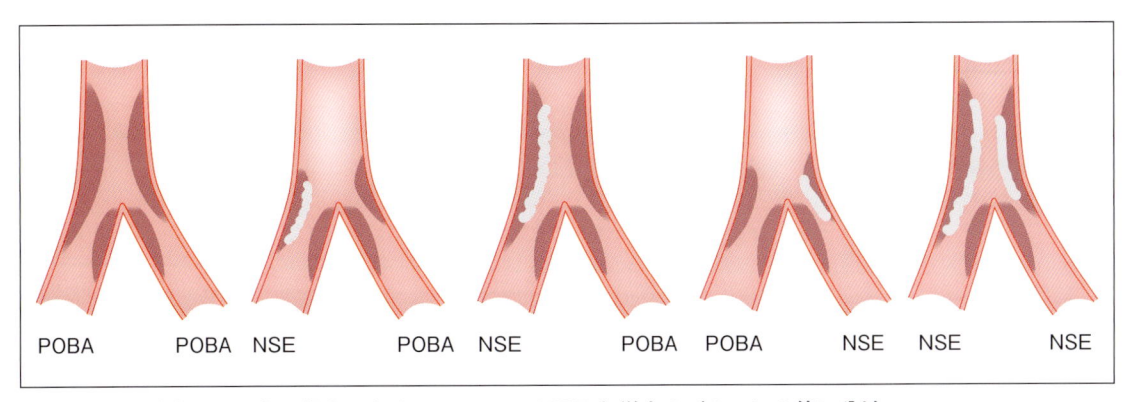

図2・III・4 狭窄，石灰化の程度によるLacrosse NSEと従来のバルーンの使い分け
Lacrosse NSE をはじめとした scoring balloon で十分な preparation を行うことが重要である．このとき Lacrosse NSE のサイズは，それぞれの血管径よりも quarter size 小さめのサイズを選択することが多い．

もKBTを行わないこともある．その条件は，①側枝が比較的小さい（血管径が2.0 mm未満で灌流域も大きくない）（図2・III・5），②主枝近位部径が主枝末梢径に比してほとんど差がない，③側枝入口部に有意なプラークがない，④LAD, Dg分岐部でステント留置後，POT後も側枝入口部にCAG上有意狭窄を生じていない，⑤側枝ガイドワイヤー抜去後，高圧後拡張後も側枝の血流が低下していない．

上記の条件を満たさなければ，基本的にステント留置後のKBTを行う．近位部血管径が大きいときは，POTを行った後にfinal KBTを行う．その理由は，①POTだけで分岐部をcarinaまで十分に拡張するのは難しい（LAD, Dg分岐部はCAG上分岐部をen faceに眺めることができ，正確なPOTが行いやすい．逆にLMT分岐部は分岐部をen faceに眺めることは極めて難しく，ときに不可能である），②Carinaの位置が明確でないのに，carinaギリギリをPOTで拡張しようとすると主枝分岐後近位部を過拡張してしまい損傷を生じる可能性がある，③たとえcarinaにPOTバルーン先端が届いたとしても偏在性の近位部プラークがあるときれいには拡張できない，④分岐部はそもそも楕円形をしているのでPOTとKBTとを合わせた楕円形拡張を行ってきれいなappositionをとっておく（図2・III・6），などである．

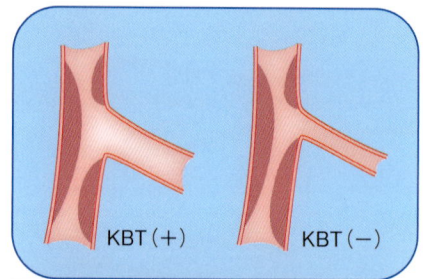

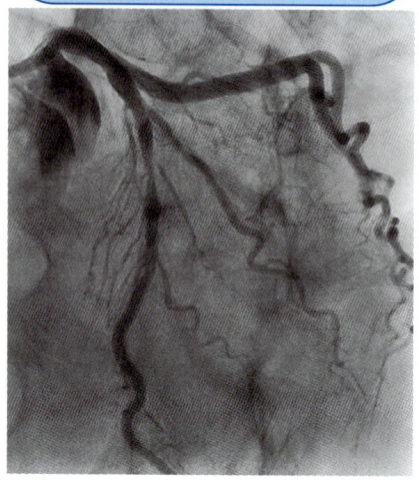

図2・III・5　KBTを行わない場合
この症例の#2, #3のように側枝が小さい（2 mm未満）場合はガイドワイヤープロテクションのみを行い，ステント留置（後拡張）後に側枝の血流低下がなければ，KBTを行わない．#1のように側枝が大きく灌流域が大きければKBTを考慮すべきである．

○Column⑭

●バルーンの選択と拡張圧●

分岐部に限ったことではないがstent balloon (size)を含めてバルーンの種類の選択，サイズの選択，特性の選択，状況による圧のかけ方などについて筆者の考えを記してみたい．

前拡張用のバルーンは基本的に若干undersizeのもので，RBP＋4 atmで拡張すべき至適サイズになるようなものを選ぶ．しっかりと圧をかけ，過拡張によるエッジ解離を防ぎつつ，ステント留置に先立つpreparationを確実にしておくことが目的である．Rotablator後を含め，石灰化があり通常バルーンでは十分な拡張ができないことが予想されるときは，Lacrosse NSEをはじめとしたscoring balloonやcutting balloonを使用して十分なpreparationを行い，よもやステント留置後の拡張不良を起こすことのないように最大限の努力をする．このときのLacrosse NSEのサイズは，それぞれの血管径よりもquarter size小さめのものを選択し，RBP＋4 atmで至適サイズ近辺となるようにする．そしてRBP＋4 atmまで拡張圧を上げることを基本としている．

ただし何が至適サイズかというと決定因子は状況によって異なってくる．血管径（EEM），血管内径，プラークの偏心性，特に石灰化の偏心性などを勘案したrisk/benefitなどを勘案して決定する．

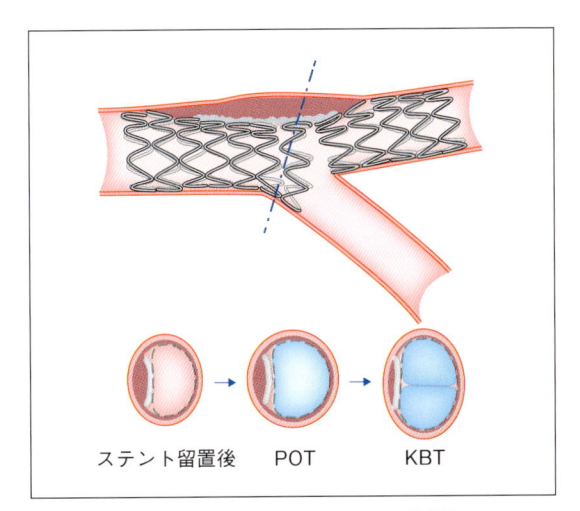

図2・III・6 きれいな apposition の作製
分岐部はそもそも楕円形をしているので POT と KBT とを合わせた楕円形拡張を行ってきれいな apposition をとっておくことが重要である.

C. Stent＋KBT における基本的手技

1 側枝へのガイドワイヤー再通過

ステント内から側枝に向けてガイドワイヤーを再通過させるが,このときの重要事項として3つのポイントを挙げることができる.

a. Multifunctional probing catheter（Crusade）

Crusade カテーテルを使用して側枝（主枝）選択を行う.ステント留置前に側枝を選択するときには,一般的には bare-wire 法で何の問題もない.主枝を選択した後に側枝選択が困難な場合や,逆に側枝のほうが選択困難なので側枝に先にガイドワイヤーを通過させたがそのことが主枝の選択を難しくした場合には,先に通過させたガイドワイヤーにかぶせて Crusade を使用する.また長い CTO の末梢側の側枝選択にも Crusade を使用したほうがよい場合が多い.
筆者はステント内から側枝を選択する場合は,すべて Crusade を使用している. 医療資源を使用しすぎるとの批判もあるが,ガイドワイヤーを,最良のポイントを確実に通過させることができるし,そのことで jail を減らし,側枝へのステント留置が必要になったときのトラブルを減らすことができる.さらには,将来側枝にインターベンションを加えなければならなくなったときのトラブルの可能性を減少させる.

側枝入口部に解離を生じたり,側枝が閉塞してしまったりしたときにも Crusade は極めて有用である.Crusade を用いない bare-wire 法であると,ワイヤーを抜去してきた first try で側枝選択ができなかった場合,①抜けてしまったガイドワイヤー先端が近位部の stent strut に引っ掛かって進みにくいことがある.1本のガイドワイヤーで,1つの先端形状で何とか側枝選択を完遂しようとすると,えてして解離を拡大するだけで終わってしまったりするものである.② Crusade を進めてガイドワイヤーを突出させた後に,何度でも再トライすることができる.ステント近位部のストレスがまったくないのである.③ガイドワイヤー先端の形を変えてトライするのも簡単である.④ガイドワイヤーの変更も簡単である.こうした理由でたいていの解離や閉塞においても Crusade を用いた側枝再選択は可能である.

トータルで考えると PCI の質を向上させ,ひいては医療資源の節約にさえなっていると考えている.

b. Crusade の使用方法（ステントの中から側枝にガイドワイヤーを通過させる方法）

❶ OTW（over the wire）ルーメンに側枝用ガイドワイヤーを先端が突出しないように挿入し,ステント内を通過しているガイドワイヤーに沿わせて Crusade を進める（図2・III・7a）.

❷ 側枝用ガイドワイヤーを OTW ルーメン先端部にある側孔から突出させる.これにより側枝用ガイドワイヤー先端は,ステント内を側枝より末梢に確実に越えることができる（図2・III・7b）.

❸ 2本のガイドワイヤーの位置はそのままにしておいて,Crusade 先端を分岐部より十分に近位

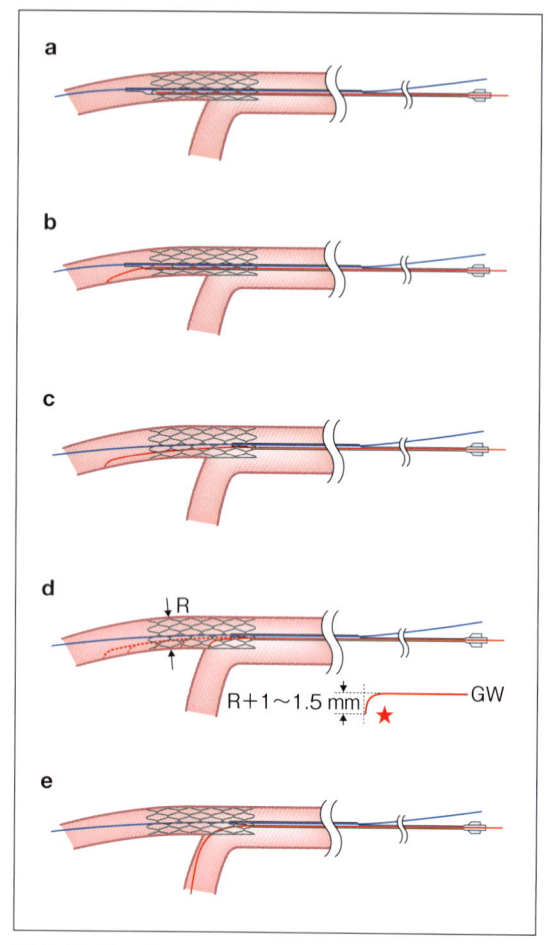

図2·III·7 Crusadeの使用方法

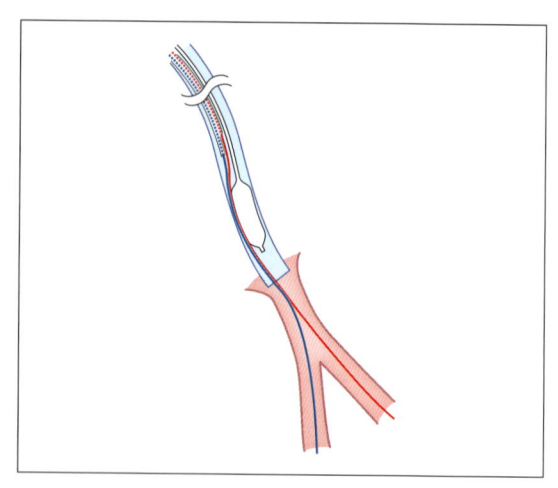

図2·III·8 トラッピング法
Kusabiや2.0〜2.5mm径のバルーンを使用する.

c. Crusadeの抜去方法

1) トラッピング法（図2·III·8）

2本のガイドワイヤーをその位置に残したままCrusadeカテーテルをガイドカテーテル内に引き込んだ後，Kusabi®や2.0〜2.5mm径のバルーンをガイドワイヤーに沿わせず直接ガイドカテーテルに挿入・拡張（10atm程度）し，2本のガイドワイヤーを固定し，そのままカテーテルを引き抜く．カテーテルを引き抜いてバルーンをデフレートした後に，ガイドカテーテルにトラップされたairを抜くことを忘れてはならない．

本法が最も安全，確実な方法である．

2) 南都法（図2·III·9）

モノレール側のガイドワイヤーを固定したうえで，OTWルーメンのガイドワイヤーを南都法で押し込みながらカテーテルを抜く．このとき，インデフレーターを使用してガイドワイヤーを押し込むほうが安全である．トラッピング法より時間がかからないので，筆者はいまだにこの方法を多用している．

❶Crusadeのモノレールルーメン側のガイドワイヤーを固定し，シネ上でOTW側のガイドワイヤーの位置を確認しながら，Crusade®カテーテルのhubをOTWルーメン側のワイヤーの

部まで（1〜2cm）引き抜く．側枝用ガイドワイヤー先端を側枝方向に向け（図2·III·7c），そのままゆっくりと引き抜いてくる．ガイドワイヤー先端のカーブをあらかじめ形成しておくと，ガイドワイヤーが分岐部末梢枝をとらえやすくなる（図2·III·7d★）．

❹ガイドワイヤーが側枝をとらえたら側枝先端まで進める（図2·III·7e）．

Stent strutのガイドワイヤー通過最適部位は，open cell stentならcarinaの最遠部，closed cell stentなら側枝中心部である．

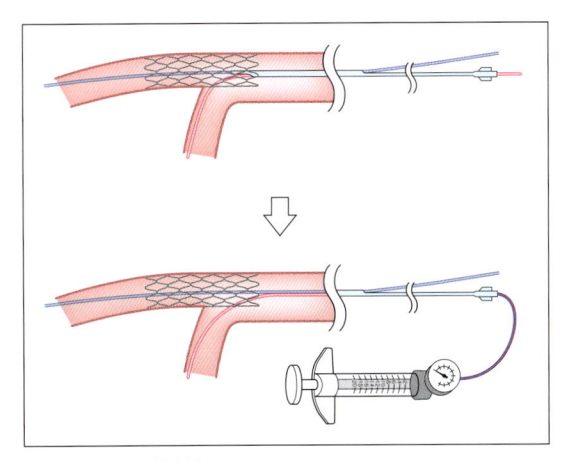

図 2・III・9　南都法

手元まで引き抜いてくる．
❷このとき，カテーテルの圧波形が wedge 波形でないことを確認する．Wedge ポジションにあると air を吸い込んだり，インフレーションデバイスから入った不測の air を排除できなかったりして，air embolization を生じることがある．
❸インフレーションデバイスの空気を完全に除き，ワイヤーがインフレーションデバイスのコネクター部分の中心部を通り，コネクター部分に噛み込まれていないことを確認して，Crusade に接続する．
❹インフレーションデバイスで Crusade® の OTW ルーメン内に圧をかける．
❺ガイドワイヤーは，インフレーションデバイスからの圧によって押され，その反動で Crusade® がガイディングカテーテル内より抜けてくる．このとき，思わぬ空気塞栓を予防するために Y コネクターの O-ring は開放にしておく．
❻モノレール側のガイドワイヤーは左手で把持したままにしておく．さもないと抜けてしまう．実際にはその状態で右手は Crusade® の動きを支える程度のわずかな力を掛けておく．
❼Crusade がほぼ抜けてきたところで，Crusade のモノレール部分の exit port が左手に引っ掛かり，それ以上は抜けなくなる．OTW ルーメンの圧力はかけたままモノレール側ガイドワイヤーの少し近位部を把持したうえで，OTW 側ガイドワイヤーが抜けてこないように透視で観察しながら Crusade をゆっくり引いてくる．モノレール側ガイドワイヤーを把持した指に exit port が引っ掛かったら Crusade を把持した手の動きを止めて，モノレール側ガイドワイヤーのさらに少し近位部を把持しながら Crusade を引き抜くことを繰り返す．モノレールデバイスを引き抜くのと同じ操作であるが，OTW ルーメンの圧はかけたままで，常に Crusade カテーテルを把持しておく．
❽Crusade 先端が Y コネクターから抜け出てきたところで，OTW に掛けた圧を大気圧に開放したうえで，モノレール，OTW 双方のガイドワイヤーを O-ring 近辺でしっかりと把持固定して Crusade を引き抜く．
❾側枝を選択した後も jail されたガイドワイヤーを残しておく場合，2 本の把持したガイドワイヤーは jail されていないガイドワイヤーである．他の 1 本が抜去すべき jail されたガイドワイヤーであるので，Crusade カテーテルを引き抜いた後できるだけ早期に（鑑別可能な時点で）引き抜いておく．

3）Extension ガイドワイヤー

モノレールガイドワイヤーを固定したうえで，extension ガイドワイヤーで延長したガイドワイヤーを固定してカテーテルを引き抜く．
2 つのワイヤーの同時固定が complex な操作であるため，筆者は行っていない．

2 至適観察角度

冠動脈各部分の分岐部を，主枝・側枝でできる平面の垂直方向から en face に観察する理想的な方向は，一方向しかない（180°反対側を含めると二方向ではあるが…）（図 2・III・10）．しかしこの一方向を的確に見つけ出すのは必ずしも容易ではないし，至適角度についての思い込みによる誤謬もある．

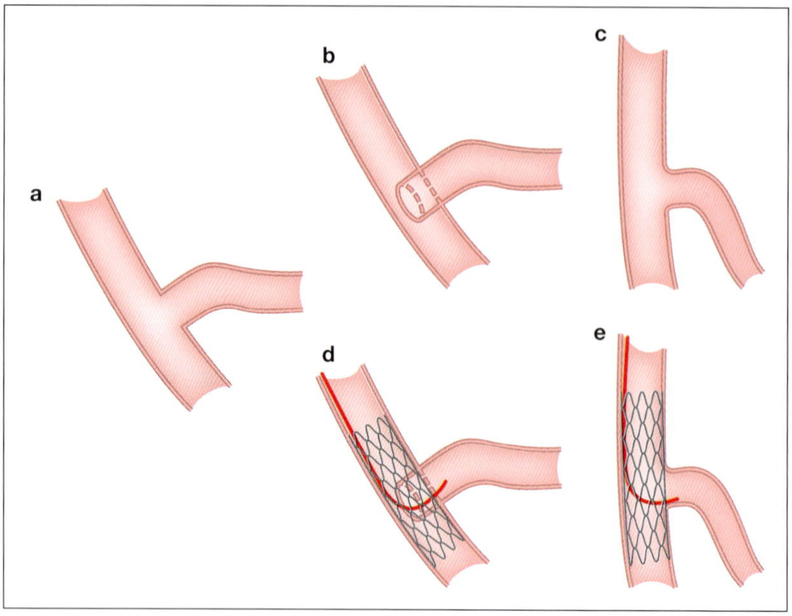

図2・III・10
理想的な観察角度
a：造影上のシルエット．実際にはbやdのように主枝と側枝でできる平面に対して垂直よりかなりずれた角度から撮影しているとするとガイドワイヤーの通過は偶然に頼ることとなり，carinaに触れているかは評価できない．c, eのように二分枝によって形成される平面に垂直な角度から観察するとガイドワイヤー選択も容易であるしcarinaに触れているかの判定も容易である．

Column ⑮

●巻絡の予防と対策●

【Crusadeカテーテルの使用】
　側枝選択の際にCrusadeを用いることは巻絡予防にも一役買っている．CrusadeのOTWルーメン内にガイドワイヤーが収納されたままで末梢まで進むので，bareで進めるのに比して，巻絡の可能性は極めて低くなる．

【ガイドワイヤーの整理】
　巻絡予防にはガイドワイヤーの整理も重要である．各ガイドワイヤーを透視で見た方向の順で整理をしておくとよい．KBTに使用したバルーンを引き抜くとき，1本1本を別々には抜去しにくい．1本を引き抜いているときにもう1本が抜けてくる可能性があるからである．しかし2本まとめて抜去すると整理した状態が乱れることがある．このときガイドワイヤーがO-ringから出たときの順序をそのままに近位部まで2本のガイドワイヤーを分離して，再整理をすればよい．Crusadeを使用するときも同様である．O-ring出口で把持した2本のガイドワイヤーの位置関係をそのままに近位部をその方向に並べ，濡れガーゼをかぶせ置くなどして整理しておく．

【巻絡した場合】
①先行デバイスの巻絡：その1
　最初のmain streamへのバルーンやステントなどのデバイスが，巻絡のために分岐部を通過しないことがある．さしあたってデバイスをhubまで引き抜いて，もう一度進め直すと通過することが多い．しかしそれでも無理ならデバイスを分岐部に軽く押し当てたまま，デバイスのガイドワイヤーを先端がデバイス内に入るまで引き抜いたうえで，そっと押し出すと巻絡は取れてガイドワイヤーは血管末梢に進むのが常である．

②先行デバイスの巻絡：その2
　一度拡張したバルーンを使用すると，リラップの不良やシャフトの折れ曲がりなどが原因で巻絡してしまうことがある．リラップのよい，exit port近位部のシャフトの強いバルーンを選択するとよい．起こってしまった場合は，新しいバルーンに変更すると巻絡は起こらず簡単に通過するのが常である．

③先行デバイスのガイドワイヤーexit portに次行デバイスが当たって進まない場合
　先行デバイスがガイディングカテーテル内に進めてあり，次のデバイスを進めるとき先行デバイスのガイドワイヤーexit portに引っ掛かって次のデバイスが進まないことがある．当たったデバイスをhubまで抜いてきてもう一度進め直すと，スムーズに通過することが多い．通過が無理なら，双方のデバイスをいったん引き抜いて2本同時に進めていけばよい．

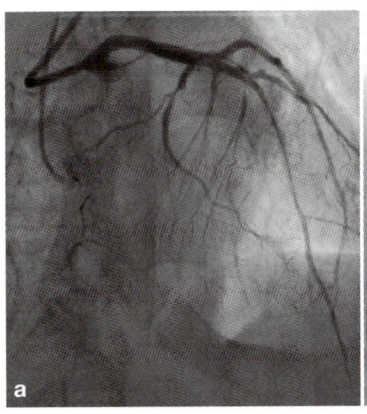

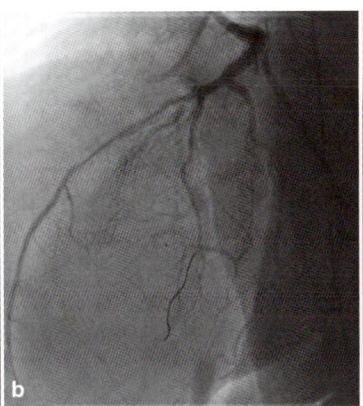

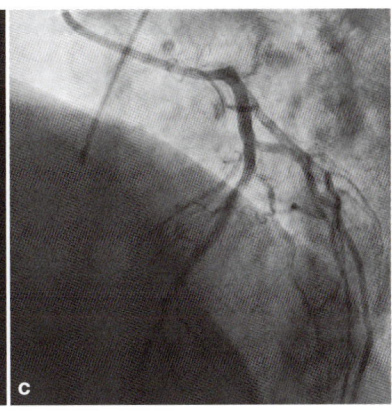

図2・III・11　LADとDgの分離角度
a：AP＋CR，b：AP＋LL，c：LAO＋CR
LADとDgの最適な分離角度はLAO＋CRである．

a．誤謬の例

　誤謬の例として，Prox. LADとDgの分離にRAO＋CRAを用いる術者が多いことを挙げておく．RAO方向はProx. LADとDgの分岐部をむしろ同一平面で眺める方向であり，両者の重なりが多い．CR方向であるので（RAO方向であるからではない）分岐した後の末梢側はよく分離できるが，分岐部そのものは良好に分離できない．普通はProx. LADとDgの分岐部の分離には，LAO＋CRが至適な方向である．典型例を挙げると図2・III・11a, bはLCAのAP＋CRとAP＋LLの造影像である．LADは左方そして前方に向かって走行するので，これを最も長く描写するにはCR方向でなければならないことが分かる．LL＋CR方向では，DgはLADより背側に位置して足方に向かっている．もちろんAP＋CRでDgはLADの左方に位置している．左方・背方に分岐する側枝の分岐部は，LAO方向でよく分離できる．LADの長軸平面は前方に向かってきているので，さらにCR方向に向けたほうがよいことになる．図2・III・11cはLAO＋CR方向であるが，LAD，Dgの分離は極めて良好であることが分かる．LADが強く前方に向かって走行する場合，かなりCRに方向を向けなければLCXとの分離が悪いことがあるし，X線条件が厳しくなる．RAO＋CRはLAOに比較してX線条件が厳しくなく画像として見やすいことがこの角度の好まれる理由であろうが，決して分岐部観察の至適観察角度とはいえない．

b．分岐部を垂直に眺めることができる観察角度のおおよその目安（表2・III・1）

　しかしこれらの方向は分岐部が適切に分離できる頻度が高いというだけで，あくまでも目安である．まずはこれらの方向を記録してみて不適切なら，微調整をして適切な角度を探さなくてはならないことも多い．

　特にLADとLCXとの分岐部は特殊である．他の部分の分岐部は主枝と側枝とはしばらくの距離は同一の心室表面上を走行しているので，主枝と側枝で形成される平面を認識することも比較的容易であるし，その直交方向を見出すことも比較的容易である．しかしLADとLCX分岐部は，LMTから分岐すると同時にLADは左・前・足方へ，LCXは後方へ向かって双方とも急激に方向を変えながら走行する双方の変曲点である．すなわちLADとLCX分岐部においては，分岐部から少しでも末梢に離れた部分の主枝と側枝の2本で形成される一平面はないので，その部分を参考にしても分岐部描出の至適平面を見出すことはできない．まさに分岐部その部のそれぞれの枝の方向を認識しなくてはならないが，時として困難でかなりの微調整を要する．

表2・III・1 分岐部を垂直に眺めることができる観察角度

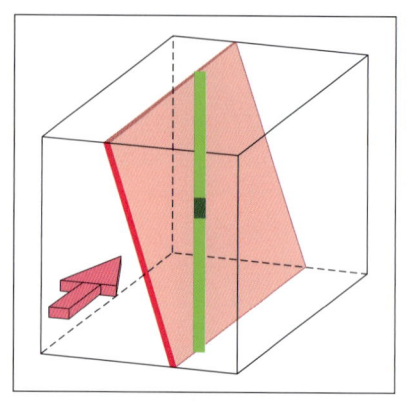

分岐部部位	分岐部平面に垂直方向	二方向シネでの補助的方向
LAD & LCX	LAO+CA(Spider)	AP(RAO)+CA
LAD & Dg(Prox)	LAO+CR	AP+CR(RAO+CR)
LAD & Dg(M〜Dist)	LAO〜AP+CR	
LAD & Sept	RAO+CR	
LCX & PL(Prox)	RAO+CA	LAO+CA
LCX & PL(M)	RAO	
LCX & PL(Dist)	RAO+CR	
4-AV & 4-PD	LAO+CR	AP+CR

図2・III・13 デテクター面に主枝長軸を描出する方法①
緑の直線が関心領域(濃い緑の部分)の軸を示している．正面側デテクターから見える軸は赤太線のごとくであるとする．そのデテクターを回転して真の長軸を描出するにはデテクターを見えている長軸の周りに90°回転すればよい．

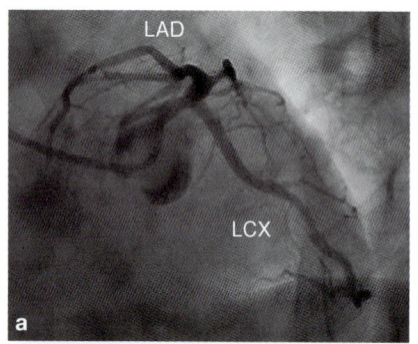

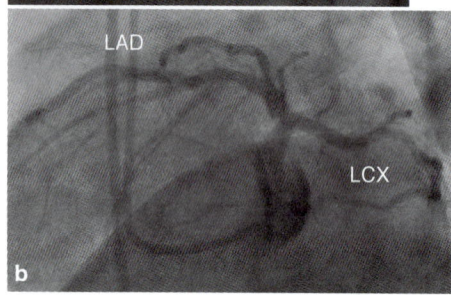

図2・III・12 Spider view の調整
a：LAO 44.3°，CA 17°．浅い spider view．LAD と LCX（閉塞）との分離は悪い．
b：LAO 89.6°，CA 37.2°．深い spider view．LAD と LCX との分離はすこぶる良好．

c. 微調整のルール

❶LAD & LCX 分岐部が通常の spider view では十分に分離できないとき，さらに深い LAO とする．深い CA 方向にすると LM〜LAD が画面上「上方」に立ち上がり，LCX との分離がより鮮明となる（図2・III・12）ことが多い．

❷二方向透視を用いる場合分岐部に関しては，2つの枝の分岐する方向の中央の想定ラインに沿った方向を探索してみることが適切な角度を発見することにつながる．この際，二方向透視は互いが90°である必要はない．

d. 確実に分岐部を en face に観察する角度を見つける方法

基本的には，上記のごとき経験的方法で至適角度を求めることで十分であるが，どうしても en face に眺めているかどうか判断がつかないときには下記のような方法を用いれば確実にその方向を見つけることができる．まずは図2・III・13のように主枝の分岐部（濃い緑の点），長軸（緑の直線）が比較的長く見える方向を探し（赤い直線），そのデテクター上の直線の周りにデテクターを90°回転させる．その方向から見ると長軸は最も長く見える（長軸を含む面に直角な方向から眺める）ことになる（図2・III・14）．この方向からデテクター上，この軸の周りに回転していって，主枝と側枝との分岐部角度が最大になる角度が en face 観察角度となる（図2・III・15）．ステントの入っていない状態でのガイドワイヤー通過だけなら，必ずしも至適観察角度を使用しなくてもできる．最初に2本のガイドワイヤーが入った状態でこの方法を行えば，造影はしなくてもよい．もし側枝の選択が難しければ，主枝にのみガイドワイヤーを通しておいて，

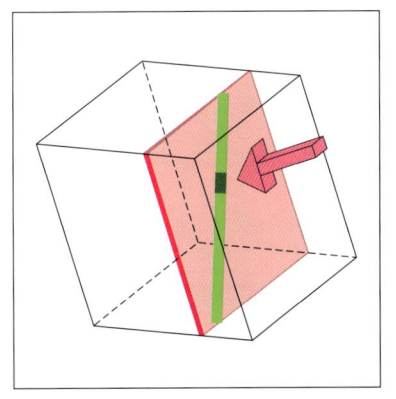

III. 分岐部ステンティングを理想に近づけるための留置技法　161

図 2・III・14　デテクター面に主枝長軸を描出する方法②
こうするとデテクターは長軸を含む面に直角な方向から関心領域を眺めることとなり長軸が最も長く描出されることとなる．

最後の最大の分岐角度を探す段階だけ少量のテストショットを繰り返しながら至適観察角度を探す．

3　ガイドワイヤーの側枝への通過

a．ガイドワイヤー先端カーブの形状

POT を行っていない場合は，ガイドワイヤー先端のカーブの最先端はシャフトに対して直角方向に向けて，先端とシャフトの距離は主枝径より 1 mm 程度長くする（図 2・III・16a）．

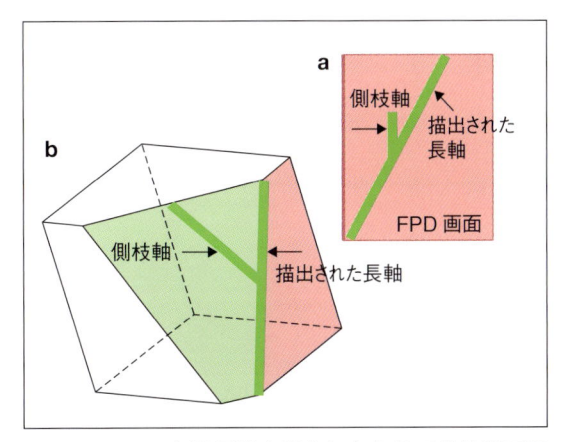

図 2・III・15　主枝長軸を描出したうえで分岐部平面を en face に観察する角度の探索
側枝の方向が FPD 上 a のごとく向いていたとする．実際には b のごとく分岐しているとすると緑の面に en face な角度となれば至適角度ということになる．FPD 上の長軸の周りに clockwise あるいは counter clockwise に回転してその面を探す．その際，わずかな造影剤でテストショットを行いながら，最も分岐角度が開く方向に向けるとよい．

POT を行った場合は，ガイドワイヤー通過は若干難しくなる．ガイドワイヤー先端とシャフトとの距離は主枝近位部径＋1.0 mm 程度とし，先端の方向はシャフトに対して 90°より少し浅い角度にしておく（図 2・III・16b）．

このときのガイドワイヤー通過ルートは分岐部ステント最末梢 cell を通過させる．すなわちガイ

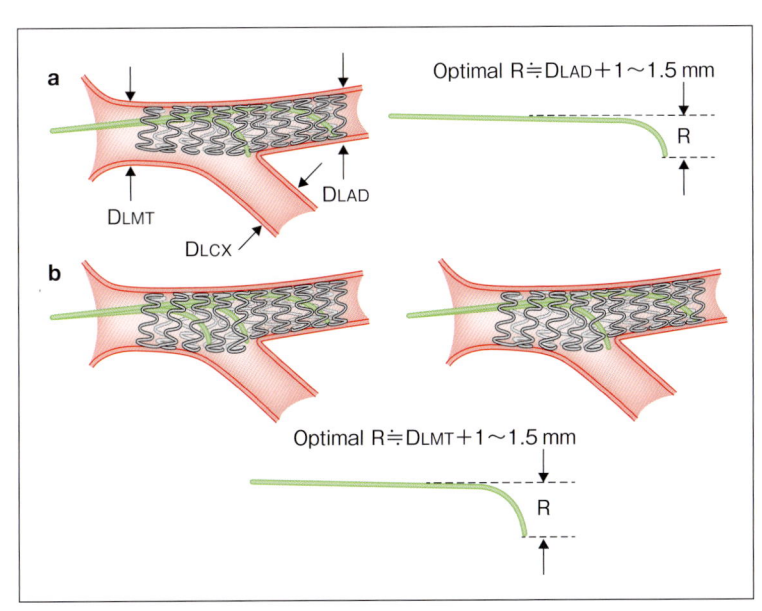

図・III・16　ガイドワイヤー先端カーブの形状
a：POT を行っていない場合．Optimal R ≒ D_{LAD}＋1〜1.5 mm
b：POT を行った場合．Optimal R ≒ D_{LMT}＋1〜1.5 mm

162　第2章　分岐部ステンティング

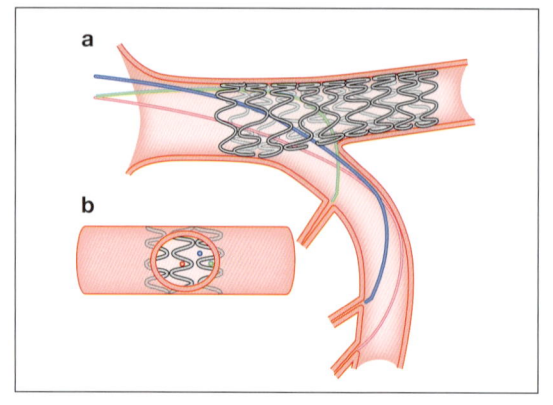

図2・III・17　ガイドワイヤーの通過ルート
a：主枝と側枝とでできる分岐部平面に直交する線上から観察した像．
b：側枝入口部を側枝の軸上から観察した像．ガイドワイヤールートとしては青で示した線ないしは点が至適ルートということになるが，緑色の点で示したルートをガイドワイヤーが通過したとするとcarinaの末梢部分はKBTによって傷つきながら拡張されることになる．赤色で示したガイドワイヤールートでKBTを行うと側枝はjailされる．赤や青のルートをたどったときは，ガイドワイヤーを軽く押し引きすると，strutを越える部分で1.2～2.5 mm程度の可動性があるが，緑色のルートを通過した場合はその動きはほとんど1 mm以下となって窮屈な感じを与える（可動性はステントの種類，cellの位置によって異なるがおおよその数値である）．

ドワイヤーがcarinaに触れるように通過させる（図2・III・17）．こうすることによりステントjailは最小限に抑えられる．

b. 分岐部ステント最末梢cellを通過したかどうかの確認法

　分岐部をen faceに眺める方向から観察して，少し押し込んだガイドワイヤーがcarinaに触れていれば最末梢部を通過している（図2・III・18）．ガイドワイヤーシャフトは分岐部挿入後は必ずしもcarina側にバイアスがかかるとは限らないが，ガイドワイヤー先端部（radiopaque）通過の時点ではガイドワイヤー先端部分は大彎側にバイアスがかかりながら進んでいくことが多い．その時点で造影をしてみて，ガイドワイヤー先端部がcarinaに触れていれば再末梢部を通過していると確認できる．また，図2・III・19のようにガイドワイヤー先端を小枝やdimpleに引っ掛けて軽

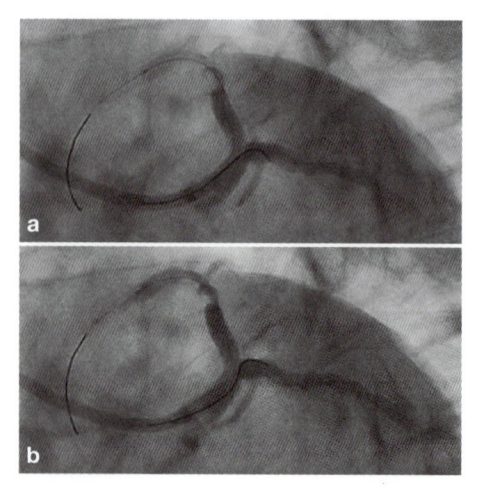

図2・III・18　ガイドワイヤー通過の確認
ガイドワイヤー先端が分枝に入った瞬間は大彎側にバイアスがかかりながら進む．aのようにガイドワイヤーがcarinaに触れなければ，もう一度通過させ直してbのようにcarinaに触れるルートをとり直す．

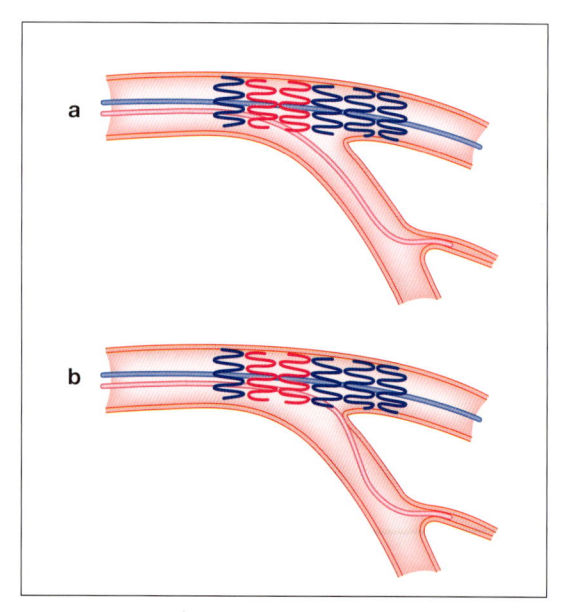

図2・III・19　ガイドワイヤーの最末梢部の通過の確認法
ガイドワイヤー先端を小枝などに引っ掛けて（a），軽く押し込む（b）と近位部がたわんで大彎側に偏位しようとする．このときガイドワイヤーがcarinaに触れれば最遠位部を通過しているといえる．触れなければ最末梢部とはいえないのでさらに遠位側のcellを通すように再度トライする．

く押してcarina側にバイアスをつくったうえで造影し，ガイドワイヤーがcarinaに触れていることを確認できれば最末梢部を通過している．

このようにガイドワイヤーを大彎側に添うようにしてガイドワイヤーがcarinaに触れれば，ガイドワイヤーは分岐部ステント最末梢cellを通過していると考えてよい．しかしcarinaに触れなければ，ステントは側枝をjailしており，そのjailの程度はかなり大きいものとなる可能性がある(図2・III・17)．造影による正確な評価のためには，前述の至適観察角度が必須となる．

❶もし側枝へのガイドワイヤーを適切に押しやってもcarinaに触れることがなければ，ガイドワイヤーを引き抜いて再度最末梢cellを通過させるべくやり直す．

❷逆にガイドワイヤーが奥側すぎるcellを通過したときは，最末端strutがcarinaをそぎ落としながら拡張することもありうる(図2・III・17)．奥側すぎるcellかどうかの鑑別は，ガイドワイヤーのcell内での動きを見ることである程度は可能である．もし側枝側ガイドワイヤーが側枝入口部strut内で1.2 mm(目分量)以上前後に動いたうえで，carinaに触れれば安全であるが，ほとんど動かない場合は奥すぎる可能性が高い(図2・III・17)．

頻度は低いが，奥すぎるcellを通過させたためにcarinaに解離を生ずればculotteステンティングを行うこともありうる．

c. どうしてもステント最末梢cellを通過できない場合

❶主枝のステント留置に際し，プラークシフトまたは解離が起こり側枝入口部に狭窄を起こした場合(図2・III・20a)(carinaシフトの場合はしからず)．

❷血管の蛇行などによってどうしてもステント最末梢cellを通過させることができない．

❸至適観察角度がとれず，造影上は分岐部ステント最末梢cellを通過していると思っていても近位部を通過していることがある．これは特にLMT分岐部に多い(図2・III・20b)．

灌流域の大きい側枝または3.0 mm以上の血管径を有する側枝の場合では，KBTを行った後IVUSで確認のうえ，再度分岐部ステント最末梢cell通過を目指す．

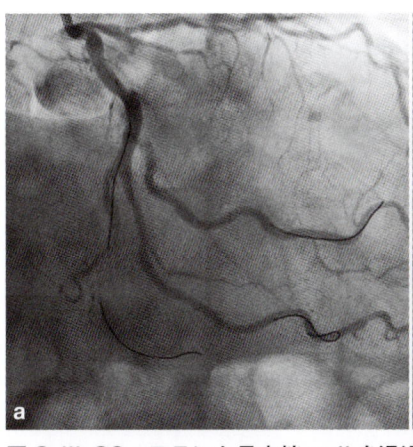

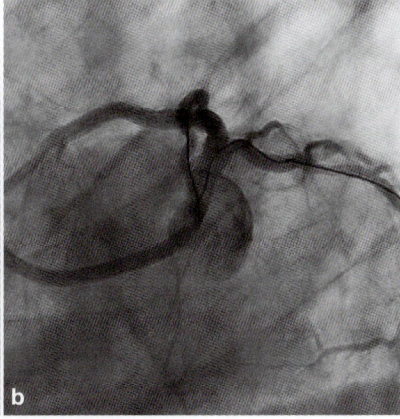

図2・III・20　ステント最末梢cellを通過できない症例
a：真ん中の枝にステントを留置した症例．左側の枝に解離が起こっており，側枝選択に難渋した．また，右側の枝も蛇行のため，側枝選択に難渋した．
b：造影上は分岐部ステント最末梢cellを通過しているように見えるが，IVUSで確認すると側枝の真ん中あたりを通過していた．至適観察角度がとれていないことが原因である．

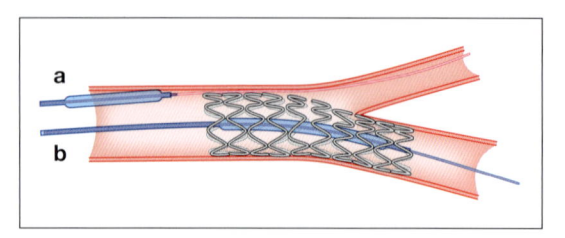

図2・III・21 Jailされたガイドワイヤーがステントによりトラップされて，抜きにくい場合

Jailされたガイドワイヤー(a)にバルーンを乗せて，ステント近位部付近まで進めた状態でガイドワイヤーを引くと容易に抜去できる．ガイドワイヤーを引くときにバルーンが押し込まれ，ステントの変形をきたしうることがあるため注意が必要である．もしものときの場合に備えてKBT主枝ステント内用のバルーン(b)を先に進めてからガイドワイヤーを引き抜くようにすると，ステントが変形してもそのまま拡張すればステントは壁に密着させることができる．

d. Jailed guidewireの抜去

筆者はjailされたガイドワイヤーが抜去不能にならないために，ガイドワイヤーがjailされている状態ではステント内拡張圧は14 atmを超えないようにしている．後述のPOTの拡張圧も同様14 atmとしている．Crusadeカテーテルを抜去した後にjailされたガイドワイヤーを抜去するが，普通は若干の抵抗はあるものの比較的簡単に抜去できる．時としてbare wireでは引き抜きにくいことがある．こうした場合はそのワイヤーに乗せてバルーンを進め，バルーンの先端をステント近位付近に置いて(図2・III・21)，ガイドワイヤーを引き抜くと比較的容易に抜去できる．ガイドワイヤーと冠動脈近位部壁との摩擦抵抗を減少させることができるのと，ガイドワイヤー近位部とjailされた部分とがより直線的(同軸)になることが抜去を容易にするものと考えられる．

普通はこれで何の問題もなく引き抜けるが，時としてかなりの抵抗を感じることがある．そうした場合もバルーンを押し込むことなく強くガイドワイヤーを引くと，ステントを変形させることなく抜去できるのが普通である．しかしPROMUS Elementを使用している場合，まれにバルーン先端でステント近位端を押しゆがめてしまうことがある．そのゆがみ方によっては，KBT用バルーンがステント内に進められなくなってしまう．ステントをゆがませないように慎重にガイドワイヤーを引き抜く必要があるが，もしものときの場合に備えてKBT主枝ステント内用のバルーンを先に進めておいてからガイドワイヤーを引き抜く(図2・III・21)ようにするとよい．こうしておくとたとえステントが変形しても，そのまま拡張すればステントは壁に密着させることができる．ステント内バルーンは引き続くKBTのために，いずれにせよ進めなければならない．それがjailされたガイドワイヤーを引き抜く前か後かの違いだけで操作が増えることも，複雑になることもない．

e. Kissing balloon technique (KBT)

KBTのための2本のバルーンの径は，そして拡張圧はいかにあるべきか，を明らかにするため，分岐部血管径の推測式とバルーンによる拡張径の計算式を紹介したい．

筆者らはかつて(1990年半ば頃)より，分岐部でKBTを行う場合，下記のarea preservation equationなる式を使用して主枝近位部のバルーン拡張径を計算している．

1) Area preservation equation (図2・III・22)

$r_p^2 = r_{d1}^2 + r_{d2}^2 + r_{d3}^2 + r_{d4}^2 + \cdots\cdots r_{dn}^2$

r_p = 近位部径, r_{dn} = n番目の分枝

そもそもこれは2本の血管径からもう1本の血管径を正確に予想するために使用していたわけではない．Balloon 1とballoon 2とでKBTを行った場合，主枝近位部は必ずその2本のバルーンの面積の合計から求められる径で拡張されるのである．生体における実際の血管径は，この式でも次項のMurray's lawでも正確な値を求めることはできない．血管はpositiveないしはnegative remodelingを起こしていることがあるからである．また，血管径はquarter sizeで不連続的に変化するものでもない．そのとき主枝近位部は，2本のバルーンの径より計算された面積から求められる径で実際に拡張されるのである．もし主枝近位部が計算された面積より小さければ，主枝近位部の解離形成を押さえるためにKBTに際し低圧

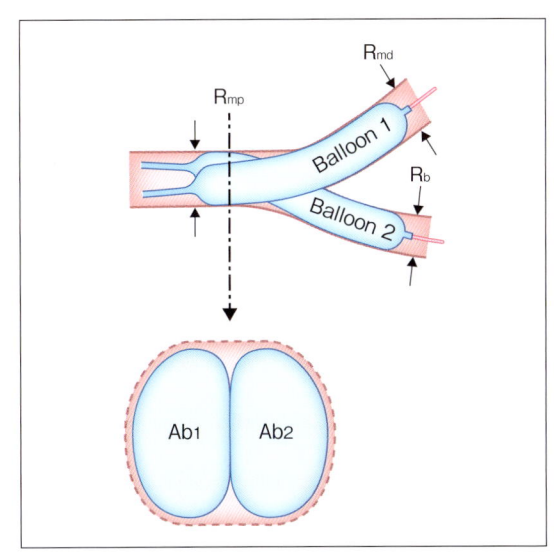

図2・III・22 Area preservation equation
R_{mp}：近位部径，R_{dn}：n番目の分枝，R_p^2：$(R_{d1}^2)+(R_{d2})^2$，P_{md}：遠位部径，R：側枝径，R_{mp}^2：$(R_{md})^2+(R_b)^2$

で拡張するか，それぞれの血管には undersize の径のバルーンを用いた KBT を行うべきである．計算値と同じか大きな径があれば，比較的高圧の KBT も可能である．そのことの注意喚起が最も大きな理由であった．こうした目的のためには，後述の Murray's law は何の意味もないことを記しておかなければならない．確かに分岐部を含むCTO に関して閉塞枝径が収縮している場合，その枝の本来の径を予測するためにこの式を用いることはありうる．その場合も，予測径バルーンでKBT 拡張した場合に近位部が安全であるかどうかは，area preservation 法で確認しておかなければならない．

POT におけるバルーン径の選択は予測式によるのではなく，IVUS や OCT による近位部血管実測径とすべきであるのはいうまでもない．三分岐部分の IVUS で計測した値から主枝近位部の拡張されるべき径を計算し，実計測値と比較して triple KBT における拡張圧を増減させることも極めて容易である．すなわち実計測値が予想値より大きめであれば 10 atm 程度の圧をかけるが，小さめであれば 6 atm 程度の低圧にする．

例を挙げよう．

LAD，HL，LCX 3本の IVUS での計測値によるバルーン径が，それぞれ LAD：3.0 mm，HL：2.5 mm，LCX：2.5 mm であったとすると，triple KBT による LM の拡張サイズは

$$\sqrt{3^2+2.5^2+2.5^2}=\sqrt{9+6.25+6.25}=\sqrt{21.5}\fallingdotseq 4.64$$

となる．LM の IVUS での計測値が 4.7 mm であったとすると，POT は 4.5 mm バルーンで高圧気味(14～20 atm)に拡張するし，triple KBT も 8～10 atm と普通に拡張できる．もし LM の計測値が 4.4 mm であったとすると POT は 4.5 mm バルーンを低圧(～10 atm 程度)で拡張し，triple KBT は HL と LCX は少し小さい 2.25 mm バルーン 2本と 3.0 mm との 3本で 8～10 atm の通常圧で拡張すればよいと分かる（$\sqrt{2.25^2+2.25^2+3^2}=\sqrt{19.13}=4.37\fallingdotseq 4.4$ mm）．

もし 3 mm，2.5 mm，2.5 mm の 3本で拡張するなら 6 atm 程度の低圧にしなければならない．

2) Murray's law（表2・III・2）

$$r_p^{(7/3)} = r_{d1}^{(7/3)} + r_{d2}^{(7/3)} + r_{d3}^{(7/3)} + r_{d4}^{(7/3)} + \cdots\cdots r_{dn}^{(7/3)}$$

r_p＝近位部径，r_{dn}＝n番目の分枝

分枝 2本としたときの簡易式は下式で与えられる．

$$r_{mp} = 0.67(r_{md}+r_b)$$

r_{mp}＝主枝近位部径，r_{md}＝主枝末梢部径，r_b＝側枝径

Murray's law はある流体摩擦係数をもった分岐チューブの径の理想型を示すものであり，生体でもこのようになっているであろうとの推論によるものである．しかし，筆者らが KBT を行う際に POT を含むバルーン径の決定に使用すべきはこの式によるのではなく，IVUS，OCT による計測径である．

Triple KBT の場合も大変計算しにくく，実際的でない．そもそもそうした理論値を求めても，手技的にどういう意味をもつのか極めて問題である．生体では血管は流体力学的至適サイズになっているとは限らず，血管リモデリングやプラークの量などで力学的特性からずれていることが多い

表2・III・2 Murray's law による予測血管径

r_{BS}	2.25	2.5	2.75	3.0	3.25	3.5	3.75	4.0	4.5
	6.63	8.43	10.60	12.98	15.65	18.60	21.85	25.40	33.43
2.25	13.26	15.11	17.23	19.61	22.28	25.23	28.48	32.03	40.06
2.5		16.96	19.08	21.46	24.13	27.08	30.33	33.88	41.91
2.75			21.20	23.58	26.25	29.20	32.45	36.00	44.03
3.0				25.96	28.63	31.58	34.83	38.38	46.41
3.25					31.30	34.25	37.50	41.05	49.03
3.5						37.20	40.05	44.00	52.03
3.75							43.70	47.25	55.28
4.0								50.80	58.83
4.5									66.86
5.0	42.75								
5.5	53.40								
6.0	65.42								

ように思われる．それとは別に単に予測式として用いて，KBTを行ってもよいものかを検討してみたい．

3.5 mmと3.5 mmの二枝に分岐する分岐部においては，Murray's lowでは，上表と下の式によって主枝近位部は4.7 mmと求められる．

$4.7^{(7/3)} = 37.00 ≒ 37.20$

しかし実際には，3.5 mm 2本のバルーンでKBTが行われるなら，主枝近位部は下式によって5.0 mmに拡張されることとなる．

$3.5^2 + 3.5^2 = 24.50 ≒ 25.0 \Rightarrow 5.0$

もし，計測値が4.7 mmしかなかったら，Murray's lowによれば2本の3.5 mmバルーンで普通にKBTを行うのであろうか．

Area preservation equationを用いる筆者らの方法であれば，主枝近位部の損傷を避けるために，低圧でゆっくりと時間をかけて圧をかけるか，側枝側の1本を3.25 mmにサイズダウンすることが薦められるべきとなる．予測式ではなく実際の拡張径計算式を用いるべきであると主張するゆえんである．

f．KBT用バルーン通過

❶主枝に対しては高耐圧バルーンを，側枝には先端プロファイルの小さく軟らかいバルーンを用いてKBTを行う．これらのバルーンは，医療経済的な理由から前拡張に用いたものを使用することが基本である．

❷KBTバルーンは主枝用バルーンから先に進め，しかる後に側枝用バルーンを進めるのを原則とする．側枝にバルーンを進めるに際して主枝のステントを変形させたときに，主枝のバルーンが進みにくくなることを予測してあらかじめ末梢へ進めておくのである．また後述するように，側枝にバルーンが進みにくいときに主枝のバルーンを使用して通過を図ることができるからである．なお，バルーンをステント内に進める際に，バルーン先端やバルーン膜の凹凸でstent strutの無用の変形をきたさないように配慮しなければならない．このことは，変形を受けやすいPROMUS ElementやNoboriステントのような2 linkのステントでは特に重要である．

❸主枝側のバルーンが通過しにくいとき，まずは(1)バルーン先端がステントエッジに当たって進まないのか，(2)先端は進むがバルーンの肩ないしはbodyとステントとの摩擦で進まないのか，を鑑別しなければならない．鑑別は簡単で，バルーンの遠位部マーカーとステントエッジとの間に数mmの距離があれば(1)のステントエッジに当たった状態であるし，マーカーがステントエッジ近くに到達しておれば(2)の状

態でバルーン先端はステントエッジを通過している.

(1) バルーン先端がステントエッジに当たって進まない場合

バルーンをステント内に通過させようとするときバルーンはごくわずかな力で押し，その進むスピードは極めてゆっくりとしたものでなければならない．ステント近位端が入口部近位部や屈曲部にあるときは，KBT用あるいは後拡張用のバルーンの先端がステント近位端に当たり，ステントがごくわずかな力では進まないことがある．このような場合，バルーンを少しでも押すとステントは容易に変形してしまう．特に分岐より近位部の比較的大径の血管でステントが密着していない部分がある場合(POTまたはKBT前)は然りである．バルーンを速く進めていると，先端がステントに当たった瞬間にステントの変形をきたしてしまう．この変形は若干の配列の乱れ程度で済むこともあるが，strutを立ち上がらせバルーンをさらに進みにくくして決定的な変形をきたすことがある．さらに押して通過を試みることは，同様な変形をきたすおそれがある．下記のいずれかの方法で無理なくstrutを変形させずに通過させることができる．

① バルーンシャフトが直線化される程度に引き抜き，取って返して軽く押し込む動作を行うと通ることがあるが，決して，さらに押して通過させようとしてはならない．
② ガイディングカテーテルの方向を変えてバルーン先端をステントから離すようにする．
③ わずかに引き抜く動作をして(ガイドワイヤーが少し直線化する程度に)，直ちにわずかに押し込む．

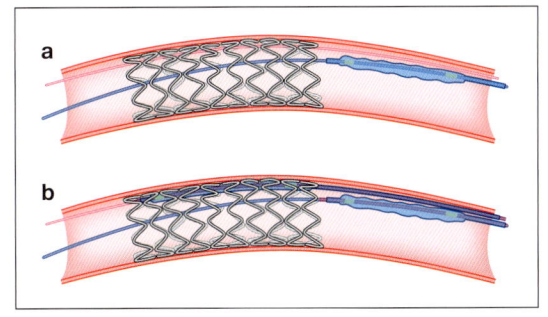

図2・Ⅲ・23 Buddy wire法(a)とbuddy balloon法(b)
a：ワイヤーが1本入ることでバルーン先端チップのあたりが変わったり，バルーンとstent strutとの間の摩擦が減る．
b：Buddy wire法でも通過困難時には，buddy wireのwireに通過性のよいバルーンを通しておくことで，2本目のバルーンが通過しやすくなる．

④ Buddy wire法を用いる(図2・Ⅲ・23a)．
⑤ Buddy balloon法を用いる(図2・Ⅲ・23b)．
⑥ それでも通過しなければbuddy balloonはそのまま残して，新しい低プロファイル・バルーンに変更する．

(2) バルーンの肩ないしはbodyとステントとの摩擦で進まない場合

一度前拡張で使用したバルーンが進みにくければ，バルーンをいったんガイディングカテーテル内に引き込んでカテーテル内で10 atm程度に拡張し，直ちに退縮させたうえで再び進めると容易に進むことが多い．それでも通過しなければ，バルーンをいったん体外に引き抜いて形成(リラッピング)を行う．通過しなければbuddy wire法を試みる(図2・Ⅲ・23a)．それでも通過しなければbuddy balloon法を試みる(図2・Ⅲ・23b)．これで通過しないことはまずないが，それでも通過しなければ新しい低プロファイル・バルーンに変更する．

Column⑯

● バルーンの形成(リラッピング) ●

リラップバルーン表面の凹凸が抵抗となることを防ぐために，バルーンに被せてある保護シースを利用して表面の凹凸を最小にしておく．これにはまずバルーンには陰圧をかけておく．次に，あらかじめシースを通したスタイレットをバルーン先端から差し込んで，シースをバルーン先端から滑らしてプロファイルを小さくしていく．バルーンの膜が蛇腹状に近位部に溜まってきてシースが進みにくくなるのを防ぐために，シースを回転させながら進めるとよい．

❹ 側枝側のバルーンが通過しにくいときも，決して無理には押し込まない．バルーンをステント内から側枝に進める場合，strut の変形はさらに深刻であることが多いので，さらに慎重な配慮が必要である．この変形は link 数が少ないほど顕著となるので，特に留意が必要である．あらかじめ，先端プロファイルの小さく柔軟なバルーンを使用する．リラップ後に使用しようとするときは，あらかじめリラップ性能のよいバルーンを使用しておく．2 link ステント以下の link 数のステントを使用する場合は，特にアンカー法は推奨できない．むしろ禁忌である．アンカー法は強く押して進めるためのバックアップを確保するものであり，強く押すとステントの変形を促すからである．

❺ 側枝バルーンの先端が stent strut に当たって進まないとき（バルーンの末梢側マーカーと分岐部ステントまでの距離が長い場合）は，主枝バルーンを高圧拡張してみる．strut がより大きく拡張され，よりよく血管壁に密着するために側枝バルーンは進みやすくなる．それでも通過しなければ，❽のバルーン先端のささくれ立ちを確認する．

❻ 側枝バルーンの先端が strut を越えてはいるがバルーンの肩の部分で引っ掛かっている場合は，その場所で低圧（6 atm 程度）の hugging balloon を行って，deflation するとともにそっと押し込むとバルーンが通過することが多い（図 2・Ⅲ・24）．2〜3 回繰り返し行うと少しずつ進むことがある．

❼ 主枝のガイドワイヤーを使用して近位部の大径バルーン拡張（POT）を再度行うと通過しやすくなる．

❽ 側枝のバルーンの先端が strut を越えないときは，バルーンを引き抜いてみてその先端がささくれ立っていないかどうかを確認する（図 2・Ⅲ・25）．ささくれ立ちは非常にわずかなことが多く，よく見ないと認識できない．少しでもささ

○Column⑰

●観察角度の重要性●

　側枝バルーン先端の位置の確認に際しては，分岐部表面を en face に眺める角度で観察することが肝心である．例えば，LAD, Dg 分岐部は RAO+CR ではなく，LAO+CR でなければならない．図のように LAO+CR で見るとバルーンの遠位部マーカーは carina を十分越えているように見えるが，RAO+CR ではバルーンの遠位部マーカーは carina から少ししか出ていない．バルーン先端が carina を越えている場合と，そうでない場合とでは対処法が異なるので，その鑑別は重要である．

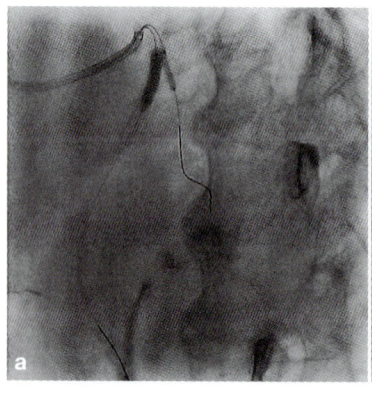

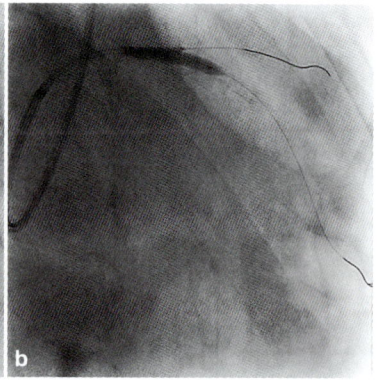

図　観察角度による見え方の違い
　LAO+CR で見るとバルーンの遠位部マーカーは carina を十分越えているように見える(a)が，RAO+CR ではバルーンの遠位部マーカーは carina から少ししか出ていない(b)．

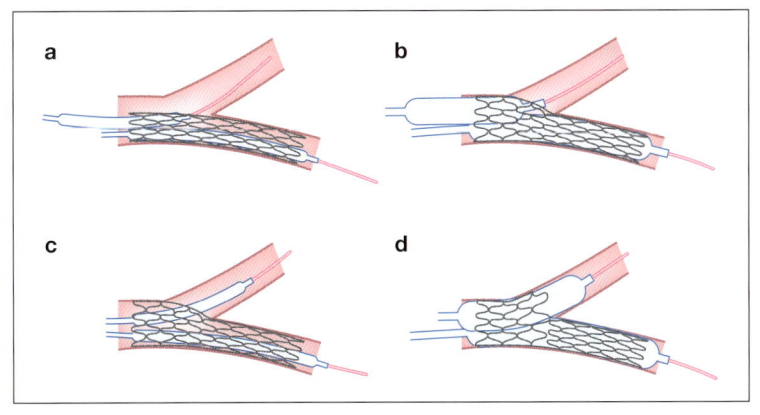

図2·III·24 側枝のバルーンがstrutを越えないとき(hugging balloon)
a：側枝側ステントが通過しない.
b：通過しない側枝バルーンと主枝側バルーンとで6 atm程度のhuggingを行う．このとき，2本のバルーンが重なる部分が近位部端を越えていると，近位部に解離をきたす可能性があるため，主枝側バルーンの近位マーカーは主枝ステント近位端ぎりぎりに位置する必要がある．
c：2本のバルーンを退縮させると側枝側バルーンは容易に通過することが多い．
d：KBT

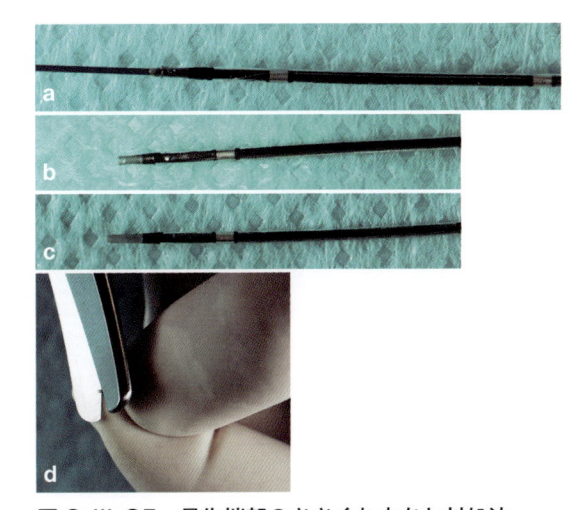

図2·III·25 最先端部のささくれ立ちと対処法
a：最先端部はささくれ立ちを起こし，また，チップ部は蛇腹形成している．
b：先端を0.3mm程度カットした後の写真．cの新しいバルーンに比較すると最先端を面取りした形は失われているが，ささくれ立ちは消失している．
c：新品のバルーン最先端であり，先端部分のわずかな面取りがなされている．
d：Cooper鋏で先端をカットしているところ．

くれ立ったバルーンを使用すると，ささくれ立ちはもっとひどくなり，無理して押せばついにはバルーン先端部分の蛇腹形成に及び，ますます通過しにくくなるし，stent strutの変形もきたす(anchor techniqueを用いない理由の1つである)．ささくれ立っているようなら，そのままでは決して再使用しないことである．ささくれ立ったバルーン先端の0.3 mmくらいをよく切れる鋏でカットすると，簡単に通過できることが多い．未使用バルーンの先端のような最先端先細りはなくなるものの，通過性は著しく改善する．ささくれ立ちの引っ掛かり効果は，絶大であることが示唆されるのである．先端カットはデバイスの使用方法として公には推奨しにくいが，医療経済を鑑みて新しいバルーンを使用することを避けるために筆者がしばしば行う手法である．

　この先端のささくれ立ちはステントに引っ掛かる場合のみならず，CTO病変の通過時にも起こることがある．

　図2·III·25のようにカットはバルーンシャフトに直角に行っている．斜めにカットすると通過しやすいように思われるが，**図2·III·26**に

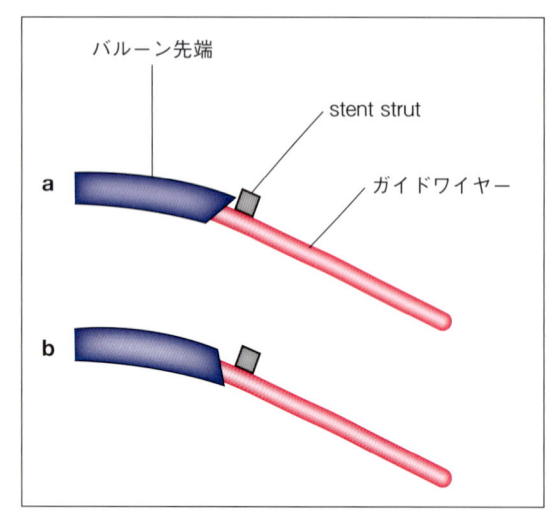

図2・III・26　先端を斜めに切ったバルーン
ガイドワイヤーカーブの外側（大彎側）にひさし部分が向くように進んだ場合，stent strutに引っ掛かりやすくなってしまうし，引っ掛かった場合のささくれ立ちは激しくなる(a)．軽く進めて引っ掛かったら少し引いて約180°回転しながら進めればよいが(b)，実際にはうまく回転できない．

筆者が斜めに切らない理由を示す．斜めに切った先端は，ガイドワイヤーカーブの外側（大彎側）に庇部分が向くように進むのが普通である（**図2・III・26a**）．そうすると庇部分の最先端は対側の支えがないために，ガイドワイヤーから遠ざかってしまい，引っ掛かりやすくなってしまうし，引っ掛かった場合のささくれ立ちは激しくなる．軽く進めて引っ掛かったら少し引いて約180°回転しながら進めれば（**図2・III・26b**），理論的には簡単に通過できるはずであるが，実際にはうまく回転できるかどうかが問題である．
　回転ができるバルーンを使用すれば斜め切りもありえるが，一般的には回転は難しいので，筆者は直角に切っている．

❾それでも通過しなければ新しいバルーンに変更する．

❿さらに，それでも通過しなければガイドワイヤーが適切な部分を通過していない可能性が高い．その際には，ガイドワイヤーは残したままでCrusadeともう1本のガイドワイヤーを用いて隣接する別ルートから側枝を選択し直し，2ndガイドワイヤーを別のcellを通過させて，2ndガイドワイヤーに沿わせてバルーンの通過を図る．もし1stガイドワイヤーが適切なcellを通過していて，2ndガイドワイヤーが同じcellを通過してしまったとしても（血管造影上は判断不能であるが），buddy wire法が有効である可能性があるのでゆっくりとバルーンを進めてみるとよい．このとき，バルーンの乗っていないガイドワイヤーをわずかに押し込んでおくと有効な場合がある．極めてまれではあるが，それでも通過しなければ最終的には最小径バルーンで通過させ，拡張後に大径バルーンに変更する．側枝へのバルーン通過は決して無理に押すことなく，stent strutを変形させずに行うようにしなければならない．**決してアンカーテクニックを用いてはいけない．**

g. バルーン拡張

❶まずは分岐部になじんだ形でステントを拡張するために，8〜10 atm程度の低圧でKBTを行う（**図2・III・27**）．

❷主枝近位側を大径バルーンで拡張（POT）していないとき，KBTの2本のバルーンの近位部端は主枝に留置されたステントの近位端かそれより近位部をカバーしていて，かつ2本重なった部分はステント近位端より近位部に突出させない（**図2・III・28**）ことが求められる．2本のバルーンの近位端がステント近位端より末梢にあると，**図2・III・28e**のようにステント近位端は十分に拡張されず血管壁から浮いた状態となる．この状態で拡張後の表面がでこぼこになったバルーンを引いてくると，ステント近位部を引っ掛けて手前に引いてくることにより，ステントをゆがめてしまう結果となることがある．

❸その後，側枝側を単独で側枝入口部が十分拡張される程度の圧で拡張する．

❹最後にもう一度，比較的低圧でのKBTを行っておく．

h. POT（proximal optimization technique）

主枝近位部から主枝末梢，または側枝にかけてステントを留置した後に，主枝近位部ステント内

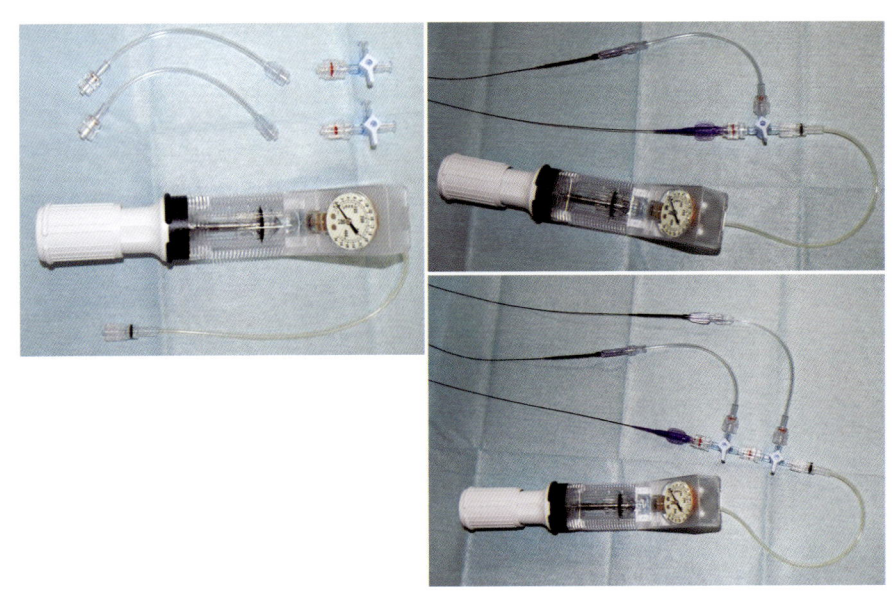

図2・III・27 雄-雄コネクターを用いたKBT法
雄-雄コネクターを使用したKBTでは，圧の上昇，下降は2本(3本)のバルーンともに同じなので，同時に同圧をかけられるし，退縮のタイミングも常に同時である．また，経済的にもコストが安く済むし，indeflatorの操作は1人で行うことができる．

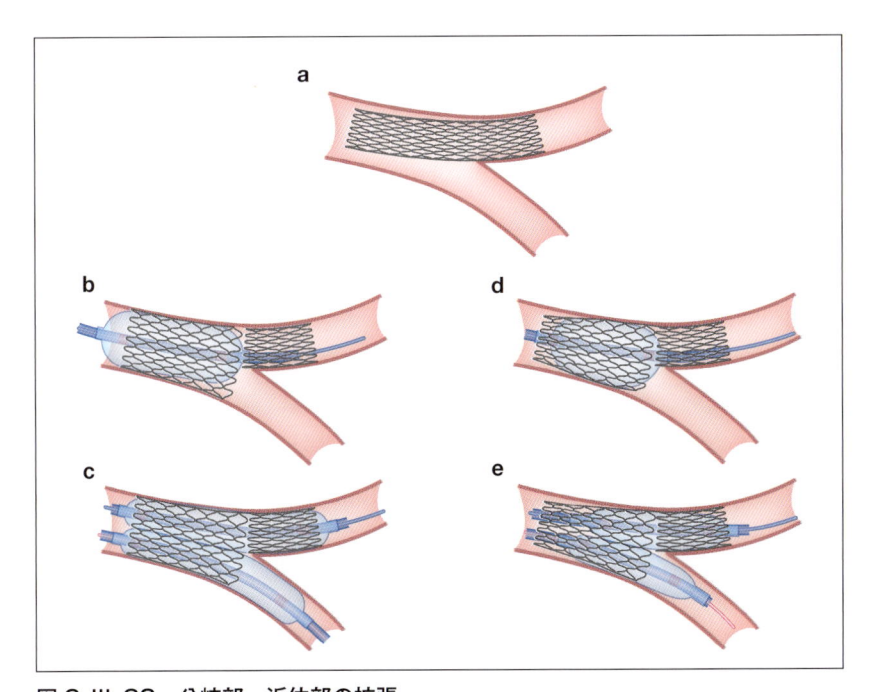

図2・III・28 分岐部，近位部の拡張
POTをする際(a)，バルーン近位端はステント近位端をカバーしておかなければならない(b)．近位端が拡張不十分であると(dあるいはe)，拡張後退縮させたバルーンを引き抜くとき，密着不良のstent strutを引っ掛けて変形させてしまうことがある．バルーンが短いために，末梢側に残った不拡張部分は，バルーンが進まなければ一度引き抜いて成形して進める方法を考える．

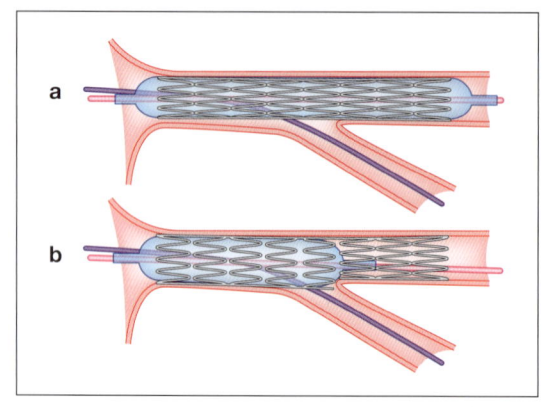

図2・III・29 Proximal optimization technique(POT)
a：主枝にステントを留置するとき，近位部の径が大きく十分な apposition がとれないことがある．
b：引き続いて近位部を近位部に適正な径と長さのバルーンで拡張すれば，拡張と apposition をとることができる．バルーン径は非入口部であれば近位部のランディングゾーンに適したサイズとし，入口部病変であれば近位部血管径で拡張する．ガイドワイヤーを jail している場合は 14 atm 以上はかけないことを原則とする．

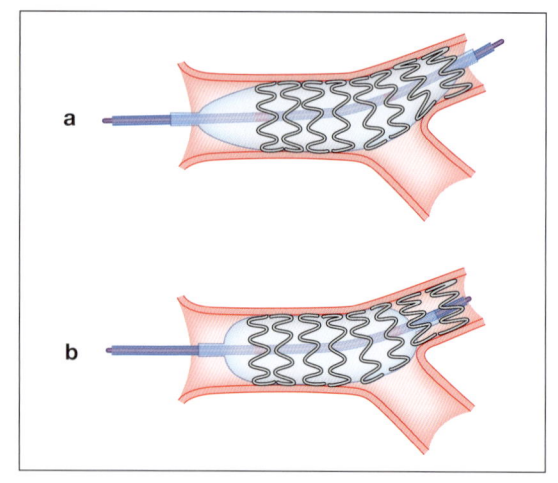

図2・III・30 POT に適したバルーン
a：先端先細りのバルーンではバルーンの先端が主枝末梢入口部にかかる可能性があり，障害が起こりうる．
b：POT に使用するバルーンは，先端の先細りが少なく俵状形態のバルーンがよい．

を適切な径のバルーンで拡張することを POT（proximal optimization technique）という（図2・III・29）．

　主枝近位部の径がステントを留置しなくてはならない主枝末梢，側枝に比して大きく，ステントデリバリーバルーンでは近位部 strut が冠動脈壁への apposition をとれない場合がある．このような場合，主枝近位部のみを近位部にマッチしたサイズのバルーンで拡張する POT を行ってから，ガイドワイヤーを側枝にとり直し KBT を行えば，近位部ステントの KBT による変形を避けることができる．POT を行おうとするときは，ステントが主枝近位部を 6 mm 以上カバーするようにする．POT で使用するバルーンはステント内のみを拡張し，近位部に突出させないほうがステントより近位部の障害が少ないので，現在存在する最短のバルーンより近位部ステント部分が長いほうがよいということになる．

　POT のバルーニングの位置決めであるが，必ずしも簡単ではない．先端先細りのバルーンで主枝末梢を拡げた場合，主枝末梢入口部に過拡張のための障害が起こりうる．できるだけ先端の先細りが少なく俵状形態のバルーンを使用し，遠位部マーカーが carina のわずか手前に位置するようにして拡張するのが望ましい（図2・III・30）．Carina 部分に若干 apposition の悪い部分があったとしても，それは KBT で楕円に拡張すればよい．元々，分岐部そのものは楕円をしているのである．

i. Jail の有無・程度の確認とガイドワイヤーの側枝への再通過

1) IVUS

　KBT 後の jail の状態を確認するには，IVUS が最も有用である．主枝側に IVUS を進め，carina エッジから近位部に向かってステント jail がどれほどの距離があるかを観察する．Jail が 1 mm 以下であれば許容するが，1.5 mm を超えるようなら必ずガイドワイヤー再通過を図る．

2) Crusade カテーテルを使用したガイドワイヤー再通過

● 主枝側のガイドワイヤーに Crusade を乗せる方法（図2・III・31）

　ガイドワイヤー再通過には Crusade を用いる．Crusade は側枝側のガイドワイヤーはランドマー

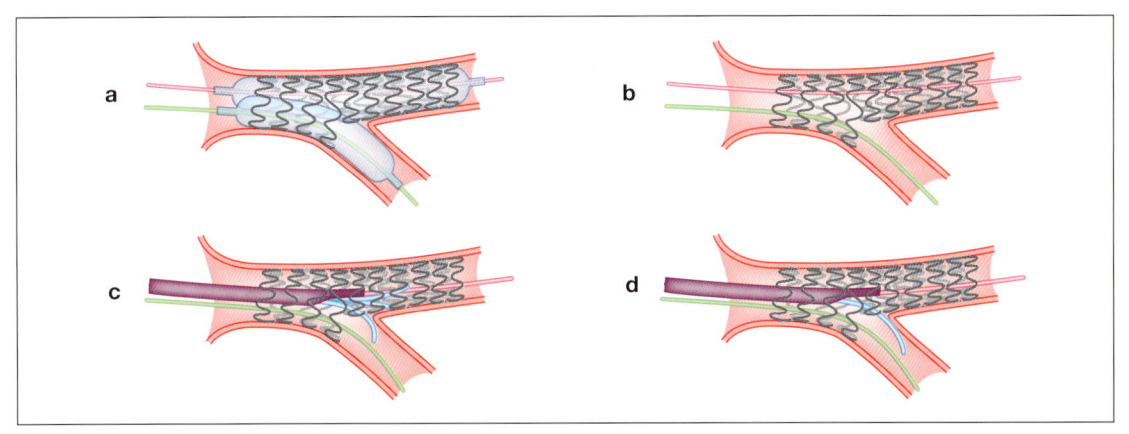

図2・III・31 Crusade を使用して側枝のガイドワイヤーをとり直す方法(主枝側のガイドワイヤーに Crusade を乗せる方法)
c:主枝側のガイドワイヤーに Crusade を乗せ,末梢まで進め末梢から探索用ガイドワイヤーを引いてくる.
d:探索用ガイドワイヤーが遠位部にあり,両者がお互いに touch しなければ strut 奥側を通過している可能性が高い.

Column⑱

●POT と KBT の必要性●

POT を使用した分岐部ステンティングで次のような考え方があるとすると,問題であると考えるので記しておきたい.
①主枝末梢径に近いステントを分岐部にクロスオーバーして留置する.
②POT を行う.
③ガイドワイヤーを側枝に通過させる.
④側枝入口部を入口部のみ拡張する.
以上の手順をとると KBT を行わなくて済む.
筆者の反論は,
- 中期的には KBT を行わないほうがよいステントデザイン(例:Cypher)と KBT との組み合わせもありうる.しかし「絶対に KBT は避けるべきだ」とはいえない.
- KBT 後に側枝に問題が起きたとき容易に culotte ステンティング(あるいは provisional stenting)ができて,それら全体の長期成績が KBT しないときよりよければ,積極的に KBT を行うべきであろう.
- そのためには理想的分岐部ステンティングを安全に行うためのステントの選択(開発を含め)と留置技術とを最高度に高める必要があるし,KBT を行わない場合の不利益を明らかにしなければならない.

また,KBT を行わない場合の理論的な不利益について述べる.
- POT を行っても確実に carina のステントが血管壁と apposition をして開くとは限らないし,基本的にはステント jail はなくならない.場合によっては,バルーンが主枝末梢に掛かると側枝に対して carina シフトが起こりうる.末梢での血管の損傷も起こりうる.ステント留置と POT のみでは,理想の分岐部ステンティングとはかけ離れた結果しか得られそうにない.
- KBT をせず側枝だけを拡張すれば,上記の不都合を解決できるのだろうか.バルーン長の極めて短いバルーンで stent strut の側枝側入口部に穴だけをあける方法であればそれができるであろうか.
短いバルーンで理想的に側枝入口部のみが拡張したとしよう.それでも分岐部の楕円になった部分の対側 strut は長いバルーンで拡張したときのように側枝側に引き込まれるであろう(**図**).そしてここを拡張しなければ完全な apposition はとれない.
- 2 link ステントを使用して,ガイドワイヤーを carina 最遠部を通過させて,KBT のバルーンサイズと圧に十分なケアをすれば,KBT による問題点は極小になると考えられる.

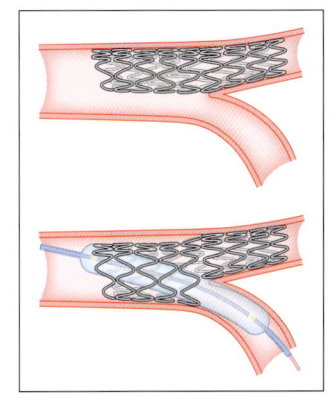

図 ステント留置後に側枝だけをバルーンで拡張した場合
対側の strut が浮くようになる.

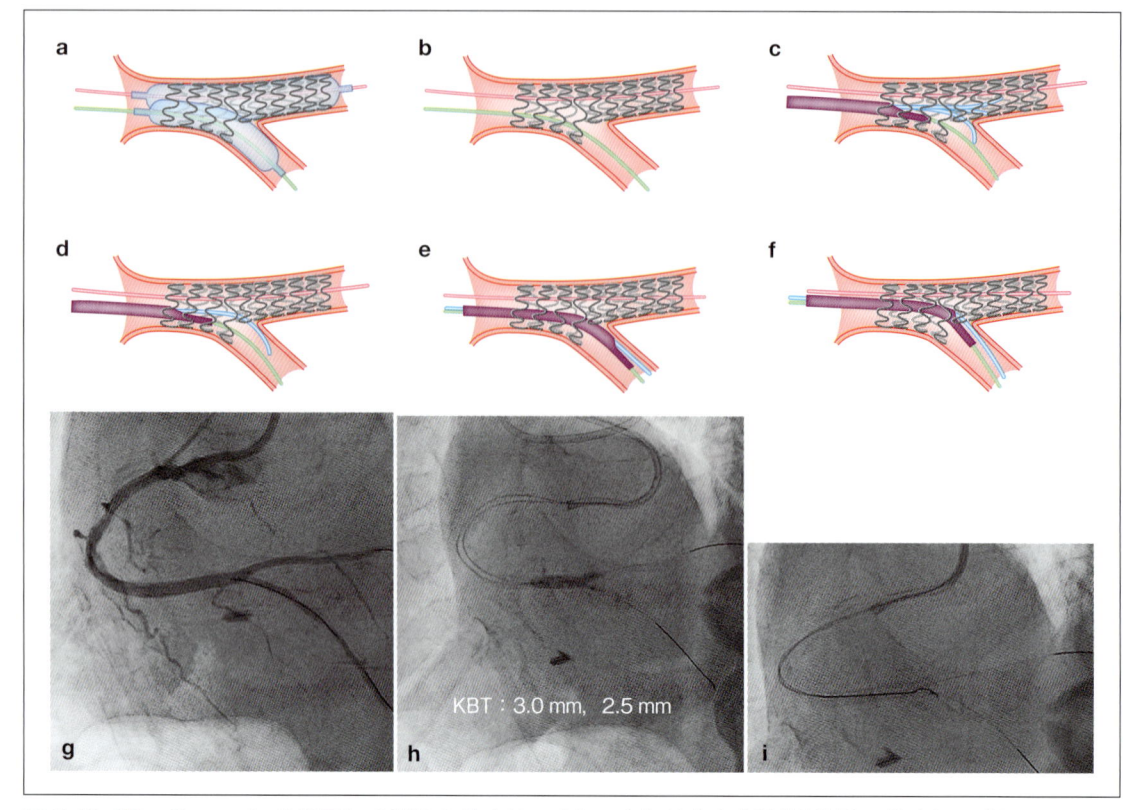

図2・III・32 Crusadeを使用して側枝のガイドワイヤーをとり直す方法（側枝側のガイドワイヤーにCrusadeをのせる方法）
fのように探索用ガイドワイヤーがランドマークガイドワイヤーと異なるcellを通過していればCrusadeは分岐部から末梢に進まないが，同じルートを通っているとCrusadeは容易に末梢に進む．
g：右冠動脈#3-#AVにstent留置後．側枝ガイドワイヤーをとり直し．
h：KBT
i：Jailが多く認められたため，側枝側のガイドワイヤーにCrusadeを乗せる方法でガイドワイヤーをとり直した．

クとして残したままで行う．探索用ガイドワイヤーはランドマークワイヤーのわずかに末梢側を通過させる．ランドマークガイドワイヤーのradiopaqueでない部分を分岐部入口部においてわずかに引き抜いたところで止め，cell近位部に触れるようにしたうえで探索用ワイヤーをやはり軽く引く力を掛けて止める．この状態で探索用ガイドワイヤーが遠位部にあり，両者がお互いにtouchしなければ探索用ワイヤーは少なくとも1 strut奥側を通過している可能性が高い．

● 側枝側のガイドワイヤーにCrusadeを乗せる方法（図2・III・32）

側枝側のガイドワイヤーにCrusadeを乗せて，探索用ガイドワイヤーはカテーテル内に引き込んだままCrusadeが側枝に容易に進むことを確認したうえで，Crusade先端部側孔をいったん主枝近位部に引き戻し，探索用ガイドワイヤーを主枝末梢に進める．ガイドワイヤー先端を側枝に向けながら引いてきて，ランドマークワイヤーより末梢部を狙って通過させるように操作する．ガイドワイヤーが側枝をとらえたところで，Crusadeを軽く進めてみる．もし探索用ガイドワイヤーがランドマークガイドワイヤーと異なるcellを通過していれば，Crusadeは分岐部から末梢に進まない．少なくとも1 strutは末梢側のcellをとらえていると考えられる．カテーテル先端と側孔から出たガイドワイヤーとでstrutが挟まれる形となり，カテーテルは進まない．もし2つのガイドワ

イヤーが同じcellを通っていたら、カテーテルは自由に末梢に進む．

3）再KBT

奥側のcellを通過している可能性が高ければ，上述のバルーンとテクニックとを用いて再度KBTを行う．

4）IVUS

再度IVUSを行い，jailが1mm以下の許容範囲であることを確認する．

IV. 分岐部two stent法の理想型

一般的にone stentかtwo stentかという議論も，急性効果はどちらでもよい結果が得られそうな病変についてのことであり，two stentでなければよい急性効果が得られない病変もある．Two stent法の理想型はいかなるものか，それを実現するためにはどのようなデザインのステントを，どのようなガイドワイヤー戦略を，どのようなデバイス戦略を，どのような拡張戦略を用いなければならないのであろうか．

分岐部ステンティングの理想型は，「II. 分岐部に最適化した汎用ステントデザイン」〔参照➡図2・II・1（146頁）〕に示した通りである．側枝にも拡張すべき病変がある．図2・II・1aには1つのステントとも2つのステントを用いるとも書いていない．もしあるアイデアのもとで1つのステントでこのようなことができるかも知れないので，理想という意味でこの図を掲げたが，現在のところこのようなステンティングを行うには少なくとも2つのステントを必要とする．この場合，2つないしは3つのステントを使用するアイデアが提案されている．それぞれの方法が理想型にどれだけ近いのか，あるいは遠いのかを見てみたい．

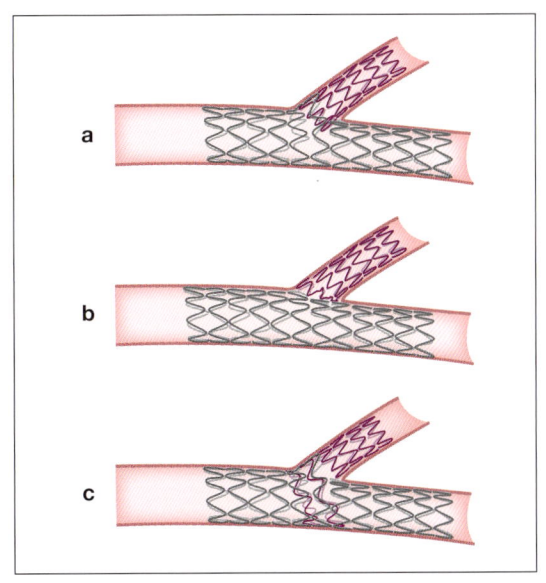

図2・IV・1 Provisional T stent(a)，modified T stent(b)，culotte stent(c)
a，bでは対側部分のradial strengthが失われている場合がある．

A. さまざまなtwo stent法に関する短評

Provisional T, modified Tないしはmini-crush, sleeve techniqueは側枝のステントのstrutを主枝に突出させず，逆にギャップを生じることなく，きっちりステントを留置するのが手技上のポイントになる．特に側枝の肩の部分にギャップが生じることがあるのが問題の1つである．Provisional Tは少し主枝に出過ぎた場合はculotteステンティングに移行すればよいというつもりで留置すれば，留置位置が末梢すぎて主枝ステントと側枝ステントとの間にギャップができる可能性は低い．Provisional T, modified Tでは側枝のステントの一部でstrutのringの一方が血管壁の支えを失って，対側部分のradial strengthを失ってしまうことがありうる（図2・IV・1）．

Provisional Tステントの場合，比較的血管径が大きく（2.75mm～）分岐角度の小さい分枝においては，浮いたstent strutがradial strengthの

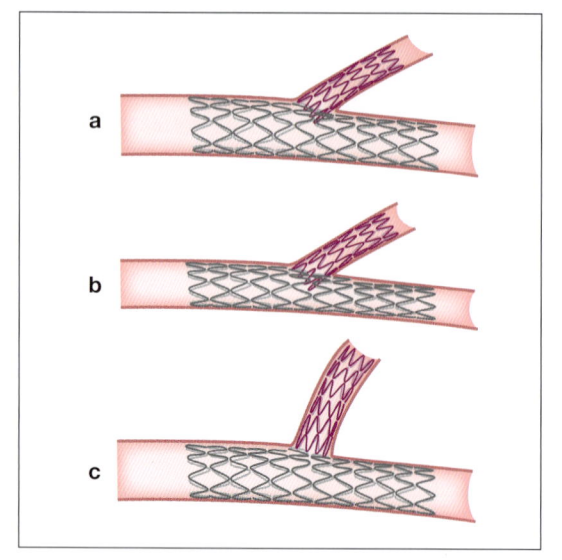

図2・IV・2　Tステントのいろいろなパターン
a：側枝の分岐角度が小さい例．主枝側に突出したstrutがradial strengthの発生に関与しなくなっている．
b：主枝も側枝も小径の例．主枝側に突出したstrutの比率が高くなる．
c：側枝の分岐角度が大きい例．主枝内へのstrutの突出が少なくなる．

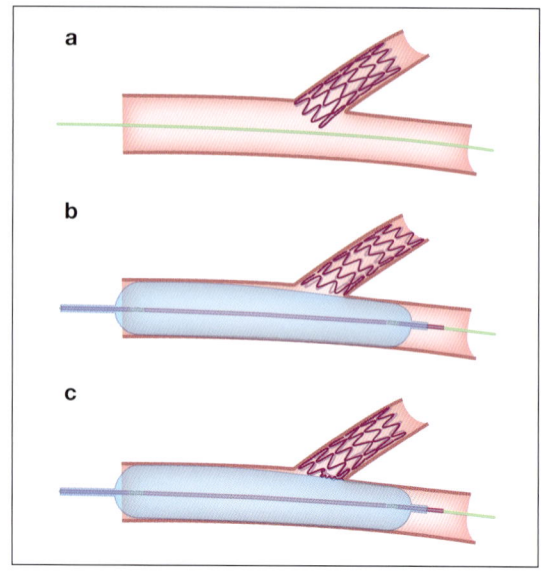

図2・IV・3　Sleeve technique
bのようにstrutのジグザグ構造が保たれた状態で側枝内に押し戻せる可能性は低く，cのように三次元的にゆがんでしまう可能性が高い．

発生に関与しなくなっている（図2・IV・2a）．主枝も側枝も比較的小径の場合は，遠位側で主枝内に突出する距離は同じでも主枝径に占める比率は高くなる（図2・IV・2b）．分岐角度が大きければ，主枝内への突出は少なくしうる（図2・IV・2c）．

Sleeve technique（図2・IV・3）で遠位側の突出strutを主枝血管壁側に押し付けても，斜めになったstrutはradial strengthを失うと考えたほうがよい．ジグザグ構造を保ったままで側枝血管壁内に十分に押し戻せるものかどうか（図2・IV・3b）疑問であるからである．側枝入口部でのstent strutは三次元的にゆがんでいる可能性が高い（図2・IV・3c）．特に側枝入口部に石灰化などがある場合は然りである．

Vステント（simultaneous kissing stent：SKS）では主枝近位部では常に十分なradial strengthが得られていないし，原理的にstent strutのapposition も得られていない（図2・IV・4）．

Culotteステンティング（図2・IV・5）は，stent＋KBTを2回行うだけの比較的簡単な方法である

が，複雑であると敬遠されがちである．また，主枝近位部に2枚のステントが重なるという欠点がある．しかし，適したデザインのステントを用い，適切なステント留置技法を用いれば，完全なappositionを得て，radial strengthを確保し，完全にjailを回避することができる，理想に近い分岐部ステンティングである．

B．Culotte（Y）ステンティング

1 Culotte（Y）ステンティングの適応

❶ 真性分岐部病変（true bifurcation lesion）で，stent＋KBT後の側枝に閉塞や再狭窄の高いと考えられる解離が生じたり，プラークシフトやcarinaシフトによる有意狭窄が生じたりした場合．

❷ 側枝への蛇行が高度で主枝にステントを留置した後では側枝にステントを留置できなくなるおそれが強いとき，最初からculotteステンティングをプランして側枝側からステントを留置する．

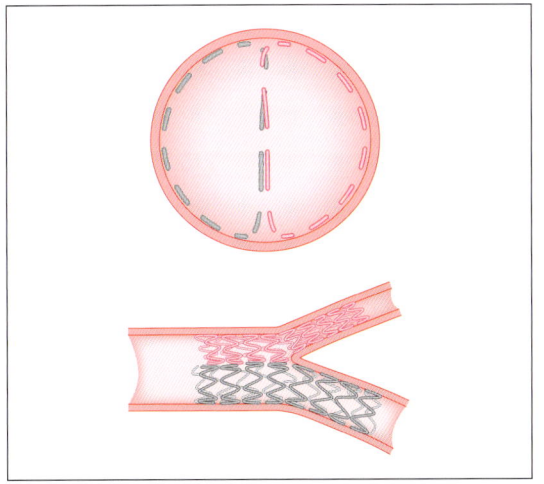

図2・IV・4　V ステント
Radial strength は対側の stent strut の強度に依存するため，極めて軟弱である．

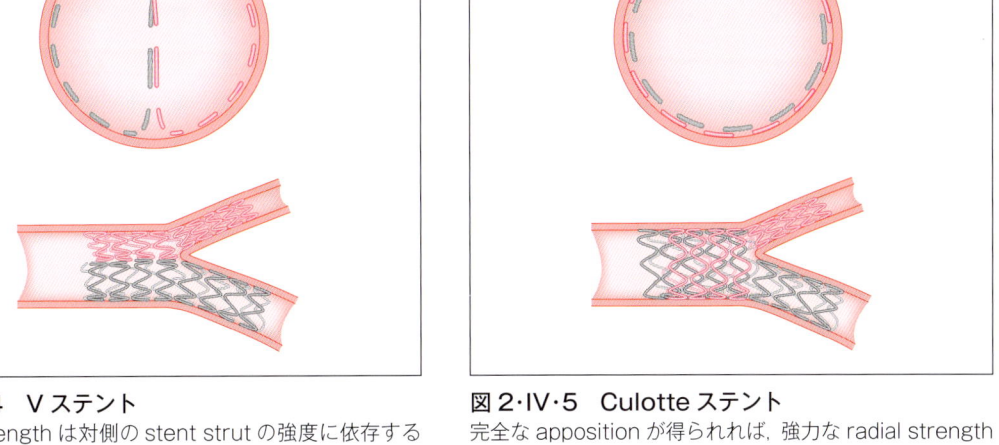

図2・IV・5　Culotte ステント
完全な apposition が得られれば，強力な radial strength が得られる．

❸前拡張時から側枝側の解離が激しく，主枝側に先行してステント留置をした後の provisional stent では，側枝再選択が困難となる可能性が高い場合がある．こうした場合は，culotte ステンティングを前提として側枝に先行してステント留置を行う適応である．

2 Culotte（Y）ステンティングの実際

❶まずは主枝に上記にしたがって stent＋KBT を行う．側枝側のガイドワイヤーがステント最末梢側を通っているという確証がなければ IVUS で jail の程度を確認する．Jail が約 1.0 mm を超えているようなら，再度 one strut 遠位の cell 内のガイドワイヤー通過を図ったうえで KBT を行う．そのうえで IVUS による最終確認を行う．

❷側枝側にステントを留置する．ステントサイズは基本的に側枝分岐部径に合わせるが，分岐近位部径が 4.0 mm を超える場合は側枝の径にかかわらず，やはり 3.5 mm 径のステントを選択し，低圧拡張で留置する．

❸近位部の 2 本のステントがオーバーラップする部分は，3～5 mm 程度の長さがあれば十分である．ステント留置を側枝側に先行される場合，先行ステントの近位端は分岐近位部の 3～5 mm をカバーする程度にしておき，主枝側のステントで近位部病変全体をカバーする（図2・IV・6）．

❹側枝側のステントを進めるにあたって，その先端エッジが主枝側のステントに当たらないように細心の注意を払ってゆっくりと進めるようにする．分岐入口部をスピードをもって通過せしめようとすると，もしエッジが当たってしまったときに容易にエッジが立ち上がってささくれ立ってしまう．こうなるともはや何をしても通過しない．ゆっくりと力を抜いて進めることが肝要である．そのうえで少しでも当たったら決して押し込もうとしてはならない．

❺ステントが当たった場合の通過法にはいくつか方法がある．
　①LMT のように近位部のステント留置の場合は，ガイディングカテーテルを抜き差しして，ガイディングカテーテル先端と分岐入口部とができるだけ同軸になるように調整する．
　②少しステントバルーンがたわむ程度にステントを軽く押し当てて，そのたわんだ部分が直線化する程度に引き抜いて，直線化した途端

図2・IV・6　Culotte(Y)ステントの留置イメージ
a：側枝にステント留置．この際，主枝へのstrut突出は3mm程度の最小限に抑える．
b：KBT後．
c：主枝にステント留置．
d：KBT後．

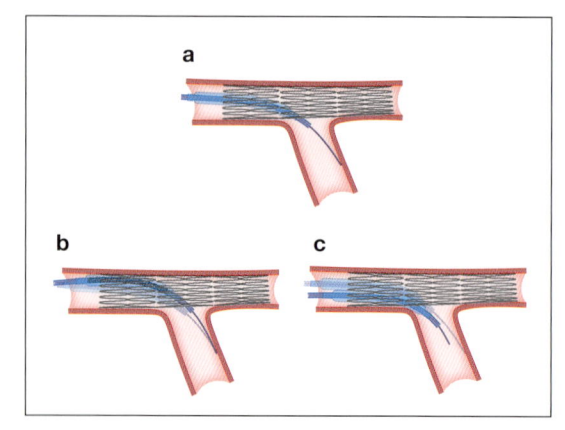

図2・IV・7　バルーン先端がstent strutに当たって進まない場合(a)の対処法
b：無理して強く押してはいけないが，軽く押し当てて，バルーン先端が少したわむようにする．
c：わずかに引き抜いて，先端が直線化したところで速やかに軽く押し戻すと容易に進むことがある．

に軽く押し返すと進むことがある（図2・IV・7）．
③もう1本ガイドワイヤー（buddy wire）を挿入しステントを軽く進める．それでも通過しない場合，ガイドワイヤー先端をprolapseさせて押し込むことの安全性を確認のうえ，buddy wireを押し込みながらステントを進める．
④Buddy wireに沿わせてbuddy balloonを進めてステントを軽く押し込んだりbuddy balloonを押し込みつつ，同時に少しタイミングを遅らせながらステントを軽く押し込むといった方法で通過する場合もある．
❻ここまでの操作のどの段階においても，ステントを変形させてしまうとステントが進まなくなるばかりか引き抜くこともできなくなる可能性がある．"もう少し"という気持ちでわずかでも力を込めるとステントは容易に変形する．ステントは決して押し込んではならない．これで進まないことはまずないが，どうしても通過しなければchild in motherガイディングカテーテル法を用いることもある．子カテを冠動脈内に進めるにあたっては，子カテから末梢に進めたバルーンを低圧拡張してそれをアンカーとして，バルーンを引きながら子カテを極めて軽く押し進める．子カテは決して強く押してその先端で冠動脈を傷つけてはならないし，ステントを変形させてもならない．カテーテル先端が分岐部を越えたあたりまで進んでいれば，ステントは進むことが多い．
❼ステント留置後，最初のstent＋KBT同様の手順にしたがってKBTを行う．KBTの拡張圧はステント内のみを拡張することとなるので比較的高圧でも可であるが，semi-compliant balloonを使用するのでオーバーサイズにならないよう気をつける必要がある．場合によっては最後にnon-compliant balloonによる比較的高圧でのKBTを行う．

第3章

右冠動脈入口部ステンティング

　右冠動脈入口部は，かつてより PCI にとって問題の部分であった．その理由は，①入口部は硬く拡張しにくいばかりでなく大きな recoil を生じ，再狭窄率も高いこと，②入口部から数 mm の部分では stent fracture の頻度が高く，再狭窄率も高いこと，などである．

　①に関しては，入口部の血管壁（大動脈と冠動脈双方の壁）の平滑筋配列が冠動脈に対しては括約筋状になっていることが原因として挙げられてきた．また，②に関しては，この部分の動きが大きいことが挙げられてきた．

I. Radial force

　拡張しにくくステント留置後にも recoil しようとする血管の中で，どれほどの radial force があれば血管壁の力を支えてステントの recoil（正確には血管の recoil）を防ぐことができるのであろうか．

　そのことを考える前に，ステントはどの程度の radial force をもちうるのかを確認しておいたほうがよい．Radial force の定義，あるいは測定法の差はあるが，水の中のシリコンチューブにステントを植え込み，水圧を上げる方法を例にとると，水圧が上がるとともにステントはその形状を変える．しかし，次第に径が小さくなっていき，突然大きくその径を失うポイントがある．これを「座屈点」というが，このときの水圧をもって radial force とすると 2 atm（2,000 hPa）程度でも強い radial force であることになる．すなわち，ステントを留置して血管壁からの押し返す力が 3 atm を超えていたら，どんなステントでも recoil をしてしまうということを意味している．例えば，前拡張を 16 atm で行ってやっと拡張した病変であったとして，ステント留置後に 3 atm 以上の力で押し返してくることはないだろうか．また，ステント留置後に後拡張を 22 atm 以上でかけないと拡張しないような病変の場合，ステントは後拡張後に 3 atm 以上の力で押し返されないだろうか．

　確かに多くの病変ではステント留置後の IVUS で十分拡張がなされており，F/U アンギオでもステントの径が縮小することは珍しい．すなわちステントにかかる血管壁からの圧力（血管壁の recoil 力）は，それほど大きなものではないことが多いのかもしれない．しかし強い線維化の病変，石灰化の強い病変などでは 3 atm くらいの力は容易にかかってきそうである．実際右冠動脈入口部では前拡張，後拡張に十分な圧をかけ，バルーンの indentation をなくしたとしてもしばしば拡張後の recoil が認められる．

　このような場合，血管の recoil の力は 2〜3 atm 程度であろうか．その程度であるならば，radial force の強いステントを使用すれば recoil を防げることになるかもしれない．しかし，高圧を掛けてもバルーンはポップアップせずにじわじわ拡がり，その後ゴムのように recoil してくる病変は，ステントの radial force を大きく超えた力でステントを押し返しているはずである．多少の radial force の強さでは支えきれないのである．

論理的に最初から分かっていたことであるが，RCA 入口部病変において，radial force の強いステントを用いたり，2 枚重ねにして強い radial force を得ようなどといった，ステントの強化による再狭窄予防の戦略は残念ながらすべてうまくいかなかった．そのため，ある程度以上の硬い病変に対してはステントの強化は意味がないことであり，血管の recoil 力を減少させるべき preparation を行うことのほうが実践的であるとのコンセンサスが得られたのである．

II. Preparation

では，どのように preparation を行えばよいのか．硬い病変において，いかにして押し返す recoil 力を弱くするか，すなわちいかに血管壁を柔らかい病変と同様に redundant にするかを考えなければならないのである．このことは入口部以外の硬い病変についても同じであるが，RCA 入口部には特殊な事情があると考えられる．

かつてより石灰化病変に関しては，Rotablator や cutting balloon を使用したり，また DCA による内膜の切削ができる例もあった．DCA はもともと分岐角度が急であるがために屈曲の強い RCA 入口部には適していないもので，普遍性のあるデバイスとは言いにくかった．

結局，現在考えられる最良の preparation 法は，Rotablator による石灰化の debulking に加えて，石灰化，硬い線維化に割を入れる cutting balloon や scoring balloon，さらに耐圧バルーンによる高圧拡張の組み合わせと考えられる（図 3・II・1）．これをいかに効果的かつ安全に行うかがポイントである．高圧拡張はできるだけ血管径まで拡張することが，recoil 力を減少させるためにも，また相対的 plaque burden を減少するためにもよい．さらに，柔らかくなった病変のステントが大径に拡張することによって，少しでも強い radial force を得るためにも有効である．その際には IVUS で石灰化の度合いと分布を観察したうえで，安全と思われる径までの拡張とするように留意しなければならない．

Rotablator による debulking は，8 Fr ガイディングカテーテルで使用できる最大径のバーサイズ 2.25 mm まで使用する．Lacrosse NSE は，拡張したい径の 1 サイズ小さい径を選択するのを原則としている．入口部血管径が 4.5 mm 以上あれば，最大径の 4.0 mm の Lacrosse NSE を使用することとなる．ただし偏心性の石灰化があり，反対側はほぼプラークなしといった場合は，さらに小さい径の Lacrosse NSE を使用する．特に石灰化のエッジが次第に薄くなって健常部に移行するようなタイプではなく，厚い石灰化のエッジからいきなり健常部に移行するような場合は，血管径にかかわらず石灰化から健常部までの距離 + 0.5

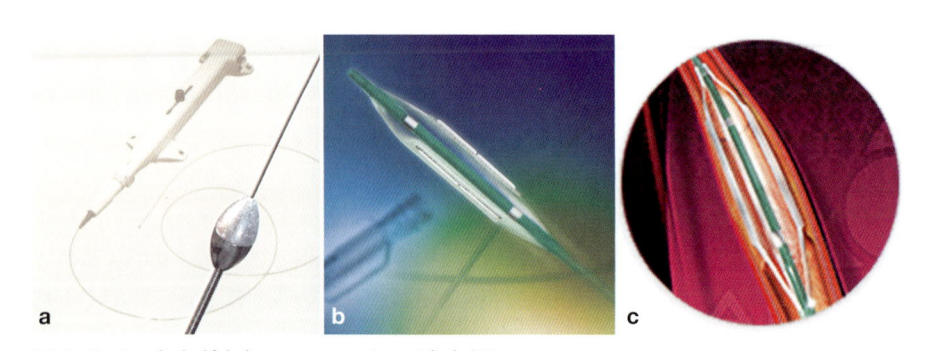

図 3・II・1　さまざまな preparation デバイス
a：Rotablator（ボストン・サイエンティフィック社），b：Flextome Cutting Balloon（ボストン・サイエンティフィック社），c：Lacrosse NSE ALPHA（グッドマン社）

mm程度のLacrosse NSEで拡張を行ってIVUSで観察する．石灰化に割が入れば，高圧バルーンでゆっくりと血管径まで拡張する．石灰化に割が入らず反対側に解離などをきたした場合は，大径では拡張できない．この場合は，RCA #1末梢の血管内径に合わせてステンティングするしかない．

高圧バルーンは，rated burst pressure（RBP）20 atm（以上）のものを用いる．RBP＋4 atmのバルーン径が，拡張目標サイズになるべくバルーンを選択する．前拡張もゆっくりと高圧をかけるが，ステント留置後もゆっくりと目標サイズに拡張されるまでの高圧をかける．バルーンの拡張速度は速いほど解離や穿孔を起こしやすいので，常にバルーン拡張はゆっくりと行うようにしている．例えば26 atmが目標の場合，まずは10 atmまでは比較的速く拡張し（2〜3秒），1.5倍くらいかけて20 atmまで以後2 atm／秒くらいの速さで拡張する．

先細りの入口部にステントを留置する場合，あまり速く拡張するとバルーンが滑り出てくることがある．バルーンだけならよいがステントとともに出てくる場合もあるが，ゆっくりと拡張することにより多くは予防できる．

III. ステント

ステントも前述の理由と同様で，入口部における変形を避け，血管壁に密着させるためにも入口部血管径まで拡張したほうがよい．5〜6 mm径まで拡張する必要となる場合もあり，入口部のステントは十分に拡張することのできるデザインのものを選択すべきである．

RCA入口部には，もう1つの問題がある．入口部から数mmの部分において，stent fractureと再狭窄の頻度が高いことである．もともと狭窄がなくても新たな狭窄を生じることさえ珍しくはない．おそらく大動脈の動きが，ステントに影響を与えることが原因と考えられる．曲げ力によるfractureが起こり，その部分に狭窄を生じるパターンが多い．Fractureが起こっても，再狭窄や狭窄の進行が起こりにくいステントを使用すべきであろう．

A. RCA入口部に適したステントデザイン

RCA入口部に適したステントデザインは，①radial forceは決定的要因ではないが強いほうがよい，②2 link以下のlink数のステント，③strutで切れることなくlinkでfractureしやすいステント，そのうえで④fractureしてもlinkのエッジが血管壁を刺激しないステント，⑤最も重要かもしれないが，大径のRCA入口部血管径まで拡張しうる，という条件を満たすステントデザインであると考えている．

Nobori 3.5 mm Japanese version（JV）ステントの成績がよいことから，考えられる仮説的考察をしてみたい．

1 大径に拡張可能なステントデザイン

Nobori 3.5 mm JVは，左主幹部，RCA入口部など大径の部分で十分なappositionを確保するために，6.0 mm径まで拡張できるように設計されている．6.0 mm径まで拡張するためには，一周のcrownの全長が少なくとも$6\pi ≒ 19$ mmはなくてはならない．そのうえ，strutは拡張後に直線化しなければならないが，実際のステント拡張においては直線とはなりえない．かつて10 crownで6.0 mm径まで拡張しようとすると，crownの高さを1.26 mmとして1.26 mm×20＝25.2 mmのstrut長を必要とするというのが技術者の結論であった．12 crownにするとcrownの高さは1.05 mmまで低くすることができるが，バルーンにマウントしたときにstrutの重なりができるためにcrown数は10になったのである．

このステント以外は5.5 mm以上に拡張することは困難である．

2 Conformable なステントデザイン

できるだけ血管追従性のよいステントとするためには，link の数を減らすことが不可欠である．ring を link でつなぎ合わせた形態のステントでは，link は 0 にはできない．1 link でもよいが，入口部ではステントが浮くと近位部は立ちどころに反転してしまうことが多い（図 3・III・1）．

2 link ステントは，ステント全体の統合性を保ったまま，血管追従性を確保できる最もバランスのとれたデザインであると考えられる．

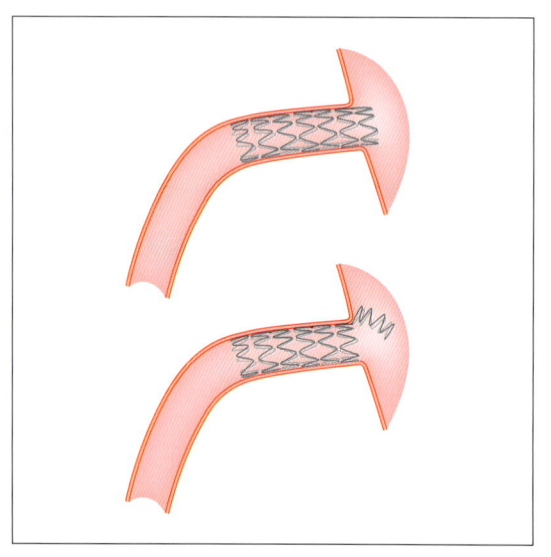

図 3・III・1　1 link ステントのデメリット
入口部でステントが浮くと，近位部が容易に反転してしまう．

3 Link で fracture しやすいデザイン

Driver ステントの時代から，crown の山と谷を直接ないしは短い link でつないでいる 2 link ステントでは，link が切れる形で fracture を起こせば切れた link による血管壁への刺激や障害も少ないと考えられていた．その結果，再狭窄や血栓症のリスクが少なくなることが期待された．しかし，実際には Driver は link では切れず，脚部（strut）で切れることが圧倒的に多いことが分かった．現在，使用可能な helical coil を link でつないだ形の Integrity デザインはもともと切れにくい strut である．link 部で切れることもあるが strut で切れることが多い（図 3・III・2a）．

PROMUS Element は切れにくいステントであるが，切れるときは strut で切れる（図 3・III・2b）．

Strut で切れた場合には，どうなるのであろうか．Radial force を発生する ring の一部が欠損するのであるから，少なくともその 1 つの ring に関しては radial force を失ってしまうことになる．実際には，切れた両端が触れてお互いを支えていればその分だけ，加えて血管壁との摩擦があればその分だけ，radial force は残存することになるが，血管の動きによって，時間経過とともに両端の支えは失われる可能性が高い．

一方，Nobori 3.5 mm JV は link で切れることの多いステントである（図 3・III・2c）．Link が切れれば strut の構造は保たれており，radial force を失うことはないのである．

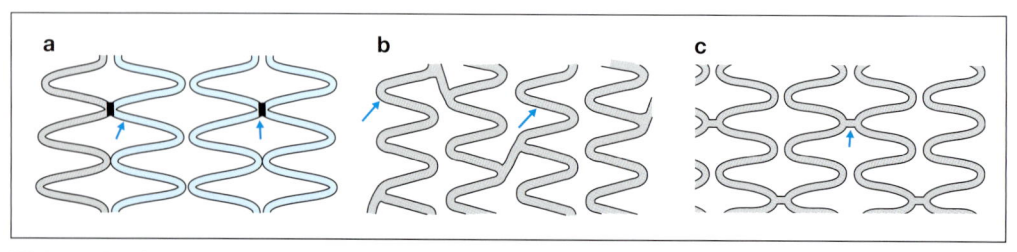

図 3・III・2　2 link ステントのデザイン
a：Integrity は link 部で切れることもあるが strut で切れることも多い．
b：PROMUS Element は切れるときは strut で切れる．
c：Nobori は link で切れることが多い．

B. ステントが fracture したときに冠動脈部分にかかる力

　Native 冠動脈には，引っ張りまたは圧縮応力，曲げ応力，ひねり応力の 3 つの力がかかっていると考えられる（図 3・III・3）．ステントを挿入した場合も，冠動脈とステントとが密着して同じように動いているとすれば，同様の力を受けて動いているものと考えられる．こうした動きのなかでステントはどのような変化をしていくのかに関しては多くの研究があり，ステントの種類による挙動の違いも明らかとなっている．しかし，ステントが fracture したときに冠動脈の動きから受ける動きへの影響，動きを変えたステントが冠動脈の動きに与える影響，翻って動きを変えた冠動脈がステントに与える長期的影響についてはほとんど何も研究されていない．

　そこでこれらについての仮説的考察を加えてみたい．

　冠動脈に留置されたステントには，主として曲げ力が繰り返し加えられている．しかしいったん fracture が起こってしまうとステントが完全な conformability を得ていないことによって，そのエッジには曲げ力だけではなく剪断力も起こりうることとなる（図 3・III・4）．かつて Cypher ステントで，fracture 前後でステントエッジが横方向にずれてしまう現象をよく経験した．これは冠動脈に剪断力が加えられていることを示している．Cypher は conformability が著しく不良であったことに原因があると思われるが，conformability に優れた 2 link ステントにおいても程度は軽いものの，同様の剪断力は存在すると考えられる．筆者はこの剪断力こそが，fracture 部分のステントの変形を伴った再狭窄あるいは狭窄進行の元凶と考えている．なぜなら単なる曲げ力だけではステントの変形は起こりにくいからである．

　Strut で fracture したために，エッジ部分の strut が radial force を失っていることも大きく関与しているのは間違いない．しかし，いくら radial force がなくても，図 3・III・5 のように単な

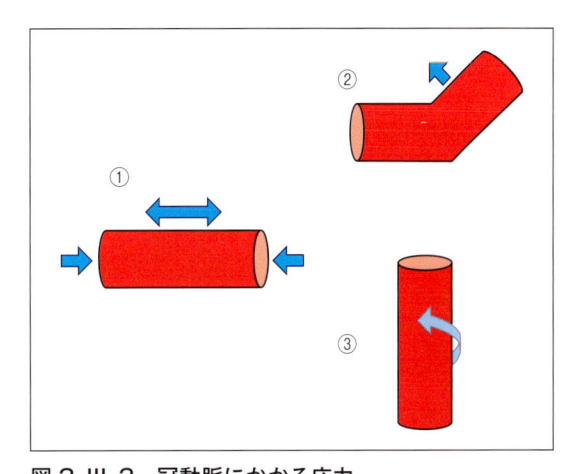

図 3・III・3　冠動脈にかかる応力
冠動脈は，心筋の運動に伴い，以下のような応力が生じる．
①引っ張りまたは圧縮応力，②曲げ応力，③ひねり応力

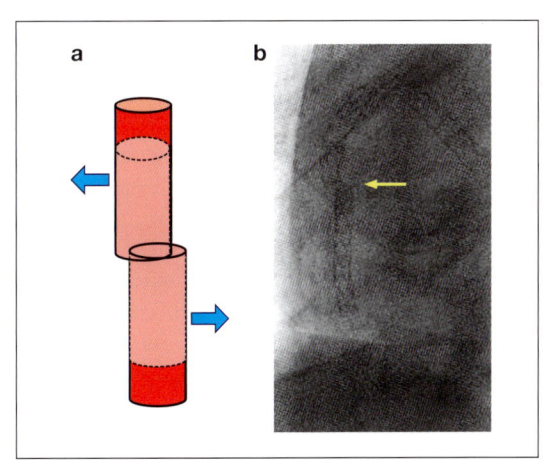

図 3・III・4　Fracture を起したステントの動き
a：Fracture が起こってしまうと，剪断力も起こりうる．
b：Cypher® 留置後．矢印部分の fracture した前後でステントエッジが横方向にずれている．

る曲げ力だけでは（長軸方向の）垂直応力しか発生せず，ステントの radial 方向（短軸方向）への変形は起こらない．ステント変形の原因は，fracture とは異なり金属疲労ではない．常にステントにかかる外力があり，それと radial force とのバランスで一定程度の変形（狭窄）を生じることもあるであろう．

　しかし，これは元来狭窄のなかった部分での狭

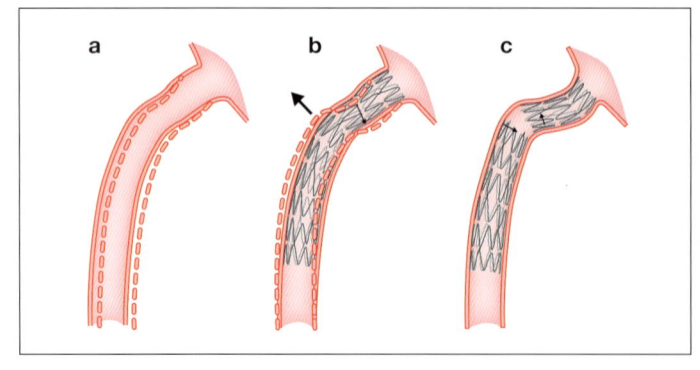

図3・III・5 Fractureのメカニズム
a：ステントが挿入されていなければほぼ曲げ力のみが作用する．
b：ステントが留置されるとそのrigidityのために剪断力を発生すると考えられる．
c：Fractureが起こるとステントはエッジを中心として互いにdeviationを生じ，血管から短軸方向に押される応力を受ける．

窄の進行の原因としては，考えにくいメカニズムである．そこでステントエッジにかかる剪断力によって生じるステントエッジの変形と，その変形が維持されるための金属の降伏(弾性限界)を導入しなければ，そのメカニズムを明らかにできない．すなわち，ステントエッジはstrutのfractureによりradial forceを失っているためそこにかかる剪断力に対して十分な応力を発生できない．その結果として変形するが，この剪断力は心周期の一部の相で生じ，それ以外の相ではまた剪断力のかからない相に戻る．変形もその一部の心周期で生じており，もしその変形がその金属の弾性限界内であればステントは元の形に戻り，永続的な変形はきたさない．しかし，その変形が弾性限界を超えてしまえば(降伏してしまえば)，ステントは心周期の相が変わっても元には戻らない．ステントが変形したことにより剪断力を増すのであれば変形はさらに強く起こり，剪断力が変形に必要な力とバランスがとれるまで次第に変形は進行する．

一方，radial forceを維持しているステントにおいては，いかに内膜増殖が激しくてもそれはステントの中に向かって増殖をしてくる．ステントの中に増殖した細胞がステントを押して変形させ，再狭窄に至るということは聞いたことがない．ステントの変形はまずは既存の血管壁に押されて起こり，しかる後に，ないしは併行して内膜増殖が起こってくるものと考えたほうが理解しやすい．

このようにstrutのfracture，剪断力，降伏といった要素を加味して考えると，臨床での出来事が非常によく説明できるように思える．そして，右冠動脈入口部のような特殊部分においては，どのようなステントを使用すればよいのか，今後新しいステントではどのようなステントデザインを考えなければならないのかが見えてくるように思える．

C. Nobori 3.5 mm JV の特徴

Nobori 3.5 mm JVは，fractureは起こしやすいが，変形，再狭窄は起こりにくいとされている．Nobori 3.5 mm JVは，特にradial forceが強いわけでもないし(図3・III・6)，弾性限界に達しにくいわけでもない．Nobori 3.5 mm JVはベンチテストではlinkで切れることが多く，strutでの断裂は少ない．Fractureを起こしたlinkの断端には，ほとんど突起物がなく血管壁を刺激することもほとんどない．これはlinkが容易にfractureし，no-linkステントになってもよいことを意味している．linkのないステントのconformabilityは最高であり，fracture部での剪断力はほぼ生じることがない．

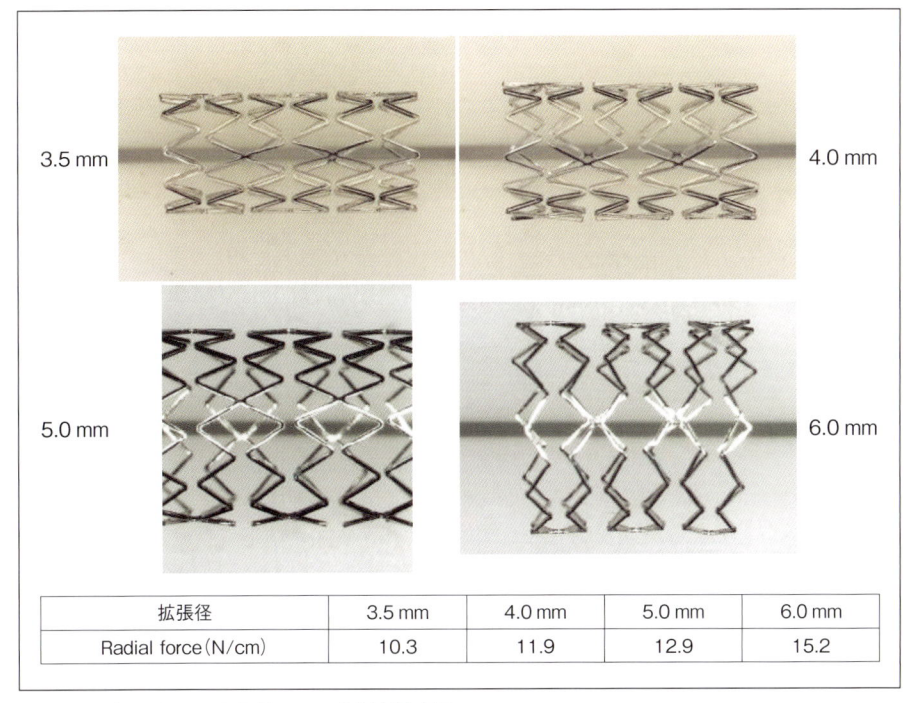

拡張径	3.5 mm	4.0 mm	5.0 mm	6.0 mm
Radial force (N/cm)	10.3	11.9	12.9	15.2

図 3・III・6　Nobori 3.5 mm JV 拡張実験
Nobori のステントデザインは拡張径を大きくするほど，crown が立ってくるため，radial force は高くなる．

IV. ステントの位置決め

　実際の手技を進めるにあたっては，CAG とともに IVUS による観察を行っておくことが必須である．

A. ステントエッジの位置について

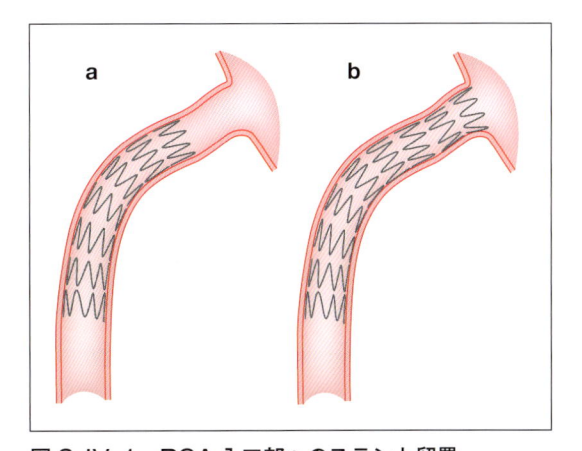

図 3・IV・1　RCA 入口部へのステント留置
ステント末梢端は下行脚の直線となった部分より末梢に位置する．
また，RCA 入口部付近では a のように入口部より少し末梢にステントエッジを位置させないで，b のように入口部までステントで覆ってしまう．

　RCA 入口部にステントを留置する場合，ステント末梢端は図 3・IV・1 のように下行脚の比較的直線となった部分より末梢に位置させるべきである．少なくとも入口部にステントを留置した場合に，最初の枝（SA node art. または conus br.）近辺にエッジがくると，ステント部は平行に移動しようとするために冠動脈に剪断力を生じてしまう

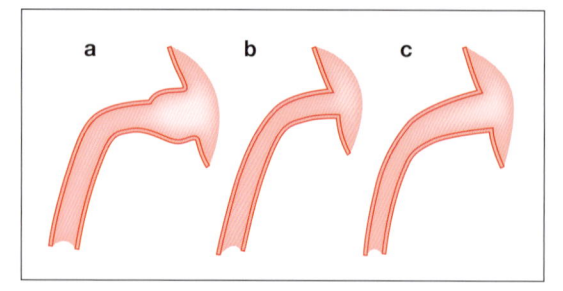

図3・IV・2　右冠動脈入口部形態
a：Pouchの先から右冠動脈が起始しているcase.
b：Pouchのまったく認められないcase.
c：大動脈壁からスムーズに先細るcase.

可能性が高く，エッジ再狭窄の可能性が高くなる．
　さらにエッジ再狭窄などで将来この部分にステントオーバーラップをしなければならなくなったとき，最も動きが問題となる部分にオーバーラップさせてステント留置を行うこととなるため2枚重ねと1枚のステントとの境にfractureを起こせるに十分な条件がそろうこととなる．

B. ステント近位端の位置

　遠位部端の位置は決まっても，近位端の位置決めが悩ましいことがある．
　右冠動脈の場合，pouchの先から右冠動脈が起始していることがある（図3・IV・2a）．Pouchのまったく認められないもの（図3・IV・2b）もあれば，大動脈壁からスムーズに先細る場合もある（図3・IV・2c）．冠動脈口の形態とともにプラークの位置と量とを加味して，ステント近位端をどこに置くかを決める．入口部より数mm末梢部分はよく動く部分であり，そこにステント近位部エッジがかかると，そのエッジ効果のために再狭窄をきたすことが多く，Cypherでは解離を生じることさえあった．そして，その部分にプラークが存在するとエッジ効果が大きくなることも経験的によく知られたことである．完全にconformableなステントであればエッジ効果はないが，いまのところそのようなステントデザインはない．エッジ効果を解消するためには，できるだけ

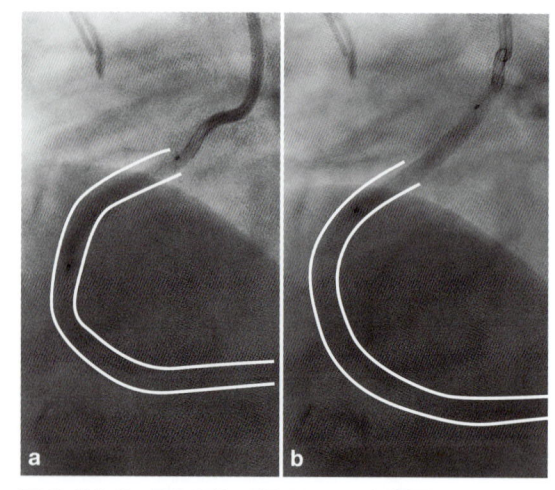

図3・IV・3　RCA入口部のステント留置
a：Nobori 3.5 mm留置（8 atm）
b：ステント留置部位よりバルーンを引いて高圧拡張（22 atm）を行っている．

conformableなステントを末梢のlanding zoneから入口部まで挿入してしまうことである（図3・IV・1）．これでさしあたりエッジ効果は解消する．入口部の形態が図3・IV・2a形でなければ，ステントを入口部まで留置して，入口部の血管径で拡張する．図3・IV・2a形であれば，先細りの途中でプラークが消えた部分にエッジを合わせて留置するべきである．

C. RCA入口部への ステント留置（図3・IV・3）

　左主幹部病変を含めて入口部病変に対して2 linkステントを使用する場合の大きな問題点として，長軸方向の変形を挙げることができる．あるステントにのみこの変形が起こりやすいと問題になっているが，程度の差はあれどの2 linkステントについてもいえることを十分認識しておく．すなわち2 linkステントは，変形を起こさないように対策を立てて使用する必要がある
　長軸方向の変形を防ぐためにはまず，ステント留置後できるだけ早期に，ガイディングカテーテルを動かすことなく，入口部血管径（IVUSでの外弾性板までの径）のバルーンを導入して血管径

まで拡張し，ステントを入口部血管壁に密着させておくことである．末梢に連続的にプラークがついていたとしても，入口部だけは血管径にまで拡張しうる．中途半端な内径にまでしか拡張しないと，ステントはしばしば後拡張用バルーンやガイディングカテーテルの"当たり"で動いてしまう．入口部近くは大きな内径の血管径の部分までステントを留置することとなる．

わが国では，4.0 mm径のDESはPromus PREMIERしか認可されていないため，入口部に適したDESを使用するなら3.5 mmのバルーンにマウントされたステントを使用せざるをえない．Promus PREMIERは入口部によいステントとはいいがたく，3.5 mm径のステントでは狭窄の前後で密着しにくいことがありうる．特に入口部を十分に拡張しpreparationを行うと，むしろ密着が得られず，後拡張用のバルーンを進めるときに変形あるいは移動をしてしまうことがある．そこで筆者はできるだけ大径を得て密着部分を少しでも確保し，ステント内のスペースを確保する．そのことで，後拡張用バルーンとの接触を減少させ，通過をスムーズにすることを目的に，近位部のみを高圧で拡張するようにしている．血管径が4.0 mmを超えたと考えられるところまで留置部位からバルーンを引き抜いて，22 atmの高圧で拡張しておくのを常としている（図3・IV・3b）．

次にバルーン退縮時から退縮後にかけて，バルーンを引きながらガイディングカテーテルを冠動脈との同軸性を保ったうえで，ステントを変形させないようにわずかにステント内に進める．硬い後拡張用バルーンがガイディングカテーテルから進出するときに，バルーン先端と血管壁とが同軸性を失わないようにガイディングカテーテル先端の位置を調整する必要がある（図3・IV・4）．

場合によっては，ガイディングカテーテル先端は入口部を越えてステント内数mmまで進め，後拡張用バルーンの一部をガイディングカテーテル内に残したままで拡張を開始する．バルーン末梢が冠動脈内ステントを拡張した瞬間にガイディングカテーテルをわずかに引き抜くことにより，バルーンがガイディングカテーテルからバルーン

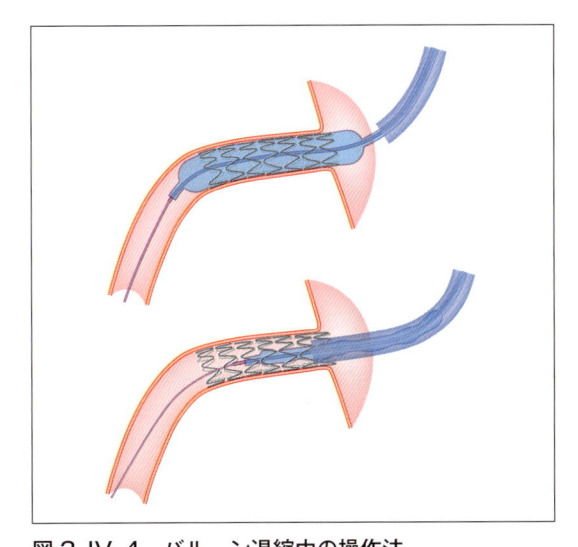

図3・IV・4 バルーン退縮中の操作法
ガイディングカテーテルを冠動脈との同軸性を保ったうえで，バルーンをガイディングカテーテル内に引き込むと，ステントを変形させることなく，ガイディングカテーテルが入口部に入る．

全体があらわになり，入口部から末梢にかけて拡張される．引き抜かなくてもバルーンの拡張に伴い，自然にガイディングカテーテルからバルーンが滑り抜けることがほとんどであるが，そのときはバルーンがガイディングカテーテルに押される形で奥に進み過ぎて，入口部が拡張されていないことがある．このテクニックを用いるときは，後拡張用バルーンは比較的長いものを使用し，バルーン拡張時に先に拡張するバルーン末梢端がステント内でstrutに密着させて，その後でガイディングカテーテルから滑り出るようにするとよい．このときはバルーンが進むのではなく，ガイディングカテーテルが押し返されて入口部から外れるので入口部は確実に拡がる．バルーンが拡張しつつあるときにはバルーンは血管と同軸になろうとするし，ガイディングカテーテル先端はstent strutからは離れようとするのでガイディングカテーテル先端は動いても，ステントを変形させることはない．

RCA入口部はしばしば末梢に向かって先細っているが，先細った入口部で後拡張用バルーンの圧を急に上昇させるとバルーンが滑り，飛び抜け

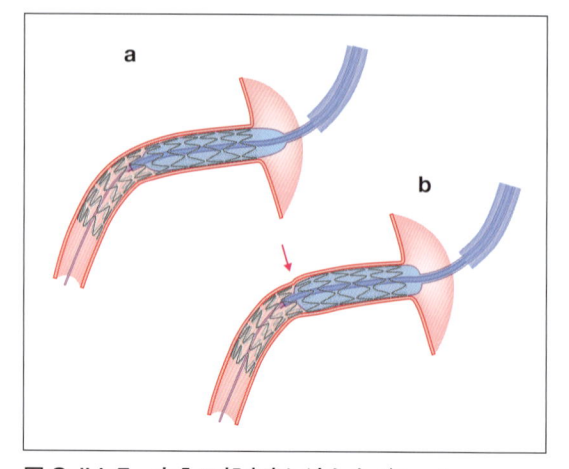

図3・IV・5　右入口部病変に適したバルーン
バルーンの肩の部分が先細っていることで，入口部より末梢の細くなった形態に沿って拡張する(a)．バルーンの肩の部分が俵状になっている場合，入口部の血管径で拡張したら，先細った血管に段差が生じる場合がある(b)．

てくることがある．バルーン拡張はゆっくりと圧を上げ，末梢から順に strut が血管壁に密着したうえで，血管壁，strut，バルーン表面が摩擦力によって落ち着くだけの時間をかけなければならない．

バルーン径は図3・IV・2a, b のような血管の場合は RBP (rated burst pressure) 近辺で血管径まで拡張するサイズとし比較的高圧で拡張する．図3・IV・2c のように入口部を血管壁サイズに拡張しようとすると，すぐ末梢もオーバーサイズになる場合は 10 atm 程度の低圧拡張で近位部径となる比較的大きめのサイズのバルーンとし，比較的低圧で後拡張を行う．

後拡張用バルーンの拡張時の形態(図3・IV・5)は LMT とは異なり，肩の部分(先細り)の長いものでもかまわない．LMT の場合は分枝近位部を過拡張しないために先細らない俵状バルーンを少し近位部で拡張するが，もともと入口部の先細っている RCA ではむしろ先細った形態のバルーン(肩の部分が長いバルーン)のほうがよい．バルーン先端が先細っていることで入口部より末梢の細くなった部分の形態に沿って拡張するため，より自然な拡張が得られると考えられるからである．筆者は RCA 入口部の後拡張用バルーンとして，

肩の部分が長い高圧バルーンを使用している．入口部を血管径までの大径に拡張することの意義の1つは，相対的 plaque burden を減少させることにある．例えば血管径が 5.5 mm の RCA 入口部にプラークがあり血管内径が 3.5 mm であったとすると，入口部のみステント内を 5.5 mm 径のバルーンで拡張する．プラークがあるので実際には血管内径は 5.5 mm までは開かないがそれに近くはなる．この場合，血管外径が最大径の 6.14 mm まで拡張し，内径が 5.5 mm まで拡張されるとすると，そのプラーク面積は 60%から 37%に減少することになる．

入口部を血管径まで拡張することのもう1つの意義は，stent strut を血管壁に十分密着させて，ガイディングカテーテルが当たっても動かないようにすることにある．比較的柔らかく表面がスムーズなプラークが存在し，その部分の内径に適合したサイズのステントを留置すると，留置後，バルーンやガイディングカテーテルなどが当たったときに容易に変形してしまうことがある．しっかり拡張することで密着が強力となり，動くことがほとんどなくなる．

V. IVUSの必要性

これまで述べてきたように入口部の血管径と石灰化の状態，すぐ末梢の血管径とプラーク量，石灰化の状態などを見て入口部ステントの戦略を構築するが，それはすべて IVUS からの情報をもとにしている．また scoring balloon 後の石灰化の修飾の受け方によって，ステントサイズや後拡張サイズも調整することがある．

また，ステント留置に際しても，その位置決めを IVUS ガイドで行うことも，時として極めて有用である．

筆者は LMT と RCA 入口部の治療には IVUS は必須であると考えている．OCT に関しては，大径の血管径をプラークの存在下に評価するためには適していないので使用していない．

VI. Case studies

①RCA 入口部の高度石灰化病変．石灰化エッジが厚いので大径で拡張すると穿孔のリスクあり，中間径の Lacrosse NSE で拡張したが石灰化に割が入った．ステント留置後，大径バルーンで後拡張を行った（図3・VI・1）．

②右冠動脈にびまん性に病変があり one stent ではカバーしきれない場合には，入口部のステントから先に留置する場合がある（図3・VI・2）．

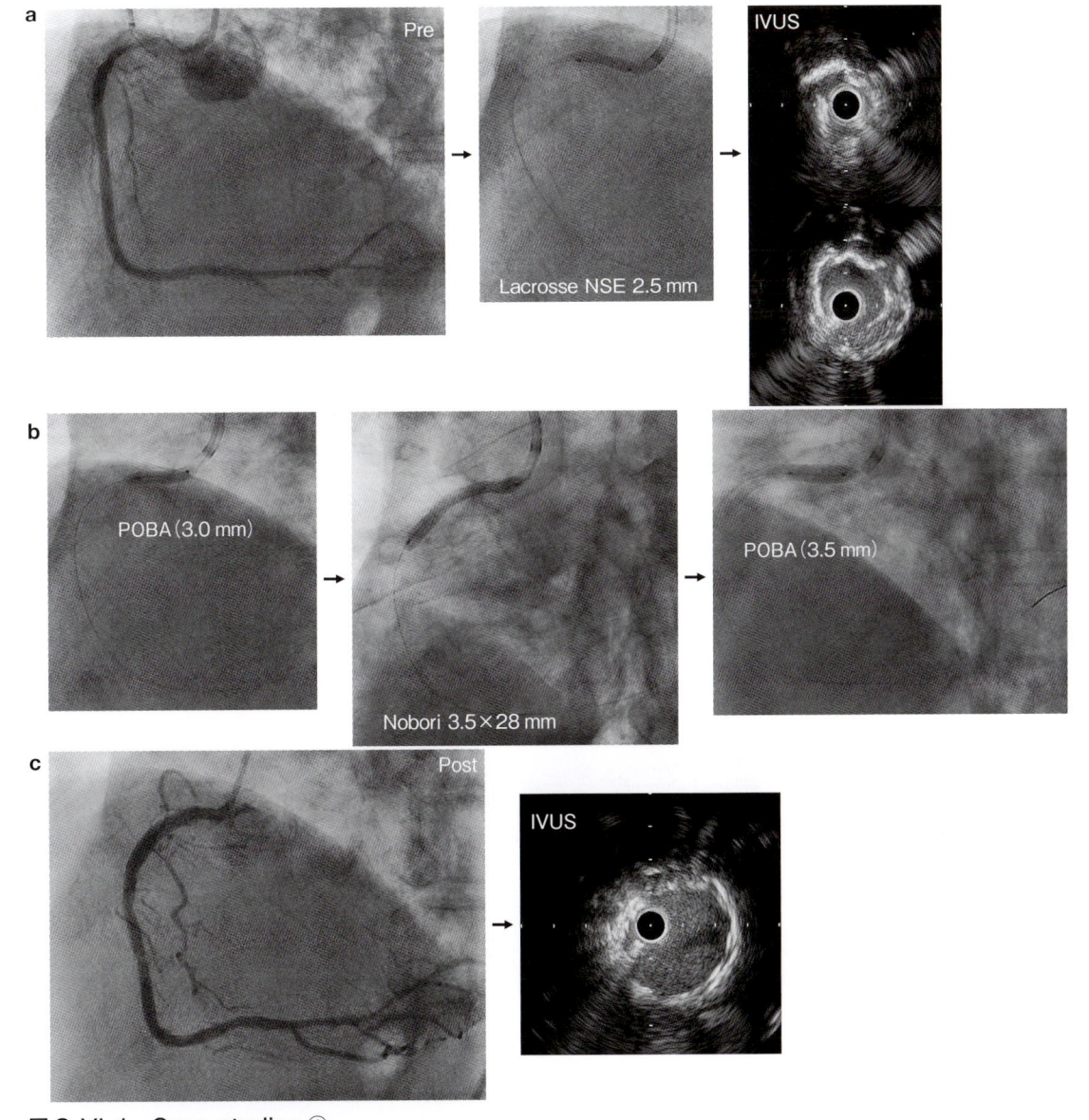

図3・VI・1　Case studies ①
a：右入口部高度石灰化病変．バルーン拡張前は IVUS 通過できず，2.0 mm バルーンで拡張後に Lacrosse NSE 2.5 mm で拡張を行い IVUS 施行．石灰化に割が入っている．
b：3.0 mm non-compliant balloon で高圧拡張後に Nobori 3.5×28 mm を留置し，3.5 mm non-compliant balloon で後拡張を行った．
c：ステントの良好な拡張が得られている．

190 ■ 第3章　右冠動脈入口部ステンティング

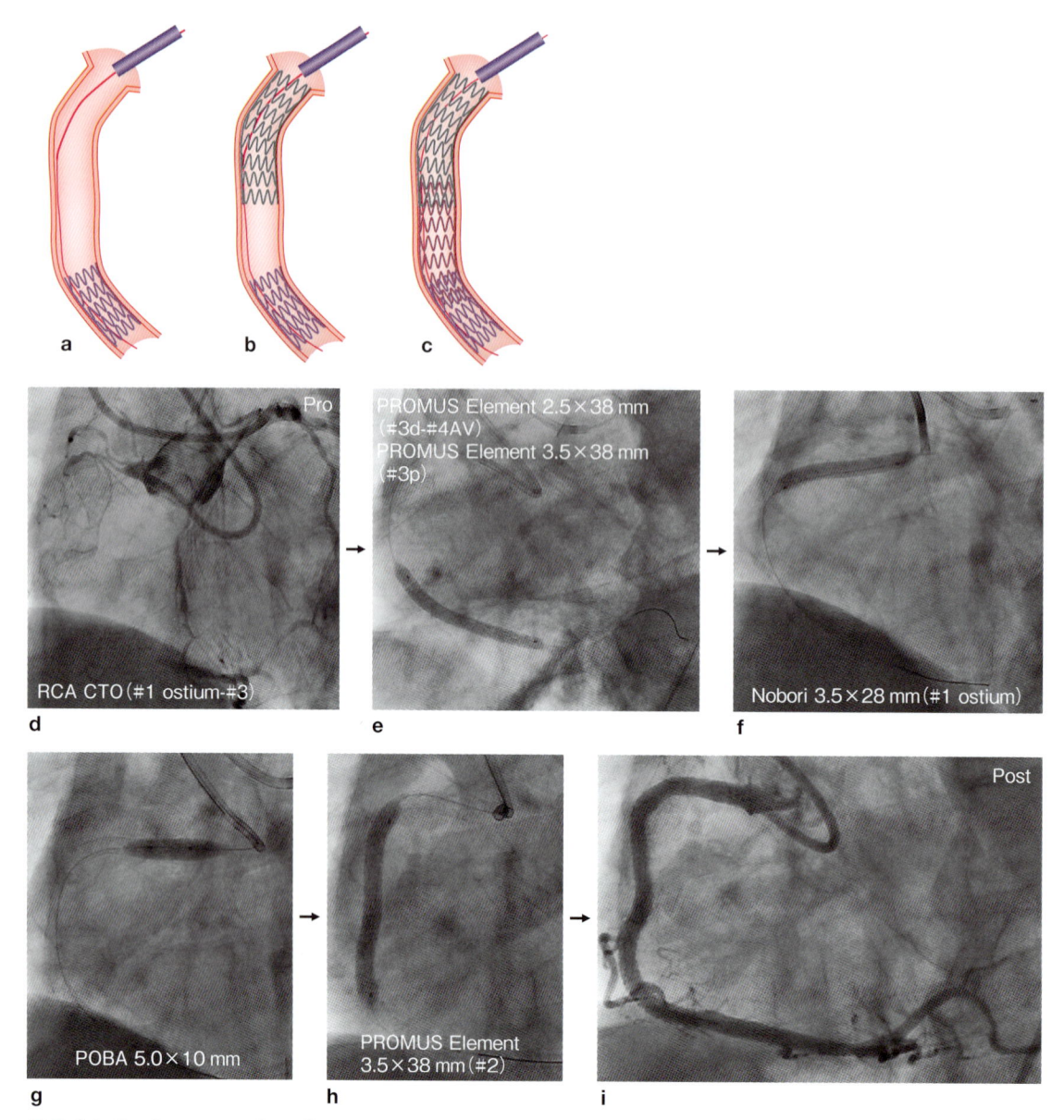

図3・Ⅵ・2　Case studies ②

右冠動脈入口部から，複数本のステントを留置する必要がある場合，まず，遠位部(#3)にステント留置を行い，次に入口部にステントを留置(入口部を血管径に合わせて大径バルーンで拡張)を行った．そして，最後に中間部に対しステント留置を行った．こうすることで，入口部に合わせたステントサイズを選択することができ，また，ステントの不要なオーバーラップ，ギャップを避けることが可能である．

d：control，e：図のaに相当，f：図のbに相当，g：入口部大径(血管径)拡張，h：図のcに相当，i：final result

第4章

左主幹部（LMT）ステンティング

筆者の施設における左主幹部（LMT：left main coronary trunk）病変に対するステント留置の成績は，**図4・I・1**に示すようにCABGに比して，SES（sirolimus-eluting stent）使用下では明らかに不良であったものが，第二世代DESではCABGとの差がなくなっている．第二世代のDESといっても分岐部を含むLMT病変には，ほぼ全例に3.5 mm径のNobori Japanese version（Nobori 3.5 mm JV）を使用している．このステントが左主幹部分岐部にも理想に近いステンティングができるようにという意図をもって設計されたステントであるからである．Xience（everolimus eluting stent）も3.5 mm径のNobori 3.5 mm JVが販売される前に一時的に使用したが，LM血管径の大きくない症例に限って使用していた．上記の成績（図4・I・1）は，そのうえでステンティングの方法もかつての問題を解決すべく工夫を重ねてきた結果である．

SESの時代の後半からはRotablatorで切削しなければならないLMT，特に分岐部を含む場合はCABGという不文律があった．最近では後述するようにRotablator + Lacrosse NSE + Lacrosse NSEのKBTを行うことで，preparationがしっかりとできればステント留置を行うようになった．しかし，もし不十分拡張しかできない場合は，その時点で急性冠閉塞を防ぐためのステント留置は行ったとしても，CABGを考える．

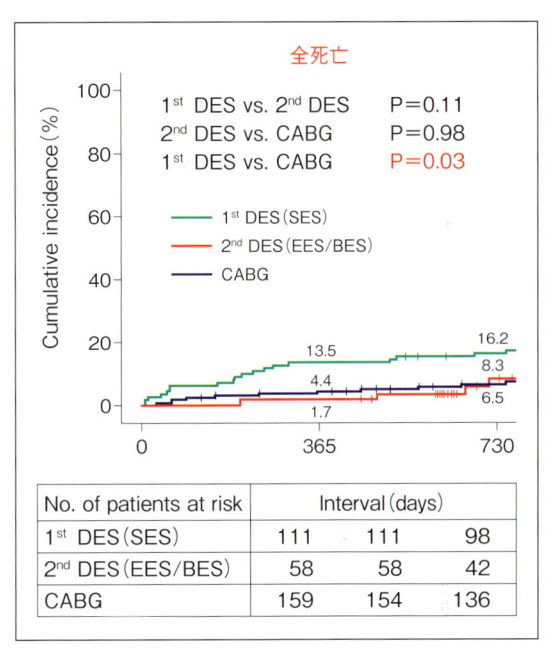

図4・I・1 2003～2012年における，SYNTAX score 32以下の非保護左主幹部病変に対する治療成績

2nd DES（everolimus-eluting stent（Xience）もしくはbiolimus-eluting stent（Nobori））を用いてPCIを施行した58例 vs. 1st DES（sirolimus-eluting stent（Cypher））を用いてPCIを施行した111例 vs. CABGを施行した159例を比較検討した．

I. 病変部位・病変形態とステント留置法

LMTに対する各種ステンティングの適応と病変の部位・形態には，さまざまなバリエーションがある．

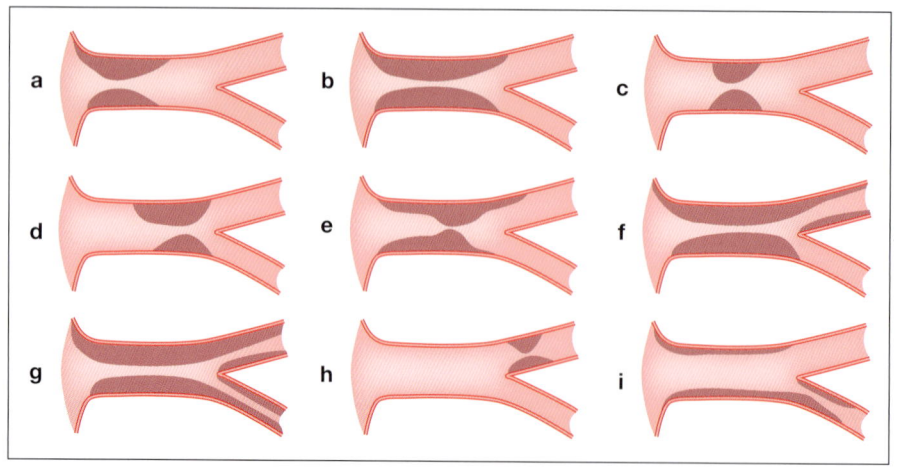

図 4・I・2 LMT の病変部位・病変形態
a：プラークは入口部に限局しており，他の部位のプラークは極少ないしはない状態．
b：入口部狭窄であるがプラークは末梢分岐部近くまで続く．
c：プラークは体部に限局し，前後にステントを留置するだけの plaque free な部分がある．
d：プラークは体部にあるが体部末梢には分岐部ステント末梢端を置くだけの余裕がない．
e：メインのプラークは体部にあるが，近位部にもプラークが及んでいる．
f, g：プラークは分岐部末梢まで及んでいる．
h：プラークは分岐部末梢に限局している．
i：プラークは分岐部末梢-分岐部手前まで続いている．

❶入口部狭窄で分岐部までにプラークのない部分があり，分岐部にもプラークはない．
❷体部のみの狭窄で入口部，分岐部にプラークがない．
❸分岐部，LAD または LCX 入口部に狭窄がある．
❹石灰化が強く Rotablator が必要である．
❺Rotablator は不要であるが拡張が困難であることが予想される．
などなどである．

いかなるステントをいかに使うかによって，成績は大きく異なることが予想される．入口部，あるいは体部のみにステントを留置すればよい状態であれば，成績は良好であるが，どのような狭窄形態がそのようなステンティングの適応となるのであろうか．

IVUS で観察して図 4・I・2 の a や c のように狭窄部以外にプラークがない（プラーク面積で 40% まで）状態なら，その部分のみをカバーする短いステントを留置すればよい．LMT は径が大きいためにプラーク容量も大きいので，プラークがシフトする距離も大きいと考えられる．ステント長は確実に狭窄前後 3 mm を確保しておかなければならない．入口部に関しては常に，ステント近位端がちょうど入口部をカバーする部位に位置するようにしなければならない．

図 4・I・2 の e のように，たとえ体部狭窄であっても近位部にプラークが存在する場合は，プラークが消失するまで近位部をカバーする．そうすると結局は入口部までステントを留置することとなる場合が多い．

図 4・I・2 の d のように体部とはいえ，分岐部に近い部分での狭窄では分岐部ステンティングを行うことになる．この図の場合は stent＋KBT (kissing balloon technique) でよさそうだが，プラークシフトや carina シフトの状態によっては culotte ステンティングの適応となることもありうる．

図 4・I・2 の f, g のように LMT 入口部から LAD and/or LCX にかけてプラークがある場合は，入口部ステンティングと，分岐部ステンティ

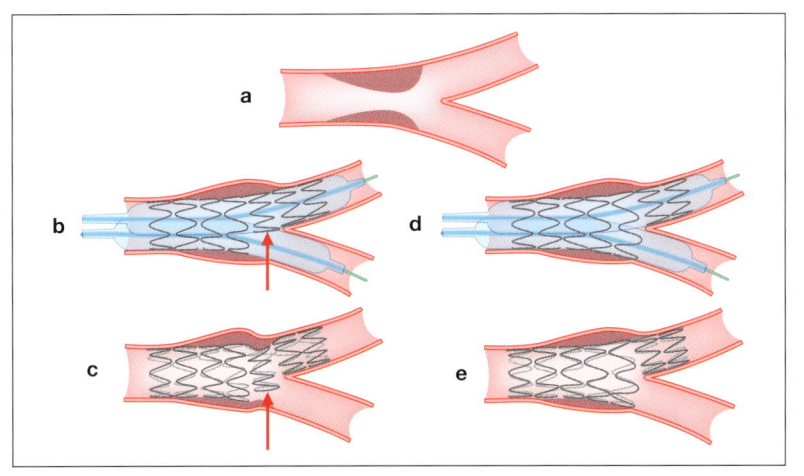

図 4·I·3 LMT 分岐部病変に stent＋KBT を行ったところ
b のように側枝（LCX）を部分的に jail してしまったとする（赤矢印）．この側枝を jail した strut は，側枝側の支えとなる血管壁がないために radial strength を獲得できていない．b のように，側枝対側にプラークが存在するときは c のごとくプラークによる recoil を支えることができず，c のような落ち込みを生じる（赤矢印）．ところが d のように側枝ガイドワイヤーを carina 最遠部を通し，jail する strut がない状態にして KBT を行っておくと e のように支えのない strut はなくなりプラークに押し返される strut はなくなる．

ングとの双方が必要となってくる．

LMT においては，分岐部ステンティングも他部位のそれとは異なった特徴を有する．

❶LMT すなわち主枝近位部の血管径が大きいことが挙げられる．血管径の大きいことは大径に拡張可能なステントを選択しなければならないことと，stent＋KBT を行ったときに radial force を失ってしまう strut を形成する可能性があることに注目しなくてはならない（図 4·I·3）．

❷LCX 入口部は分岐角度が大きかったり，negative remodeling が多かったり，肩の部分の線維化・石灰化が強かったりして拡張しにくいことが多い．

❸高度に石灰化した LMT は石灰化層が厚いため Rotablator で切削しても残存石灰が多く，バルーンで十分拡張できないことがある．

❹特に分岐部の狭窄は KBT でなければ拡張できないが，石灰化病変では stent＋KBT を行っても LCX 入口部ないしは LMT の解離を避けて KBT の圧を低くすると不十分拡張に終わってしまうことがある．

❺LCX 分岐部はよく動く部分であり，この部にステントを留置する場合は用いるステントとステンティングとに格別の配慮を必要とする．

このような特徴をもった LMT であるが急性期イベントをなくし，良好な長期予後を得るために可能な限り十分な preparation を行い，理想に近いステンティングを行うようにしなければならない．そのためには最大限理想に近いステントとステント留置技術を行使しなければならない．すなわち，若干の手技時間と医療資源の投入はやむをえないと考えられる．

II. ステントデザイン

LMT では径が 6 mm 程度の場合が少なからずある．一般のバルーン拡張型ステントでは，最大拡張径がスペック上，ステントバルーン径＋1.0 mm である．残念ながら日本では，2013 年まで

4.0 mm 径の DES は承認されていなかったので，3.5 mm＋1 mm＝4.5 mm が最大拡張径であった．スペックはスペックとして，最大どの程度拡張できるのかについてのデータはない．しかし，日本には crack（ヒビワレ）などの損傷を起すことなく，最大 6.0 mm 径まで拡張しうるべく設計された冠動脈用バルーン拡張型ステントが 1 つだけ存在する．それは Nobori 3.5 mm JV で，6 mm まで拡張することを保証された，おそらく世界にただ 1 つの冠動脈ステントである．

拡張可能径とともに重要な要素として link 数を挙げることができる．コンセプトに関しては「第 2 章 分岐部ステンティング」でも述べたので繰り返さないが，2 link 以下の link のステントが望ましい．Fracture を起こすとすれば strut が切れるのではなく，link で切れるステントが望ましい．

LM のように大径で大きく曲がった分枝を有する分岐部へのステンティングに関して，どのようなステントデザインがよいのか，いくつかのポイントを挙げて考えてみたい．

A. Conformability

Conformability（血管追従性）には，ステント全体が①いかに屈曲した血管に沿って曲がりやすいかという flexibility と，②いかに曲がった血管や分岐部で局所的に apposition がとれて血管壁に沿った留置ができるかという local conformability ともいうべき，双方の特性を包含しているものと考えられる．

1 Link 数

大きな分岐角度を有する分枝へのステンティングにおいては，特に高い flexibility をもったステントが望ましい．Flexibility と縦方向への変形のしやすさとは同義であるが，link 数は少ないほうが flexible である．Link の数からみると，flexibility の高さは当然，"helical coil ステント（link

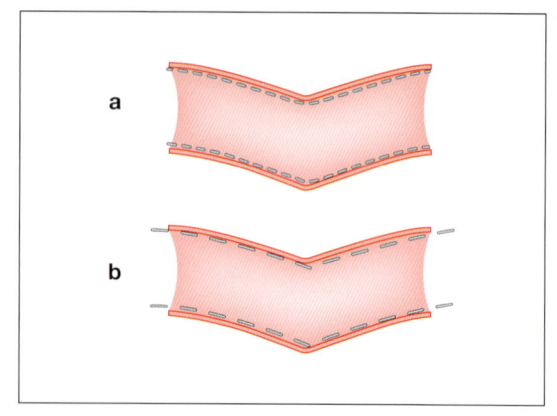

図 4・II・1　Crown の形状による違い
a のように crown が低いとスムーズに血管に追従するし，血管壁に押し返されても血管壁の形に近く押し返される．Malapposition も少ない．b のように crown が高いと strut の間隙のみが曲がるポイントとなり，より不連続な拡張となる．血管壁に押し返されたときの malapposition のリスクも高い．

なし）＞1 link ステント＞2 link ステント＞3 link ステント＞6 link ステント"の順になる．

2 Strut の製法・デザイン・素材

Strut はすべてジグザグ構造をしている．製法上は，①金属チューブをレーザーでカットして strut を形成する slotted tube stent と，②filament をジグザグのある ring にしたり，helical coil にしたりする ring または coil ステントとがある．かつての Wiktor ステント，Cordis ステント，CrossFlex ステントなどの，helical coil ステントが最も高い flexibility を有していたと考えられる．

ジグザグ構造の一往復をここでは crown と呼ぶことにするが，crown の高さ（長さ）が低い（短い）ほうが local conformability は高い（図 4・II・1）．一般的に金属ステントの conformability は，弾性の強いもののほうが低い．デザインが同じなら，弾性の強いコバルトクロス合金に比して，弾性の弱いステンレスのほうが conformable である．

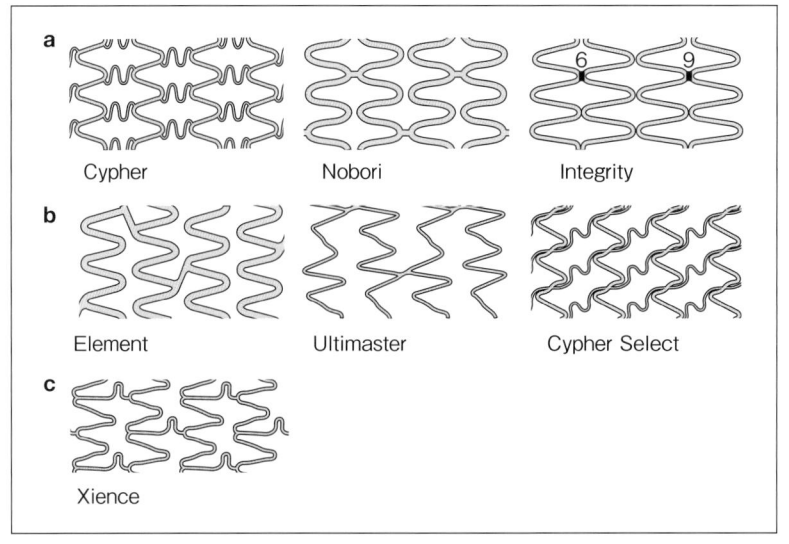

図4・II・2 Linkのデザイン
a：山谷連結位相反転．strutの山と谷とがつながっており，隣り合うstrutは位相が反転している．
b：山谷連結同位相．strutの山と谷がつながっているが，隣り合うstrutの位相は（ほぼ）同じである．
c：山々連結同位相．山と山がつながっており，隣り合うstrutは同位相である．

3 Linkのデザイン

Linkのデザインとしては，①strutの山と谷とを直接短いlinkでつなぐ形のもの（山谷連結位相反転）（図4・II・2a），②山と谷とをつなぎながら拡張後はphaseが同じになるようにしたもの（山谷連結同位相）（図4・II・2b），③山と山とをつなぎジグザグのphaseを同じくしたもの（山々連結同位相）（図4・II・2c）がある．同じ2 linkステントなら，最もflexibleなデザインは，②の山谷連結同位相型でlinkに長軸方向の成分が少ないものである．長軸方向に長いlinkはlocal conformabilityは低く，flexibilityを低くする．

B. 最大拡張径

入口部に留置するステントとしては，入口部でステントがmalappositionを起こさないために，入口部を血管径まで開くために6.0 mm径程度まで拡張可能であることが望ましい．ステントを大径にまで拡張できるようにするには，crown数を増やしたり，crownの高さを高くしたりしなければならない．ちなみにNobori 3.5 mm JVは，10 crownでcrownの高さは1.24 mmと少し高めに設定してあることにより，6.0 mmまでの拡張が保証されている．5.5 mm以上に拡張可能な冠動脈ステント，特に2 linkステントは他にない．

C. 入口部付近（近位部端）のデザイン

入口部に留置するためには，少なくとも近位部端は2つ（以上）のlinkをもっていることが望ましい．このことを考えて，近位部端のlink数を多くしたステントがある．かつては1 linkステントのGFXステントが入口部で突出しすぎた場合，反転してしまうことがよくあった（図4・II・3）．1 linkステントのS-660では，両端部のみ2 linkとすることで1個目のstrutの反転はなくなった．S-7，Driverに至って全体が2 linkステ

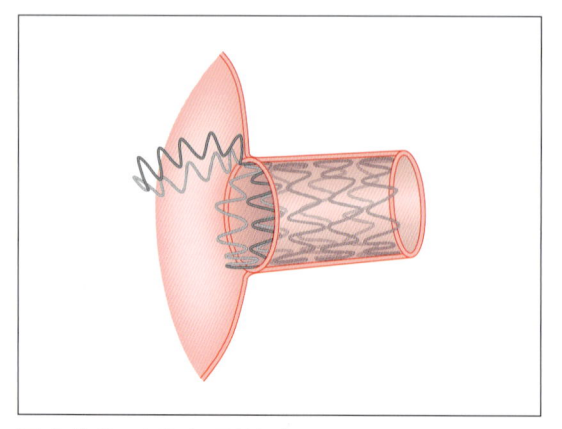

図4・II・3　1 link ステント
1 link ステントでは，ガイディングカテーテルが少し当たっただけで，strut が容易に反転してしまう．

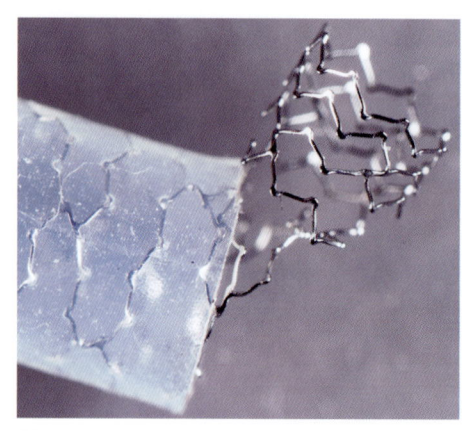

図4・II・4　2 link stent（Nobori）
入口部と見立てた部分でステント外よりステント内にガイドワイヤーを通過させ，血管径(この場合は4.0mm)に拡張した．2 link ステントでは構造上側枝側の cell は主枝と同じだけは拡張するので jail はなく，大動脈内 stent strut も入口部からはずれ，入口部近辺は大変すっきりしている．

ントとなり両端部のみ3 link として入口部の拡張の安定を図った．

しかし，実際に反転を防ぐためには link は2つでよい．近位端が血管壁から浮いていると，若干の変形は起こるかもしれないが反転することはない．また2 link であれば strut が入口部から突出したときに，時を経てその血管にインターベンションを行わなければならなくなった場合，strut の外側から内側にガイドワイヤーを通過させて，大径バルーンで拡張すれば，入口部は必ずその径で拡張される(図4・II・4)．

●Column⑲
●Promus PREMIER について●

現役デバイスの具体例に立ち入って恐縮ではあるが，Promus PREMIER に関して若干の苦言を呈したい．というより Promus PREMIER をつくらしめた Interventionalist に苦言を呈するといったほうが当たっているかもしれない．上述したように PROMUS Element は極めて flexibility に富んだ素晴らしいデザインのステントである．またそれゆえに縦方向の変形が起こりやすいのも事実である．入口部においては不用意に手技を行えばガイディングカテーテルやバルーン，ステントがステント近位端に当たり，PROMUS Element は短縮してしまうことが起こりうる．

そこで Boston Scientific 社は近位端3個の strut (全長約4mm)を4または5 link でつなぎ，近位部の変形を避けるデザイン(図)として Promus PREMIER を販売した．しかし筆者は最大の PROMUS (Element) user でありながら，2015年9月の時点で Promus PREMIER は1本も使用していないし，今後も使用しないであろう．

理由は，①近位部4mm の長さにわたり rigid で，それより末梢が極めて flexible ということは，硬い部分と柔らかい部分の急な transition が生じるということであり，その部分に fracture が起こりやすいし，血管にもストレスがかかりやすいと考えられる．②overlap してステント留置を行うときはさらに硬さの差が生じてしまう(4+2 link)．③入口部に留置して若干の飛び出しを見た場合，将来の intervention においてステントの外から中へガイドワイヤーを通過させ，cell の拡張を行わなければならないとき，十分な径に拡がらない，一方，④element design の変形を防ぐ方策はほぼ確立されている，などなどである．

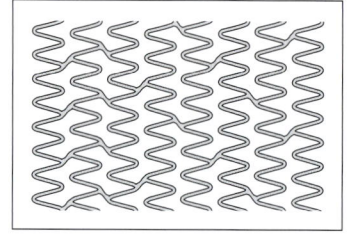

図　Promus PREMIER のデザイン

(つづく)

III. Preparation

　LMTのPCIではIVUSは必須である．それはI．病変部位・病変形態とステント留置法（参照➡191頁）でも述べたように血管径，プラーク量を評価するためでもあるが，さらには石灰化の程度と分布やattenuationプラークの有無と量の評価が必須であるからである．

A. LMT入口部および体部のpreparation

　LMT入口部または体部のみの狭窄ではそれほど強い石灰化があることは少なく，比較的柔らかい病変が多い．石灰化に関しては360°にわたって存在すればrotablatorが考慮されるが，そうでなければLacrosse NSEなどのscoring balloonやcutting balloonを考える．Rotablator後もscoring balloonやcutting balloonを使用して，できるだけ血管のrecoil圧を下げるようにしておくことも重要である．

　LMやRCAなどの大径冠動脈では，石灰化部分の内径が2.25 mm以上のことがある．9 Fr以上のガイディングカテーテルを使用しなくなった現在では，2.38 mm，2.5 mmのburrを使用したRotablatorは実際的ではない．Scoring ballonやcutting balloonを使用することを考えなければならない．

B. LMT末梢分岐部のpreparation

　LAD入口部近辺の天井側のプラークはPOBAでは拡がりにくいことはよく知られていた．さらにバルーン拡張に際して天井の対側はcarinaであり，LCX入口部であり，LMT末梢の大径の血管壁である．LAD径にマッチしたバルーンで拡張しても，carina側は容易にLCX側に偏位してしまいそのまま拡張される．そのため，indentationなく拡がったと見えても，バルーン内の圧が天井側にかかることはほとんどないのである（図4・III・1）．この状態でステントを，側枝をまたいで留置すれば必ずcarinaシフトを生じるし，天井側のrecoilを生じる．

　確実に天井側を拡張するためには，プラークを必要十分なだけ削ることができれば，debulkingを理想的な治療法として挙げることができる．しかし現在のところdebulking deviceとして使用可能なものは，①Rotablator，②ELCA，③DCA，の3つである．

❶Rotablatorでdebulkされる組織は，石灰化のごとく硬くなければならない．最近ではガイディングカテーテルの最大径が8 Frサイズであるため，せいぜい2.25 mm径のburrまでしか使用できないので，LMTの径に比してdebulkされる量は多くない．残存石灰化が厚く，バルーンによる拡張を妨げる可能性がある．

　Guidewire biasはある程度は利用できるであ

●Column⑲（つづき）

　筆者としては，冠動脈入口部ステンティングにおいては，上記の理由によりPROMUS Elementの4 mmが承認されるべきであろうと考えている．日本にはNobori 3.5 mm JVがあるのでそれで事足りるともいえるが，冠動脈入口部径がそれほど大きくない（5.5 mm以下）場合はPROMUS Element 4.0 mmでもよいのではないかと考えている．というのも海外ではNobori 3.5 mm JVは販売規格になく，BioMatrixデザインの3.5あるいは4.0 mm（9 crown 3 link）しか販売されていない．これは大径の入口部ステントには不適切であるので，筆者はPROMUS Element 4.0 mmを使用している．留置後のCAGやIVUS所見はすこぶる良好である．

　ただしPROMUS Elementはfractureの起こりにくいステントではあるが，fractureが起こるときはlinkではなくstrutで切れることが多い（注：strutで切れることの不都合は第3章に記した）．Linkで切れて，その断端が刺激とならないデザインに変更すれば，さらに良好な成績を獲得することができると考える．

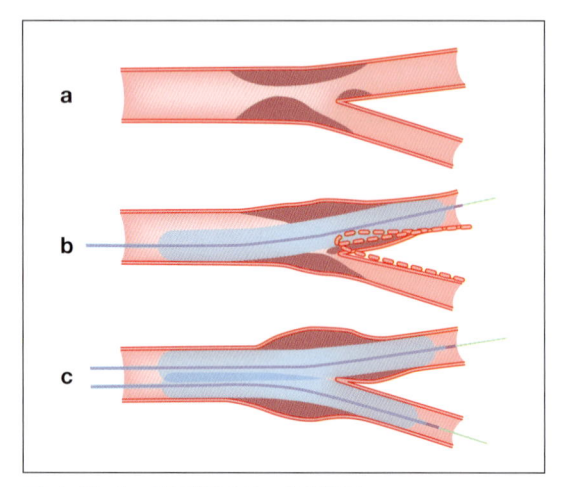

図4・III・1 分岐部病変へのKBT
aのような分岐部狭窄があるとする.
b：主枝側はindentationなく拡張された．その後交互拡張で側枝もindentationなく拡張された．しかしこの図にみられるように，バルーン拡張中はcarina shiftと肩の部分の変形により，バルーンのindentationなく拡がったのである．
c：KBTを行って交互拡張では消えたはずのindentationが側枝側バルーンに出現したとしても，8 atmまで上げることによってindentationが消失すれば，プラークは圧排されており，ステントを留置してKBTを行っておけばよいことが多い．

KBTを行うことで天井側のプラークにはバルーンの圧がかかるため，プラーク部分では何がしかの拡張が得られる（図4・III・1）し，適切なステント留置によって適正な拡張を得ることができる．このようにうまく組み合わせることで，Rotablator＋DES＋KBTによる良好な中長期予後が期待される．

❷ELCAは血栓を含有する狭窄には有効かもしれないが，一般的には大径の血管のプラークを排除しづらいのが通例である．

❸DCAに関しては，熟達者が行えば理想的なdebulkingが行えるとの説もあるが，筆者や一般の術者にとってはLMTを含む病変でステントを必要としないようなdebulkingは原理的に無理なことが多いと考える．なぜならLMTは左Valsalva洞から左に向かって起始し，しばらくほぼ真っすぐに向かい分岐部に至ってLADは急峻に（左）前方に曲がり，LCXは急激に後方に向かう．分岐部はこの方向転換の途中のプラークをdebulkしなければならない．この方向転換途上部位のIVUS上のプラークの方向部位を透視上で認識するのは不可能に近いし，曲がった部分の直線的デバイスによるdebulkingは難しい．

　筆者はDCAは使うとしても，DESの留置を前提として，何がしかのdebulkingをしておく程度と考えている．

　以上のようにそれぞれのdebulking deviceに

ろう．しかしプラークの付き方が血管の走行軸に平行とは限らないことから考えると，これも確実な方法ではない．完全なdebulkingは困難である．

　しかし完全なdebulkingではなくても，

○Column ⑳

●Carinaシフト●

　10年も前のことであろうか，筆者がまだIVUSを使っていなかったころ，とあるライブで，ある術者が分岐部病変（LMTではなかったが）でIVUSを見た後で側枝をprotectしたところ，あるコメンテーターからプラークは分岐部対側にあるのでprotectionは不要であるとの意見が出された．その術者から相談を受けた筆者は，ステントを留置したときに対側プラークが潰れなければ，分岐部末梢端（carina）が側枝側に押されて狭窄・閉塞が起こる可能性があるのでprotectはしておいたほうがよいと答えた．結果的にステント留置後も，閉塞は起こらず，protectionはしなくてもよかった症例であったとされたが，若干の狭窄は残った．Carinaシフトという言葉は使わなかったが，概念としてのcarinaシフトは筆者らにとっては考慮するのが当たり前のことで，あえて名を付けるようなことではなかった．そのため，数年前にあたかも新しい概念としてcarinaシフトという言葉が出てきたときは面喰らったし，なるほどよい命名だと感心したものである．筆者らがこのような事態への対策を考えておかなければならないと啓蒙することに大いに貢献したといえるのではないだろうか．

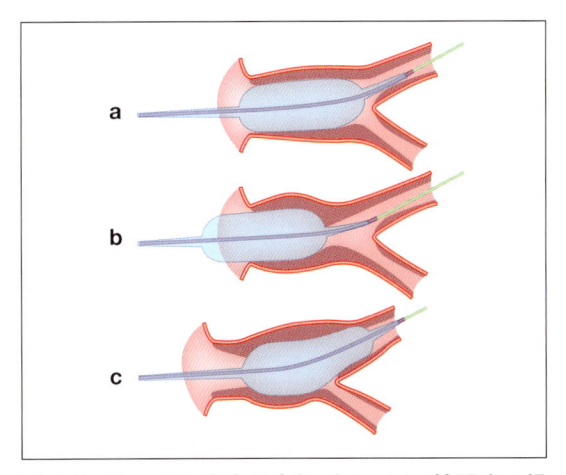

図4・III・2　LMT病変を大径バルーンで拡張する場合（POT）
aのように分岐部末梢ぎりぎりに拡張できればよいが，bのようにバルーンが手前に滑ってしまうと有効な拡張が得られないし，cのように分岐部より末梢にかかると，末梢の血管を傷つけてしまう危険がある．

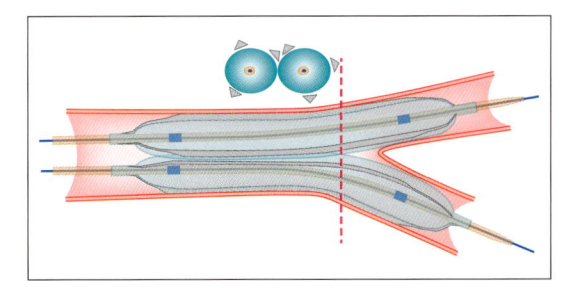

図4・III・3　Lacrosse NSEでのKBT
Lacrosse NSEではバルーンに付いたelementが，お互いのバルーンを傷つけないようにずれることでKBTが可能である．

はそれぞれの魅力があるが，筆者としては理想的なステント留置のためのpreparationの一手段と考えている．結局は適切なdebulking＋DES＋KBTの組み合わせで，よりよい長期予後の獲得を目指すことになる．

1本の大径バルーンで主枝近位部を拡張するPOT（proximal optimization technique）を，ステント留置前に行っておくとの考え方もあるかもしれない．しかし，LMT末梢分岐部の拡張に際しては，分岐部を1本のバルーンで血管径にまで拡張することは極めて困難である（**図4・III・2**）．実際にCAGでは，立体的に曲がりながら分岐するLADとLCXとの分岐部をen faceに見ることは難しい．これらを考えると，LMT末梢分岐部を1本の大径バルーンで確実に拡張することは不可能に近い．分岐部より末梢部分の過拡張を避けようとするがゆえに，あるいは大径バルーンが滑り戻るためにバルーンが狭窄部を拡張できないことが多い．

これはPOBAだけではなくscoring balloonやcutting balloonにもいえることである．LADとLCXをそれぞれの径にマッチした径のバルーンで交互に拡張しても，分岐部は十分には拡張しえない．結局KBTで拡張しなければならないが，POBAの高圧拡張でも拡張できないことが少なからずある．そもそもLMTにおいては，KBTの高圧拡張は各枝の末梢，分岐部，体部の解離のリスクが高く，行いたくない手技である．LMT分岐部の高圧（14 atm以上）KBTを行うときは主枝，側枝ともquarter size小さい径のバルーンを用いて，ゆっくりと圧を上げる方法で行わなければならない．

Cutting balloonではKBTはできないが，2本のscoring balloonを使用したKBTは可能である（**図4・III・3**）．石灰化があるか硬い病変に対して，筆者はLacrosse NSEを用いている．RBP（rated burst pressure）まで拡張しても互いに破裂させることはないため，少し小さめの径のLacrosse NSEでKBTを行ってindentationをなくしておくと，石灰化には割が入り，比較的低圧でも，十分拡張が可能となる．

さらに至適サイズバルーン2本で再度KBTを行うと，印象として，ステント留置後のより確実な拡張が得られるように思われる．その理由はおそらく割を入れただけでステントを拡張すると，石灰化の部分は円形には拡張されておらず，ステント拡張途上で石灰化がstrutに当たり，固定された形となった状態でステントが不均一に拡張される．そのことで，strutがゆがんでしまったり，十分な拡張ができなかったりといったことが起こるのではないかと考えられる．その後でいくら高圧拡張しても，ステントは均一な拡張を示すことはないということは十分にありうる．一方，高圧バルーンでのKBTを加えると，その時点でいっ

たんは血管は可能な限り円形に拡張される．そのため，たとえrecoilが起こってもステント留置時のstrut固定の力はより低いものとなるであろう．ステント拡張の不均一性はLacrosse NSE単独よりは低くなると考えるのが妥当であろう．

Preparationのゴールは，①主枝にステントを留置したときにプラークシフトやcarinaシフトを起さないようにすることと，②分岐部を至適サイズに拡張することでrecoilを2.0 atm以下に抑えることである．

必ずしも見た目には認識できないが，すべてのPCIにおいて実際には強い思いをもったり，思いが弱かったりするが，皆それをゴールとして行っているのではないであろうか．特別に強い思いをもった術者（もちろん論理的背景があってのことであるが）は，石灰化がなくてもRotablatorを使ったり，DCAでdebulkingをしたりしてゴールを目指す．確かにうまくdebulkingができれば，プラークを残したままで拡張するよりは良好な拡張が得られるはずである．

Column㉑

●Lacrosse NSEかAngioSculptかScoreFlexか●（図a〜c）

筆者はLacrosse NSEを好んで使用している．IVUSで石灰化の割れ方を見たとき，AngioSculptに比較してLacrosse NSEのほうがよく割れているように思ったからであるが，それには理由があるように思われる．

Lacrosse NSEとAngioSculptのscoring elementは，異なった構造をもっている．割の入り方を考えてみるとLacrosse NSEは長軸方向にのみ，AngioSculptは長軸方向にも斜め（短軸方向の要素をもつ．変曲点では短軸方向）にも割が入る．割が入った石灰化を含むプラークはバルーンが拡張することによって割が拡がり，その結果血管表面積が短軸方向に拡がり，血管が拡張する．この際，割の短軸方向成分は，血管表面の短軸方向への拡張にはほぼ寄与できないし，短軸，長軸両方向成分をもった割は血管を斜めに捻らせて拡がることに寄与する．血管を短軸方向に拡張するという意味ではscoring elementが長軸に平行についているLacrosse NSEのほうに分があるのは明らかである．

AngioSculpt，ScoreFlexとも比較的細いfilament状の金属のcutting elementを使用しているのに対し，Lacrosse NSEはプラスチックではあるがある程度の高さをもったくさび状のcutting elementを使用している．このことが拡張時の血管壁の変形を強くし，割が入りやすくしているのであろう．プラスチックであることは偏心性石灰化の，対側の比較的柔らかい組織に対する障害を軽減していると考えられる．

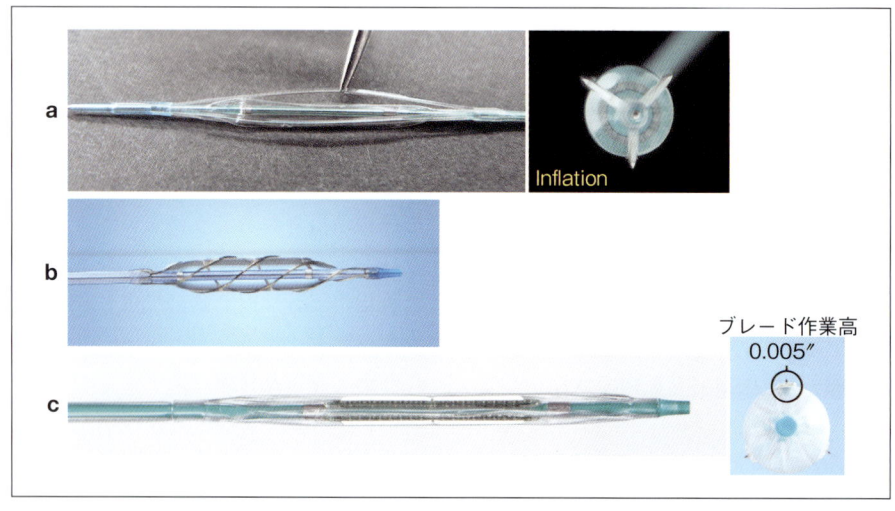

図　Scoring balloonの比較
a：Lacrosse NSE ALPHA
b：AngioSculpt
c：Flextome Cutting Balloon

ただし2つの方法に関しては，次のことを十分に吟味する必要がある．Rotablatorに関しては，石灰化がないようなプラークをバイアスを利用して方向を定め，必要にして十分な量を切削することができるのか．

DCAに関しては，LMTからLADあるいはLCXへの三次元的にねじれながら進むルートについたプラークを直線的にしか進まないDCA cutterが確実に切削できるのか，またIVUSで確認したプラークの方向がCAGで確実に確認できるのか，LCXの真の分岐方向をCAG上で探し出すことが容易でないことがある．そうした状態で例えば一律にRAO＋CAでのLCXの分岐方向が，IVUSでのLCXの方向に一致するといえるのか．LMT分岐部に対して原理的に安全で確実な方法といえるのか，納得のできる答えを引き出しておかなければならない．

しかし，risk/benefitを考えるならpreparationはpreparationであってステントが十分に拡張しさえすればよいのだから，あまり無理をしないでおこうとするのが妥当のように考える．

C. LAD，LCX 入口部〜近位部の preparation

LADないしはLCXの径はLMTより小さいが，LMTから他枝をクロスオーバーして留置するとき，3.5 mmステントを留置することとなる．このとき，各枝の径が3.5 mmに満たないときはradial forceが小さくなるので，血管のrecoilを最小限にするために，特に入念なpreparationが必要となる．少しでも石灰化があればscoring balloonを用いた前拡張を行っておくのがよい．

D. Lesion preparation の実際

当院でのlesion preparationの実際を提示する（図4・III・4）．

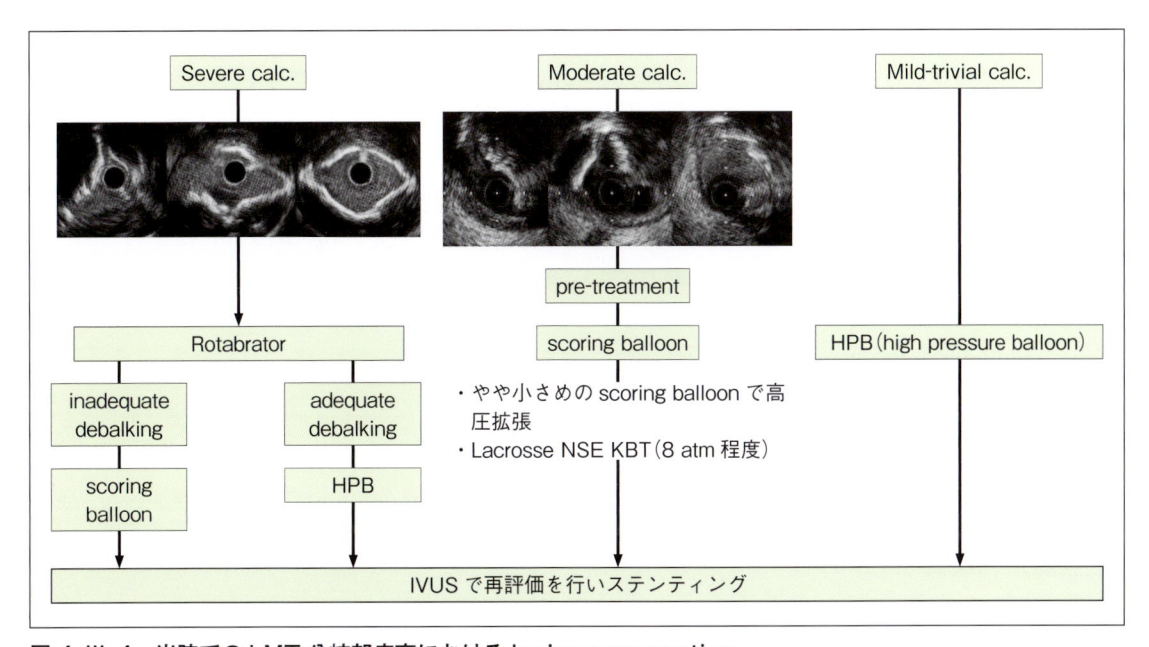

図4・III・4　当院でのLMT分岐部病変におけるlesion preparation
IVUSでvessel size，石灰化の程度，プラークの性状評価を行い，石灰化の程度に応じたlesion preparationを行っている．

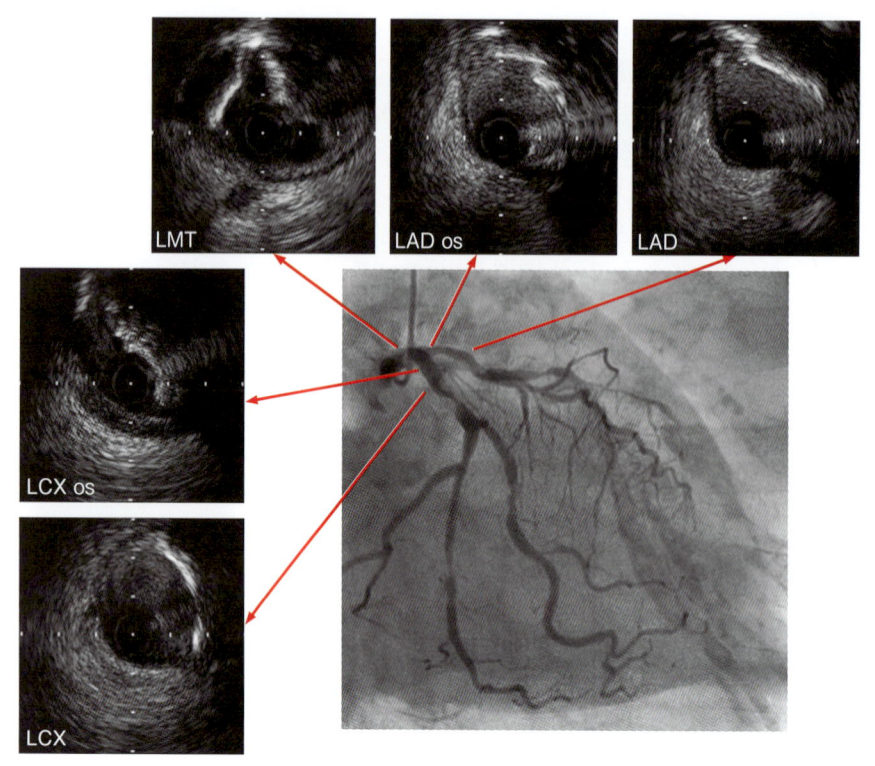

図 4・III・5　偏在性石灰化を有する LMT 分岐部病変
IVUS では LAD, LCX ともに偏在性石灰化を認めていた.

1 偏在性石灰化を有する分岐部病変に対する lesion preparation

　LMT 分岐部の症例 (図 4・III・5) で, IVUS では LMT 分岐部に偏在性の高度石灰化を有していた.
　LMT-LCX, LMT-LAD をそれぞれ Lacrosse NSE 3.25 mm で高圧拡張を施行後に, Lacrosse NSE 3.25 mm 2 本を用い同時拡張 (8 atm) を行ったところ, 分岐部の石灰化部位での拡張が認められた (図 4・III・6).

2 高度石灰化を有する分岐部病変に対する lesion preparation

　透析患者の LMT 分岐部症例 (図 4・III・7, 4・III・8) で, IVUS は LAD 側は通過できず, LMT-LAD, LCX に高度石灰化を有していた.

　LAD は, 1.75 mm → 2.25 mm rota burr で debulking を行い, LCX は 2.25 mm rota burr で debulking を行った. さらに, LAD, LCX をおのおの 4.0 mm の cutting balloon で拡張を行い, LAD, LCX を 4.0 mm, 3.75 mm のバルーンで同時拡張を施行し, 良好な preparation ができた.

III. Preparation 203

図4・III・6 症例(図4・III・5)の preparation の実際
LAD, LCX おのおのをやや小さめの Lacrosse NSE で高圧拡張を行ったうえで, Lacrosse NSE で KBT を行った.

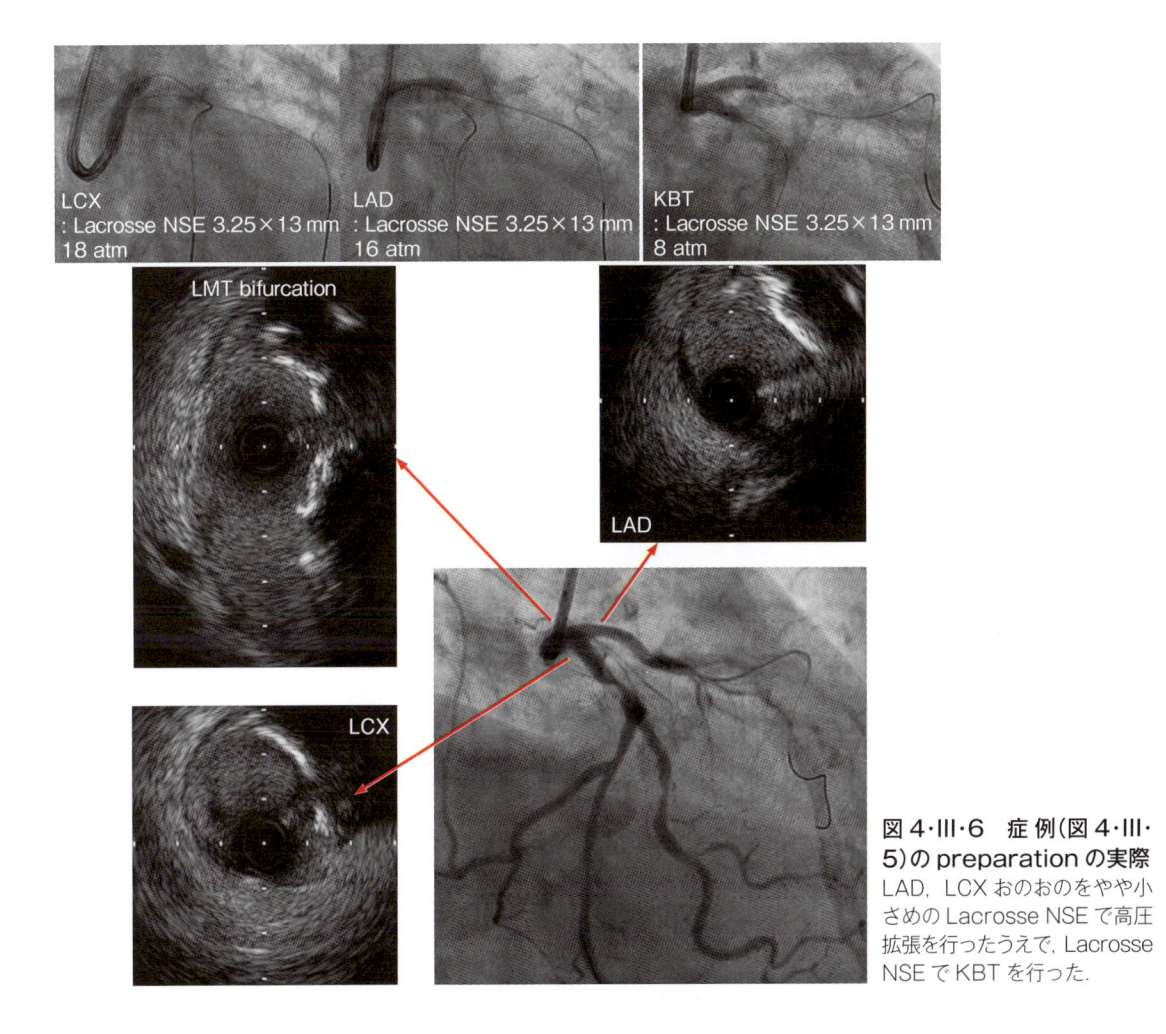

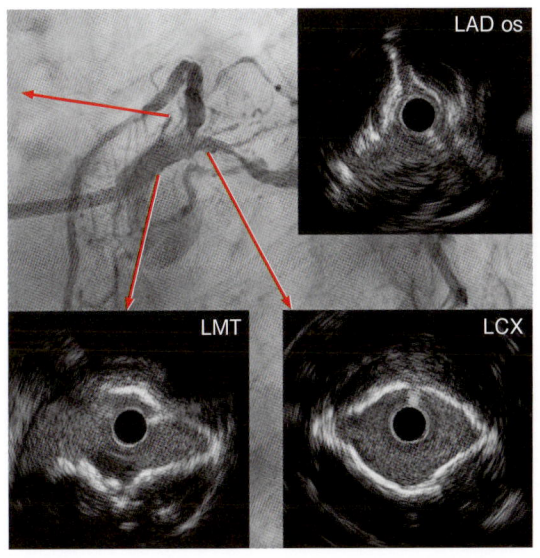

図4・III・7 透析患者の LMT 分岐部症例
IVUS では LAD, LCX ともに高度石灰化を示していた.

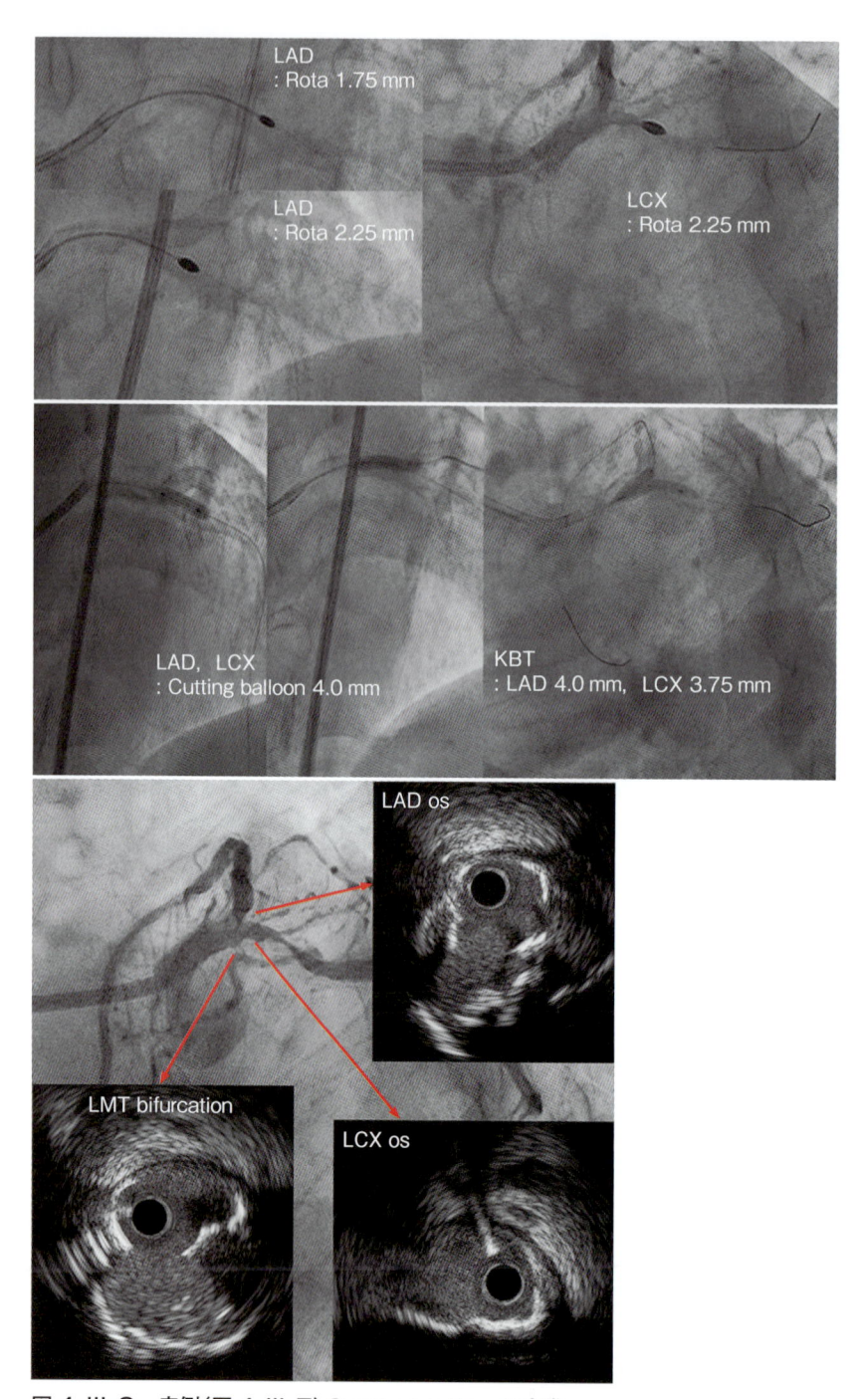

204 ■ 第4章　左主幹部(LMT)ステンティング

図4・III・8　症例(図4・III・7)のpreparationの実際
2.25 mmのrota burrでdebulking後、4 mmのcutting balloonで拡張を行った。そして、4.0 mm、3.75 mmのバルーンでKBTを行ったところ、石灰化には割が入り、ステントが良好に拡張できそうである。

IV. ステンティングと ステント留置手順

十分な preparation を行った後にステントを留置する．基本的に provisional stenting を行うが，下記のような概念と手順とで行う．

A. 比較的長いLMTで，入口部あるいは体部の一部にしかプラークがない場合（図4・I・2a, c 参照）

2 link の DES を末梢側エッジが LMT 内に位置するように留置する．LM の径が 3.5 mm を超えて大きいが石灰化などがなく血管の recoil が多くはなさそうなときは，前拡張を 3.5 mm 程度のバルーンで行っておくにとどめる．3.5 mm を超えて大きく拡張しすぎると，3.5 mm のステントバルーンで留置したステントが留置直後は血管への密着が極めて悪く，ステント全体が動きやすい状態となるからである．

ステントバルーンを引き抜くときや，後拡張用のバルーンを進めるときにステントが動いたり変形したりする場合がある．3.5 mm に拡張して少し recoil する程度にしておけば，ステントはその部分で，ある程度固定され動くことはなくなる．

将来 4 mm 径の 2 link 以下の DES が承認された暁には，上記 3.5 mm を 4.0 mm に置き換えればよい．

B. 分岐部にステントを留置しなければならない場合

基本的には provisional stenting を行うが，場合によっては planned two stenting を行うこともある．

1 Stent＋KBT

a. なぜ KBT をするべきか

Stent＋KBT は LMT における分岐部ステント留置の基本であると考えている．

その理由は，①stent strut を血管に密着させること，②分岐部 carina 周辺を本来の形状に十分に拡張すること，③将来 LCX に PCI を行わなければならなくなった場合に容易にアクセスできるようにしておくためである．Stent＋KBT を行わずに LCX に cross over して留置することもあるが，それは LCX の左室灌流域が著しく小さく，径も小さい場合くらいである．

ただし，KBT を行うためには下記の条件が整わなければ，その結果が良好とならないと考えている．①適切なデザインのステント，②適切なガイドワイヤー通過ルート，③バルーン通過の際にステントを変形させない手法，を用いることである．

デザインに関しては，例えば Cypher ステントのような 6 link ステントは KBT を行うと結果がかえって悪くなることが，原理的に少なからずあったし，3 link ステントにおいても strut jail が大きい場合がありうる．一方，2 link ステントでは，KBT によって分岐部血管の jail によるストレスの確率が低い．

KBT を行う場合，特に LMT 分岐部で stent＋KBT を行う場合，いくつかの守るべき条件があると考えられる．まず第一に，適切なデザインのステントを選択することが最も重要な因子である．第二に，jail を最少にするために側枝へのガイドワイヤーの通過ルートは，分岐部の最遠端でガイドワイヤーが carina に触れることができるルートでなければならない．ステント留置後および KBT 後には，側枝ガイドワイヤーが適切なルートを通過しているかどうかを確認しなければならない．第三に，最近ではステントを変形させない方法として，ガイドワイヤーの側枝選択に先立って POT を行っておくことは必須となっている．第四に，側枝用バルーンを通過させるときに strut に当たって進まないときには，決して押し

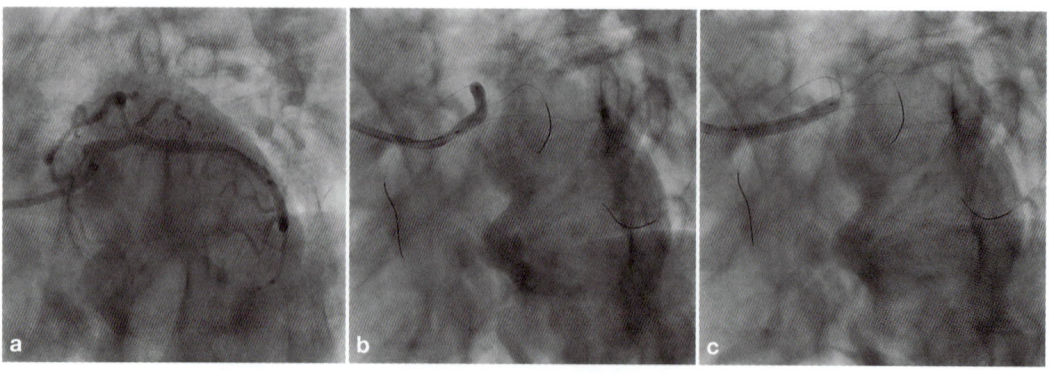

図4·IV·1　主枝(LMT)径が大きく，末梢径が小さい場合のステント留置
a：治療前
b：LMT-LAD #6 に低圧(5 atm)で Nobori 3.5 mm JV 留置．
c：Stent balloon を分岐部手前(LMT 体部)まで引いて，高圧拡張(16 atm)を行っている．

込むことなく，押さないで進める方法を講じることである〔参照➡第2章〕．アンカーテクニックはアンカーバルーンでバックアップをとって押し込む方法であるので，決して使用しない．

　筆者は，このような条件を満たして適切に行えば，KBT は有用と考えている．これまで KBT 不要論を唱える報告で，こうした条件を満たすことを考えたうえで KBT を行ったものがあったであろうか．

b. Stent＋KBT の実際

　ステントを主枝近位部から主枝末梢ないしは側枝にかけて，他枝をクロスオーバーして留置するが，しばしば主枝の径は大きく，主枝末梢／側枝の径は小さい．主枝(LMT)が大きいときは，主枝末梢(LAD)ステントランディングゾーン径が3.0 mm 程度の小径であっても，Nobori 3.5 mm JV を留置することになる．幸い Nobori 3.5 mm JV は 4.0 atm で拡張するので，まずは 4(～5) atm で拡張留置した後，バルーンを先端部マーカーが分岐部末梢に掛かるように引き戻して 14 atm 程度に拡張する(図 4·IV·1)．

　バルーンを引き抜かなければならないが，このときガイディングカテーテル先端が冠動脈口で深く進入して stent strut を変形(図 4·IV·2)させないように気をつけながらゆっくりと引き抜く．ガイディングカテーテルが進入しようとする場合は

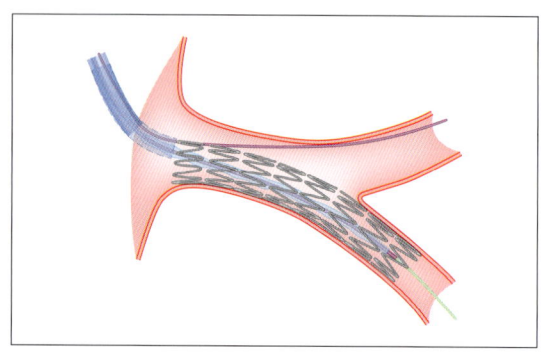

図4·IV·2　LMT 入口部ステンティングにおけるステント変形
Stent balloon を引いてくるときにガイディングカテーテルが冠動脈口に進み，stent strut を変形させることがある．

ガイディングカテーテルにわずかな引く力を加えて，進入を防ぎながらバルーンを引き抜かなければならないこともある．

　また，ガイディングカテーテルの進入を防ごうとするあまりガイディングカテーテルを引き抜きすぎると，バルーン抜去後のガイディングカテーテルと冠動脈(ステント)との同軸性が保たれなくなってしまい，後拡張(POT)用バルーンが進まないことがある．この状態で再度同軸にしようとすると，ガイディングカテーテル先端でまだ圧着されていないステント近位端を変形させることが多い．まずはガイディングカテーテルを引きすぎないように十分に注意することが重要であるが，

もし同軸が失われた場合は，ステント近位端を変形させないよう同軸を回復するようにしなければならない．

場合によっては前拡張用の中等度径バルーンを先行させてそれに沿わせてガイディングカテーテルを抜き差しし，あるいは回転してステント変形を避けつつ，同軸を回復するようにする配慮をしなければならない．

Stent balloon を抜去したら，引き続いて直ちに POT を行う．POT は LMT 入口部近辺の血管径のバルーンを使用する．新しいバルーンが望ましいが，前拡張などに使用していれば，ガイディングカテーテル導入前に整形しておくか，ガイディングカテーテル内で 10 atm 程度に拡張してリラップさせてステント内に進める．そしてステント内で 14 atm で拡張する．ガイドワイヤーが jail されている場合のステント留置は，ガイドワイヤートラップを防ぐために 14 atm 以下で行うようにしている．LMT の POT はバルーンの slip out を防ぐために，症状と血行動態が許す限りは，1 秒に 1 atm 前後で拡張圧を上げていく．

8 mm 未満の長さの LMT では，POT は困難なことが多い．特に入口部が先細っている場合は然りである．バルーンの slip out のリスクが高く，stent strut ともども引き抜かれて strut が疎になってしまうのでは，何をやっているのか分からない（図 4・IV・3）．

短い LMT（特に先細り LMT）においては POT を行わず，細心の注意を払いつつ KBT を行うほうがよい．KBT を行って LMT の先細りをある程度解消した後に，POT を高圧で行うと近位部の拡張はより十分になる（図 4・IV・4）．しかし**ステント留置後は，どんな場合でも最後に KBT を行っておかなければならない．**

引き続いて，第 2 章に記した方法（155〜157頁）に従って Crusade を用いて側枝を選択するが，LMT においては広い一平面上で分岐しないことが多いため，CAG でガイドワイヤーの分岐部最遠端通過を確認することが困難である場合がある．一般的には深い spider view で分岐部はよく観察されるが，必ずしも分岐を en face に見て

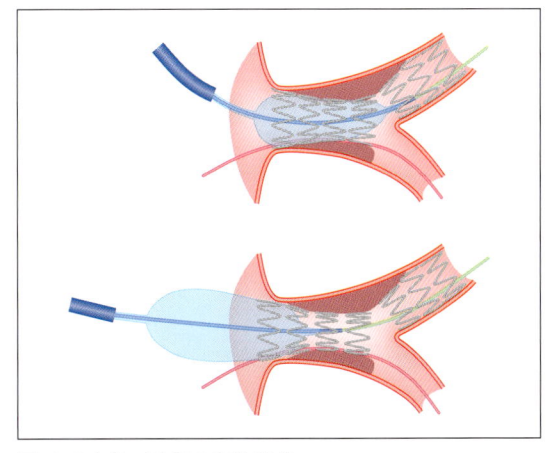

図 4・IV・3　POT の注意点
POT balloon が slip out したことで，LMT 部のステントが変形して疎になっている．

いない．分岐を en face に見ていない観察角度では，ガイドワイヤーが通過したときに，そのルートが正しいルートかどうかの確認が難しいので，さしあたりそのルートを用いて KBT を行っておく．

しかし LMT 分岐部では，jail は最小限にすべきである．もし多くの jail を残しておくと culotte ステンティングを引き続いて行わなければならなくなったとき，側枝ステントが jail した strut に当たって進まなかったり，主枝ステントを変形させたりする．LMT では特に避けるべき事象であるので，KBT 後は直ちに IVUS を行って jail の程度を確認し，必要なら Crusade を使用して最遠端の cell をとり直し，再 KBT を行う〔参照➡第 2 章（172〜175 頁）〕．

KBT の前に側枝のガイドワイヤーに jail されたガイドワイヤーを引き抜かなければならないが，これも第 2 章（164 頁）を参照されたい．ただ jail されたガイドワイヤーを引き抜くときは，他の部分よりさらにステントの変形をきたさないように注意しなければならない．

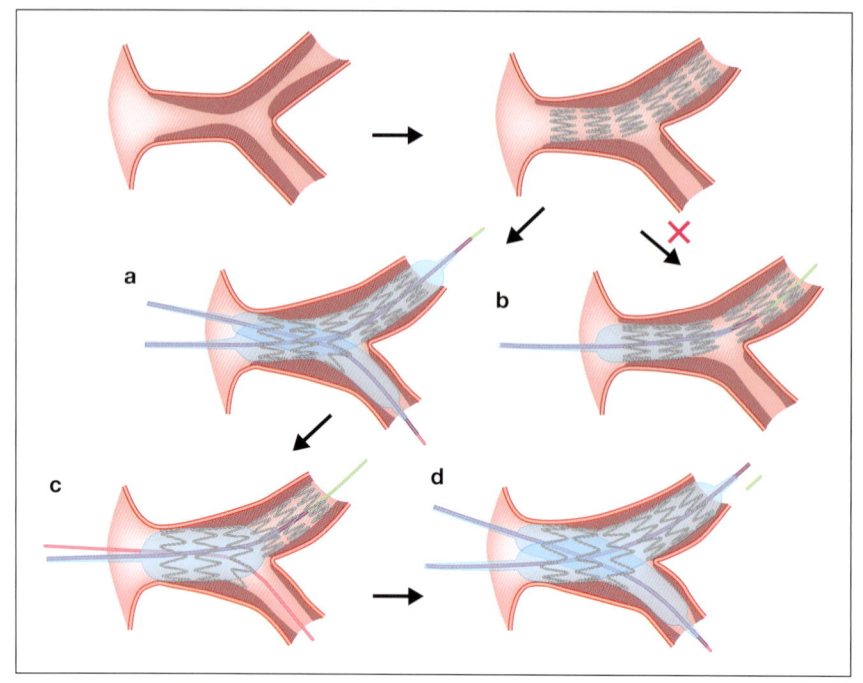

図4・IV・4　短いLMT（特に先細りLMT）へのPOTとKBT
KBTを先行させたほうがよい場合もある（a, b）．後にPOTを行うが（c），どんな場合でも最後はKBTを行う（d）．

C. 入口部までステントを留置しなければならない場合

　IVUSで観察して体部にある程度のプラークがある場合は，基本的に入口部までステントを留置し，体部にステントエッジを置かないようにする．LMTの長さが比較的短く，LAD入口部からLMT入口部までが余裕をもって28 mm以下のステントでカバーできる状況では，わずかでもプラークが存在すれば入口部までステントを留置する．

　入口部ギリギリにステントエッジを位置させるには，AP+CR方向で観察し，LMT入口部の肩の端にステント近位端を合わせるのが一般的である（図4・IV・5）．しかし時として角度の微調整にもかかわらず，この肩の部分がよく分離できないことがある．こうした場合，LCX側のガイドワイヤーに沿わせて挿入したIVUSでステント近位端と入口部とを認識し，ステントを出し入れすることによってステント近位端が入口部に重なるようにステント位置を調整する．入口部とステント近位端が一致したところで，造影剤なしで撮影しておく．ステントが動かないことを確認しながらゆっくりとIVUSを引き抜き，LMTにはガイドワイヤーだけになったところでステントを拡張する．IVUSと干渉してステントが動いたりしないようにするには十分な前拡張を行っておき，IVUSとステントが通っても十分な余裕があるようにしておかなければならない．

　この方法は造影剤を使用しないでステントの正確な位置決めが可能であるので，CKDのある患者でのLMTステントでは極めて有用である．

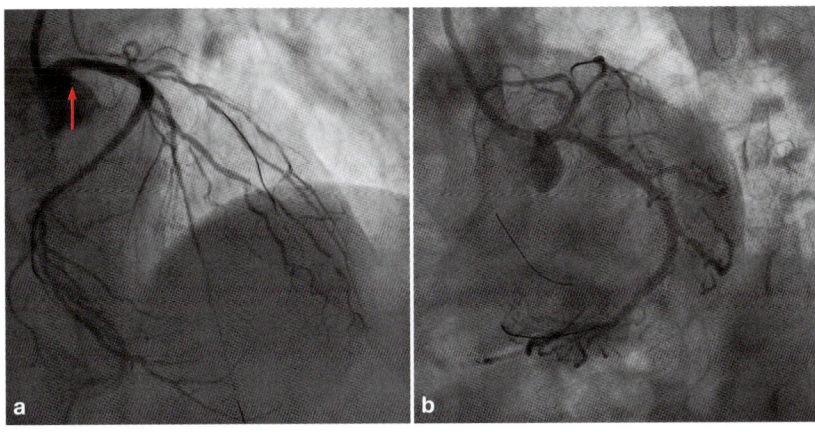

図4・IV・5 ステントエッジの確認
a：AP＋CR 30，b：LAO 50＋CAU 29
AP＋CRではLMT入口部（赤矢印）が描出できる．ステントの手前がこの赤矢印より出るように留置する．LAO＋CAUはLMT分岐部の分離には優れているが，LMT入口部の同定には不適である．

D. 体部にエッジが位置してもよい場合

　LMTが長く，28 mmステントでは入口部からLAD入口部までカバーできない場合は，LMTをフルカバーするか，LMT体部にエッジを置くかの選択を迫られることになる．プラーク量が多い場合は，ステント近位端の慢性期狭窄進行が多いことが他の部位でよく経験されることである．LMTにおいてもプラークが多いと同様のことが起こる可能性が高い．根拠はないが，比較的長いLMTでプラーク面積が30％程度以下ならエッジを置くことを許容している．長さが10 mm以下のLMTでは，すべて入口部までステントでカバーする．

E. Culotteステンティング

1 Culotteステンティングを選ぶ理由

　Provisional stentingにおいてstent＋KBTの結果，側枝の状態が不良の場合，2本目のステントを側枝に留置することになる．この場合の選択肢としてはTステンティングかculotteステンティングかのどちらかである．筆者に関しては，LMTの場合はculotteステンティングを用いることが多い．その理由は，

❶Provisional Tステンティングでは主枝に突出した部分をなくすことができず，appositionが不十分な部分を多く残すことになる．

❷Tステンティングでは分岐部肩部のstent strutが対側の支えがないために，このステントによるradial forceが獲得できないことがあるが，culotteでは主枝血管の外側壁の支えを得てステント2つ分のradial forceを獲得できる（図4・IV・6）．

❸さらにculotteステンティングは，Tステンティングに比してそれほど複雑な方法ではなく，TステンティングにガイドワイヤーのとりなおしΣと，もう一度POT＋KBTを加えればよいだけの手技である．

以上の3点からである．

2 Culotteステンティングの実際

　Culotteステンティングの完成のためには，もう一度stent＋KBTを行えばよいだけである．しかし，LMTにtwe stentを用いる場合，1個目

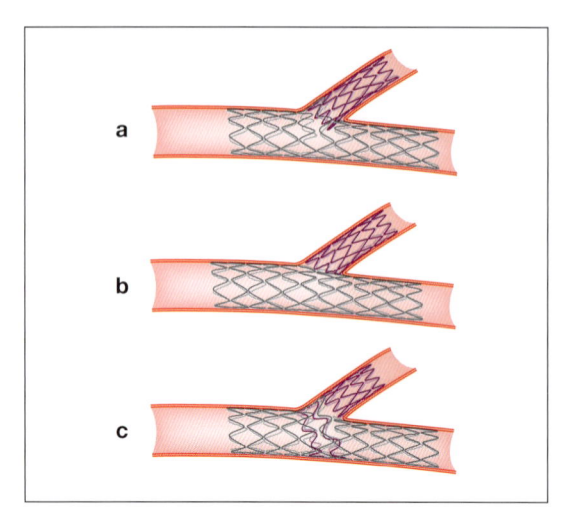

図4・IV・6　T-stentとculotte stentの違い
a：Provisional T-stent，b：Modified T-stent，c：Culotte stent
Provisional T-stent，Modified T-stentでは対側部分のradial strengthが失われている場合がある．

のステントの側枝jailは完全になくしておく必要がある．Jailが存在するようなら側枝側のガイドワイヤーをcarina最遠端部にとり直して，KBTを行っておくのが肝要であることを再度強調しておきたい．

　LMTが大きくLADにNobori 3.5 mm JVを使用した場合は，LCXにもやはりNobori 3.5 mm JVを使用する．LCXの径が3.5 mmより小さいようなら，4～5 atmの低圧で留置して後に至適径バルーンで高圧後拡張を行う．しかしprovisional culotte stentの場合は，ステントのオーバーラップを必要最小限にするためにLMTへのステント突出は6～8 mmにとどめるのが理想的である．そのため，有効で安全なPOTを行うにはPOTバルーンの正確な位置決めをしなくてはならない．手前すぎるとPOTにならないし，奥すぎると主枝入口部の損傷を生じる．

　しかし，前述のようにLADあるいはLCXの分岐が曲がっている場合は，バルーンの正確な位置決めは困難である．この場合，ステントの見かけ上のオーバーラップは長くてもかまわない．近位部だけでも確実に拡張して，KBTに際してのステントの安定を図る．

　Tステンティングでも同様であるが，2本のステントが留置された後のKBTの拡張圧は少し高めでもかまわない．LMTではバルーンの大動脈への突出はまったく問題にならないので，末梢解離を防ぐために2本のバルーン遠位端をステント末梢端より少し引いたうえで拡張するとよい．ただしLMT分岐部においては，双方至適サイズバルーンでのKBT高圧拡張は解離のリスクが高いと考えられるので，14 atm程度を最大圧としている．さらに高圧拡張を必要とするならquarter size小さいバルーンで20 atmからの高圧拡張を試みる．

　Two stentで求められるのは，高度の高圧後拡張を必要としないpreparationである．特に長いLMTの場合，preparationが十分でないと1本目のステント内面の凹凸が発生し，2本目のステントの一部がそこに当たって進みにくくなることもある．進みにくくなった2本目のステントを弾みででも押してしまうとステントは変形し，それ以上の挿入が困難となることが多い．

　1本目のステント挿入後のPOTはガイドワイヤーがjailした状態で行うので，14 atm程度しか圧をかけていない．近位部を十分に拡張するために高圧をかけたいときは，側枝ガイドワイヤー通過後のKBT前に高圧POTを行っておけばステント表面の凹凸は減少する．側枝側ステント挿入困難時には，ステントを一度引き抜いて高圧POTと比較的高圧KBTを行うと挿入できることが多い．

　2本目のステントが当たる部分が，carina部分である場合がある．LCXのガイドワイヤーがcarinaに触れるように通過させてあり，そのうえでKBTを行っていればステントがステントに当たることはないわけであるが，硬いcarinaに当たることはありうる．"当たり"がとれないようなら，LAD側のガイドワイヤーを引き抜いてLCXに通過させbuddy wireとする．そのままステントが通過すればよいが，通過しないときはbuddy wireにバルーンを挿入して，ステントバルーンを軽くわずかに引き抜いたうえで当該部位を通過させる．そのうえでステントを軽く押し進める

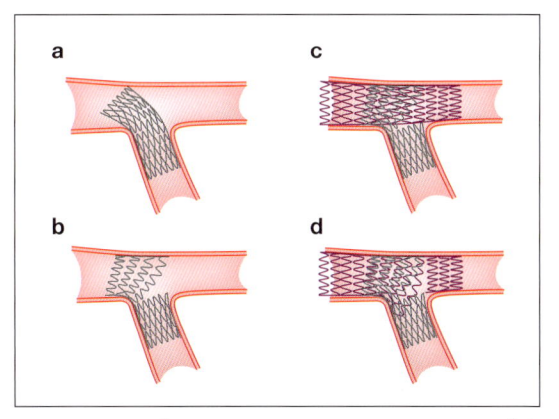

図 4・IV・7 プランして culotte ステンティングを行う場合
a：まず LCX にステント留置．この際主枝への strut 突出は 3 mm 程度の最小限に抑える．
b：POT＞＞KBT 後．
c：LMT–LAD にステント留置．
d：POT＞＞KBT 後．

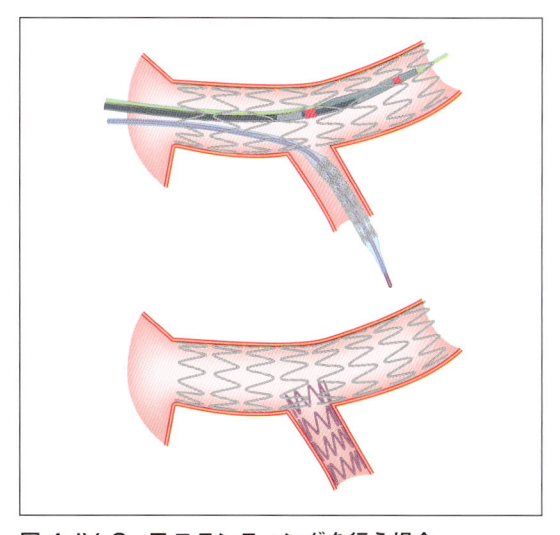

図 4・IV・8 T ステンティングを行う場合
側枝（LCX）が直角に近い角度で出ており，また，血管径が小さい場合，T ステンティングでもよい場合がある．

と容易に進むことが多い．

　それでも進まなければ，LCX 末梢でバルーンを 2～4 atm で拡張してステントの乗ったワイヤーをトラップし，軽くガイドワイヤーを引きながらステントを進める．ステントが進んだら buddy wire は抜去してもよいし，LAD に通過せしめてもよい．それでも"当たり"がとれないようなら，GuideLiner® を使用するとよい．GuideLiner® の先端はバルーンを先行させて軽く押し進めるが，"当たり"のある部分では先行させたバルーンをわずかに引き抜きながら GuideLiner® を進めると容易に進む．決して強く押し進めてはならない．それでも進まなければ，末梢でガイドワイヤーを低圧トラップする方法を使用すれば確実に進む．

　プランして culotte ステンティングを行う場合，どちらかのステントエッジは LMT 内に置くことになる．LCX 側に先に LMT 内にエッジを置いてステントを留置して，2 本目のステントを LMT 入口部から LAD にかけて置くのが LMT 内および LAD 側に段差を生じないので好ましい（図 4・IV・7）．

　LAD 側に先行して留置する場合も，そのステントエッジを LMT 内に置いて，2 本目の LCX 側のステントで LMT 入口部をカバーするようにすると LMT 内でのステント段差はできない．この場合，LAD 入口部に逆段差を生じるが許容範囲であると考えている．

F．T ステンティング

　次のような場合，T ステンティングを行うこともある．

　分岐角度が 90°に近い場合，特に LAD と LCX との血管径の差が大きい（LAD＞LCX）場合には，必要な部分で radial force を失うことはないと考えられる（図 4・IV・8）．わずかに LMT に突出させるように留置するが，IVUS ガイドで留置すると正確な位置決めができる．この方法は前述の LMT 入口部でのステントの位置決めと似た方法を用いる．この場合は LAD 側のガイドワイヤーに沿わせて IVUS を挿入し，LCX 入口部とステント近位端を合わせるようにする．ステントは LAD をクロスオーバーしないので，ステントバルーンの拡張に際しても IVUS を抜去する必要はなく，引き抜かなければステントとの干渉もしない．ただしステントと IVUS カテーテルとの角度

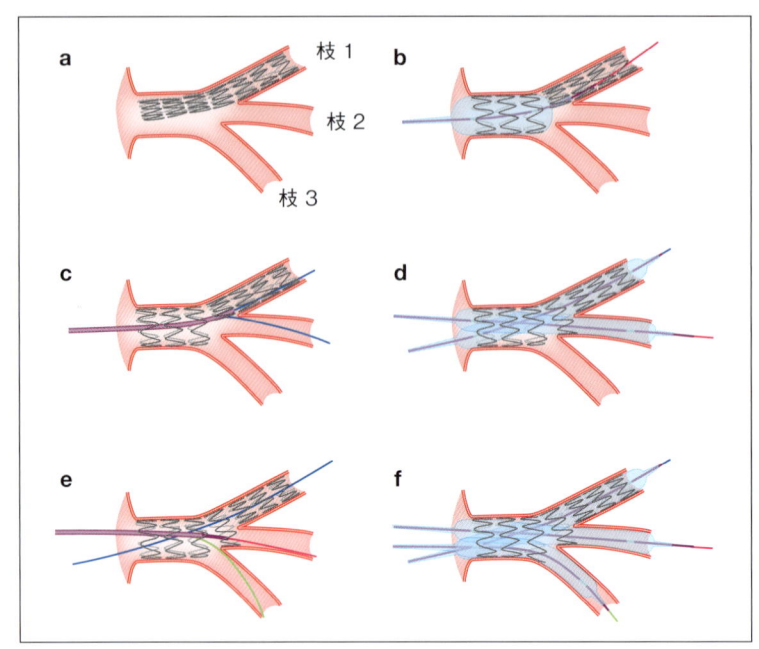

図4・V・1　LMT三分枝へのステント留置
a：枝1にステント留置，b：POT，c：Crusadeで枝2をとり直し，d：枝1と枝2でKBT，e：Crusadeで枝2から枝3をとり直し，f：triple KBT

が大きいため，IVUSによるステント近位部の認識は若干難しくなる．

V. 三分枝におけるLMTステンティング

LMTにステントを留置する場合，三分枝であることがまれならずある．Intermediate arteryとLCXとが同程度の大きさの場合，triple KBTを行わなければならないこともあるし，三分枝にステントを置かなければならないこともある．

A. Stent＋KBT（triple KBT）

LADにステントを留置した後にKBTを行う理由は前述した通り，stent strutのすべてを血管壁に密着させるためと，分岐部を本来の径に拡張するためである．側枝のステントの被覆していない部分の解離・障害を防ぐために，2 linkのステントの選択と比較的低圧KBT（8～10 atm）を行うのも同じである．

1 Preparation

Preparationはbifurcation KBTの場合と変わらない．各枝ともに十分に低圧で拡張できるようにpreparationを行う．プラークシフトやcarinaシフトによる側枝圧迫を減らすためにも，LMT末梢分岐部が比較的低圧で拡張しうるかを確認するためにもtriple KBTを行っておく．Triple KBT前に分岐部が拡張できないことが予想されるときは，Lacrosse NSEを用いたtriple KBTを考慮して，十分なpreparationを行うように心がける．

2 ステント留置

LADへのステント留置後にPOTを行ったうえで，次のような手順でtriple KBTを行う（図4・V・1）．①Crusadeを用いて新しいガイドワイヤーでHL（high lateral）枝を選択する，②LADとHL枝とでKBTを行う，③CrusadeをHL枝のガイドワイヤーに通してLCXを選択する，④triple KBTを行う．ガイドワイヤーで側枝を選択する場合は，常にcarina最遠端を通過させる．

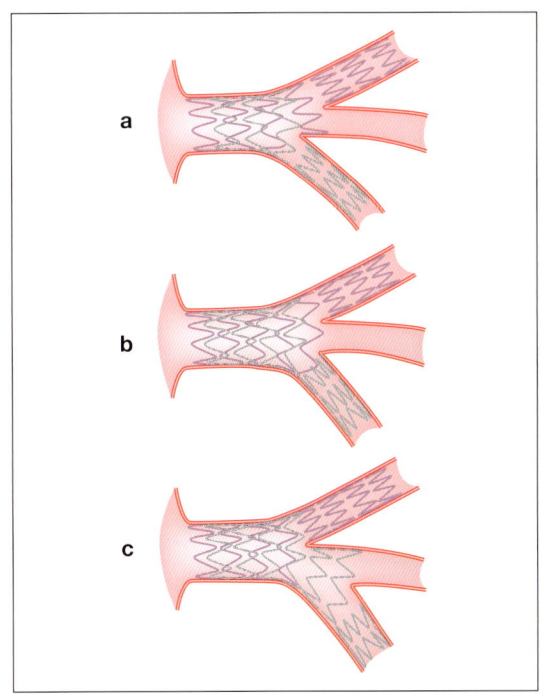

図4・V・2 さまざまな三分枝にculotteステンティングを行った状態
a：HL枝がLAD側より分岐している．
b：HL枝がLADとLCXの中央より分岐している．
c：HL枝がLCX側より分岐している．

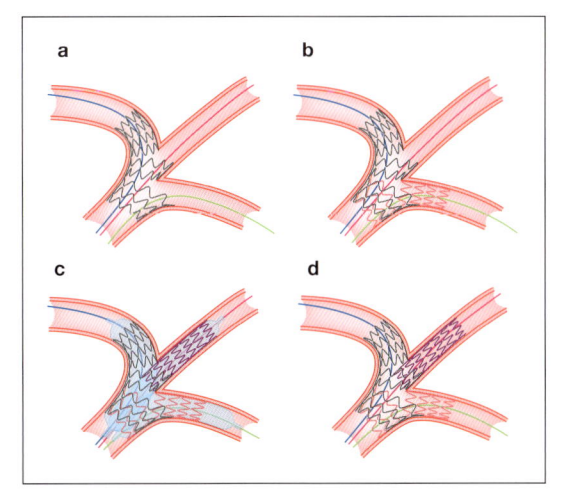

図4・V・3 LAD, LCXにculotteステンティング(a, b)後に最後にHL枝に3本目のステントを留置した状態(d)
LAD, LCX双方にバルーンを置いたまま，HLにステントを留置し，そのままstent+triple KBTを行う．

B. Culotteステンティング，三分枝ステンティング

三分枝のLADとLCXとにculotteステンティングを行うと，HL枝は必ずLADとLCXとのステントに挟まれて，たとえ最終triple KBTを行っても両側から圧迫を受けることとなる(**図4・V・2**)．すなわち双方からcarinaシフトを受けることになるのである．片方からのシフトは小さくても双方からになるとその倍になる計算で，無視できない大きさとなる可能性が高い．この力が慢性的に働けば，再狭窄のリスクが高くなるのも当然のことである．

そうするとculotteステンティングではHL枝の再狭窄は防げず，HL枝に3本目のステントを留置することになる．三分枝のステンティングにおいては，もし三枝すべての開存を目指すなら culotte stent の選択はなく，三分枝ステンティングを行わなければならない．しかし三分枝ステンティングにおいて，HL枝の中期成績は極めて不良であった．

HL枝近位部はCAG上はLAD, LCX近位部とオーバーラップする部分が多く，最後に留置するHL枝近位端がカバーされないことがありうる．三分枝ステンティングにおいて，LADとLCXのculotteステンティングにプラスしてHL枝にステントを留置した後だけに，triple KBTを行っていたとすると，HL枝のガイドワイヤーはculotteステントの外側を通過するのかもしれない．LAD側のステント+triple KBTを上記のごとくstep-by-stepに行い，LCX側のステント+triple KBTをも同様のstep-by-step法で行えば，完全なカバーとradial forceとを獲得可能である．

そして最後にLAD, LCX双方にバルーンを置いたまま，HL枝にステントを留置してそのままstent+triple KBTを行うとよい．HL枝のステントはその近位端をLAD, LCX双方のcarinaよりもわずかにLMTに突出するように留置する(**図4・V・3**)が，近位端の位置を確認するにはIVUSガイドが有効となる．

VI. LMT ステントの実例

当院での分岐部病変に対するステント留置を実例で提示する.

症例はLMTのtrue bifurcation症例(図4・VI・1)である.ガイディングカテーテルはJudkins left short-tip(Launcher SL 4)を使用した.

まず,IVUSで血管径,プラークの性状・分布を確認した.LADはattenuation plaqueを認めたため,Filtrapで末梢保護を行ったうえで,まず,LADを3.0 mmのバルーンで前拡張を施行した(図4・VI・2a).そして,LAD,LCXを3.0 mm,3.5 mmのバルーンで同時拡張を施行(図4・VI・2b)したうえで,LMT-LADにNoboriステント3.5×24 mmをやや低圧で留置した(図4・VI・2c).そして,LMTを5.0 mmバルーンでPOTを行った(図4・VI・2d).

Crusadeを使用し,側枝(LCX)選択を行った

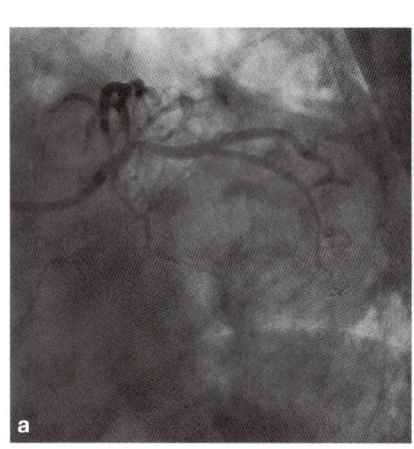

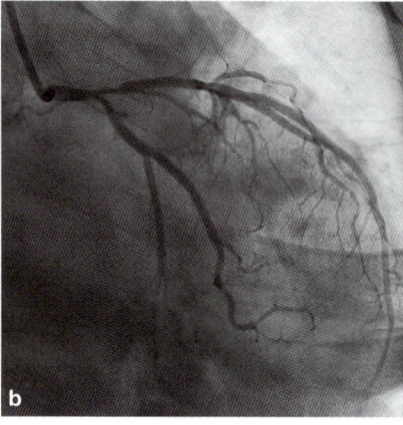

図4・VI・1 LMTのtrue bifurcation症例のCAG像

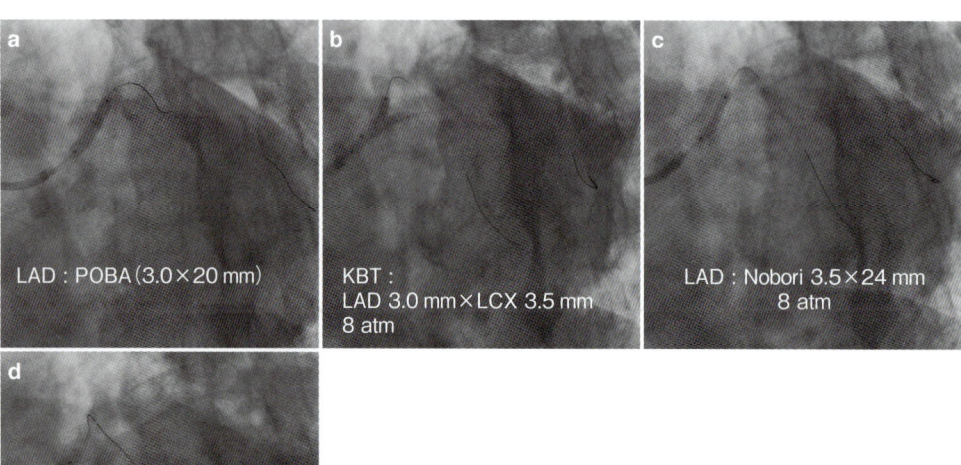

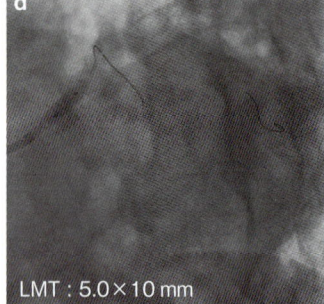

図4・VI・2 LMT分岐部症例へのKBT＋stentの手順
a：LAD．3.0 mmバルーンでPOBA．
b：LAD．3.0 mm LCX 3.5 mmでKBT．
c：LAD．Nobori 3.5 mmをやや低圧で留置．
d：LMTを5.0 mmバルーンでPOT．

VI. LMT ステントの実例 ● 215

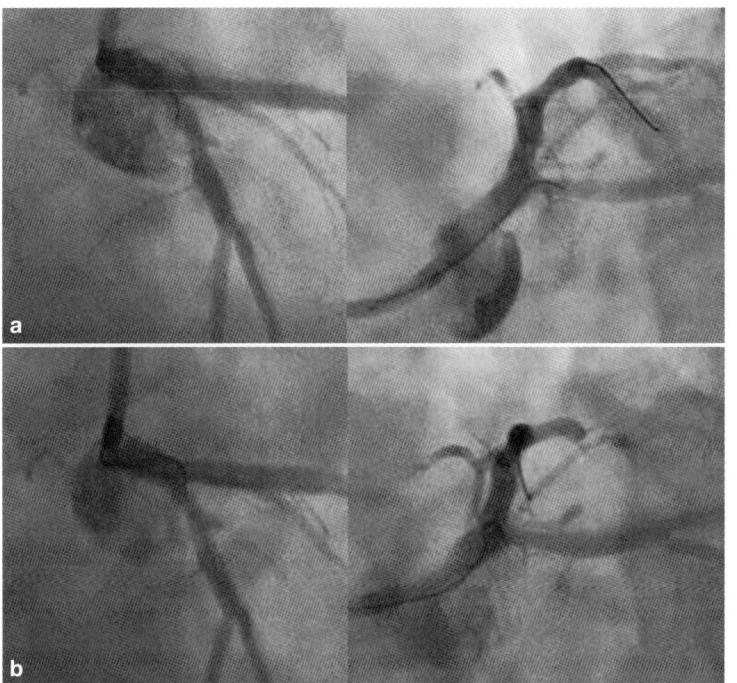

図 4・VI・3
Crusade を使用し，側枝(LCX)再選択
Angiographycal に側枝(LCX)のガイドワイヤーを再選択している．
a：ガイドワイヤーが carina 近傍を通過していない．
b：ガイドワイヤーが carina 近傍を通過している．

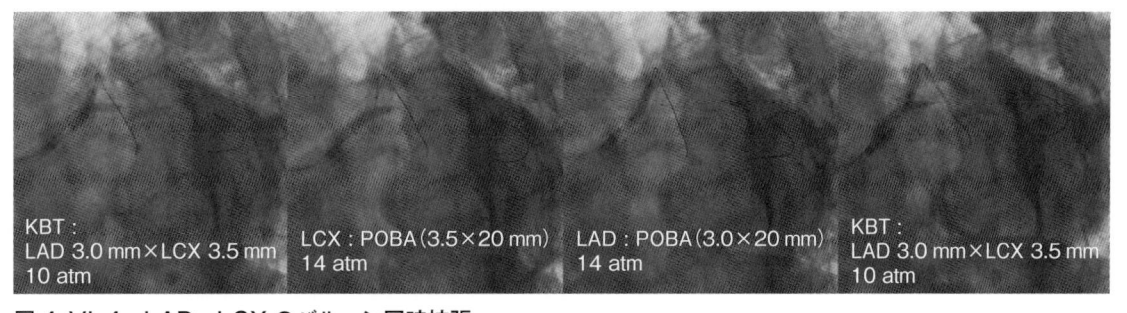

図 4・VI・4　LAD，LCX のバルーン同時拡張
LAD，LCX をおのおの 3.0 mm，3.5 mm のバルーンで高圧拡張した後，KBT を施行．

KBT：
LAD 3.0 mm×LCX 3.5 mm
10 atm

LCX：POBA(3.5×20 mm)
14 atm

LAD：POBA(3.0×20 mm)
14 atm

KBT：
LAD 3.0 mm×LCX 3.5 mm
10 atm

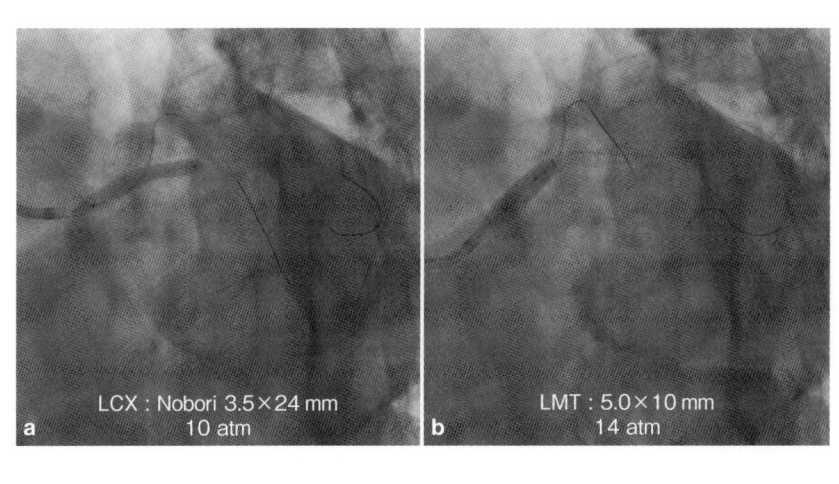

図 4・VI・5
Culotte ステンティング
LCX に Nobori 3.5 mm を留置後に LMT を 5.0 mm バルーンで POT を行った．

a：LCX：Nobori 3.5×24 mm　10 atm
b：LMT：5.0×10 mm　14 atm

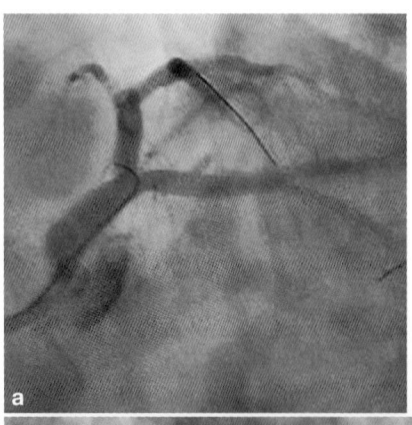

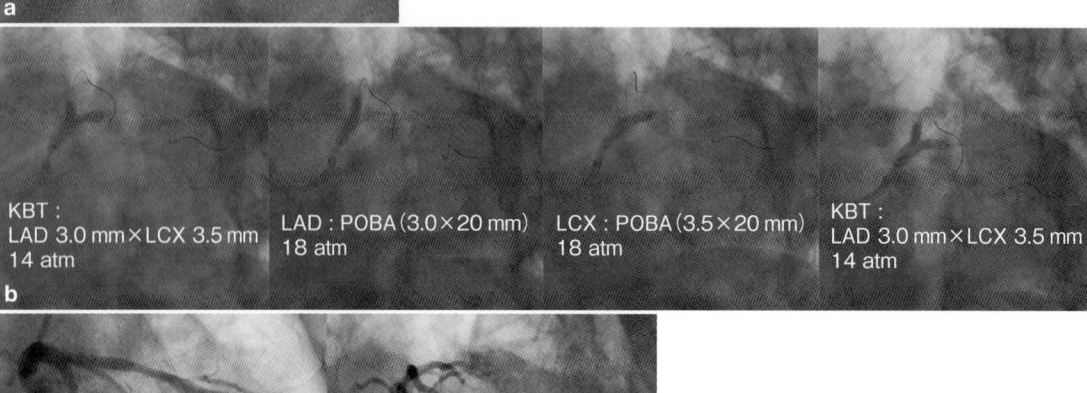

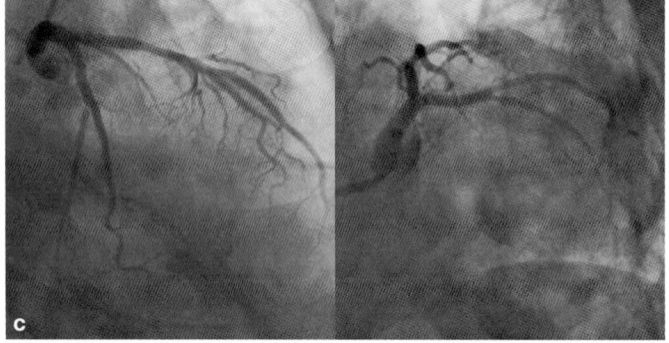

図4・VI・6 Culotteステンティング後のKBT
a：Crusadeを使用し，側枝（LAD）のガイドワイヤー再選択を行った．
b：LAD，LCXをおのおの3.0 mm，3.5 mmバルーンで高圧拡張後にKBTを行った．
c：Final angiography.

が，angiographycalに側枝ガイドワイヤーの通過部位を確認したところ，遠位部を通過していなかった（図4・VI・3a）ため，再度とり直しを行った（図4・VI・3b）．

LAD，LCXを3.0 mm，3.5 mmのバルーンで同時拡張を施行した（図4・VI・4）．LCXに狭窄残存を認めたため，culotteステンティングとすることとし，LMT-LCXにNobori 3.5 mm JVをや低圧で留置した（図4・VI・5a）．そして，LMTを5.0 mmバルーンでPOTを行った（図4・VI・5b）．

Crusadeを使用し側枝（LAD）選択を行い，angiographycalに側枝ガイドワイヤーが遠位部を通過していることを確認し（図4・VI・6a），KBTを施行し（図4・VI・6b）良好な拡張が得られた（図4・VI・6c）．

第5章

術者 MITSUDO の押さない PCI

　筆者は33年間のPCI人生で多くのことを学んだが，PCIの手技技術の面で最も本質的で重要な事柄として心に刻まれたことは「押さない」ことである．押せば押された血管やデバイスはストレスを受け，さまざまな障害を受ける可能性がある．しかし，デバイスは多かれ少なかれ押さなければ進まない．押す力がどの程度なら許されるのか，相手に障害（変形）を与えないで済むのか．その限界を超えて押してはならない．押す力を少なくしてデバイスを進める方法があるはずである．例えばデバイスの先端が何かに当たって進まなくなるとき，当たるから押すのであるから，"当たり"をなくす方法を考えることも押すことを避ける手段となる．

I. 押してもよい場合

　どんな場合でも無理に押しこむことはよいことではないが，押しこむしか方法がなくかつ押し込んでもよい場合が1つだけある．それは，ガイドワイヤーは通過したけれどもバルーンやマイクロカテーテルが進みにくいときである．

A. マイクロカテーテル

　Rotablator症例などで，0.014″のガイドワイヤーは通過するけれども，マイクロカテーテルが通過しない場合，サポートの強いガイドワイヤーに変更すると容易に通過することも多くある．

　CTOにおいて，antegrade approachのマイクロカテーテルを閉塞部に侵入・通過させたいとき，retrograde approachのマイクロカテーテルをchannel中に通過させたいとき，Rotablatorの必要な狭窄でマイクロカテーテルを使用してガイドワイヤーが通過したときなど，押し込んだだけではマイクロカテーテルが進んでいかない場合，マイクロカテーテルを軽く押しながら回転させると進んでいくことは少なくない．

　マイクロカテーテルは，Tornusのように同じ方向に何度も回転させることをしてはならない．一般的にマイクロカテーテルは，それほど回転に強くはなく，むしろ弱いものも多い．例えばCaravelは一方向に3回転が限度とされている．もし先端が回転しない状態で，それ以上の回転を加えるとカテーテルのシャフトに花が咲いたような膨隆が起こるとされる．もしchannelを越えた先でこれが起こるとマイクロカテーテルを抜去できなくなる可能性が高くなる．決して同じ方向に，3回転以上の回転を加えてはならない．まず3回反時計方向（CCW）回転した後，6回時計方向（CW）へ回転，6回CCWへ回転の往復運動を繰り返すことはできる．Corsairは多くの回転が可能ではあるが，他のマイクロカテーテルと同じく同一方向には10回程度の回転に留めておいたほうが安全である．

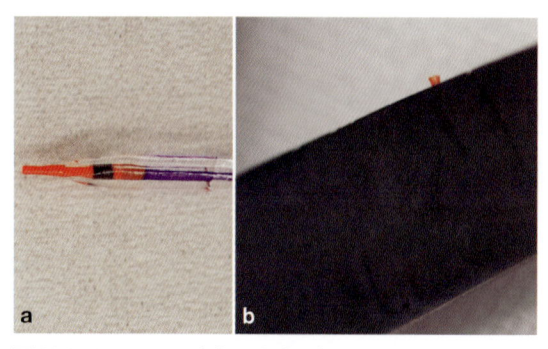

図5・I・1 フレアを起こしたバルーン
硬い病変に対してtipの軟らかいバルーンを無理に進めようとすると先端にflareを起こすことがある．わずかなフレアでも病変通過を困難にするため，先端から0.3mmのところを鋏で切ったり，先端tipの硬いバルーンカテーテルへの変更が必要になる．

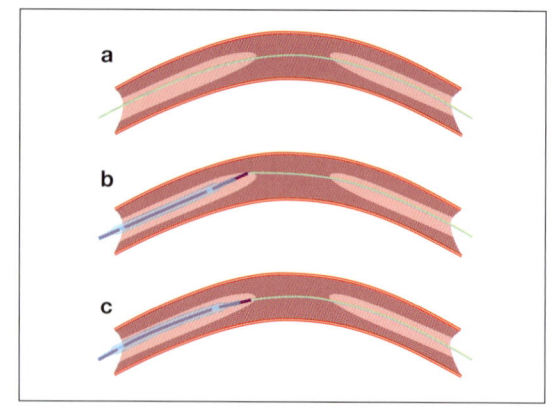

図5・I・2 屈曲を伴った硬い病変に対するバルーンの動き
先端tipの硬いバルーンはより大彎側を通るためかえって先に進まないことがある(b)．先端ギャップの少ないバルーンを使用することで追従性が向上し病変通過に成功する(c)．

B. 小径バルーン

マイクロカテーテルが進まなければ最小径バルーンに変更するが，最近は1.0～1.25mm程度の小径バルーンで通過性のよいものが発売されている．モノレールバルーンは回転させることが難しいので押すことになるが，病変の特性によって使用バルーンのスペックを変える．

以前は先端が当たったために押すとバルーンそのものが蛇腹のように変形してしまい，それによってプロファイルが大きくなり，進まなくなることもあった．最近のバルーンの多くは改良されて，この蛇腹現象は起こしにくくはなっているが，まったく起こらないわけではない．どの程度の力で蛇腹化するのかを体外のテストで知っておいたほうがよい．

硬く比較的直線的な病変に対しては，先端は硬いバルーンのほうがよい．病変の硬さに抗して進まざるをえないからである．先端が軟らかいと容易にflareを起こしてしまい（図5・I・1），flareを起こした後はどんなに押しても進まない状態になる．しかし，曲がった病変に対しては，硬い先端バルーンでは外側へのバイアスが強くかかりそのために先に進まないことが起こりうる（図5・I・2b）．そこで曲がりの強い病変には先端が軟らか

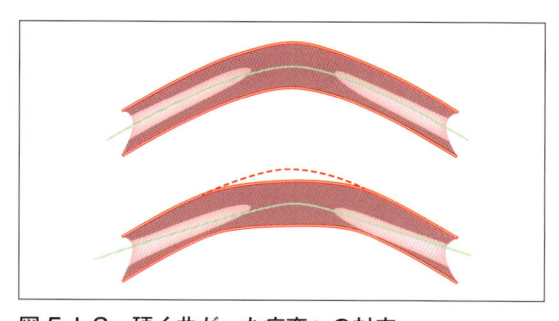

図5・I・3 硬く曲がった病変への対応
サポート性のよい硬いシャフトのガイドワイヤーに変更することで曲がりが伸びバルーン通過に成功することがある．

く，できるだけ先端のギャップの少ないバルーンを使用すると容易に通過することが多い（図5・I・2c）．

硬く曲がった病変は通過しにくい．できたらサポート性のよい（硬い）シャフトのガイドワイヤーに変えて曲がりを伸ばして（図5・I・3），硬い先端のバルーンをトライすると通過できることがある．長いCTO病変などで通過途上で硬い部分にあたり，バルーンが進まなくなることがある．このようなときは，そのポイントより近位部をすべて小径バルーンで拡張してしまうと，押さなくても進むようになることはよくあることである．閉塞途中の摩擦で十分に先端に伝わらなかった力が，近位部拡張によりよく伝搬されるようになっ

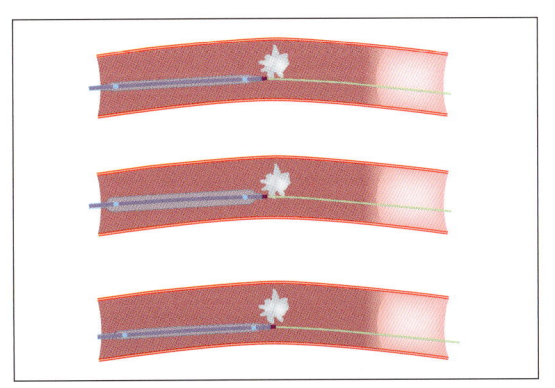

図5・I・4 長く硬い病変でバルーンが進まない場合
近位部を拡張するとバルーンの通過性能は落ちるが，バルーンへの病変からの摩擦が軽減したり，先端の硬い部分への当たりが変わることで通過に成功することがある．

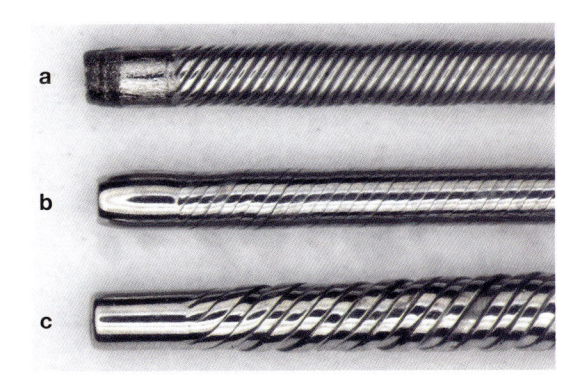

図5・I・5 Tornus 3種類の写真
a：Tornus Pro, b：Tornus, c：Tornus 88 Flex

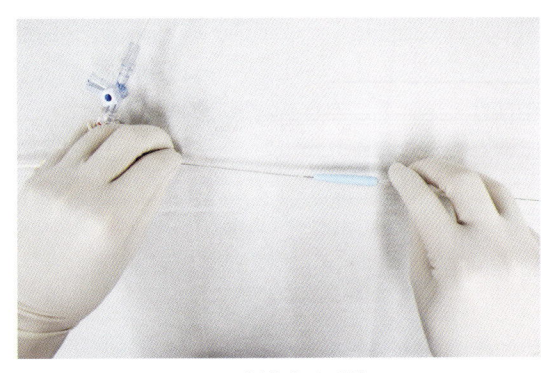

図5・I・6 Torunusを進める手技
ガイドワイヤーにはトルカーを付け，左手で押し込みながら右手で反時計方向に回転する．

たことや，当たるポイントでの先端の進む方向が微妙に変わり"当たり"を回避することができたためと考えられる(図5・I・4)．

C. Tornus

バルーンが通過しない場合は，Tornusで通過させることを考える．TornusにはTornus 2.1 Fr，Tornus 88 Flex，Tornus Pro 2.1 Frの3種類のモデルがある．金属ロープでシャフトを形成しており，それぞれ構造に若干の違いがあり特徴がある(図5・I・5)が，筆者は格別の理由がなければTornus Proを第一選択としている．

Tornus Proはシャフト径2.1 Fr，先端プロファイルが0.025″である．Tornus 88 Flexはシャフト径2.6 Fr，先端プロファイルは0.028″と大きめのデバイスである．病変への入り口は比較的大きく，0.028″の先端がさしあたり侵入してくれれば，太いシャフトの大きなトルクで進む特徴がある．Tornus Pro 2.1 Frは先端プロファイルが最小の0.024″で，太いTornusでは先端が狭窄に潜り込みにくい場合は有用である．

Tornusは回転させれば通過するというわけではなく，タイトな狭窄の多くは強く押し込んで回転しなければ進まない．右冠動脈では，たとえ十分なengageをしていても十分なバックアップが得られないことがある．しばしばアンカーバルーンを併用する．

Tornusの操作には若干の秘訣がある．
普通は図5・I・6のように，左手で押し込みながら右手で反時計方向に比較的小刻みに回転する．①1～2回転したら，②回転を止めて左手に力を入れて回転の反動を止めて，③右手を回転前の状態に戻し，④左手の力を抜いてTornusの回転を比較的自由にしたうえで再び反時計方向に回転する．①～④を繰り返し計20～30回の回転を加えて左手の力を完全に抜いて，溜まっていたトルクを開放する．しばしばトルク開放時にTornusの進展を見ることがある．Tornusは小刻みに何回も回転するより，一度にできるだけ回転を多くさせたほうがよく進展する．

石灰化が軽度な場合は Tornus 通過後，バルーンが通過して拡張できることはあるが，多くの場合は Rotablator を必要とする．Rotablator を使用するときは，Tornus 通過後ガイドワイヤーを Rotawire に変更しなければならない．Rotawire extra-support は Tornus 内腔との摩擦が強く進みにくいのが普通である．特に CTO 病変など硬く，長い，曲がった狭窄内を通過しているときは，下記のような手段を講じてもガイドワイヤーが進まないことがある．Rotawire floppy のほうが通過させやすい．

Tornus 中に Rotawire を通過させるときは，決して強く押し込んではならない．ほんの少し押し込んだだけでも，Rotawire は Tornus の hub の部分でキンクしてしまいさらに押し込むことができなくなるばかりか，たとえ Tornus 内を通過したとしても Rota-burr を進めにくくなるし，burr の回転にも影響を与える．Tornus の中に Rotawire を進めるときは，Rotawire を回転させながら軽く押し込んで進めるようにする．このとき，Rotawire に付属しているクリップを使用するのではなくトルカーを Rotawire の近位端から Tornus の hub あたりまで進めて十分な回転をかけるようにすると進みやすい．相当の回転をかけないと進まないこともある．それでも決して押し込まないで，回転をかけて少しずつ進めるのがコツである．

D. ガイディングカテーテルのバックアップ

第 1 章で述べたようにガイディングカテーテルのバックアップは，基本的に目的の冠動脈でバックアップを最も大きくとりやすい，ガイディングカテーテル先端カーブの形状，大きさのものを選んで使用すべきである．すなわち engage したとき，ガイディングカテーテル先端が冠動脈入口部と平行となり，ガイディングカテーテルのシャフトが冠動脈とは反対側の大動脈壁（Valsalva 洞壁）に当たり，デバイスを押し込むときの支えと

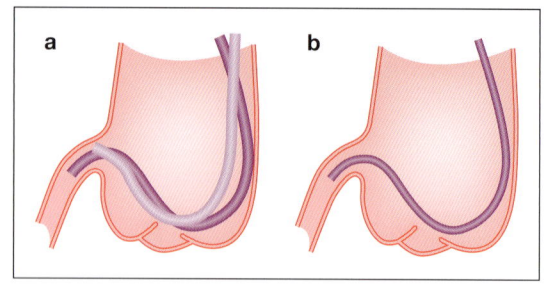

図 5・I・7 ガイディングカテーテルの deep engagement
a：右冠動脈の場合，同軸になるように時計回転をかけながら，Amplatz 型ガイディングカテーテルを軽く引くと deep engagement がとりやすい．
b：小型ガイディングカテーテルは曲率半径の点から deep engagement がとりやすい．

なるような形状・サイズのものである．

適切なガイディングカテーテルの形状・サイズがなく，ガイディングカテーテルのバックアップが不良の場合は，下記のような方法で強いバックアップを得るようにする．

1 アンカーテクニック〔参照➡第 1 章（14 頁）〕

2 ガイディングカテーテルの deep engagement

入口部径が十分にあり，ガイディングカテーテルと冠動脈が同軸になりやすい状況では，有効な方法である（図 5・I・7a）．また，5 Fr サイズなどの小径ガイディングカテーテルを使用しているときも，比較的 deep engagement がとりやすい（図 5・I・7b）．

ガイディングカテーテルの deep engagement は冠動脈を損傷する可能性があり，ガイディングカテーテルが押さなくても，軽く回転しながら進めるだけで進んでいく場合に限って利用するべきである．

3 OTW 子カテ，GuideLiner などによる deep engagement

これらは，補助的テクニックとして有用であ

る．しかし，これらの方法は常に使用可能とはいえず，すべてが不可能なこともある．そうした場合バックアップのよい形状，適切なカーブの大きさのガイディングカテーテルがあるかどうかを検討し，あればガイディングカテーテルを変更する．多くの病院で，常にあまねく特殊なカーブのガイディングカテーテルを取り揃えておくのは困難である．ガイディングカテーテルに熱を加えて，カーブの形状を適切な大きさに変更したり，三次元的な形状を付加したりすれば，その場でバックアップのとれる形状をつくることができる〔参照➡第1章（12頁）〕．

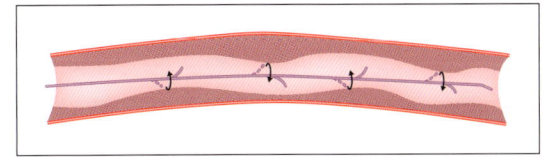

図5・II・1　面積的回転
ガイドワイヤーを進める際に血管の凹凸に引っ掛かることがある．引っ掛かりのある状況で無理に進めると損傷の原因になるため，ガイドワイヤーを時計方向，反時計方向と交互に回転を加えながら引っ掛かりを外して進める方法．

II. ガイドワイヤー

A. ガイドワイヤーを押す力の基本

いかなる場合でも，ガイドワイヤー先端がたわむようなら，それ以上の力をかけない．高度狭窄病変，CTO病変で先端が固定されている場合も，固定されている部分よりも近位部がたわむようなら，それ以上の力をかけない．これは筆者のガイドワイヤー操作の鉄則である．ガイドワイヤーによる手技上の不具合が起こる場合，およそ90％は何らかの理由での押す力の過剰が関与している．

B. ガイドワイヤーの操作法

ガイドワイヤーの基本的操作には①押す，②引く，③回す，④先端を固定する，という4つの要素がある．これらを組み合わせてガイドワイヤー戦略を立てるのである．例えば，①明らかなchannel中を辿っていくトラッキング，②channelを探して進んでいくexploration，③閉塞組織を穿通するpenetration，などである．

しかし，どの戦略を用いるにしてもできるだけ押さないことが重要であり，押さなくてもよいルートを探すことが基本である．よいルートを探し当てることができなければ，ガイドワイヤーの先端形状を変えてみる．それでもガイドワイヤーが通過しなければ，状況に応じたガイドワイヤー変更を行う．例えば，①より滑りのよいガイドワイヤー，②先端先細りのガイドワイヤー，③先端0.014″のCTOワイヤー，④先端先細りのCTOワイヤーなど，である．そしてそれらのガイドワイヤーで"当たり"を避けて，押さなくても進むルートを探す．

C. ガイドワイヤーの回転法と押す力

CTO病変に対するPCI（参照➡第1章）で述べたように，ガイドワイヤーの回転法には2種類ある．①面積的回転と，②定点的回転とである．

面積的回転とは図5・II・1のように，軸を中心に先端が動き回転する回転の仕方で，狭窄部までのアプローチや狭窄後の正常血管の中を通過させるときにしばしば使用する方法である．トルカーに時計方向，反時計方向交互に，少し速めの回転を加えながらガイドワイヤーを進める．血管壁の凹凸部分にガイドワイヤー先端が引っ掛かろうとも，先端の回転運動でその引っ掛かりを外しながら進めようとするものである．引っ掛かりを外しながら進むので，押し込む力はほとんど不要なはずである．ところが引っ掛かりを外せなかったとき，先端の回転運動は止まる．その瞬間に，押し

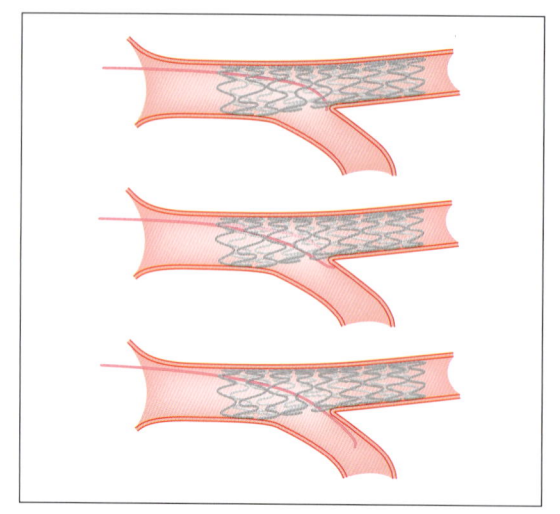

図5・Ⅱ・2　定点的回転
ステント留置後に側枝を選択する際，本幹末梢に進めたガイドワイヤーを側枝方向に向けながら引くとガイドワイヤーの先端のみが側枝に入る．この引っ掛かりで±90°の定点的回転をかけると引っ掛かりが外れ進めることが可能となる．ガイドワイヤーを進めても prolapse して進まない場合には，直線化するまでわずかに引いて再度定点的回転をかけて"当たり"を外し進める．

進める力も回転も止めてガイドワイヤーの動きを止める．もし押す力が強いと内膜に障害をきたしたり，ガイドワイヤーが内膜下を進んだりするのである．

少し引き抜いて再度押し進めることになるが，何かに当たるときはガイドワイヤー先端は当たった部位で固定させて，ガイドワイヤーシャフトが動くように回転させる定点的回転（図5・Ⅱ・2）をさせて，"当たり"を迂回して通過させるようにする．このテクニックを用いる典型的場面は，分岐部で側枝を選択する際に，ガイドワイヤーが stent strut に当たったときである．ガイドワイヤー先端は動かさないで，トルカーは±90°以内の回転として"当たり"を迂回する．このとき，ガイドワイヤーをほんの少しでも押しすぎると，先端は prolapse して"当たり"から滑り落ちてしまう．少し押しすぎて曲がりすぎたガイドワイヤー先端をわずかに引くことで，直線化しつつ定点的回転を加えることによって"当たり"を回避することが可能になることが多い．

D. 探索（exploration）法

　CTOでchannelルートはあるらしいがその方向が必ずしも視覚的に確認できないときは，そのルートは先端軟の先細りワイヤーを軽くいくつかの方向に進めてみながら，たわまずに進んでいくルートを探して進めていく．

　CTOで内膜下を進んだガイドワイヤーに変曲点を認める場合，ガイドワイヤー先端は変曲点からわずかに近位部となる部位まで引いて内膜下に落ちる前の"当たり"を探す．

　分岐部でガイドワイヤーのカーブを変えて側枝に進むルートを探す場合は，わずかな回転を加えることもある．しかし，それはガイドワイヤー先端をある方向に向けるための方向付けであり，回転といえるほどのものでもない．探索的方法というべきであろう．

E. ガイドワイヤーの選択と通過のための補助手段
（Crusade の使用，Lacrosse NSE による拡張，reverse wire など）

　高度屈曲部や屈曲した分岐部側枝，冠動脈瘤からの側枝，狭窄部通過直後の側枝などは，ガイドワイヤーの通過が極めて困難なことがある．そうした場合のガイドワイヤーの選択と戦略をまとめてみたい．

❶ 高度屈曲部のガイドワイヤー通過は，第1章 CTO の retrograde approach の channel 通過の方法に詳しく述べた〔参照➡第1章-Ⅶ-H. Channel用ガイドワイヤーの選択と操作テクニック（98頁）〕．通常の屈曲病変とは，血管としてより大径で屈曲の繰り返しが少ない点が retrograde の channel とは異なるが，考え方としては同じ方法で通過を目指す．すなわち先端軟の滑りのよい（ポリマージャケット），先端先細りのない，あるいは先細りのあるガイドワイヤーをヘアピンカーブに近い極端な曲がりをつけ

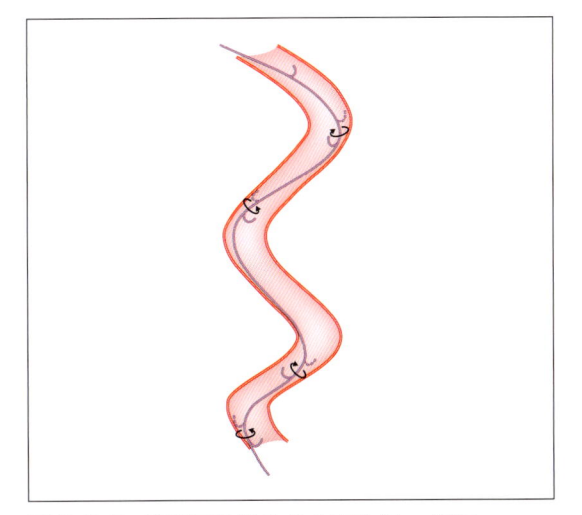

図 5・II・3　高度屈曲部のガイドワイヤー通過
先端 0.014″ のガイドワイヤーでは通過しにくい屈曲の強い血管に対しては，ポリマージャケットで滑りのよいガイドワイヤーを使用し，先端をヘアピンカーブにして回転をかけながら進めていく．

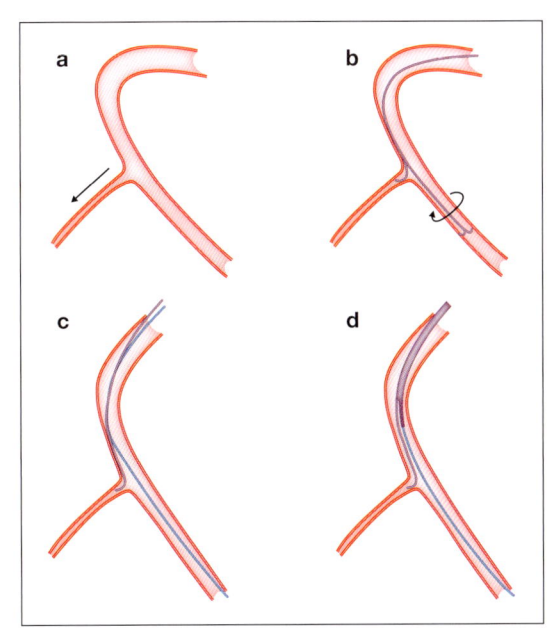

図 5・II・4　矢印の枝にガイドワイヤーを進めたい場合（a）
進めたガイドワイヤーを選択したい血管の方向に向けながらゆっくりと引く．そのまま進めると prolapse して滑り落ちてしまうことがあるため，回転をかけながらゆっくりと進めていく（b）．主枝にガイドワイヤーや Crusade を進めることで側枝の選択が容易になることもある（c, d）．

て，定点的回転に近い回転でゆっくりと進める方法である（図 5・II・3）．

❷屈曲した分岐部側枝に関しては，2 通りの難しい場面が考えられる．1 つは，図 5・II・4a のようにカーブに引き続いて反対側に通過させるべき枝がある場合である．この場合，前項の屈曲病変に対するガイドワイヤー選択と先端カーブの組み合わせで屈曲部を通過するとともに，先端を内側の側枝に向ける．これは先端をひねりながら逆方向に導き（図 5・II・4b），ゆっくりと進めることになるのでかなりの高等技術を要することがある．ガイドワイヤーを 1 本主枝に通しておいて血管を伸ばすことによって側枝の分岐角度を小さくしておき，その脇を通してもう 1 本のガイドワイヤーを進める（図 5・II・4c）と有効なことがある．Crusade がガイドワイヤー同様，血管を伸ばす働きをする場合もある（図 5・II・4d）．

もう 1 つは図 5・II・5 のように側枝が反転しながら分枝する場合である．この場合も，①と同様のガイドワイヤー選択と先端カーブの組み合わせで通過させることができる場合もあるが，困難な

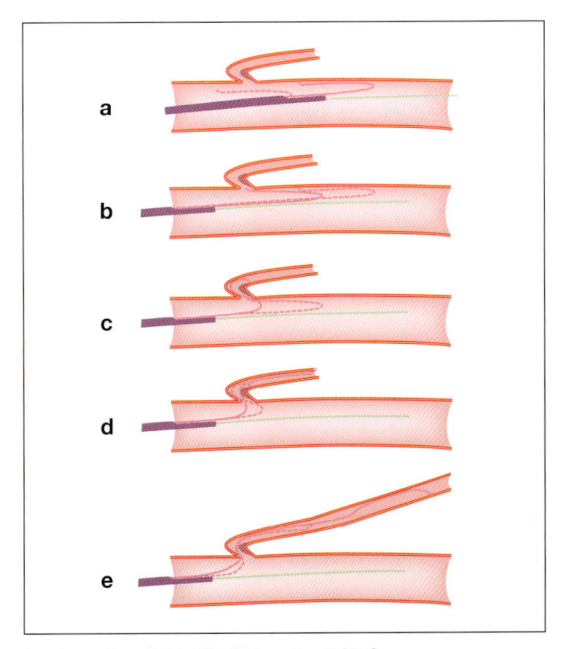

図 5・II・5　側枝が反転している場合
側枝が反転している場合には reverse wire 法を用いて側枝を選択する．

III. バルーン（POBA）

　タイトな狭窄の拡張に際して，前拡張用のバルーンを押し込まなければならないことはあるが，あまりに強く押すのは問題である．強く押すと近位部シャフトがたわんで血管壁にストレスを与える．そのことが近位部の解離や狭窄進行にどの程度関与するかは不明であるが，筆者にはかつて狭窄進行を疑わせる症例の経験がある．「論理的に可能性のある有害事象の原因はできるだけ避けるべきである」の原則に従って，早めに最小径バルーンに変更して拡張を行って通過性を改善したうえでバルーンを進めるなどの工夫が必要である．

A. 分岐部病変

　分岐部病変において複数のガイドワイヤーが使用されているとき，ガイドワイヤーの巻絡によってバルーンが進みにくくなることがある（図5・III・1）．よく巻絡が問題となるのは，ステント留置後 KBT のために側枝を再選択した後の再使用バルーンを進めるときである（図5・III・2）．そのようなときにバルーンを押すと，巻絡は押しやられてかえってガイドワイヤーが進みにくくなる．さらに押すと，ガイドワイヤーの変形をきたすこともある．バルーンが進みにくいときは，常に巻絡の可能性を考えておかなければならない．

　Crusade を使用して側枝を選択した場合，巻絡はガイドワイヤー exit port から先の数 mm のところでしか起こらないはずである．すなわち，まず巻絡は起こらないはずなのである．しかし，Crusade を使用して側枝を選択しても，おそらくガイディングカテーテルの屈曲・捻転のために巻絡が起こることがある．2本のガイドワイヤーの

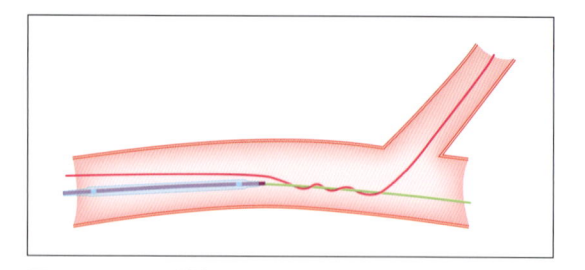

図5・III・1　分岐部病変
ガイドワイヤーが巻絡するとバルーン通過が困難になる．

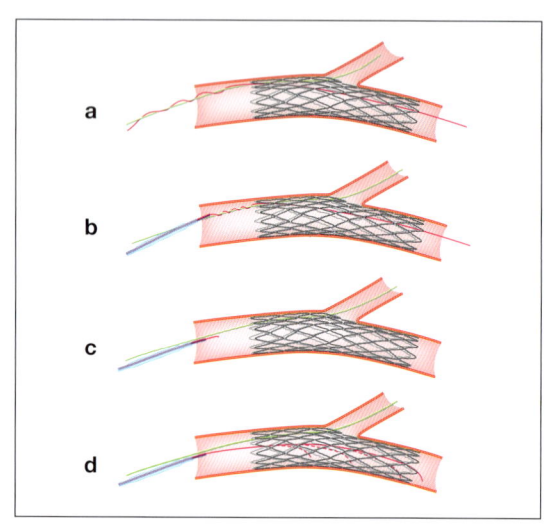

図5・III・2　側枝を選択した後，ガイドワイヤーが巻絡し本幹の再使用バルーン通過が困難な場合
巻絡に注意しながら再度側枝を選択する方法もあるが，本幹のバルーンをできるだけ巻絡部に近づけた後，ガイドワイヤーをバルーン近くまで引き抜き本幹へ進めていくと，巻絡が解除されバルーンを進めることが可能になる．バルーン先端は本幹を向いているため，main stream のステントが圧着されていれば，ガイドワイヤーは迷入することなく自然に進めることができる．

近位部体外で，位置関係を常に一定に保っても巻絡は起こりうるのである．

　そのため，起こったときの対処法を心得ておくべきである．2本のガイドワイヤーの巻絡でバルーンが進まないとき，2本のガイドワイヤーをそのままにしておきいったんバルーンを引き抜いて，O-ring の部分で2本のガイドワイヤーのねじれを戻すような方向（実際にはほとんど分からない）にお互いの関係を変えて再度バルーンを進

めると巻絡が取れることがあるが，確実なものではない．図5・III・2c, dのように，main streamのガイドワイヤーを巻絡部にできるだけ近づけたバルーンカテーテル内にいったん引き抜いて，再び軽く進めると巻絡が取れたうえでステント内を通過させることができる．

Main streamに進めたバルーン先端は巻絡部位に軽く押し当てると，ガイドワイヤーをバルーン内に引き抜いても大きく方向を変えることがない．そのままガイドワイヤーを軽く突出させると，スムーズにmain streamを進んでいくのが普通である．時として，ガイドワイヤー抜去後に側枝方向を向いてしまうことがある．バルーンを少し引き抜いてバルーン先端に自由度をもたせてから，ガイドワイヤーが側枝に進んだりstrutに当たったりするのを防ぎながら，進め直す．

B. バルーンサイズと拡張圧と拡張スピード

「高圧拡張は血管の解離を生じる」とよくいわれるが，真実であろうか．解離が血管の正常部分のバルーンによる直接解離を指すとすると，これはまったくの誤謬である（図5・III・3）．バルーン拡張による解離の最大の原因は最大拡張したときのバルーンサイズであり，バルーンの拡張スピードである．

まずは真っ直ぐな血管の中でバルーンがちょうど血管内径に拡張され，血管壁はちょうどバルーンに触れただけでまったく偏位していないときのことを考えてみよう（図5・III・3b）．そのときのバルーン内圧が何atmであろうと，金属のごとくに硬い物体になろうと（無限大圧）血管は損傷を受けない．このときは拡張スピードを速くしても，やはり損傷は生じない．しかしバルーン径が血管内径より大きかったらどうであろうか（図5・III・3c）．バルーンが大きければ大きいほど，血管径を越えてからの拡張速度（加圧速度）が速ければ速いほど，損傷は強いであろうことは容易に想像できる．曲がった血管では，径の過大と拡張速度に

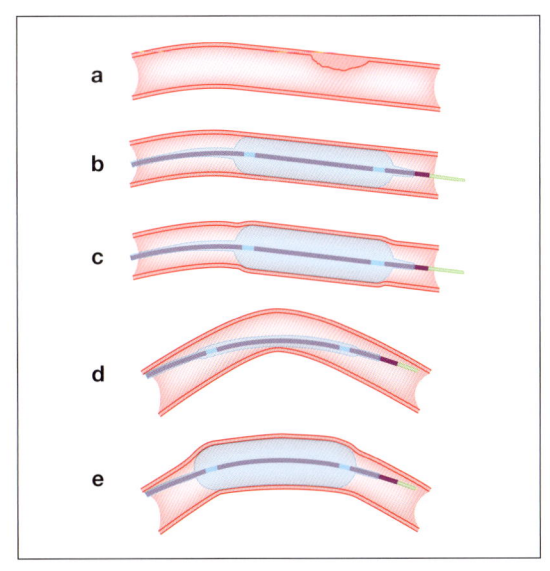

図5・III・3 血管解離を生じる場合
直線的な血管の正常部分を含んだ病変を拡張した場合(a)．正常血管部分の内径に一致したバルーン径であれば正常血管部分はバルーンに触れるのみで血管損傷は生じない(b)．しかしながら正常血管内径よりも大きいバルーン径になれば血管損傷を生じる(c)．同じバルーン径であっても屈曲した血管であれば大彎側のエッジにより大きな負荷がかかり，血管損傷も大きくなる(d, e)．

よる損傷はより偏位の大きいバルーンエッジにより強く現れるであろう（図5・III・3d, e）．曲がった血管でのconformabilityの悪いバルーンの高圧拡張は，エッジに大きな偏位をもたらすので解離の原因となりうるが，この場合もエッジに偏位をきたし始めてからの拡張速度は大きな要素となる．

一般的に拡張不良は再狭窄率が高く，ステント内再狭窄に対する再インターベンションでの再々狭窄率はさらに高い．拡張不良が原因の再狭窄には，満足のいく治療法がないと心得るべきである．それゆえ，拡張不良は最も避けるべき事象の1つである．これを前提にPCIは行われるので，拡張圧を上げて拡張不良を避けなければならない場面には多く遭遇する．そして高圧拡張必要病変を予測することは必ずしも容易ではない．安全に高圧をかける方法があるのなら，日常的に行うべきであろう．例を挙げて筆者の高圧拡張法の説明を試みたい．

図5・III・4aに示すような病変に血管内径（例：

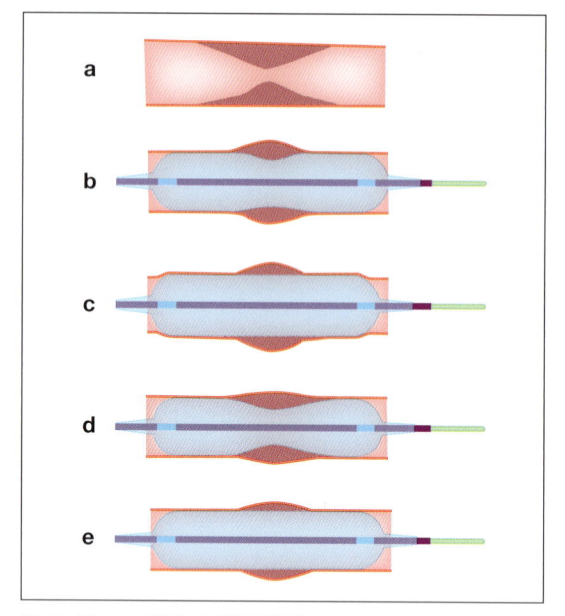

図 5・III・4　筆者の高圧拡張法
aのような病変に対し，正常血管内径に一致したバルーン径を選択して通常圧で拡張したが拡張不良を生じた(b)．拡張不良を避けるため同バルーンで高圧拡張をかけると，高圧拡張時のバルーン径は正常血管内径よりも大きくなってしまうため血管解離を生じる可能性がある(c)．これに対して高圧拡張時に正常血管内径と一致するようなサイズダウンしたバルーンを使用すると，たとえ通常圧で拡張不良を生じたとしても(d)，高圧拡張は正常血管内径を超えることなくできる(e)．

3.05 mm)とほぼ同径(例：3.0 mm)のバルーンを選択し，nominal pressure(例：6 atm)で拡張した．しかし，indentationが残った(図5・III・4b)ので，拡張不良を避けるためにindentationがなくなるまで圧を上げたらRBP＋4 atmの18 atmで，バルーン径は例えば3.3 mm程度になっていたとする(図5・III・4c)．このとき，末梢にプラークが存在していなくても解離が生じる可能性がある．拡張速度を上げるとさらにそのリスクは高まる．

　しかし，このとき最初から高圧(例：18 atm)をかけて3.05 mmを獲得すべく2.75 mm径のバルーンを使用すると，nominal圧ではindentationが残るかもしれない(図5・III・4d)．しかし，ゆっくりと圧を上げていけばどうであろうか．22 atmで拡張してindentationが消失し，獲得径は約3.05 mmであったとする(図5・III・4e)と，これで末梢の解離が生じる可能性は極めて低くなるので

ある．

　病変は予想に反して硬いかもしれない．最初から少しアンダーサイズのバルーンを高圧拡張することによる拡張保証を確保しておきながら，低速拡張を行うことによって安全な拡張を行う．このことがかえって予期しない高圧拡張によるオーバーサイズ拡張に伴う解離を減らすことになると考えている．

C. さまざまな解離のメカニズムとそれに対する対策

　上記は病変末梢の正常部分にバルーン末梢マーカーが位置する場合を想定したものであるが，解離の発生にはこれ以外のメカニズムがありうる．それぞれに対策を立てておかなければならない．

❶ 末梢血管のプラーク，血管の脆弱性．末梢のプラークが切れることなく存在し，ステント末梢端のランディングゾーンからプラークを排除できない場合には，ステント(バルーン)末梢端に解離ができやすい．特にCTOなどで末梢冠動脈壁に圧がかからず，組織として脆弱となっている場合にプラークが存在すると解離の可能性が高いと考えられる．

❷ 拡張すべき狭窄のプラークが拡張に際し破綻し，controlled dissectionを起こすことはよく知られたことである．時に部分的に生じた解離が末梢に伝搬・拡大することがあるが，これを避けるには低速拡張をして内膜，中膜の破綻を最小限に留めるようにする．しかし，それ以前に硬い病変で解離伝搬のリスクが高そうな場合は，Rotablatorによるdebulkingや，Lacrosse NSEなどによる縦方向の解離作製を先行させることである．縦方向の割によってできる解離は，末梢に伝搬しにくいと考えられる(図5・III・5a)．一方，横方向の解離は血流方向に力を受ける盲端を形成し，末梢に伝搬したり閉塞したりしやすいであろう(図5・III・5b)．

❸ かつて拡張部の解離頻度が極めて高いバルーンが存在し，検討してみると大変に滑りの悪いバ

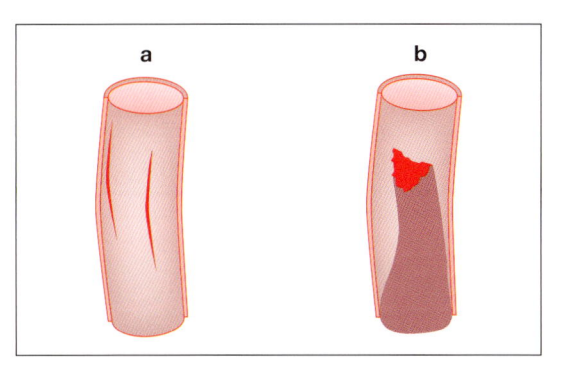

図5・III・5 縦方向と横方向の解離の違い
縦方向の解離(a)と比較し，横方向の解離(b)は血流の影響で解離腔が大きくなり閉塞の原因となる．

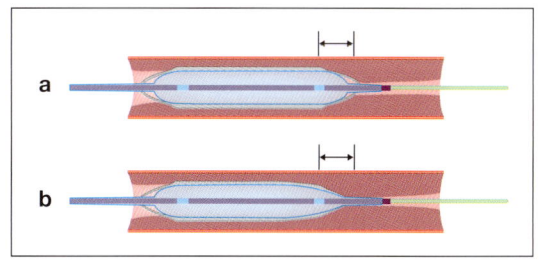

図5・III・6 Lacrosse NSE の進め方
a のように矢印部分が拡張できていれば匍匐前進が可能になるが，拡張できなければ通過は難しい(b)．

ルーンであったことが分かったことがある．バルーンの folding と血管壁の不均一性とのために，拡張途上でバルーンの一部分が血管壁の一部に固定されるようになり，さらなる拡張で血管表面が引き伸ばされる形となって解離を生じたものと考えられた．現在ではバルーンの滑りのよさは改善されて，このようなメカニズムで生じる解離はほとんどないと考えられるが，もしあるとすれば，拡張速度が大きいほど起こりやすいと考えられる．

D. Lacrosse NSE, ScoreFlex, AngioSculpt, Cutting balloon

これらのバルーンはそれぞれ特徴があるが，筆者は長軸方向に割が入ることが短軸方向に拡張しやすくするので，scoring element が長軸のみのバルーンのみを Scoring balloon と呼んで使用している．なかでも Lacrosse NSE は通過性のよいことと，割の入り方の有効性から多用している．

Lacrosse NSE は匍匐前進といわれる進み方をするので，無理に押さなくても少しずつ進んでくれる．バルーンが狭窄部に差し掛かって進まないときでも，先端の element はある程度狭窄部位に楔入する形になれば，前拡張で匍匐前進が可能となる．匍匐前進可能のサインは，バルーンを拡張したときに末梢側のバルーンマーカー外の taper 部分が近位部側と同じ形に拡張されることである (図5・III・6a)．匍匐前進のためには，そうなるまで圧をかけることが必要である．そうなれば無理に押し込まなくても，少しずつでも前進していけるのが普通である．もし末梢側が近位部側と同じように拡張されていないとすると (図5・III・6b)，Lacrosse NSE のバルーン体部は通過しない状態であると考えてよい．

Lacrosse NSE が有効でなければ cutting balloon(CB) を使用するが，CB は押しこんではいけない．Blade が壊れたり，blade による損傷でバルーンが破裂したりするので，rotablator，あるいは高圧バルーンの先行を考慮する．

IV. Rotablator

筆者の施設では，Rotablator の適応は基本的に360°に近い石灰化を認めたり，バルーンでは拡張できなかったりする (indentation の残る) 病変が主体となる．ガイドワイヤーは Rotawire extra-support と Rotawire floppy とがある．

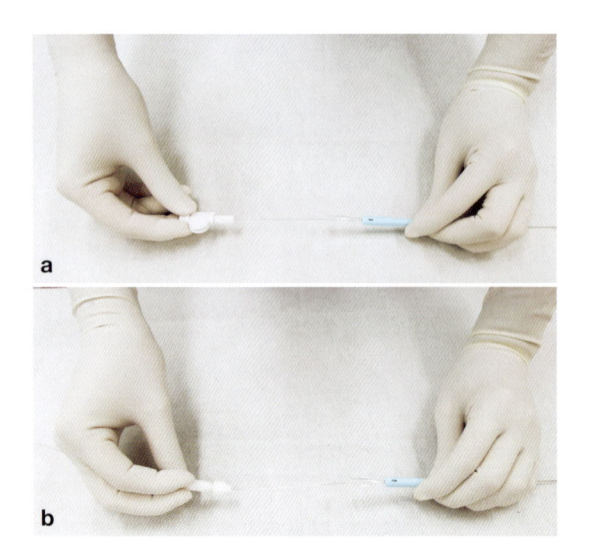

図5・IV・1 Rotawireを進める手技でトルク回転をかけながらでないとガイドワイヤーが進みにくい場合
a：クリップは取り付け容易であるが回転に制限がある．
b：トルカーは回転をかけやすくガイドワイヤーを進めやすい．

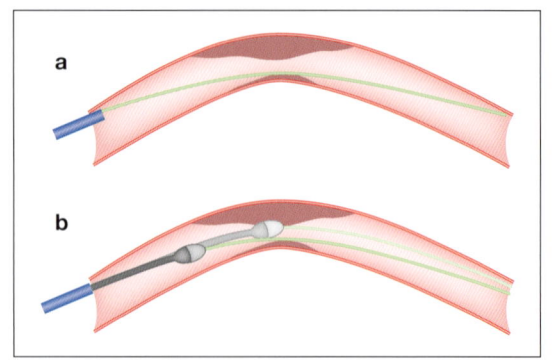

図5・IV・2 屈曲した病変に対してRotawireにextra-supportを使用した場合
ガイドワイヤーはより内側を通る(a)．またburrはその外方を通ることになる(b)．

る．Rotawire floppyを使用しているときに起こりやすく，extra-support使用時はほとんど起こらない．屈曲した高度狭窄に対してはRotawire extra-supportを使用する．

A. TornusとRotawire

筆者がRotablatorを使用しなければならないときは，しばしばTornusでしか閉塞部を通過できない場合である．Tornusの中にRotawire extra-supportを通過させるのは極めて困難である．特に血管が真っ直ぐであれば通過することもありうるが，普通は押しても回しても通過しない．しかし，Rotawire floppyであれば回転させれば進む．筆者はガイドワイヤーにクリップ(図5・IV・1a)ではなくトルカー(図5・IV・1b)をつけて回転をスムーズにして，ひたすら回転させて進めるようにしている．下手に押すと，ガイドワイヤーは押した部分で容易にキンクしてしまう．

B. 狭窄が屈曲部にあるとき

屈曲した部分に硬い狭窄があり，その直後は比較的狭窄が軽い場合，burrが通過した途端にstuckし，引き抜くことができなくなることがあ

C. ガイドワイヤーバイアス，burrバイアスの軽減

Rotawire，特にextra-supportは血管カーブが1回の場合はカーブの内側を通過するようにバイアスがかかる(図5・IV・2a)．Burrによる外側へのバイアスをガイドワイヤーが解消するとも考えられる．一方，burrはそのバイアスを解消するように進行する(図5・IV・2b)ので，カーブが2回以上存在すると最初のカーブに影響を受けるので内側への強いバイアスがかかることもある．

ところが2回以上のカーブがある場合は事情は複雑となる．図5・IV・3aに示すように，ガイドワイヤーはカーブの内々を通過することとなる．Burrが通過するとburrは第1カーブのガイドワイヤーバイアスを解消すべく外側へ向かうのであるが，その外側へのバイアスを保ったまま第2カーブに向かうので第2カーブでのガイドワイヤーバイアスはますます強調されることになる(図5・IV・3b)．ガイディングカテーテルを使用したりして，1回のカーブにequivalentにしてしま

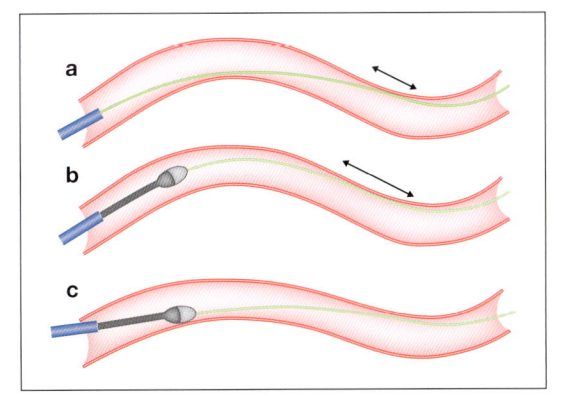

図5・IV・3　第2カーブがある場合
Burrは第1カーブの外方を通るため第2カーブに対してはより内方へ偏位しバイアスが強調される(a, b)．ガイディングカテーテルの方向を変えることで第2カーブのバイアスを解消することができる(c)．

うとburrはバイアスを外側に向けることとなり，ガイドワイヤーバイアスは消失する方向になる（図5・IV・3c）．

結局はバイアスで深掘れした切削ルートができ上がることになり，バイアスの部分を含めて狭窄部全体にステントを留置することになる．時に通過が困難なことがあるが，その場合は細い子カテを途中まで使用してステントを進めることも有効である．

D. Burrの進め方

Burrを狭窄部内に進める場合，①2～3秒軽く押し当てる方法と，②pecking motionで繰り返し叩くように進める方法があるが，筆者は主として前者を使用している．根拠はないが術者の意図がburrによく伝わる感じがするからである．burrはできるだけ5,000回転以上の回転数低下がないように，極めてゆっくりと進める．余談になるがバルーンを進めるときも，バイブレーションをかけることはあまりない．ステントを進めるときのバイブレーションはご法度である．

V. ELCA

Excimer Laser Coronary Angioplasty(ELCA)は，当院では2001～2008年までに臨床研究として116例に行った．そのうち101例がCTO病変で，そのうち98例に0.9 mm径のカテーテルを用いた．CTOでの適応は，ガイドワイヤーは通過したがバルーンが通過しない病変であった．

しかし2005年10月からretrograde approachが導入されて以来，ELCAの出番は激減し，2008年からはその使用がなくなった．Retrogradeで通過したガイドワイヤーはantegradeのガイディングカテーテル内に進めてトラップし，ループを形成することができるため，retrogradeからのマイクロカテーテルがほぼ必ず通過する．Retrogradeからマイクロカテーテルが通過すれば，ほぼ必ずantegradeからマイクロカテーテルかバルーンが通過する．かくして0.9 mmのレーザーカテーテルは出番がなくなったのである．

最近，ELCAが保険償還されるようになってから，血栓性閉塞にその有用性が再検討されるようになった．ここで強調されなければならないのが押さないPCIである．**血栓性閉塞は柔らかいのでレーザーカテーテルを押せば簡単に通過する．しかし，レーザーカテーテルは速く進めてはならない．**このことは常に頭においておかなくてはならず，少しでも油断をするとすぐ押し進めてしまう．

レーザーは最大80Jのワンパルスで0.05 mmしかablateできない．最大の繰り返し回数の80回毎秒をかけても，1秒間に4.0 mmしか進まない．すなわちレーザーの力では4.0 mm/秒しか進まないのである．それ以上の速さで進めるとそれは単に押す力，すなわち機械的な力で進めたことになる．

CTOを通過させるためなら，機械的力であろうが何であろうが通過すればよいのでまだ罪は軽いが，柔らかいものを蒸散させるために使うELCAとしては機械的力による通過はその効果

VI. ステント

A. ステント留置の一般的注意

1 Preparation（前処置）

　ステント留置のpreparationの目的は，①ステントを強くは押さないで，すなわち変形させることなく目標部位まで確実に通過させること，②ステントを十分に拡張するための下地をつくること，にある．

　ステントを容易に進めるためには，病変血管にステントが通過するのに十分な内腔を得ることが一義的に重要である．そのうえで内腔に凹凸がないことが望ましい．特にカーブの大彎側に短軸方向の段差ができるような凹凸はステント先端の進行の妨げになる（図5・VI・1a）．血管長軸方向の凹凸であればステントの進行の妨げにはならない（図5・VI・1b）．

　ステントが十分に拡張できる下地とは，どのようなものであろうか．ステントはそのradial forceにより周囲からの血管の落ち込みを防いでいる．しかし最も強いステントでもradial forceはせいぜい3kPa（3 atm）なのである．**すなわち，どんなステントでも3 atm以上の圧力で血管壁に押し返されると変形してしまうのである．** Pre-dilatationにおいては，少なくとも拡張したバルーンのindentationが消失する程度には拡張しておかなければならないのは常識である．しかし，理屈のうえではpreparation後，nominal pressure 3 atmのバルーンで拡張してindentationが残るようなら不十分拡張なのである．そのようなバルーンを別に用意するのは不経済なので，実際にはこうしたテストはしないが，確実な拡張のためには病変部血管壁をできるだけredundantにしておく（recoil力を低下させる）必要があるので

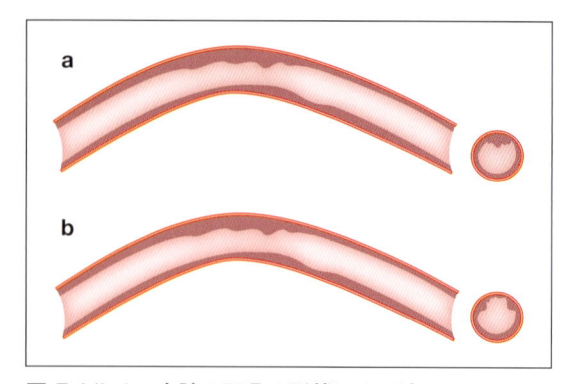

図5・VI・1　内腔の凹凸の形状にみる違い
長軸方向で大彎側に同じ凹凸がみられても，短軸方向でaのように大彎側に凹凸があるとステント通過の妨げとなるが，bのように長軸方向のみであれば妨げとならない．

ある．

　ステントを押さないで病変部に進めるための方法として，①debulking，②scoring，③高圧バルーン，④POBAによる十分な拡張を挙げることができる．そしてそれらの方法は十分な拡張を得るための下地を作るのに有用である．

　柔らかい線維性プラークや脂質を含む狭窄でのpreparationはPOBAのみでよい．少し硬い線維性プラークや石灰化を含む病変では，高圧バルーンが必要かもしれない．さらに硬い病変ではLacrosse NSEなどのscoring balloonが石灰化や硬い線維性プラークに割を入れることにより，バルーン拡張後のrecoil力を低下させることができる．Lacrosse NSEでは割の入りそうにない，あるいはバルーンを通過させることも難しいような石灰化病変ではRotablatorを使用することになる．

❶Debulking deviceとしてはELCAやRotablatorが考えられるが，石灰化病変においてステント留置を容易にする前処置としてのdebulkingはRotablatorが最も有効である．血管内腔のスペースを確保するとともに，石灰化の量を減らすことによって血管壁の剛性を低下させることができる．

❷Rotablatorでdebulkした後も高圧バルーンで十分拡張できないと考えられる病変は，Lacrosse NSEで割を入れると比較的低圧で拡張できるようになる．

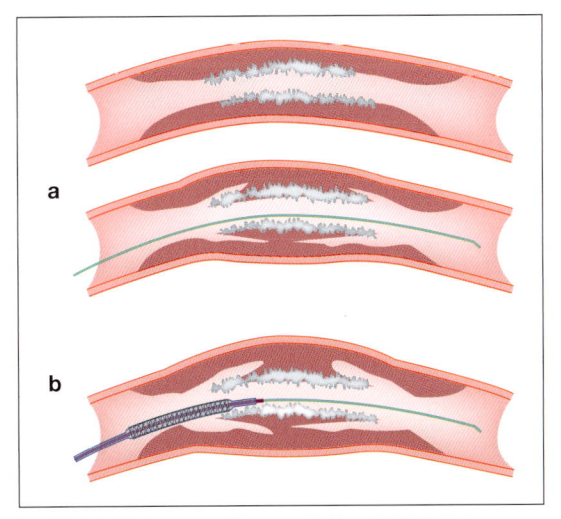

図 5・VI・2　石灰化プラークを伴った屈曲病変
a：石灰化プラークを伴った病変に対して十分な拡張を行うことで内腔は拡大するが，解離腔を生じたり石灰化プラークの部位と段差を生じることでステントが進みにくくなることがある．
b：さらに高圧拡張を行っても，解離腔の拡大や石灰化プラークの部位と段差がさらに大きくなることでステント通過が困難になることがある．

❸Lacrosse NSE で拡張して割を入れたあとも高圧バルーンで拡張し，石灰化を，あたかも骨折させるように折り拡げることで壁を redundant とし，recoil 力を低下させることができる．

2 通過困難の予測と回避法

Preparation を入念に行ったとしても，ステントが途中で進みにくくなることがある．拡張した血管表面が平滑でないために起こる現象であろう（図 5・VI・2a）．時として高圧拡張を行うと，さらにステント通過が困難になることがある（図 5・VI・2b）．

Naked stent の通過が困難であることを予測するのは，多くの場合，preparation 用のバルーンの通過のしにくさで判断することができる．筆者は，高圧拡張した後にバルーンを進めて"当たり"を感じるとか，摩擦があると感じたときは子カテ（GuideLiner など）を使用するようにしている．

3 通過困難時の感触の違いによる通過戦略

通過可能と判断してステントを進め始めたけれども抵抗を感じて進みにくくなった場合には，その進みにくくなったポイントにおける感触によって通過戦略を変えている．しかし，いずれの場合もステントを強く押したり，ステントにバイブレーションをかけて押し込んだりは決してしない．まずステントが進まなくなるとき，コツンと何かに当たって急に進まなくなった場合はそれ以上押し込むとステントの変形が起こる可能性が高い．子カテを使用して決して血管壁の出っ張りに当たらないようにしてから，ステントを進めるのが最も安全確実である．

ステントが進みにくくなるとき，次第に抵抗が増してきて，やがて進まなくなるような場合は，まずはそれまでゆっくり進ませていた押す力をさらに増してはならない．無理に押すとステントは進んでいかないばかりか，エッジや中間部の摩擦の多い部分で strut が立ち上がってしまう．結局は末梢に届かせることができなくなる．それまで進ませていた力で押していくと，ステントバルーンより近位部のシャフトはわずかにたわんでしまう（図 5・VI・3a）．そのたわみを取ってしまうべく，少し引いたうえでもう一度先ほどと同じ程度の力で押すとシャフトがたわんでくるとともにステントが少し進む（図 5・VI・3b）．

不通過部分が短いとそのまま通過してしまうが，長い狭窄では途中で再び進まなくなることがある．そうなればもう一度引いてたわみを取って，もう一度押し直すとまた少し進む．一度ごとに少しでも進めば，これを繰り返せば通過する．時間はかかるがこれが最も安全で確実な方法である．2〜3 回繰り返してもまったく進まなくなれば，ゆっくり引き抜いて子カテを使用したステンティングに切り替える．

4 その他の通過方法

以上の方法で通過させるのが最近の方法であるが，これまでの章で解説してきた① buddy wire

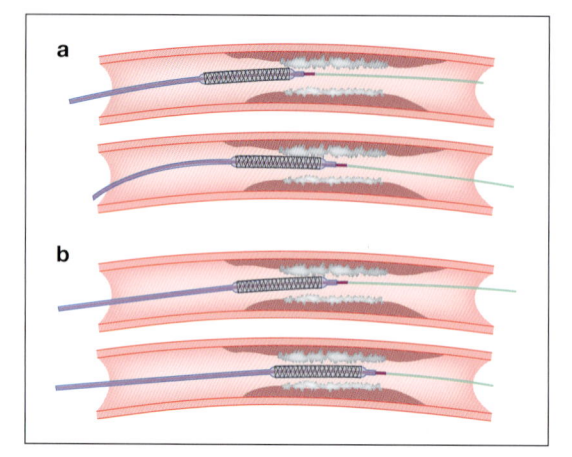

図 5・Ⅵ・3　ステント通過が困難な病変
a：石灰化プラークなどでステント通過が困難な病変に対して，そのまま進める場合にはわずかにシャフトがたわむ程度に押す．
b：次にシャフトのたわみを取るように少し引いて，再度ゆっくりと進めてみると"当たり"で進まなかった部位が解除されて進むことがある．進まなくなれば再度これを繰り返すことになる．それでも進まない場合はゆっくり引き抜いて子カテを使用するなどし，決して無理に押し込んではならない．

法，② buddy balloon 法，③ スリップスルー法，④ トラッピング法なども有効である．末梢の分岐部病変のためなどのため，あらかじめもう 1 本のガイドワイヤーが通過している場合や，ガイドワイヤーの余分があるときなどはまずは試みる方法であろう．しかし，ステントが完全に保護されているわけではないので，通過時に力が入りステントの変形をきたす可能性はあるし，通過しない可能性もあるので，無理をしてはならない．わざわざもう 1 本の新しいガイドワイヤーを出して手技を進めるかどうかは問題であり，より確実な子カテ戦略を用いるほうが確実で安全かも知れない．

5 ステントの位置決め

病変部まで進んだステントの位置を確定するとき，造影をしてステントエッジが目標点に達しているかを確認する．押し込みながら目標点に達したとき，造影で確認してバルーン拡張までに時間がかかると，その間にステントが進んでしまうこ

とがよくある．すぐに拡張してもバルーン拡張の途中にステントが先に進んでしまうことがある．押し込んでステントを進めていった場合はステントが抜けてこない程度，シャフトが直線化する程度にステントバルーンを軽く引いたうえで位置確認の造影をしたほうがよい．位置合わせから時間が経過した場合は，どんな場合も拡張直前の確認造影（透視）を行っておいたほうがよい．

B. Conformable ステントの留置

1 Conformable なステントとは

そもそも冠動脈ステンティングにおいては，分岐部へのステント留置と同様，ステントは conformable なほうがよい．理由は，① エッジ効果が少ない，② fracture を起こしにくい，③ fracture を起こしても link で断裂すれば曲げ応力しか生じない，④ fracture 部分でのエッジ効果が少ない，などである．

では conformable なステントとはどんなステントか．図 5・Ⅵ・4 に示すように曲げ応力が小さい，すなわち曲げた大彎側で縦方向に伸びやすく，小彎側で縮みやすいステントである．すなわち，ステントにおいて「conformable であること」と「縦方向に変形しやすいこと」とは同義語なのである．

筆者は特に分岐部に対して，link の少ないステントデザインを選んで使用してきた．前述したように Wiktor, GFX, S-6, S-7, Driver, S-stent, Nobori 3.5 mm, Element, Integrity の各デザインのステントである．Cordis stent に関しては X 線不透過性が強すぎたため，CrossFrex に関しては KBT によっても近位部が拡張されなかったためにあまり使用していない．

2 Conformable なステント留置の留意点

Link の少ないステントは変形しやすいことは分かっていたので，いかに変形をさせないで使用

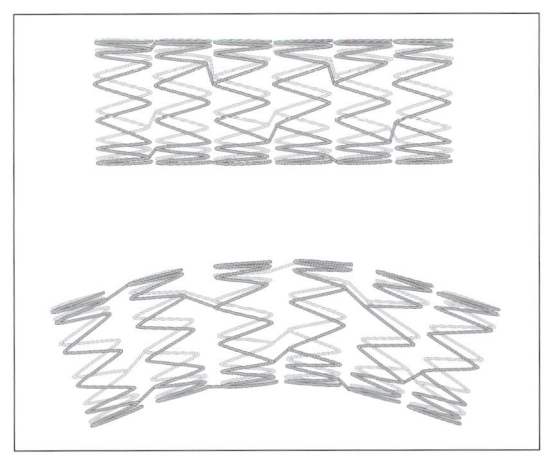

図5・VI・4　Conformable なステントのデザイン

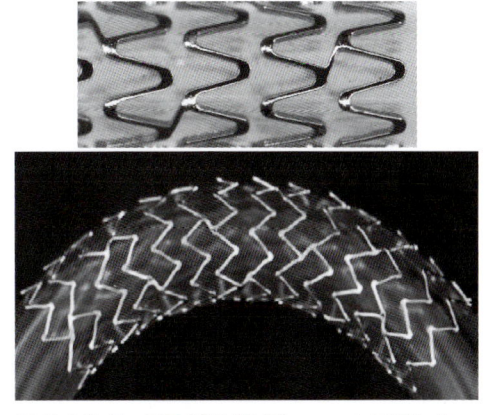

図5・VI・5　PROMUS Element ステント
屈曲に対して大彎側は縦方向に伸び，小彎側は縮んでいることから，血管へのストレスが低い．

するかに心を砕いてきた．分岐部病変での stent strut 越しの側枝へのバルーン通過，あるいは IVUS 抜去の際の exit port の引っ掛かりによる stent strut の変形に関しては，それを起こさないように細心の注意が払われたものである．そうしたテクニックを用いてよいステントをよい形で留置することが interventionalist の努めであるとも考えていた．しかしそのときのステントの変形は局所的なことが多かったため，場合によっては CAG ではかなり注意しなければ認識しにくいことも少なからずあった．そのために見逃された変形も多かったのではないかと考えられる．

PROMUS Element は crown の高さを低くして，crown 数を8個にし，link は2つで，さらに strut の山と谷を比較的短い link で斜めにつないでいる．そのことで，crown の波の phase を合わせ，前後の strut の重なりを予防するとともに，素晴らしい conformability（縦方向への変形のしやすさ）を獲得した（図5・VI・5）．

しかし PROMUS Element を使用し始めてから，注意をしているつもりでも2～3の変形をきたしたのにはさすがに驚いたし，element design の conformability の優良さに改めて感心した次第である．それだけ優良なステントならそれを変形させずに留置させることが筆者の使命であるし，筆者の存在意義もそこにあると考えた．そこで二百数十例のうち変形の起こった6例あまりを見直して変形のリスクを探った．

この6例は，① taper の強い病変（図5・VI・6），② taper した屈曲病変（図5・VI・7），③大動脈入口部（Ao ostium）病変（図5・VI・8），④分岐部病変で近位部径の大きい病変（図5・VI・9），⑤石灰化の強い病変（図5・VI・10），⑥ false lumen に留置した場合（図5・VI・11），などであった．これらをまとめると血管壁から浮いた stent strut があるにもかかわらず，後拡張用，側枝拡張用のバルーンを進めなければならない状況で，特に屈曲部・入口部においてリスクが高いと考えられる．石灰化などのためにステント表面が平滑に開かないか，逆にバルーンの表面の凹凸が激しいためにバルーン表面が stent strut を擦りながら，押し進められることもリスクになっている．

このような長軸方向の変形は，結局は stent strut に長軸方向に，押すまたは引く力を加えることによって起こる．なぜ力を加えなければならなくなるのか．stent strut あるいは link に"当たり"を生じるからである（図5・VI・12）．"当たり"を生じたときにさらに押したり引いたりして力をかけると，stent strut は大きく変形する可能性が大である．"当たり"を生じたときには押さないで（引かないで），"当たり"を解消する方法をとらなければならない．また，stent strut が密着されずに置かれたとき，特に屈曲した血管の場合，

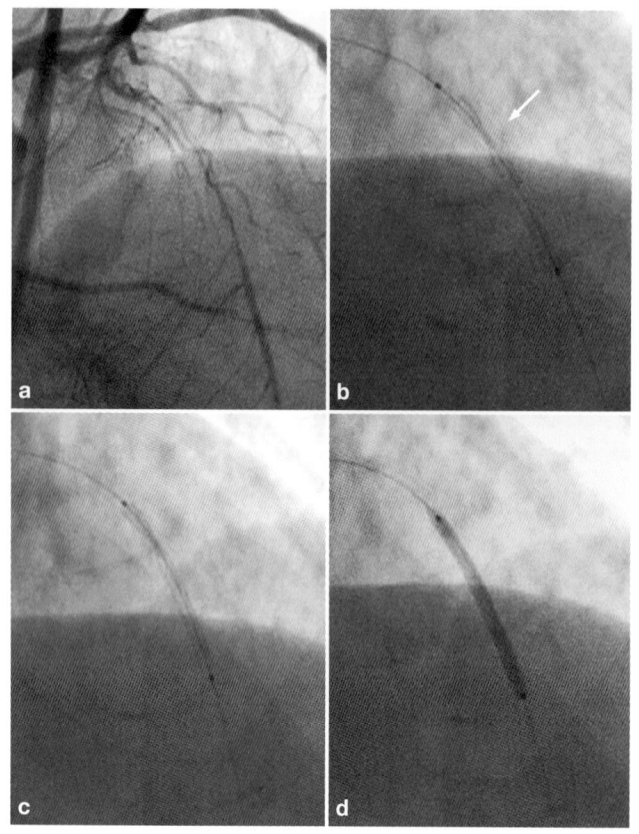

図5・Ⅵ・6 LAD病変に対するステントを留置の症例(a)
血管径に合わせて低圧拡張したところ矢印のところは拡張不十分で，ステントバルーンを軽く引いたところバルーンの手前のマーカーのみ引っ張られ，先端マーカーが固定されていることから，ステントが短縮していることが分かる(b)．このまま引き抜いてしまうとステントが短縮変形し，再度のバルーン通過を困難にしてしまう．再度バルーンを進めるとステントの柔軟性から短縮は解除され(c)，indentation がとれるまでゆっくりと拡張を行った(d)．

ステント近位部を密着させるためのバルーン先端でも"当たり"を生じる可能性が高いし(**図5・Ⅵ・13**)，わずかな力でも大きな変形を起こしてしまう．まずは後拡張のためのバルーン挿入など，次の操作で"当たり"が生じなくなるようなステント留置を行うのが先決である．

そこでこれらのリスクを下げるべく，"当たり"を生じないためのいくつかの新旧の方法を組み合わせてステント留置作業を行うようにして以来，変形はほぼなくなっている．

3 Conformableなステント留置の実際

Conformable なステントを留置する際に使う戦術として，次のようなものが挙げられる．
① 基本的な事項として，ガイドワイヤーは比較的サポートの強めのものを使用する．
② Taperしている血管ではできるだけ近位部の血管サイズに合わせた径のステントを低圧

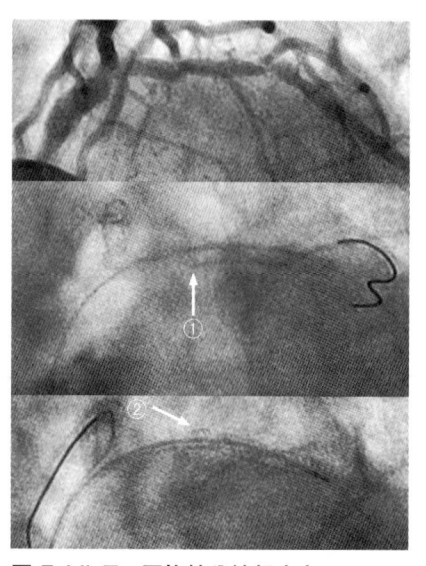

図5・Ⅵ・7 回旋枝分岐部病変
分岐部へのステント留置後 IVUS を進めたところ，近位部のステント圧着不良から大彎側のステントエッジで変形を生じた(矢印)．

VI. ステント　235

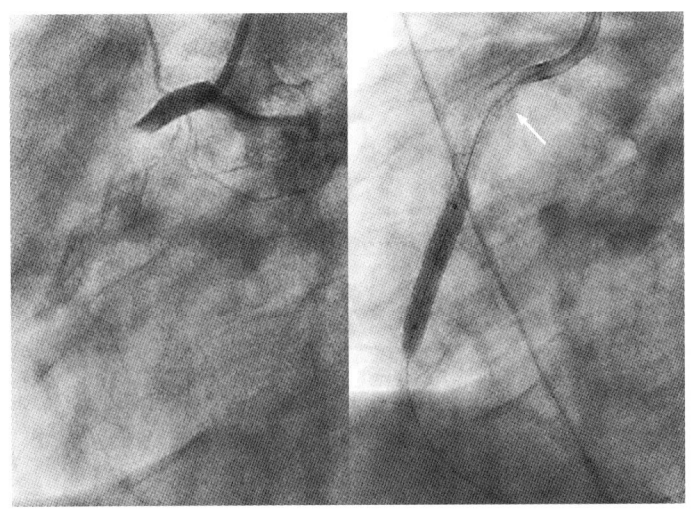

図5・VI・8　RCAのACS病変に対するステントの留置
後拡張でバルーンを進めたところ，屈曲のためバルーンの先端でステントが短縮した(矢印)．

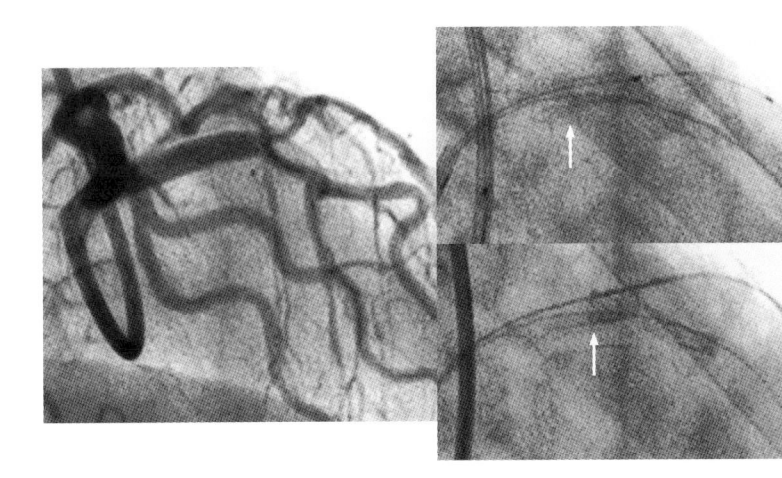

図5・VI・9　左前下行枝分岐部病変
分岐部末梢径と比べ，近位部径がかなり大きい．ステント留置後POTを行ったが側枝へバルーンを進めたところ，近位部でステントの短縮を生じたため(矢印)，側枝へのステントデリバリーに難渋した．

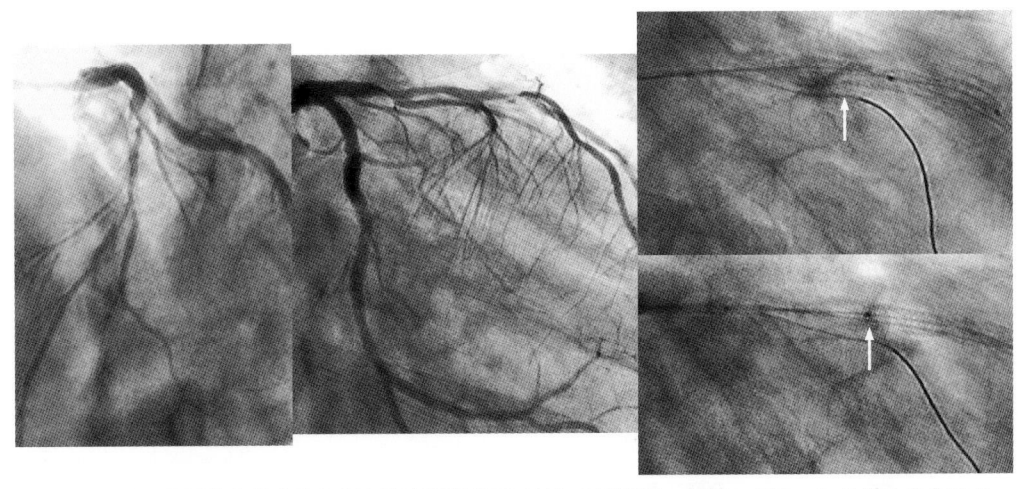

図5・VI・10　石灰化を有するLAD分岐部病変でステント留置後，側枝へバルーンを進めたところ，圧着不良からステントの短縮を生じた(矢印)症例

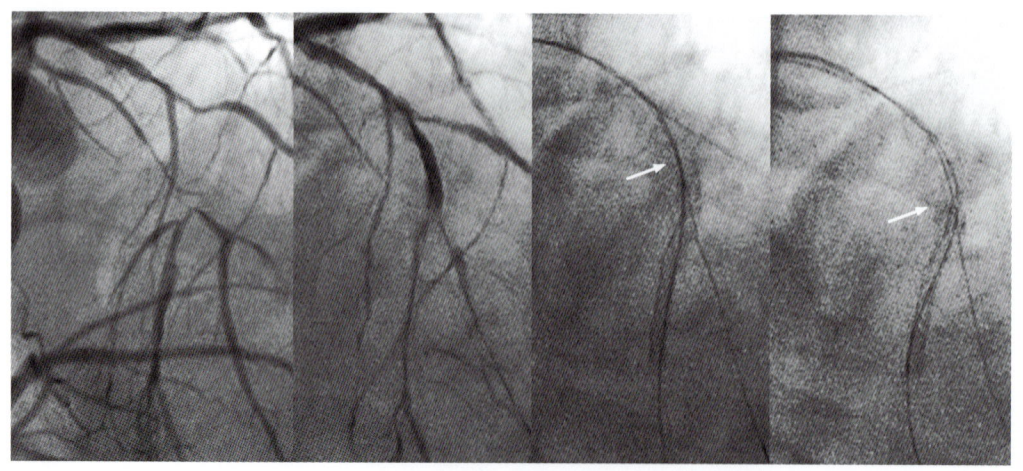

図5・VI・11　LADのCTOでreverse CARTで病変通過に成功した症例
CTO部位のガイドワイヤーはfalse lumenで，ステントのエッジはfalse lumen上にあった．側枝にバルーンを進めたところ，病変とステントのギャップでステントは短縮した（矢印）．側枝へのステント留置を予定していたが，ステント短縮によるstrutの変形でデリバリーできず断念した．

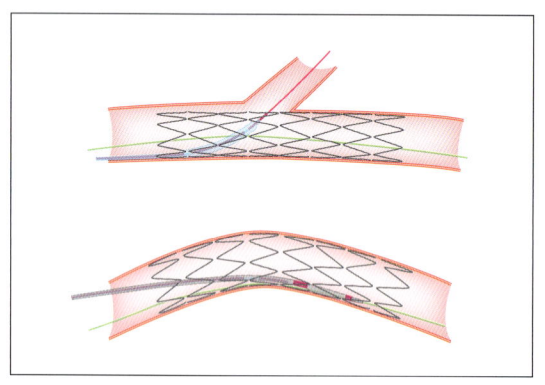

図5・VI・12　ステント留置後の側枝にバルーンを進める際やIVUSを引き抜く際に生じる"当たり"
無理に押す（引く）とステントが変形する可能性がある．

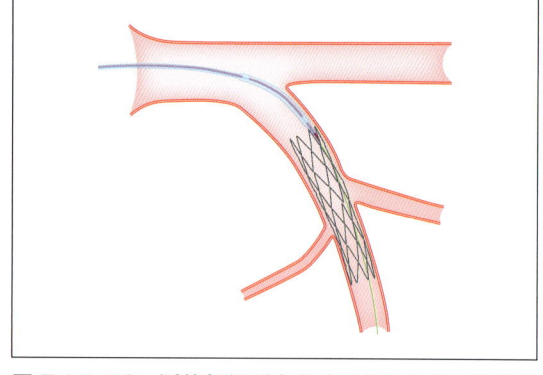

図5・VI・13　近位部径が大きく屈曲した分岐部の場合の"当たり"
ステント近位部が密着されていない可能性が高い．この場合POTを使用するバルーンで"当たり"を生じてステントが変形する可能性もある．

で留置する．
③低い拡張圧でも十分に拡張できるようpreparationを行っておく．特に末梢側に石灰化がある場合などは，Lacrasse NSE，cutting balloon，Rotablatorなどを用いることが多い．

分岐部病変特にLMTを含む分岐部病変では，
④ステント留置直後にPOTを行う．
⑤いったん使用したバルーンがステント内を通過しにくいときはガイディングカテーテルに引き戻してカテーテル内で，10 atm程度で拡張しリラッピングをしておく．
⑥，⑦KBTにおける側枝へのバルーン通過に関しては，特別の手法を用いなければならないことがある．

❶ガイドワイヤーは比較的サポート性のよいものでないと，ステントやバルーンの屈曲外側へのバイアスを軽減できない（**図5・VI・14**）．例えば，Sionのようにsupportが弱いものは不適であり，Sion blue extrasupport程度のサポートが

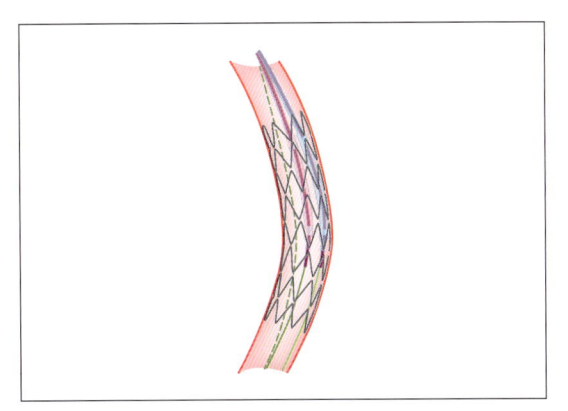

図5・VI・14 サポート性能のよいガイドワイヤーの条件
ガイドワイヤーやバルーンは屈曲した部位の外方を通過するため、サポート性能のよいガイドワイヤーを使用したり、外方に向いたガイドワイヤーや通過性のよいバルーンを進めたうえで、あらたにサポート性能のよいガイドワイヤーから至適サイズのバルーンを進めると内方に向いてバルーンを進めることができる。

望ましい。

❷ステントはできるだけ留置時にappositionをとることが望ましい。strutを浮かせておくと、デバイスが当たったときに容易に変形する。特に屈曲が激しい場所は、必然的にデバイスがstrutに当たる。Taperしている血管では近位部径に出来るだけ近いサイズのステントを留置するし、特にtaperしてかつ屈曲している血管では近位部がappositionのとれる径のステントを留置する。

Taperした血管の近位部に、その近位部径のステントを留置するには2通りの方法がある。1つは2個のステントを用いるものであり、もう1つは近位部径のステントを低圧で留置し、末梢、近位部双方の後拡張を行う方法である。筆者は基本的に後者を選択している。末梢血管径が2.5 mmで近位部血管径が3.5 mmでも、3.5 mmのステントを選択する。ステント末梢端にプラークがなければ、そして6 atm程度の低圧拡張であれば解離をきたすことはまずない。

プラークが存在し、不運にも解離が生じたときは末梢血管径に合わせた、8 mm程度の短いステントを最後に追加しておく。

❸Preparation：低圧で留置するためには、前拡張を含むpreparationをしっかりしておかなければならない。ステントが十分に拡張できない部分があると、そこに後拡張用バルーンなどが引っ掛かり変形を誘うこともありうる。

末梢、特に分岐部末梢では、近位部のステント径よりも格段に小さい血管径であることがある。大きなステントを小さな血管に留置した時、そのステントでは小さなradial forceしか得られない。多くのステントで表示径まで拡張した場合のradial forceは、せいぜい2〜3 kPaである。それよりも小径で拡張した場合、理論上はさらに低圧の1.5〜2.0 atm程度で拡張維持が得られるようにlesion preparationを行っておかなければならないことになる。

❹POT（proximal optimization technique）：分岐部においては、主枝近位部のみを最終拡張径で拡張してstrutのappositionをとっておくPOTがなされる。しかし、近位部のappositionが不十分な場合は、非分岐部tapered lesionにおいても近位部だけを拡張するPOTを末梢の後拡張に先立って行っておく。

❺リラッピング：後拡張用バルーンやKBT用のバルーンが、すでに前拡張などのために拡張したバルーンであると、そのバルーンを自然のリラップにまかせてそのまま進めてしまうとステント内で大きな摩擦が生じ、進まなくなることがある。そうしたときは、バルーンをガイディングカテーテル内に引き込んでそこで10 atm程度の圧をかけて拡張し、細い円筒内でリラッピングを行うと極めて簡単にステント内を通過できるのが普通である。

かつてバルーン素材がbulkyであった頃、バルーンのリラッピングを体外で行っていた。その際にバルーンをバルーン保護シースの中にもう一度通過させて10 atm程度で拡張していたことがあるが、まさに保護シースの中で拡張するのと同じことをガイディングカテーテルの中で簡便に行おうというのがこの方法の主旨である。比較的小さな径の内面平滑な腔内で拡張

し，退縮させると長軸方向のfolding要素が多くなるため，通過時の摩擦が減少することがそのメカニズムと考えている．

❻ KBTまたは主枝高圧拡張：主枝ステント内から側枝をガイドワイヤー選択して主枝にバルーンを進め，stent strutを通過させるべく側枝バルーンを進める場合，時として側枝側バルーンが側枝内に進まないことがある．このときバルーン先端は通過したもののバルーンの肩が進んでいない場合，その時点で6 atm程度の低圧でKBTを行うと容易にバルーンが進むことが多い．一度で完全に進まなくとも，何度か行ううちにわずかずつ進んで最終的にストレスなく通過する．このとき一応近位部の過拡張を避けるために，主枝バルーンマーカーは主枝ステント近位端より近位に突出させないで，2本のバルーンで同時拡張するのはステント内のみになるようにする．

側枝バルーンを退避させるか，進むだけ進ませておくかして，主枝バルーンのみを高圧拡張することも有用である．

「❼」の場合も同様であるが，主枝側のバルーンが通過しているからといって，それを使った（別のバルーンを使用した）アンカーバルーン法は決して行わない．strutに当たって動かないデバイスを無理に押し込むと，ステントを変形させる可能性が極めて大きいからである．

❼ バルーン先端確認と先端カット，新しいバルーン，buddy wire法，buddyバルーン法：進まなくなった側枝側バルーンが，先端マーカーよりかなり離れた部分で，分岐部に当たっているように見える場合，バルーン先端がstent strutに当たっているものと考えられる．

このとき原因として考えられることは，①バルーン先端がささくれ立っている，② stent strut＋血管壁複合体とでもいうべき部分にバルーンエッジが当たる角度が小さすぎる，あるいは大きすぎること，などである．

「❻」と同様，側枝バルーンを退避させるか，進むだけ進ませておくかして，主枝バルーンのみを高圧拡張することも有用であり，まずは試みるべき方法であろう．側枝側バルーンをガイディングカテーテル内などある程度自由に回転できる部分まで引き抜いて，180°回転させてもう一度進めてみることも有用かもしれない．しかし，バルーンを引き抜いてみて先端が明らかにささくれ立ちを起こしている場合は，通過は困難である．ささくれ立ちを解消するために，バルーン先端をカットするか新しいバルーンに交換するかしたほうがよい．

バルーン先端が傷んでいないのに通過困難な場合には，最小径バルーンで通過させて前拡張することも考えられる．

現在，最もconformableなステントであるElementデザインはその近位部の変形が起こりやすいことを理由に，近位端3 strutのlinkが4個ないしは5個となったPROMUS Premierデザインに変更されている．これで近位端3 mmは大変にrigidとなり，結局は硬い部分と柔らかい部分のエッジでfractureが起こりやすいという，最初期のDESの大きな問題点の1つをいつまでも引きずらなければならないと思われる．楽をしてステントを留置するためにステントデザインの改悪を求めるよりも，conformableな＝優良なステントをいかに変形させることなくうまく使用することができるかを考えることが，interventionalistの使命であると考えなければならないのではないか．そこにこそinterventionalistの存在意義があるのではないか．と筆者は考えるのである．

C. 子カテの使用

最初のpreparationを十分に行った後，バルーンを出し入れしてみて何がしかの抵抗を感じるようなら，あるいはCrusadeやIVUSの通過に若干でも抵抗を感じるようなら，ステントを通過させるのに何らかの補助手段を必要とすると考えるべきである．

かつては補助手段として，① buddy wire（図5・VI・15a），② buddy balloon（図5・VI・16b），③ slip-through（図5・VI・15c, d），④ balloon trapping（図

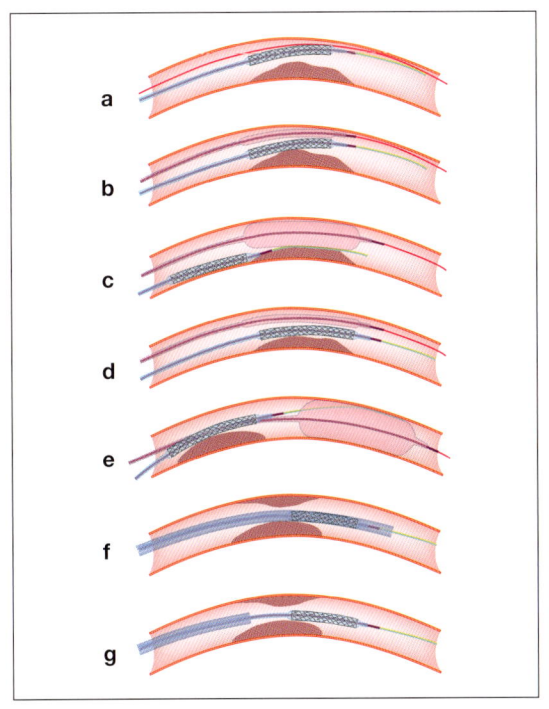

図5・VI・15　ステント通過の際の補助手段
a：buddy wire, b：buddy balloon,
c, d：slip-through, e：balloon trapping,
f, g：child in mother guide

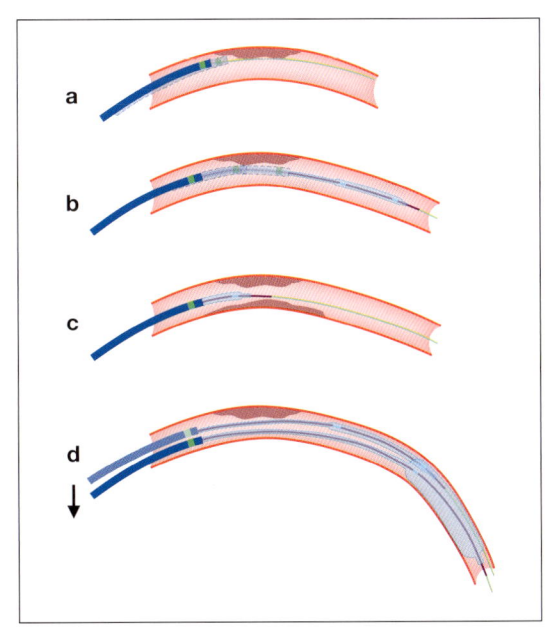

図5・VI・16　子カテの進め方
a：屈曲の大彎側に病変があり子カテを無理に進めると損傷を与え追加治療が必要になることがある.
b：バルーンを先行させると段差が軽減しスムーズに進めることができる.
c：2.0 mm以下の細径バルーンを先行させ拡張すると進みやすくなる.
d：治療予定部位あるいはステント留置部位でバルーンを拡張しバルーンカテーテルを軽く引くと通過ルートが小彎側に移動して"当たり"が解除され進めることができる.

5・VI・15e），⑤child in mother guide法（図5・VI・15f, g）などが用いられてきた．

しかし，最近は子カテとしてのGuideLiner，あるいは同種製品（Guidezilla，GuidePlus）を用いることが多くなっており，簡便で確実性が高いからである．GuideLinerはバルーンやステントよりもプロファイルが大きく，押して進めるときは先端のバイアスはカーブの外側，すなわちデバイスの抵抗が生じる方向にかかることに留意しておかなければならない．すなわちGuideLinerを押して進めると血管に損傷を与える可能性がある（図5・VI・16a）．バルーンを先行させたり（図5・VI・16b），2 mm以下の径のバルーンをGuideLiner先端を半分出したところで拡張したうえで（図5・VI・16c）押し進めると，抵抗なく進むことがある．しかし，末梢の前拡張をした部分やすでに留置されたステント内をバルーン拡張して同軸アンカーとして，バルーンカテーテルを軽く引きながらGuideLinerを進めるほうが安全である（図5・VI・16d）．

近位部に留置されたステント内を通して末梢にGuideLinerを進めるときは，さらにステントの変形に留意しなければならない．少しでもGuideLiner先端でstent strutを押すと，ステントは容易に変形してしまう．バルーンによる同軸アンカーを用いると，より安全にGuideLinerを進めることができる．

ステント内で新しいステントを進める場合，GuideLinerから進んでいかないことがある．そんなときはGuideLinerを押し付けることなく当たるポイントに留め置いて，ステントを進めるとステントが軽く進むことがある．おそらくGuideLinerの厚みのためにステントとのギャップが埋まることによる場合（図5・VI・17a）と，GuideLiner

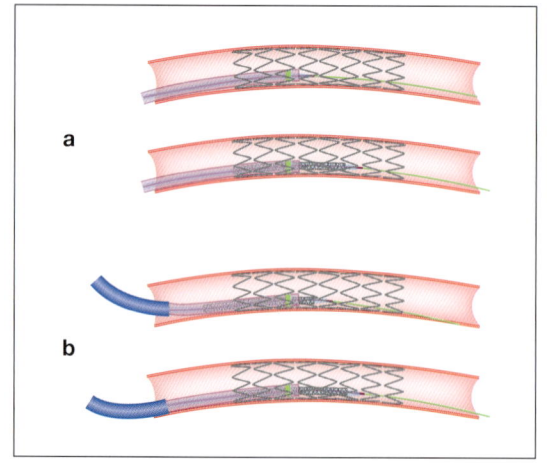

図5・VI・17　ステント内を子カテが進まない場合
進まない部位まで子カテを進めることでギャップが埋まりステントが通過しやすくなる場合や(a), ガイディングカテーテルの位置合わせで方向が変わりステントが通過しやすくなる場合(b)が考えられる.

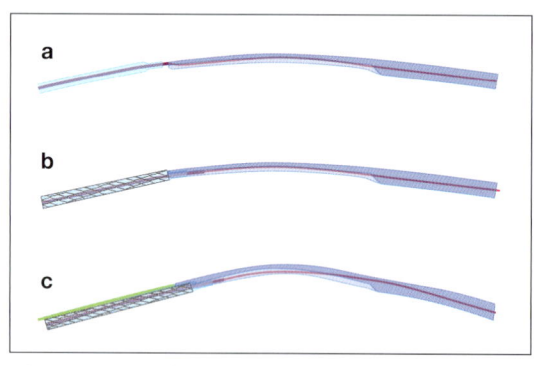

図5・VI・18　バルーンやステントがGuideLinerのスリーブに当たることで進まなかったり, ステントが変形する理由(a, b)
GuideLinerを押し込むとガイディングカテーテルの外側に偏位しデバイスが内側を向くため当たりを外すことができる(c).

とガイディングカテーテルの位置合わせによるバイアスの変化(図5・VI・17b)によると思われる.

　GuideLinerのスリーブにバルーンやステントが当たって進まなくなったり, ステントを変形させてしまったりすることがある. 多くの場合, バルーンやステントの先端がスリーブに差し掛かったときに, 先端がスリーブの縁に当たるためと考えられる(図5・VI・18a, b). これを防ぐためには, GuideLiner®にデバイスを進める直前にわずかに押し込んでGuideLiner®がガイディングカテーテルの最遠部を通過し, ステントを押し込んだ時のバイアスがスリーブの内側に沿うようにしなければならない(図5・VI・18c).

　GuideLiner®は細くても5.5 Frサイズであるので, さらに細いサイズの子カテが必要なときは, over-the-wireカテーテルではあるが4 FrサイズのHeartrail Kiwami®などを使用することもある.

VII. IVUS

　IVUSを進める際も, 抵抗があるときには強く押し込んではならないのはよく知られたことである. OTW部分が短く, シャフトが柔軟なため, 押すと容易にcore shaftが折れ曲がり, 中の配線の断線をきたすからである.

　IVUSがコツンと当たって先に進まないときは, 大彎側の出っ張りに先端のギャップが当たって進まないと考え, 少し引く動作をしたうえで直ちに少し押しこむと, "当たり"を飛び越えて進むことがあるのは, ステントやバルーンと同じである. ステントと同様であるが, 抵抗が次第に強くなってあるところで極めて進みにくくなった場合, たわみが取れる程度にカテーテルを引く動作をし, たわみが取れたところでゆっくりと押し直し, 先端がゆっくりとでも進んでいくかどうかを確認する. 先端がわずかでも進めば, 冠動脈内近位部シャフトが少したわむまで同じ力を掛け続ける. たわみを取って押し込むことを繰り返す.

　トランスデューサーの硬い部分が曲がりに掛かっているときは, core shaftを少し引き抜いて柔軟性を増して上記を行えば通過しやすい(図5・VII・1a, b). 曲がり部分を通過した時点で再度core shaft = transducerを押し込んでバックアップを回復させる(図5・VII・1c).

　こうした方法で通過しなければ, ①病変をバルーンで拡張あるいは再拡張する, ② rotablatorで切削する, などの方法で内腔を確保したうえで

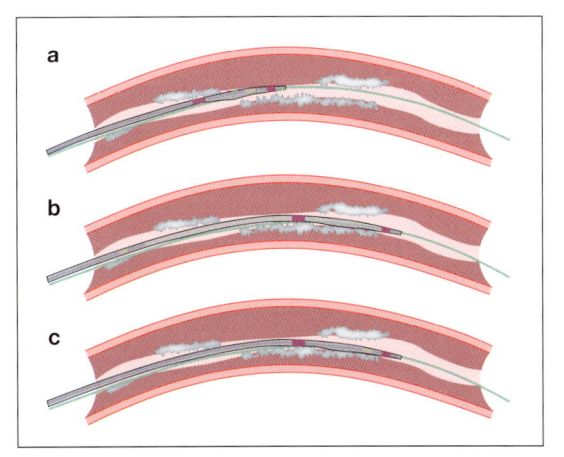

図5・VII・1　IVUSが通過しない場合
a, b：硬い病変で屈曲を伴っているとIVUSは進みにくいが，core shaftを引くとシャフトの柔軟性が増して病変追従性が増し，ゆっくり進めると通過することがある．
c：屈曲部を通過したところでcore shaftを進めて，さらにIVUSをゆっくりと進めていく．

再通過させる．十分な拡張が得られている場合や，ステント留置後であるにもかかわらずIVUSが通過しない場合は状況に応じて，① buddy wire，② buddy balloon，③ トラッピング法なども考えられるが，筆者はGuideLinerを好んで使用している．

VIII. いわゆるアンカーテクニック

アンカーテクニックと呼ばれる手技技術も，いくつかの異なる概念のものを含んでおり，押さないPCIとの関連について整理をしておく．

ここでのアンカーとは冠動脈内でバルーンを拡張して，バルーン自らを固定することによりガイディングカテーテルなどの安定を得たり，円滑な進行を得たりすることをいうこととする．これに対してバルーンでガイドワイヤーを固定して，固定したガイドワイヤーに乗ったデバイスを進める方法をトラッピング法と呼ぶ．

アンカーには非同軸と同軸との2つがあり(図5・VIII・1)，非同軸アンカーにおいては進めようとするデバイスは押し込むしか方法がない(図5・VIII・1a)．同軸アンカーにおいては進めようとする子カテなどは，アンカーバルーンわずかに引きながら子カテを進めるなどして"当たり"を外すことにより，必ずしも押し込まなくても進む(図5・VIII・1b)．

また，冠動脈内やガイディングカテーテル内でバルーン拡張をするが，並走するガイドワイヤーを固定することを目的とする場合をトラッピング法と称することとする．トラッピング法も押し進めるときに使用する場合と，"当たり"を外して進めるために使用する場合とがある(図5・VIII・1c, d)．

A. アンカーテクニック

オリジナルアンカーテクニックは図5・VIII・1aに示すように，側枝でバルーンを拡張させることによって，バルーンを引いても抜けてこないように固定し，ガイディングカテーテルを押し込んで，主枝のデバイスを押し込むときのガイディングカテーテルのバックアップを確保しようというものである．ガイディングカテーテル先端が冠動脈入口部と同軸になり，ガイディングカテーテルシャフトが，冠動脈入口部の対側の大動脈壁からValsalva洞壁に密着する，理想的なpower positionがとれれば必要はない．

しかし，どのようなガイディングカテーテルの形状のものを使用しようと，原理的にpower positionがとれないことがある(図5・VIII・2)．このような場合ガイディングカテーテルのengageはしばしば極めて難しく，手技操作中にしばしばガイディングカテーテルのdisengagementをきたし，ジャンプアウトしてしまうことがある．アンカーをする側枝があれば，ガイディングカテーテルengageとともに側枝にガイドワイヤーを進めてアンカーをしておくとよい．アンカーテクニックはバックアップを得るとともに，ガイディングカテーテルの安定性を保つために極めて有用である．

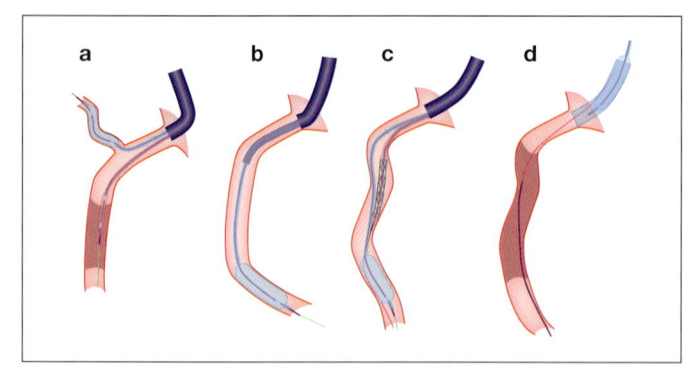

図5・VIII・1 アンカーテクニック
a：側枝でバルーン拡張してデバイスを進める.
b：末梢でバルーン拡張して子カテなどを進める.
c：balloon trapping を行い"当たり"を外してデバイスを進める.
d：ガイドワイヤーをトラップしてマイクロカテーテルを進める.

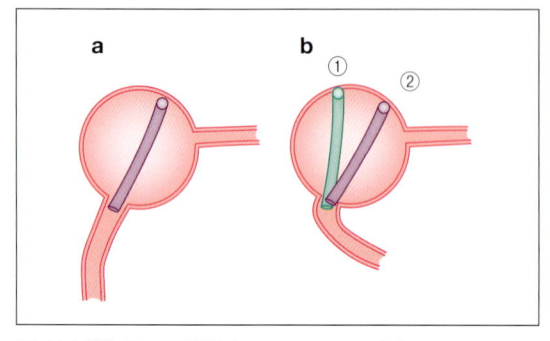

図5・VIII・2 理想的な power position
a はガイディングカテーテル先端が冠動脈先端と同軸で，対側が大動脈壁に密着した理想的な power position になる．対してbのような冠動脈起始があるとする．①のようにガイディングカテーテル先端を冠動脈先端と同軸にすると大動脈壁によるバックアップは低下し，②のように大動脈壁によるバックアップを得ようとすると先端の同軸性を失い，理想的な power position は得られない．

ついでながらアンカーバルーンの径は血管径より1サイズ(0.5 mm)大きく，15 mm 以下の長さのものを4 atm 程度の低圧で拡張するのがよい．小さめのバルーンで高圧をかけても有効でないことが多い．

バックアップを期待してアンカーを行うときは，デバイスを押して進めているという意識をもたなければならない．「I．押してもよい場合」の項(217頁)でも述べたように，nativeの高度狭窄を通過させるのにバルーンなどを押し込むときはアンカーテクニックが有用である．しかし前述したように，押してはならないときにアンカーを使ってデバイスを押し込むことは決してしない．例えば，ステントを主枝に留置後にバルーンを側枝に進めるときなどは典型的禁忌例である．

B．同軸アンカー

同軸アンカーは多くの場合，OTW，monorailどちらでも，子カテを冠動脈内に進めるときに用いることが多い(図5・VIII・1b)．小径ガイディングカテーテルを用いている場合は，そのガイディングカテーテルを末梢まで deep engagement させて，ステントを留置するのに同軸アンカーを使用することは，極めて有用なように思われる．いずれにしても同軸アンカーはガイディングカテーテルを押し込むために使用するのではなく，バルーンシャフトを軽く引いて(時には少し引いて)，あくまでも"当たり"を外してカテーテルを進めるために使用するのである．同軸アンカーでは，末梢を前拡張したバルーンをアンカーバルーンとして使用するが，バルーンの末梢端はステントの末梢端より末梢に出ないことが望ましい．最後の数mmはバルーンと子カテを一体として軽く押すことを許容しなければならないこともある．それでも進まない場合，子カテの先端を進まない部分に軽く押し当てたままで，ステントを軽く挿入していくとすんなりと進んでいくことも多い(図5・VIII・3)．

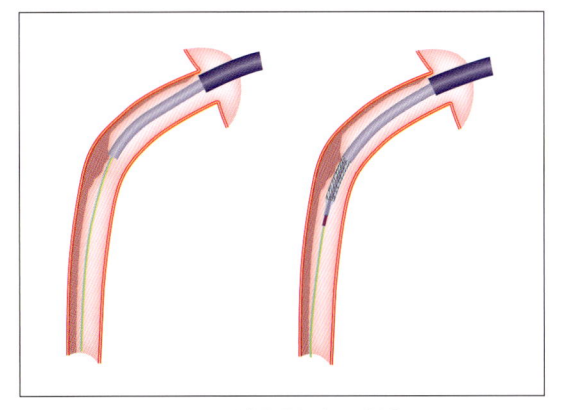

図5・VIII・3 子カテが通過しない場合
子カテを進まない部分まで進め，ギャップが埋まることでステントが通過することがある．

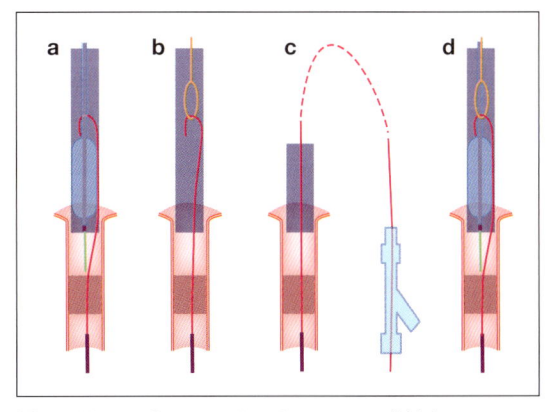

図5・IX・1 Guidewire loop のつくり方
a：Trapping 法，b：Snaring 法，c：Externalization，
d：Snaring では把持したガイドワイヤーが外れることがあるためバルーンでの trapping を追加したほうが安全である．

C. トラッピング

　冠動脈内のトラッピングは，同軸アンカーと同じメカニズムでデバイスを進める方法である．この場合，固定されて"当たり"を外すのに利用されるのはバルーンではなく並走するガイドワイヤーであることが同軸アンカーとは異なっている．進めるのは子カテではなく，ステントなどのデバイスである．

　普通はバルーンがサイドを通過しているので，デバイスが進むスペースは小さくなっている．その際，retrograde 側のバルーンでガイドワイヤーをトラップすると，スペースは大きくとれるのでより確実にデバイスを進めることができる．

　Retrograde のガイドワイヤーを近位部冠動脈内でトラップするのは，トラップ効果が不安定である．Retrograde のマイクロカテーテルを進めるためには，かなりしっかりしたトラッピング効果が必要なことが多く，トラッピングが外れるとはずみでガイドワイヤーが CTO 病変から抜けて末梢に戻ってしまい，もう一度 CTO 部分の通過をやり直さなければならなくなる可能性がある．

　CTO においては，近位部真腔に達したガイドワイヤーが antegrade のガイディングカテーテル内に進め，そこで trapping を行って確実に retrograde のマイクロカテーテルを antegrade のガイディングカテーテル内に誘導する．

IX. Guidewire loop（tag of wire）

　冠動脈の場合，guidewire loop のつくり方は，トラッピング法，snaring 法および externalization がある（図5・IX・1）．Snaring 法はガイドワイヤーがスネアから外れてループが解消してしまう場合があるので，トラッピング法を付加しておくほうが安全である（図5・IX・1d）．多くは CTO の retrograde ガイドワイヤーが通過した場合に使用される（参照➡第1章）．

X. IVUS 引き抜き

　IVUS やデバイスの引き抜き時に抵抗がある場合は，無理に引き抜かないことも「進めるときに押さない」のと同じ意味で重要なことである．

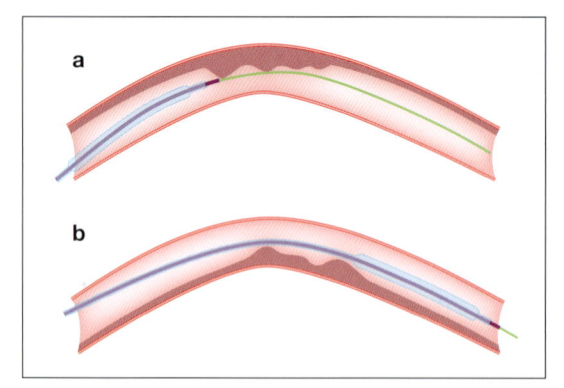

図 5・X・1　デバイスを進める際，引き抜く際の引っ掛かり
aのようにデバイスを進める際には大彎側の凹凸のため進みにくくなる．逆にデバイスを引き抜く際には小彎側の凹凸のため戻しにくくなる(b)．

A. IVUS 引き抜き時の引っ掛かり

　ステントを留置した後に確認のIVUSを行うことは普通に行われており，IVUS観察後imaging coreを最遠端まで押し込んだうえでゆっくりと引き抜くと，何の抵抗もなく引き抜けるのが常である．ガイドワイヤー先端荷重が低いものであれば，ガイドワイヤーを軽く押し込みながらIVUSカテーテルをゆっくりと引き抜くことも習慣にしておくとよい．

　しかし，時にIVUS抜去中にステント内で何かに引っ掛かることがあり，時にはそのまま少し強く引くとそのまま引き抜けることもあるし，時には大きな抵抗を感じstuckされてしまうことがある．このとき，何が起こっているのであろうか，軽い抵抗ならそのまま引き抜いてもよいのであろうか．

　このときに起こっていることを図示すると，図5・X・1のようであることは容易に想像がつく．デバイスを末梢に進めるときは，基本的にカーブの大彎側にある血管側突起物のつくる縁あるいは谷に，デバイス先端とガイドワイヤー，バルーン先端とバルーン膜などのギャップが引っ掛かって進行を阻まれる(図5・X・1a)．ところが，デバイスを引き抜いてくるときは，血管カーブの小彎側

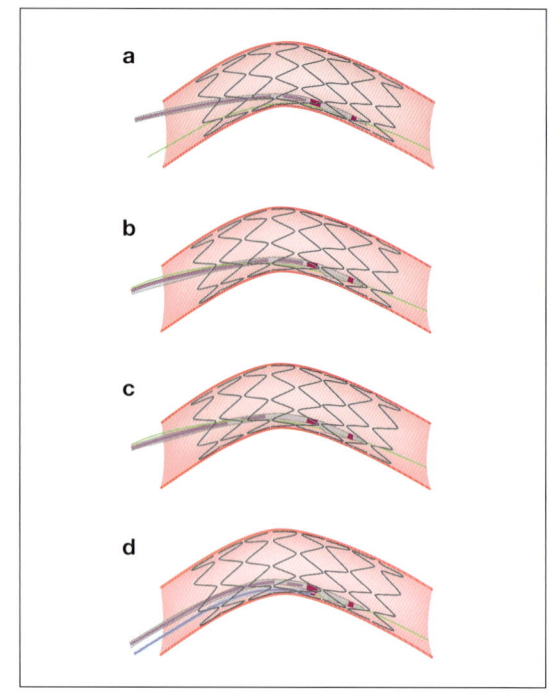

図 5・X・2　IVUS を引き抜く際の引っ掛かり
a：IVUSのexit portのギャップが影響しており，無理に引き抜こうとするとステントが変形する可能性がある．
b：ガイドワイヤーを押し込むことで大彎側を通るようになり抜けることがある．
c：Imaging coreを少し引き抜いてガイドワイヤーを進めるとexit port付近が直線化して抜けることがある．またdのようにバルーンを沿わせるとより大きなバルーンの段差でexit portのギャップが解消され引き抜くことができる．

の突起部とのつくる縁や谷にギャップが引っ掛かりstackされる(図5・X・1b)．

　IVUSの場合，引き抜くときのギャップはガイドワイヤーのexit portのみである(図5・X・2a)．IVUSを引き抜いたときにこの部分が血管内に当たるのを防ぐためには，ガイドワイヤーを押し込んでガイドワイヤーの走行を血管カーブの外側(大彎側)を通るようにしながらIVUSを引き抜いてくることで，引っ掛かりなく引き抜けるかを試してみる(図5・X・2b)．

　しかし，これは先端の軟らかいガイドワイヤーを使用していることが前提である．それでも引っ掛かりが取れない場合，これを防ぐには2つの方法が考えられる．①1つ目は従来から行われてい

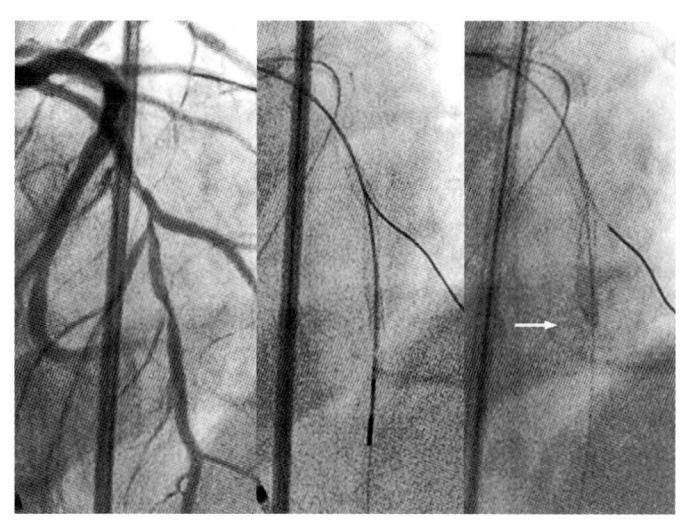

図 5・X・3　LAD の分岐部病変で，ステント留置後 IVUS を行った症例
IVUS を引き抜いたところ，引っ掛かり，ステントが変形した(矢印).

るように imaging core を引き抜いて先端の硬いガイドワイヤー，あるいはガイドワイヤーの近位端を先行させてシャフト内に進めることである．このことでガイドワイヤー先端の硬さによってIVUS の exit port 付近は直線化し，血管カーブの外側を向くようになる．Exit port が突起部から離れ，難なく引き抜くことができる場合がある(図 5・X・2c)．②2 つ目はバルーンを IVUS の乗ったガイドワイヤーに沿わせて進め，先端を exit port にあてがって逆段差を作り，引き抜く際のギャップを解消してしまうことである(図 5・X・2d)．

　構造上シャフトを切断しなければ imaging core を引き抜くことができない IVUS を使用しているときは，②のバルーンによるギャップ解消法をとったほうがよい．しかし，そのためにはガイディングカテーテルは 7 Fr サイズ以上が必要である．分岐部病変，CTO 病変，石灰化の強い病変で，筆者が 7 Fr ガイディングカテーテルを使用している理由の 1 つである．

B. Stuck されない IVUS の引っ掛かりは問題ないか？

　おそらく 6 link ステントの Cypher 時代はあまり問題にならなかったのではないかと考えられる．3 link ステントの Xience においてもあまり問題にはなっていないかもしれない．

　しかし 2 link ステントを使用する場合はちょっとした引っ掛かりにも注意をしておかなければならない．CAG では感知できない程度のステントの変形を惹起し，血栓症や再狭窄の原因となることがあるからである．しかも IVUS 観察時にはなく，抜去時に生じた変形であるので，誰もが IVUS の所見で問題がなかったことを根拠に手技による event とは考えないという例が少なからずあったと考えられる．IVUS はゆっくりと抜去し，わずかな引っ掛かりでも感じればそこでいったん止まって先のギャップ解消法をとりながら抜去すべきである(図 5・X・3)．

索引

欧文

1〜9

1st ガイドワイヤー　53
2 link ステント　182, 140

A

abrupt タイプ, CTO　31
ABS(Advanced Bifurcation Systems)　144
ACC(atrial circumflex channel)　87
activated coagulation time(ACT)　18
acute margin　106, 111
acute recoil　149
Advanced Bifurcation Systems(ABS)　144
Amplatz 型ガイディングカテーテル　5
Amplatz Left Short Tip(AL 1 ST)　7
AngioSculpt　200
anomalous origine coronary artery　17
antegrade approach　30
Ao-ostium　150
AP　25
apposition　181
area preservation equation　164
arteriogenesis　30
atrial circumflex channel(ACC)　87
atrio-ventricular branch(AVB)　87
atrio-ventricular node artery (AVNA)　87
attenuation plaque　124, 128, 214
AVB(atrio-ventricular branch)　87
AVNA(atrio-ventricular node artery)　87

AXXESS　146

B

balloon trapping　238
bare-wire 法　155
bifurcation　139
bifurcation dedicated stent　143
bilateral angiography　28
bioresorbable vascular scaffold(BVS)　139
biplane cine equipment　19
biradial approach　2
blue toe syndrome　5
Boston Sci Petal　143
BriteTip AL　5
Broken-tip Sion　100
buddy balloon　167, 238
buddy wire　16, 167, 170, 238
BVS(bioresorbale vascular scaffold)　139
BX Velocity　140

C

CA　25
CABG(coronary artery bypass grafting)　191
Caravel　94, 217
carina　143
carina シフト　152, 197, 198
CART(controlled antegrade-retrograde tracking)　83, 109
check valve　129
child in mother ガイディングカテーテル法　178, 239
chronic recoil　149
closed cell ステント　141
collateral channel　83, 86, 88
conformability　194

Conquest Pro　12, 39, 41, 104, 114
contamination, 造影剤の　18
contemporary reverse CART　112
continuous ランドマーク　64
contralateral guidewire　74
controlled antegrade-retrograde tracking(CART)　83, 109
controlled dissection　226
conus branch　88
Cordis　194
corkscrew　91
coronary atresia　84
coronary artery bypass grafting (CABG)　191
Corsair　94, 217
CrossFlex　194
CR　25
Crusade　68, 155, 207, 214
crush stent 法　141
CTO(chronic total occlusion)　1
CTO ガイドワイヤー　39
culotte(Y)ステンティング　140, 176, 209
cutting balloon　180, 197
Cypher　140, 183

D

DCA(directional coronary atherectomy)　180, 198
debulking　180
debulking device　197
deep engagement　15, 220
deep seating　1
deflection　42, 51
dimple　34, 55
direct crossing　83, 104
directional coronary atherectomy (DCA)　180, 198
disengage　6

distal protection　128
donor artery　89
Driver　141, 182

E

Eagle eye　78
ELCA(excimer laser coronary angioplasty)　81, 198, 229
Ensnare　118
entrapment　73
entry point　33, 55
epicardial channel　89, 91
epicardial vessel　87
epicardium　102
everolimus-eluting stent　191
excimer laser coronary angioplasty (ELCA)　81, 198, 229
exit point　33, 89
exploring strategy　33
―― with landmark　35
―― with penetration　33
extension ガイドワイヤー　157
externalization　123
Extra back-up 型ガイディングカテーテル　12

F

filter device　128
Filtrap　128, 214
final KBT　145, 154
fistula　101
Flextome　180
fracture　148
free wall epicardial channel(FWEp)　87
functional CTO　30
FWEp(free wall epicardial channel)　87

G

Gaia　42, 104
Gaia First　54
Gaia Second　114, 129
gooseneck snare　118
GuideLiner　15, 18, 63, 116, 211
guidewire exit port　2
guidewire loop　243

H

Heartrail Kiwami　240
helical coil　150, 182, 194
heparin-induced thrombocytopenia (HIT)　19
high pressure balloon(HPB)　201
HIT(heparin-induced thrombocytopenia)　19
HPB(high pressure balloon)　201

I

integrity　182
ipsilateral collateral　28
IVUS　75, 123, 240
　――, RCA　188
IVUS 偽腔　127

J

jail　139, 205
Jailed guidewire　164
Judkins short tip 型ガイディングカテーテル　12, 55
Judkins 型ガイディングカテーテル　5
jump out　6

K

KBT(kissing balloon technique)　139, 152, 164, 199, 205
kissing balloon dilatation　139
kissing balloon technique(KBT)　139, 152, 164, 199, 205
kissing reverse CART　109, 113
kissing wire　62, 84, 104, 105
knuckle wire　110
Kusabi　117, 132, 156

L

laceration　134
Lacrosse NSE　124, 153, 180, 197, 199, 227
LAO　25, 87, 88
laser-cut ステント　150
Launcher EBU　5
Launcher SAL　5

Launcher SL　5
left main coronary trunk(LMT)　191
left radial-right brachial approach　2
lesion preparation　201
lipid core　33
LL　25
LMT(left main coronary trunk)　191

M

malapposition　139, 195
microchannel　31, 54
Miracle　131
modified T ステンティング　128, 175
monorail バルーン　218
multifunctional probing catheter　155
Murray's law　165

N

native coronary artery　28
NaviFocus　78
negative remodeling　36, 124, 128
Nobori　148, 214
Nobori 3.5 mm JV　181, 191, 194, 206
non-compliant balloon　178

O

orthogonal projection　25
orthogonal 二方向　20
OTW(over the wire)　155

P・Q

Parachute　128
parallel wire　44, 62, 64, 73
penetration　33
―― with exploration strategy　34
perforation　89
petal　143
plaque burden　180, 188
POBA　224
polymer free DES　149
positive remodeling　36
POT(proximal optimization technique)　139, 170, 199
pouch　186
preparation　180

prolapse 55
PROMUS Element 164, 182, 233
Promus PREMIER 187, 196
provisional culotte ステンティング
　　　　　　　　　　　　210
provisional stenting 128, 143, 205
provisional T ステンティング
　　　　　　　　　　175, 209
proximal optimization technique
　（POT） 139, 170, 199
Q 波梗塞 32

R

radial force 179, 230
RAO 25, 87, 88
rated burst pressure（RBP） 181
RBP（rated burst pressure） 181
recanalization 31
recoil 179, 197
redundant 180, 230
reentry 75
region of interest（ROI） 20
Rendezvous 法 120
retrograde approach 62, 83
retrograde 用のマイクロカテーテル
　　　　　　　　　　　　94
reverse CART 62, 77, 84, 104, 106
RG-3 123
right ventricular branch（RVB） 87
ROI（region of interest） 20
ROI 血管長軸 21
Rotablator
　　　82, 124, 127, 180, 191, 197, 227
rotation angiography 29
Rotawire 82
Rotawire extra-support 228
Runthrough Hypercoat 117

RVB（right ventricular branch） 87

S

ScoreFlex 200
Scoring balloon
　　　　　 124, 127, 153, 180, 197, 227
scoring element 227
seesaw wiring 44, 67
semi-compliant バルーン 81, 178
septal branch 89
septal channel 87, 89
　――の穿孔 134
septal surfing 89
SES（sirolimus-eluting stent） 191
shaping device 41
shrink 124
simultaneous kissing stent（SKS）
　　　　　　　　　　141, 175
sinoatrial node artery（SNA） 87
Sion 98, 100, 122
sirolimus-eluting stent（SES） 191
SKS（simultaneous kissing stent）
　　　　　　　　　　141, 175
sleeve technique 175
slip out, バルーンの 207
slip-through 239
slotted tube stent 194
SNA（sinoatrial node artery） 87
snaring point 105
Soutenir NV 118
spider view 160
spring coil 131
ST 上昇型心筋梗塞 32
stent balloon 207
stent fracture 179, 181
STENTYS 145
strut jail 205

T

T ステンティング 209, 211
taper 233
tapered occlusion 6
tapered タイプ，CTO 31
temporary link stent 149
TFI（trans-femoral intervention） 1
TIMI 血流分類 31
tip-ball 39
to-and-fro 回転 10, 46
Tornus 63, 81, 219
torque device 53
triple KBT 212
TRI（trans-radial intervention） 1
true bifurcation 152, 176
　――, LMT の 214
Tryton 145
two stent 法 175

V

V ステンティング 141, 175
Viewssense's anastomosis 88

W

wedge 波形 10
whipping 43, 79
Wiktor 194
Wizard 78 54

X・Y

Xience 191
XIENCE SBA 144
XT-R 54
Y ステント 145

和文

あ

アコーディオン現象　3
アンカーテクニック
　　　　　　　14, 63, 81, 220, 241
アンカーバルーン　14, 81
圧縮応力　183

い

インサーター　41
インナーシース　4

か

ガイディングカテーテル　1, 220
　――, retrograde　92
　―― からの採血　19
ガイドワイヤー　221
　――, CTO　39
　――, retrograde　98
　―― の先端カーブ　40
　―― の定点的回転　44
　―― のトラッピング　46, 61, 104
ガイドワイヤーエントラップメント
　　　　　　　　　　　　　129
ガイドワイヤー穿孔　132
ガイドワイヤー先行法　16
ガイドワイヤー先端カーブの直線化
　　　　　　　　　　　　　50
ガイドワイヤープロテクション　153
ガイドワイヤールート　68
解離
　――, retrograde　107
　―― のメカニズム　226
拡張不良　225
活性凝固時間　18
冠動脈穿孔　136
巻絡予防　158
貫通用カテーテル　81

き

機能的慢性完全閉塞　30
偽腔　39
　――, retrograde　107

偽腔 IVUS　77
吸引カテーテル　128
急性冠閉塞　191
急性血栓性閉塞, CTO　32
急性心筋梗塞　32

け・こ

血管追従性　194
コレステロール塞栓　5

さ

左右冠動脈同時造影　28
座屈点　179
採血, ガイディングカテーテルからの
　　　　　　　　　　　　　19
細小 channel　32
最大穿通力　39
三分枝　212

し

シース　3
シングルプレーンシネ装置　19
ジャンプアウト　15
小径バルーン　218
真腔　39
　――, retrograde　107
新生毛細血管　31
親水性コーティング　39

す

ステント, RCA　181
ステントリコイル　149
ステント留置後の KBT　153

せ

生体吸収性ステント　139
石灰化　63, 72, 124
先端カーブ, ガイドワイヤーの　40
先端荷重　39
先端形状メモリー　54
穿孔
　――, septal channel の　134
　――, ガイドワイヤー　132
穿通用ガイドワイヤー　39
剪断力　183

そ

ソフトプラーク　36
側枝 IVUS　74
側副血行路　30
側副血行路造影　28
側孔付きガイディングカテーテル　10

た・ち

タンポナーデ　89, 102
対側造影　28
耐圧バルーン　180
耐キンク性ロングシース　3
大腿動脈アプローチ　1
大腿動脈用シース　3
探索的定点的回転　59, 73
弾性限界　184
中膜筋層　129

て

デテクターアーム　19
デリバリーサポートカテーテル　15
低圧 KBT　152
定点的回転　53, 222
　――, ガイドワイヤーの　44

と

トラッパーバルーン　81
トラッピング　68, 243
　――, ガイドワイヤーの　46, 61, 104
トラッピングバルーン　122
トラッピング法　156
トルカー　228
橈骨動脈アプローチ　1

な

内胸動脈　93
南都法　156

に

ニトロール　129
二方向シネ　2

は

バイプレーンシネ装置　19
バックアップ　3
バルーン　81, 224

ひ

ひねり応力　183
引っ張り　183
左 Valsavla 洞起始　18
左主幹部　191

ふ

フレア　80, 218
プラーク内石灰化　36
プラークシフト　200
不完全密着　139

不十分拡張　230
複合型閉塞機転, CTO　32
分岐部　139
分岐部 two stent 法　175
分岐部ステンティング　139
分岐部専用ステント　139, 142
分岐部専用バルーン　139

へ・ほ

ヘパリン起因性血小板減少症　19
閉塞メカニズム　30
変曲点　46, 60, 73
偏心性石灰化　200
方向偏位　73

ま・み

マイクロカテーテル　16, 79, 217

———, retrograde 用の　94
——— の限界回転数　101
曲げ応力　183
右冠動脈入口部　179

む・め

無名動脈の高度屈曲　2
面積的回転　221
面積的回転効果　53

ら・り・ろ

ランドマーク　63
リラッピング　167
リラップバルーン　167
ロングシース　4